EXOTISCHE KRANKHEITEN

EIN LEHRBUCH FÜR DIE PRAXIS

VON

PROFESSOR DR. MARTIN MAYER

ABTEILUNGSVORSTEHER AM INSTITUT FÜR SCHIFFS- UND
TROPENKRANKHEITEN · PRIVATDOZENT AN DER UNIVERSITÄT
HAMBURG

ZWEITE AUFLAGE

MIT 252 ZUM TEIL FARBIGEN ABBILDUNGEN
UND 3 FARBIGEN TAFELN

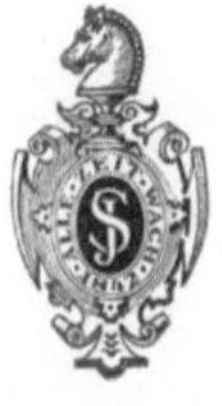

BERLIN

VERLAG VON JULIUS SPRINGER

1929

ISBN-13: 978-3-642-90086-0   e-ISBN-13: 978-3-642-91943-5
DOI: 10.1007/978-3-642-91943-5

Vorwort zur zweiten Auflage.

Die erste Auflage dieses Buches hat zu meiner Freude allgemeine Anerkennung gefunden. Ich habe daraus ersehen, daß die Abfassung des Werkes den Wünschen der Praktiker entsprach. Als besondere Anerkennung darf ich wohl auch die von Professor FRANCHINI, Direktor der Schule für Kolonialpathologie in Bologna, herausgegebene italienische Ausgabe, sowie eine spanische Übersetzung buchen, vielleicht auch, daß nicht nur viele Bilder, sondern auch reichliches Material des Textes von anderen Werken übernommen bzw. als Quelle benutzt wurden.

In dieser Neuauflage habe ich mich daher bemüht, den Charakter des Buches nicht zu ändern, und das Hauptgewicht auf den Wert für den Praktiker zu legen.

In den wenigen Jahren seit Erscheinen des Buches hat die Tropenmedizin wieder auf den verschiedensten Gebieten große Fortschritte gemacht, so daß sich eine Umfangvermehrung nicht vermeiden ließ. Die Literatur des In- und Auslandes ist, soweit es mir irgend möglich war, nach den Originalarbeiten verwertet worden; sollte der eine oder andere Autor bei der Fülle des Stoffes übersehen worden sein, so bitte ich um Entschuldigung. Die zahlreichen neuen Erfahrungen der Ätiologie, Klinik und namentlich der Therapie wurden berücksichtigt. Neu aufgenommen wurden u. a. Bacillenruhr, Trachom, Rhinosklerom, Tularämie und ein kurzer hämatologischer und technischer Abschnitt.

Bei dem Bildmaterial habe ich mir wieder größte Beschränkung auferlegt und aus der Fülle mir neu zu Verfügung stehender Bilder nur die für Klinik und Diagnose wichtigen ausgewählt.

Allen Herren, die mich durch wertvolle Ratschläge und Überlassung von Bildern freundlichst unterstützt haben, insbesondere den Herren Prof. SCHÜFFNER und Prof. SNIJDERS, danke ich herzlichst, ebenso meinem Assistenten, Herrn Dr. KIKUTH für Hilfe bei Durchsicht der Korrekturen.

Hamburg, Ostern 1929.

MARTIN MAYER.

Vorwort zur ersten Auflage.

Ein kurzgefaßtes, neueres Lehrbuch, das ohne großen theoretischen Ballast lediglich das wichtigste der Klinik, Ätiologie und Pathologie der exotischen Krankheiten zusammenfaßt, fehlte bisher.

Das vorzügliche, von zahlreichen Spezialisten bearbeitete, vielbändige Handbuch der Tropenkrankheiten von MENSE ist für viele Ärzte, vor allem Schiffsärzte und Expeditionsärzte, zu umfangreich und — eine heutzutage gleich wichtige Angelegenheit — zu kostspielig.

So wurde mir vielfach von Ärzten aus Übersee und insbesondere von unseren Kursusteilnehmern der Wunsch nach einem solchen kurzgefaßten Lehrbuch in Art unserer „Malaria" des gleichen Verlages (NOCHT und MAYER) geäußert.

Ich hoffe, daß es mir gelungen ist, mit vorliegendem Buch den Anforderungen zu entsprechen. Bei den meisten Krankheiten konnte ich mich auf eigene Beobachtungen klinischer und parasitologischer Art stützen und die Erfahrungen unseres Instituts verwerten.

Ich habe die Bezeichnung „Exotische Krankheiten" gewählt, weil der Begriff „tropische Krankheiten" zu eng gefaßt ist, da viele der zu besprechenden Seuchen auch in gemäßigten Zonen vorkommen. Dagegen wurden auch in warmen Ländern häufige ubiquitäre Krankheiten wie Bacillenruhr, Typhus und Paratyphus mit Absicht weggelassen.

Die mehr theoretischen Gebiete der medizinischen Parasitologie und pathologischen Anatomie wurden hier, in einem für den Praktiker bestimmten Buche, nur ganz kurz behandelt, dagegen wurde die Therapie ausführlich besprochen. Auf Literaturangaben wurde vollständig verzichtet; es konnte aber auch die ausländische Literatur reichlich verwertet werden.

Besonderen Wert legte ich auf ein gutes und klares Abbildungsmaterial. Hierzu konnte ich zahlreiche Originale verwenden, die, soweit sie Zeichnungen darstellen, insgesamt von der Künstlerhand unserer Zeichnerin, Fräulein HILDA SIKORA, stammen. Alle meine Wünsche bezüglich der Reproduktion hat die Verlagsbuchhandlung in entgegenkommendster Weise erfüllt.

Herrn Obermedizinalrat Prof. NOCHT möchte ich für die Genehmigung der Benutzung der Bildersammlung des Instituts meinen verbindlichsten Dank aussprechen, desgleichen auch jenen Herren, die die Sammlung mit haben schaffen helfen und deren Namen nicht immer festzustellen war, sowie allen denjenigen, die mir direkt Bilder zur Verfügung stellten.

Für viele freundliche Ratschläge danke ich den Herren Prof. FÜLLEBORN und Prof. ROCHA LIMA, für Unterstützung bei der Korrektur den Herren Dr. HÖPPLI und Dr. NAUCK.

Hamburg, im August 1924.

MARTIN MAYER.

Inhaltsverzeichnis.

Hämatologische Vorbemerkungen.

Die Veränderungen des Blutbildes sind bei vielen Tropenkrankheiten von großer Bedeutung, so daß es wünschenswert erscheinen dürfte, die wichtigsten Merkmale des normalen Blutbildes kurz zu besprechen. Mikroskopisch pflegen wir neben ungefärbten Blutpräparaten bei Tropenkrankheiten vornehmlich die Romanowsky-Giemsafärbung anzuwenden.

Die roten Blutkörper des Menschen haben eine pessar- oder glockenförmige Gestalt, wobei der mittlere Durchmesser kürzer ist als die seitlichen. Daher erscheint sowohl bei ungefärbtem, wie gefärbtem Blut die Mitte bei Anämien oft blasser. Bei Giemsafärbung erscheinen die roten Blutkörper dunkelorange bis grau gefärbt (Normocyten) (Taf. I, 11). Die jugendlichen roten Blutkörper haben einen runden, sich dunkelviolett färbenden Kern, das umgebende Protoplasma läßt sie durch die Giemsafärbung von den sonst sehr ähnlichen Lymphocyten unterscheiden, sie heißen Normoblasten (Taf. I, 9); pathologische Formen sind Megaloblasten und Mikroblasten. Jugendliche Erythrocyten sind ferner solche, die noch Kernreste in Form der Kernkugeln oder Jollykörper enthalten, dieses sind dunkelviolett bis schwärzlich erscheinende scharf umschriebene punktförmige Einschlüsse, meist in Einzahl, selten häufiger (2—3) im gleichen Blutkörperchen (Taf. I, 10). Zu den jugendlichen Formen werden auch die polychromatischen Erythrocyten gezählt, die bei Giemsafärbung sich von den übrigen Blutkörpern durch eine dunklere, blaugraue Färbung auszeichnen (Taf. I, 12). Manchmal erscheint auch die blaugraue Substanz dabei mehr netzartig, unregelmäßig, über den Blutkörper verteilt (Taf. I, 14).

Als basophile Körnung bezeichnet man das Auftreten von feinen, gleichmäßig über den Blutkörper verteilten blaugrau bis schwärzlichen Pünktchen, man faßt sie jetzt meist als Degeneration jugendlicher Formen (Ausfällung) auf. Basophile Punktierung kann auch in jugendlichen Erythrocyten also Normoblasten und Polychromatischen vorhanden sein (Taf. I, 12, 13).

Bei Anämien sieht man weiter manchmal rote Blutkörper mit leuchtend rot gefärbten Ringen oder Schleifen, den sog. Cabotschen Ringen, die meistens als losgelöste Randreifen oder Reste der Kernmembran angesehen werden. Auch freie Ringe und Schleifen, die Reste zerstörter Blutkörper darstellen, sieht man nicht selten (Taf. I, 21—24). Als Riesenformen oder Halbmondkörper bezeichnet man vielfach vergrößerte, stark abgeblaßte faserig gebaute Erythrocyten, die manchmal noch eine Vakuole enthalten, manchmal nach Platzen dieser halbmondförmige zarte, rosa Schatten bilden (Taf. I, 19, 20).

Die weißen Blutkörper zeichnen sich gegenüber den roten durch einen dauernd vorhandenen Kern aus, dessen Gestalt bei den verschiedenen Arten wechselt. Wir unterscheiden zunächst Granulocyten, die im roten Knochenmark ihre Bildungsstätte haben. Am zahlreichsten sind die polynucleären, neutrophilen, segmentkernigen Granulocyten, sie betragen etwa $63^0/_0$ der weißen Blutkörper. Sie sind etwa 2—3 mal so groß als die roten Blutkörper. Die jugendlichen Formen davon haben einen stab- oder wurstförmigen Kern, man findet sie normalerweise zu $4^0/_0$ (Taf. I, 1). Bei den reifenden Formen schnürt sich der Kern zu 2—3 durch feine Fäden verbundenen Teilstücken ein (Taf. I, 2). Die Neutrophilen enthalten in bläulich bis rosagefärbtem Protoplasma zahlreiche feine, regelmäßig verteilte dunkelviolette Granula.

Zu den Granulocyten gehören die Eosinophilen. Sie ähneln in der Form den Neutrophilen, enthalten aber grobe, scheibchenförmige Granula, die die Zelle prall ausfüllen und sich nach GIEMSA orange bis schmutziggrau färben (2—$4^0/_0$) (Taf. I, 3 u. 4).

Die Lymphocyten, die im lymphatischen Gewebe (Milz- und Lymphdrüsen) entstehen, sind bald so groß wie Erythrocyten, bald beträchtlich größer. Ihr Kern ist rund, dunkel gefärbt und wird umgeben von einem schmäleren oder breiteren leuchtend blau sich färbenden Protoplasmasaum (Taf. I, 5 u. 6). Das Protoplasma enthält keine regelmäßigen Granula, manchmal aber vereinzelte azurrot sich färbende. Die Gestalt der Lymphocyten ist kreisrund oder oval; sie betragen 21—$25^0/_0$ der weißen Blutkörper.

Als Monocyten faßt man eine dritte Gruppe auf, in der man die sog. Mononucleären und Übergangsformen vereinigt. Man nimmt an, daß sie aus dem retikulo-endothelialen System entstehen, doch erkennen manche Hämatologen die Abtrennung von den Lymphocyten nicht an. Sie unterscheiden sich von letzteren durch eine unregelmäßigere Gestalt. Der Kern ist gleichfalls nicht rund, sondern oft unregelmäßig, bisweilen gelappt und färbt sich heller als der Lymphocytenkern. Das Protoplasma nimmt einen schmutzig graublauen, zuweilen etwas rötlichen Farbton an, und kann spärliche, unregelmäßige, verwaschene Einschlüsse enthalten (Taf. I, 7). Ihre Zahl beträgt 4—$8^0/_0$.

In seltenen Fällen findet man im peripheren Blut auch sog. Mastzellen, d. h. segmentkernige Leukocyten mit groben dunkelvioletten Granulationen; ferner sog. TÜRKsche Reizformen, die Lymphocyten ähnlich sind, aber ein dunkelblaues Protoplasma zeigen.

Die Blutplättchen sind für den Tropenarzt deswegen wichtig, weil sie leicht mit Parasiten verwechselt werden können. Sie färben sich nach GIEMSA rötlichviolett, oft mit dunkler feiner Granulierung, manchmal auch lichtblau mit rötlichem Innenkörper; ihre Gestalt ist rund oder oval, zuweilen sind sie zipfelförmig zugespitzt, oder erscheinen zackig oder halbmondförmig. Sie liegen manchmal einzeln und dann besonders häufig in Ausbuchtungen roter Blutkörper oder auf solchen, manchmal liegen sie auch in großen Haufen zusammen (Taf. I, 15, 16).

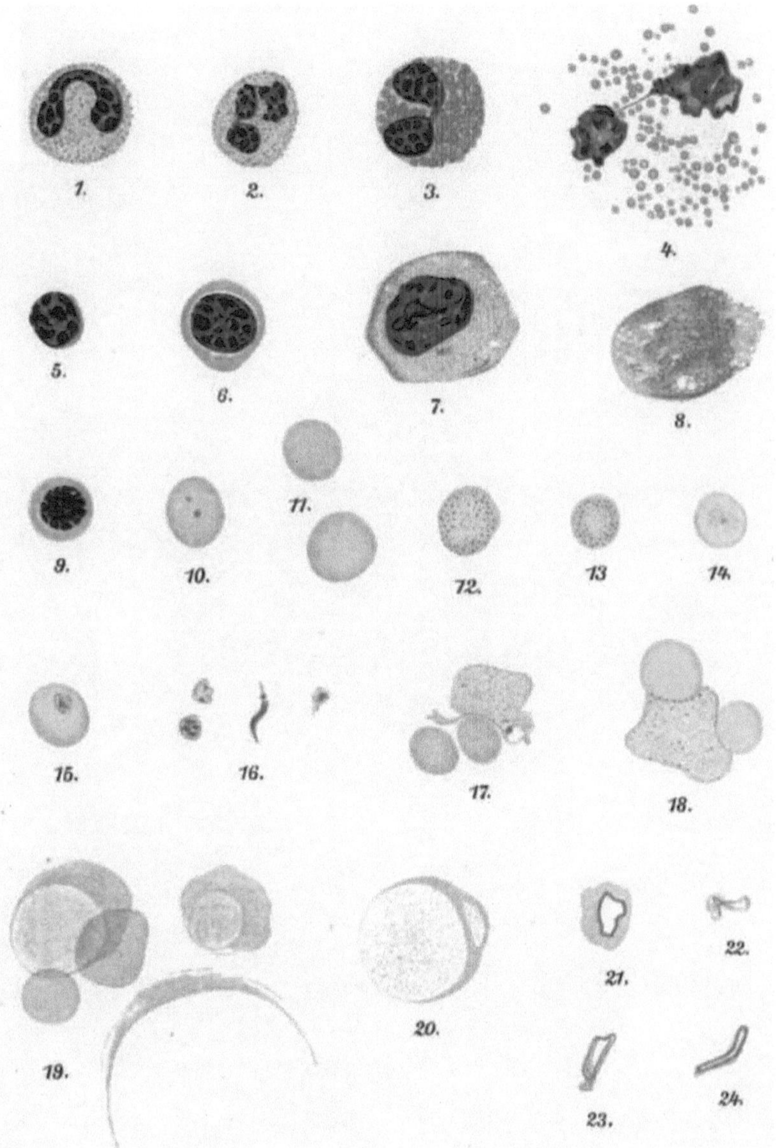

Erklärung zu Tafel I.

Für Malaria wichtige Blutbestandteile.

Abb. 1. Polynucleärer Leukocyt, sog. stabkerniger (jüngere Form).
,, 2. Polynucleärer Leukocyt, segmentkerniger.
,, 3. Eosinophiler Leukocyt.
,, 4. Zerplatzter eosinophiler Leukocyt.
,, 5. Kleiner Lymphocyt.
,, 6. Großer Lymphocyt.
,, 7. Monocyt.
,, 8. Zerquetschter Leukocytenkern (Kernschatten).
,, 9. Kernhaltiger Erythrocyt (Normoblast).
,, 10. Erythrocyt mit Kernkugeln.
,, 11. Oben normaler, unten polychromatischer Erythrocyt.
,, 12. Polychromatischer Erythrocyt mit basophiler Körnung.
,, 13. Erythrocyt mit basophiler Körnung.
,, 14. Erythrocyt mit Netzstruktur.
,, 15. Erythrocyt mit aufgelagertem Blutplättchen.
,, 16. Blutplättchen in verschiedener Gestalt.
,, 17 und 18. Reste von vergrößerten Blutkörpern mit Schüffner-Tüpfelung bei Malaria tertiana; bei 17 unten noch zerstörter Malariaparasit.
,, 19 und 20. Riesenformen und Halbmondformen (Trypanosomenschatten); bei 20 Schüffner-Tüpfelung im Randteil und der Vakuole (wahrscheinlich ursprünglich parasitierter Blutkörper).
,, 21—24. Pessar- und Schleifenformen und deren Entstehung (21).

Technik der mikroskopischen Blutuntersuchung.

Blutentnahme. Die geeignetste Stelle ist das Ohrläppchen. Nach Reinigung mit Alkohol und Äther sticht man mit einer flachen Nadel (HEINTZE und BLANCKERTZ Impffeder Nr. 646) oder einer Skalpellspitze am tiefsten Punkt parallel zur Fläche des Ohrläppchens ein. Man steche nicht zu tief. Zur Frischuntersuchung wird ein kleiner Tropfen in der Mitte eines Deckgläschens aufgefangen und dann zwischen diesem und einem Objektträger leicht angepreßt.

Herstellung von Blutausstrichen. Man hält sich gut gereinigte Objektträger (in den Tropen unter Alkohol aufbewahren) und einige geschliffene Objektträger vorrätig; an letzteren schneidet man zweckmäßig an einer Kurzseite eine Ecke mit einem Diamant ab, damit diese Ausstreichkante schmäler ist als die Breite des Objektträgers. Man entnimmt mit dieser Kante direkt ein Tröpfchen Blut an der Stichstelle und legt den Ausstreicher mit diesem nach hinten unten in einem Winkel von ungefähr 45° nahe dem Ende eines festaufliegenden und mit Daumen und Zeigefinger der linken Hand festgehaltenen Objektträgers fest an. Sobald sich der Tropfen durch Capillarität als schmaler Saum hinter der Kante des Ausstreichers ausgebreitet hat, schiebt man diesen mit leichtem gleichmäßigen Drucke nach vorn, bis der Tropfen völlig verstrichen ist. Man darf nicht vorher absetzen und deshalb den Tropfen nicht zu groß wählen. An den Rändern und dem Ende des Blutausstriches finden sich

1*

nämlich häufig die Parasiten. Das Aussehen richtiger und falscher Ausstriche geht aus Abb. 2 a – d hervor.

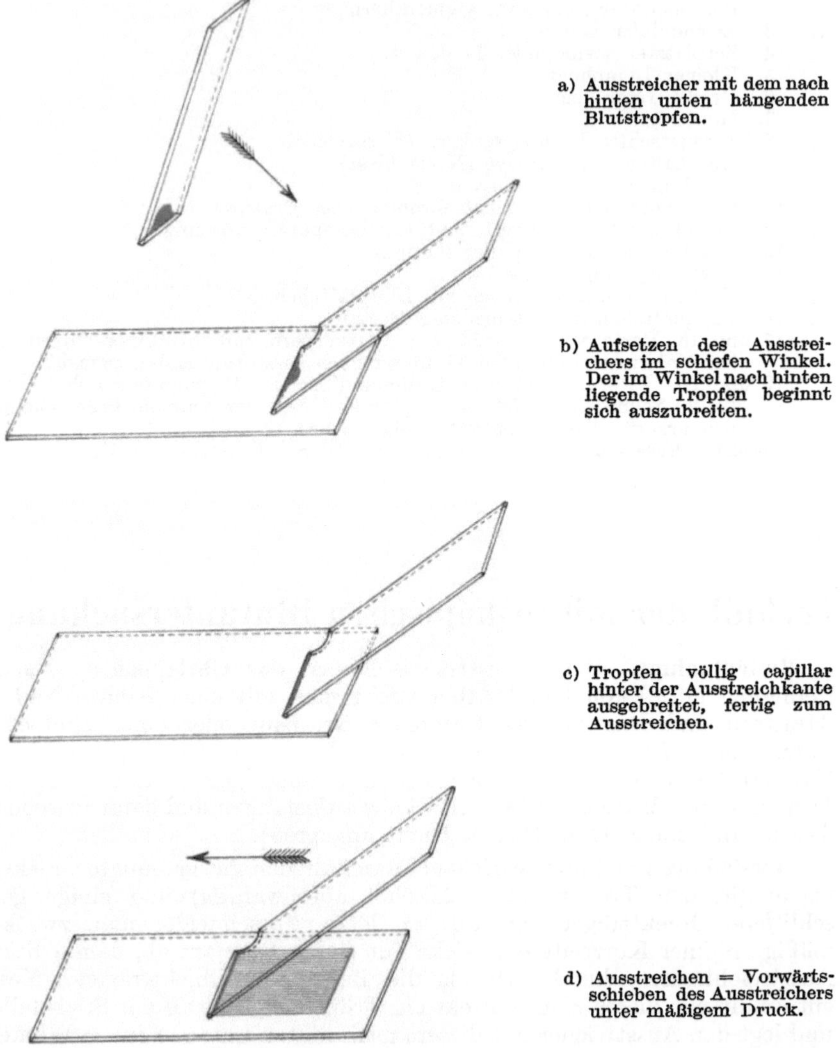

Abb. 1 a—d. Technik des Ausstreichens. (Nach NOCHT-MAYER: Die Malaria.)

Herstellung von dicken Tropfenpräparaten. Man fängt 2—3 mittelgroße Bluttropfen auf einem Objektträger auf und verteilt sie mit der Stechfeder derart, daß sie in mäßig dicker Schicht etwa pfenniggroß ausgebreitet sind. Zum Trocknen müssen sie mindestens eine Stunde staub- und fliegensicher aufbewahrt werden (Abb. 3).

Fixierung der Ausstrichpräparate. Die lufttrocknen Ausstriche werden entweder in absolutem oder 96% Äthylalkohol 15—20 Minuten oder in Methylalkohol 3—5 Minuten fixiert. Das kann entweder in Färbewännchen geschehen oder durch Aufgießen des Alkohols auf die flach auf sog. Färbebänkchen liegenden Präparate (s. Abb. 4). Nach dem Fixieren läßt man die Präparate durch schräges Aufstellen entweder selbst trocknen oder löscht sie zwischen einigen Lagen glatten Fließpapiers sorgfältig ab. Dicke Tropfenpräparate werden nicht fixiert.

a) Guter Ausstrich: Schmäler als der Objektträger, Ende völlig verstrichen, fein auslaufend.

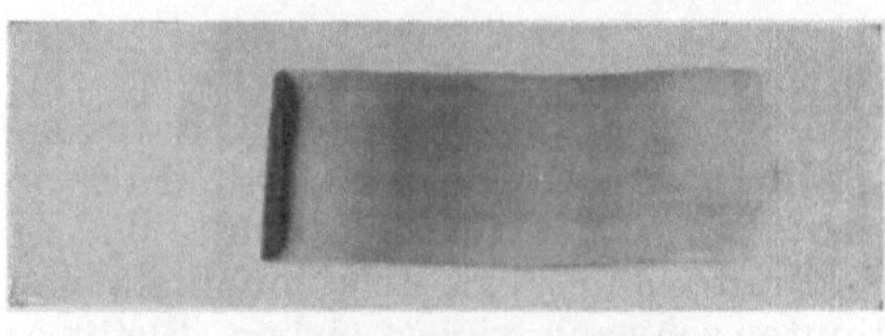

b) Schlechter Ausstrich: Ausstreicher vorzeitig abgesetzt, so daß Ende nicht völlig ausgestrichen.

c) Schlechter Ausstrich: Ausstrich genau so breit wie Objektträger, daher Randteile unbrauchbar; ferner Ende nicht ausgestrichen (Tropfen war zu groß.)

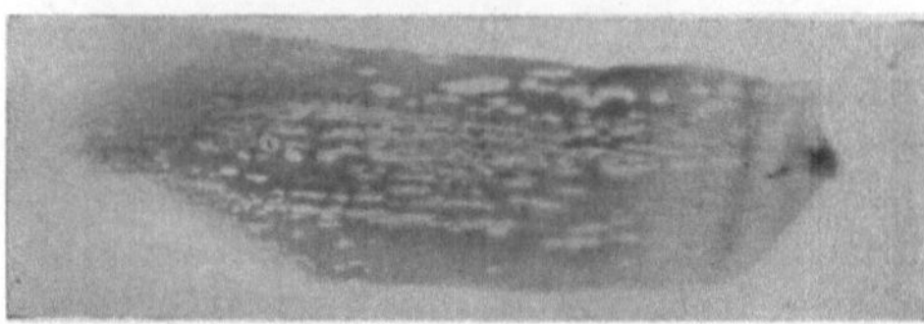

d) Schlechter Ausstrich: Objektträger oder Ausstreicher war fett, daher Lücken im Ausstrich.

Abb. 2 a—d. Beispiele für gute und fehlerhafte Blutausstriche. (Orig.-Phot.) Rechts Anfang, links Ende der Ausstriche. (Nach NOCHT-MAYER: Die Malaria.)

Giemsafärbung. Der Giemsafarbstoff zur Romanowskyfärbung, der jetzt allgemein gebraucht wird, ist ein fertiges haltbares Gemisch aus Methylenazur, Methylenblau und Eosin in Glycerin und Methylalkohol, das in gut verschlossenen Tropffläschchen auch in den Tropen haltbar ist (Hersteller Dr. HOLLBORN, Leipzig)[1]. Zur Färbung wird je ein Tropfen Giemsalösung zu 1 ccm neutralem destilliertem Wasser in einem Meßzylinder von etwa 2,5 cm Durchmesser zugefügt und durch leichtes Umschwenken (nicht schütteln!) gut gemischt. Man nehme jedoch

---

[1] Auch andere Lösungen, die die wirksamen Farbstoffe enthalten, sind im Handel. Man prüfe alle Lösungen an Testpräparaten mit vielen Parasiten (Kernfärbung!).

jedesmal höchstens 30 ccm. Diese Verdünnung muß stets sofort verwendet
werden. Man färbt 30—40 Minuten, gewöhnlich durch Aufgießen auf
die auf Färbebänkchen liegende Präparate (s. Abb. 4). Eine ganz fein-
körnige Ausfällung beeinträchtigt die Färbung nicht, sondern nur eine
in groben Schollen. Gegebenenfalls gießt man frischen Farbstoff auf.
Das destillierte Wasser darf nicht sauer sein; am besten kocht man

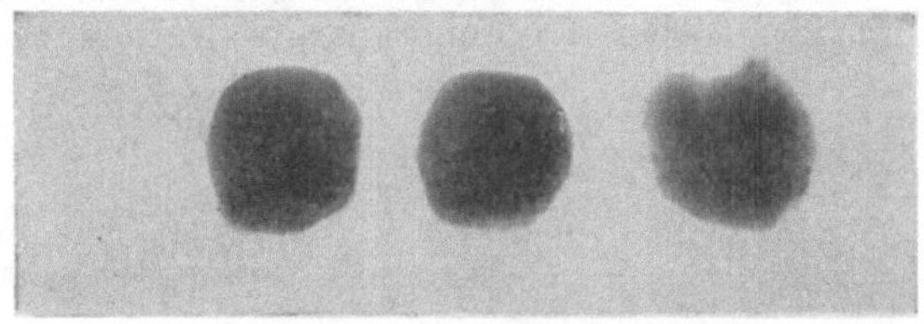

Abb. 3. Muster von „Dicken-Tropfenpräparaten". (Orig.-Phot.)
(Nach NOCHT-MAYER: Die Malaria.)

den Tagesbedarf täglich 10 Minuten auf, um die Kohlensäure zu entfernen. Man kann die Reaktion des Wassers prüfen, indem man einige
Körnchen Hämatoxylin in etwas absolutem Alkohol auflöst und davon
einige Tropfen zu 10 ccm des Wassers zufügt. Richtig reagierendes Wasser
soll sich frühestens nach einer Minute und spätestens innerhalb von
5 Minuten schwach violett färben. Bleibt es farblos, so wird tropfenweise dem Vorrats-
gefäß 1% Natriumcarbonatlösung zugesetzt bis zu richtiger Reaktion.

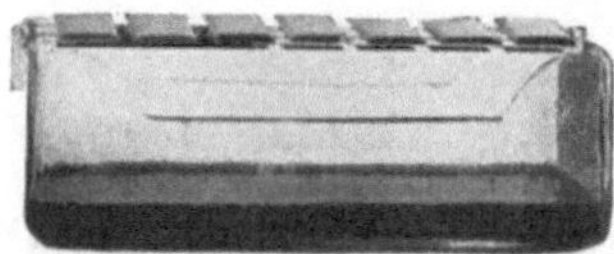

Abb. 4. Färbetrog zur Giemsafärbung nach M. MAYER. ¹/₆ nat.
Gr. Die Glasstäbe liegen lose in
Kerben und können jederzeit
erneuert werden[1].

Man kann auch die May-Grünwald-
färbung mit der Giemsafärbung kombinieren; man braucht dann nicht zu fixieren,
sondern gießt zunächst konzentrierte May-
Grünwaldlösung für 3 Minuten auf, verdünnt sie für weitere 5 Minuten mit gleicher
Menge Wasser, läßt dann abfließen und färbt 30 Minuten nach GIEMSA
nach. Hierbei färben sich die weißen Blutkörperchen besonders schön.

Nach der Färbung werden die Ausstrichpräparate in einem scharfen
Wasserstrahl (Leitungswasser) abgespritzt, dann durch Schrägstellen
oder Ablöschen zwischen glattem Fließpapier getrocknet.

Mansonfärbung. Der Farbstoff besteht aus Methylenblau med. pur.
2 g, Borax 5 g, destilliertem Wasser 100 ccm. Zur Färbung werden einige
Tropfen dieser Stammlösung mit destilliertem Wasser in einem Reagensglas derart gemischt, daß die Mischung gerade durchsichtig ist. Dann
wird das frische Gemisch für 5—10 Sekunden auf die vorher fixierten
Ausstrichpräparate aufgegossen und dann sofort abgespült. Gelungene
Präparate haben einen blaugrünen Schimmer (s. Taf. III, 68—72).

Dicke Tropfenpräparatefärbung. Die Dickentropfenpräparate werden
nicht fixiert, sondern nach völligem Trocknen ohne weitere Vorbehandlung 30 Minuten nach GIEMSA gefärbt. Will man besonders klare Präparate haben, so erneuert man nach 10 Minuten die Farblösung. Nach

---

[1] Lieferant: F. u. M. Lautenschläger, Berlin.

der Färbung dürfen sie nicht fest abgespritzt werden, sondern die Farbe wird durch Eintauchen in ein Glas mit Wasser entfernt. Dann stellt man die Präparate schräg zum Trocknen auf (man darf sie nicht zwischen Löschpapier trocknen).

I. Durch Protozoen verursachte Krankheiten.

Malaria.

Definition. Die Malaria ist eine durch Protozoen der Gattung Plasmodium verursachte Infektionskrankheit, bei der die Erreger in den roten Blutkörperchen schmarotzen und periodische Fieberanfälle auslösen, denen später hochgradige Blutarmut, Milzschwellung und schwere Kachexie folgen können.

Geographische Verbreitung. Die Malaria ist in ihrer Verbreitung nicht auf warme Länder beschränkt, sondern reicht sogar bis nahe an die arktische Zone. In den verschiedenen Weltteilen und Ländern kommt sie in bestimmten Bezirken endemisch vor und in den tropischen Gebieten sind solche Gegenden besonders ausgedehnt. In Europa sind Hauptmalariagebiete die Mittelmeerländer, ferner das östliche Europa, Ungarn, Polen, europäisches Rußland; es finden sich aber auch Herde in Frankreich, Belgien, Holland, Österreich, Deutschland und nordischen Ländern. In Amerika ist die Malaria sowohl in den Vereinigten Staaten wie zahlreichen anderen Ländern Nord- und Südamerikas, von letzteren insbesondere des Ostens, anzutreffen, ebenso im Inselgebiet. In Afrika ist mit Ausnahme des Kaplandes und von Teilen der Wüste Malaria fast überall die wichtigste Krankheit. In Asien reicht die Malaria von Kleinasien und asiatischem Rußland bis zum fernsten Osten, einschließlich Java und Sumatra. Australien hat relativ wenige Malariaherde, die meisten im Norden, dagegen sind viele Südseeinseln davon befallen.

Ätiologie. Die schon von einzelnen Forschern vorher gesehenen Malariaparasiten wurden als solche 1880 von LAVERAN zuerst richtig erkannt; seine Entdeckung wurde von verschiedenen italienischen Forschern bestätigt, von denen GOLGI 1885 den Entwicklungsgang der Quartanaparasiten im Blut feststellte, später auch den der Tertianaparasiten. Die geschlechtliche Entwicklung in der Stechmücke wurde 1897 von ROSS entdeckt und später von GRASSI im einzelnen erforscht.

Die Malariaparasiten gehören innerhalb der Klasse der Sporozoen zur Unterordnung Hämosporidien, und zwar zur Familie der Plasmodiden. Man unterscheidet bei ihnen heute allgemein drei Arten, die nicht nur morphologisch zu unterscheiden sind, sondern auch klinisch bestimmte, wohl charakterisierte Erscheinungen auslösen. Es können aber Mischinfektionen mit den verschiedenen Formen bei einem und demselben Individuum vorkommen. Beobachtungen solcher mit zeitweisem Auftreten einer oder der anderen Art hatten früher Veranlassung

zu der Annahme gegeben, daß es sich um nur eine Art handle, die je
nach Klima oder Jahreszeit verschiedene Formen bilde. Diese besonders von LAVERAN und A. PLEHN jahrelang hartnäckig vertretene
Ansicht hat heutzutage nur noch historisches Interesse. Die drei Arten
sind nach gültiger zoologischer Benennung:

1. Plasmodium vivax (GRASSI und FELETTI), Erreger der Malaria
tertiana,

2. Plasmodium malariae (LAVERAN), Erreger der Malaria quartana,

3. Plasmodium immaculatum (GRASSI und FELETTI), (Syn. Pl.
falciparum, Laverania malariae) Erreger der Malaria tropica.

Neuerdings ist mehrfach versucht worden, morphologisch etwas abweichende Formen als besondere Arten abzutrennen, z. B. als Plasmodium
tenue; diese Aufstellung neuer Arten ist bisher nicht genügend begründet.

In den roten Blutkörperchen des Menschen machen alle drei Formen
eine ungeschlechtliche Vermehrung durch. Sie dringen als kleinste Gebilde in sie ein, wachsen in ihnen heran, wobei sie amöboide Bewegungen ausführen und das Hämoglobin unter Umwandlung in goldgelbes bis schwärzliches Pigment zerstören. Dabei teilt sich allmählich
der Kern und die reifen Formen zerfallen in eine Anzahl junger Sprößlinge (Merozoiten), die neue Blutkörperchen aufsuchen und den Zyklus
von neuem beginnen. Außer dieser für das Krankheitsbild wichtigen
ungeschlechtlichen Entwicklung (Schizogonie) werden auch Geschlechtsformen (Gameten) gebildet, die zur Weiterentwicklung im
Überträger bestimmt sind.

Im ungefärbten Präparat, nämlich einem zwischen Deckglas und
Objektträger zart zerdrückten Bluttropfen, erkennt man die Parasiten
— außer den jüngsten Stadien — am besten durch das Pigment, das
in Form kleiner bräunlicher oder schwarzer Körnchen im Inneren der
Parasiten tanzende Bewegungen macht.

Die Einzelheiten der Entwicklung lassen sich nur an gefärbten Präparaten, insbesondere bei Romanowsky-Giemsafärbung erkennen. Bei
dieser färben sich das Protoplasma blau, die Kerne rot.

1. Der Tertianaparasit (Plasmodium vivax) (Tafel III, Abb. 1
bis 24). Im Giemsapräparat erscheinen die jüngsten ungeschlechtlichen
Formen als blaue Ringe, die an einer Stelle einen leuchtend roten Kern
zeigen. Das freie Innere des Ringes entspricht nach SCHAUDINN einer
Nahrungsvakuole. Der Parasit wächst nun heran, wobei zunächst noch
die Vakuole beibehalten bleibt, aber das Protoplasma eine unregelmäßige,
durch die amöboide Bewegung bestimmte Form annimmt. Allmählich
kommt es auch zur Vermehrung bzw. Teilung des Kernes, so daß in solchen
amöboiden, noch nicht erwachsenen Formen oft schon mehrere Kerne
vorhanden sind; im Inneren der Gebilde können auch mehrere Vakuolen
vorhanden sein. Außer in jüngsten Ringen findet sich in den Parasiten Pigment in Form zahlreicher feinkörniger bräunlicher bis schwärzlicher unregelmäßiger Körnchen. Die Formen erreichen die volle Größe
der Blutkörper und überschreiten diese sogar bei Tertiana entsprechend
der Vergrößerung der Blutkörper bei dieser Form. Die fast herangereiften Parasiten runden sich schließlich ab; die Kerne teilen sich

weiter bis zu 12—24 kleinen neuen Kernen, während das Pigment sich zu ein oder zwei groben Klumpen an irgendeiner Stelle sammelt. Schließlich ähnelt die reife Teilungsform mit ihren dicht gelagerten, noch zusammenhängenden jungen Sprößlingen, von denen jeder innerhalb eines blauen Protoplasmascheibchens einen roten Kern trägt, einer Maulbeere. Beim Platzen der Teilungsform dringen die Sprößlinge nach Zerstörung des erst befallenen Blutkörpers in neue Blutkörper ein und beginnen den Entwicklungszyklus aufs neue. Dieser dauert bei Tertiana 48 Stunden und ist bestimmend für den Fieberverlauf, daher die Bezeichnung „Tertiana". Da wohl die Mehrheit, aber nicht alle Parasiten genau gleichzeitig zur Teilung kommen, kann man oft auch verschiedene Entwicklungsstadien nebeneinander beobachten. Es kommen auch mehrfache Infektionen ein und desselben Blutkörperchens vor.

Sind zwei Parasitengenerationen im Blut vorhanden, so kann nicht nur jeden dritten Tag, sondern jeden Tag eine zur Reife gelangen, man spricht dann von Tertiana duplicata, die klinisch sich als Quotidianfieber kennzeichnet.

Die geschlechtlichen Formen (Gamonten, Gametocyten, Gameten [1]) bilden in ihren jüngsten Stadien keine Ringe, sondern runde oder ovale blaue Scheibchen, in denen in der Mitte oder an der Seite das Chromatinkorn liegt. Sie bleiben auch später stets rundlich, machen also keine amöboide Bewegung. In älteren Stadien erscheinen die protoplasmareichen weiblichen Gameten intensiv blau gefärbt, während der dichte chromatinreiche Kern seitlich, oft etwas schräg gestellt, gelagert ist. Manchmal läßt sich um ihn ein heller Hof erkennen. Herangewachsen können sie die doppelte Größe eines Blutkörpers erreichen. Die männlichen Geschlechtsformen zeigen die gleiche Gestalt, bleiben aber meist etwas kleiner. Sie sind protoplasmaärmer und enthalten dafür mehr Kernsubstanz (entsprechend der späteren Entwicklung). Sie färben sich daher heller blau, manchmal im ganzen rötlich, ihr Kern ist aufgelockert, zeigt oft rote Chromatinschlingen und ist häufig quer über den Parasiten weg gelagert. Völlig reife männliche Formen erscheinen manchmal im ganzen chromatinrot. Männchen sowohl wie Weibchen zeichnen sich durch ein überaus reichliches feinkörniges braunschwarzes Pigment aus, das gleichmäßig über die Parasiten verteilt ist. Im ungefärbten Präparat zeigt es besonders lebhafte BROWNsche Molekularbewegung. An diesem Pigment lassen sich oft leicht, außer im frischen Präparat, besonders auch im sog. dicken Tropfenpräparat, die Geschlechtsformen erkennen. Doppelinfektionen von ungeschlechtlichen und geschlechtlichen Formen im gleichen Blutkörper sind beobachtet; zum Teil sind sie als die von SCHAUDINN beschriebenen Gametenrückbildungsformen aufgefaßt worden.

Die roten Blutkörperchen werden bei Tertianainfektion meist im ganzen abgeblaßt und mit dem Wachstum der Parasiten vergrößert. Sie zeigen bei Giemsafärbung oft eine zunächst ganz feine, später gröbere, aber stets ganz gleichmäßige leuchtend rote Tüpfelung, nach ihrem Entdecker „Schüffner-Tüpfelung" genannt. Oft sieht man nur die durch

---

[1] Diese Namen bezeichnen zoologisch verschiedene Stadien, der Arzt bezeichnet meist alle Formen als „Gameten".

die Tüpfel dargestellte Form der Blutkörper erhalten, und reife Parasiten, auch Geschlechtsformen, werden dann von einem Saum dieser roten Pünktchen umgeben (Tafel III, Abb. 6, 7, 8, 10, 15—17).

In seltenen Fällen ist bei Tertiana auch eine gröbere, unregelmäßige rote Fleckung beobachtet (BRUG).

Es sei auch darauf hingewiesen, daß bei Tertiana in dicken Tropfenpräparaten Blutkörperchen mit Parasiten oft deutlich, wenn auch ganz blaßrot, erhalten sind und die Schüffner-Tüpfelung erkennen lassen (s. Tafel II, Abb. 1), während die nicht parasitierten aufgelöst werden.

2. Der Quartanaparasit (Plasmodium malariae) (Tafel III, Abb. 51 bis 72). Der Quartanaparasit ähnelt in seiner Entwicklung dem Tertianaparasiten, nur ist er kleiner und nicht so lebhaft beweglich. Die jüngsten ungeschlechtlichen Formen sind gleichfalls Ringe, die die Neigung zeigen, sich nach den Rändern beim Heranwachsen auszustrecken, so daß sie später oft bandähnliche Gestalt annehmen; doch kommen auch oft unregelmäßige vakuolisierte Formen vor, die kleinen Tertianaparasiten ähneln. Je nach dem Alter unterscheidet man schmale und breite Bandformen „Bänder". Das Chromatin klebt mit Vorliebe an einem Rande und stellt sich dann als langgestreckter Kern dar. Auch das bei Quartana sehr feine und oft hellgoldgelbe Pigment häuft sich mit Vorliebe in der Nähe eines Randes (oft dem Chromatin gegenüberliegend) an. Fast erwachsene Parasiten füllen als breite Bänder mit bereits geteilten Kernen die Blutkörperchen nahezu ganz aus. Die reifen Teilungsformen haben 8—12, selten 16 Sprößlinge, die oft regelmäßig an der Peripherie angeordnete Kerne und in der Mitte das zusammengeklumpte Pigment zeigen, so daß sog. Gänseblumenformen entstehen. Diese Teilungsformen erreichen nur die normale Größe roter Blutkörper. Der Entwicklungszyklus der Quartana dauert 72 Stunden; sind verschiedene Generationen vorhanden, so kann auch an den Zwischentagen eine Gruppe zur Teilung kommen und so zwei Fiebertage hintereinander oder täglich Fieber auftreten = Quartana duplicata und Quartana triplicata.

Die Geschlechtsformen zeigen genau die Form und Färbung wie bei Tertiana, nur werden auch sie niemals größer als ein normales rotes Blutkörperchen.

Die roten Blutkörperchen sind bei Quartana in der Regel nicht vergrößert, nicht abgeblaßt und nur ganz ausnahmsweise getüpfelt oder gefleckt. Bei Quartana sind die Parasiten oft im peripheren Blut sehr spärlich; man muß daher besonders in der Nähe der Ausstrichränder nachsuchen, wo parasitierte Blutkörper (und Leukocyten) stets häufiger zu finden sind.

3. Der Tropicaparasit (Plasmodium immaculatum) (Tafel III, Abb. 26—50). Die jüngsten ungeschlechtlichen Formen stellen besonders kleine und zarte Ringe dar. Die Ringform herrscht aber nicht immer vor, sondern die ganz feinen blaugefärbten jungen Parasiten können auch langgestreckt über den Blutkörper weg oder dem Rande entlang gelagert sein. Dann liegt bei solchen stabförmigen Parasiten der Kern als rotes Knöpfchen am Ende. Auch verzerrte amöboide Formen kommen

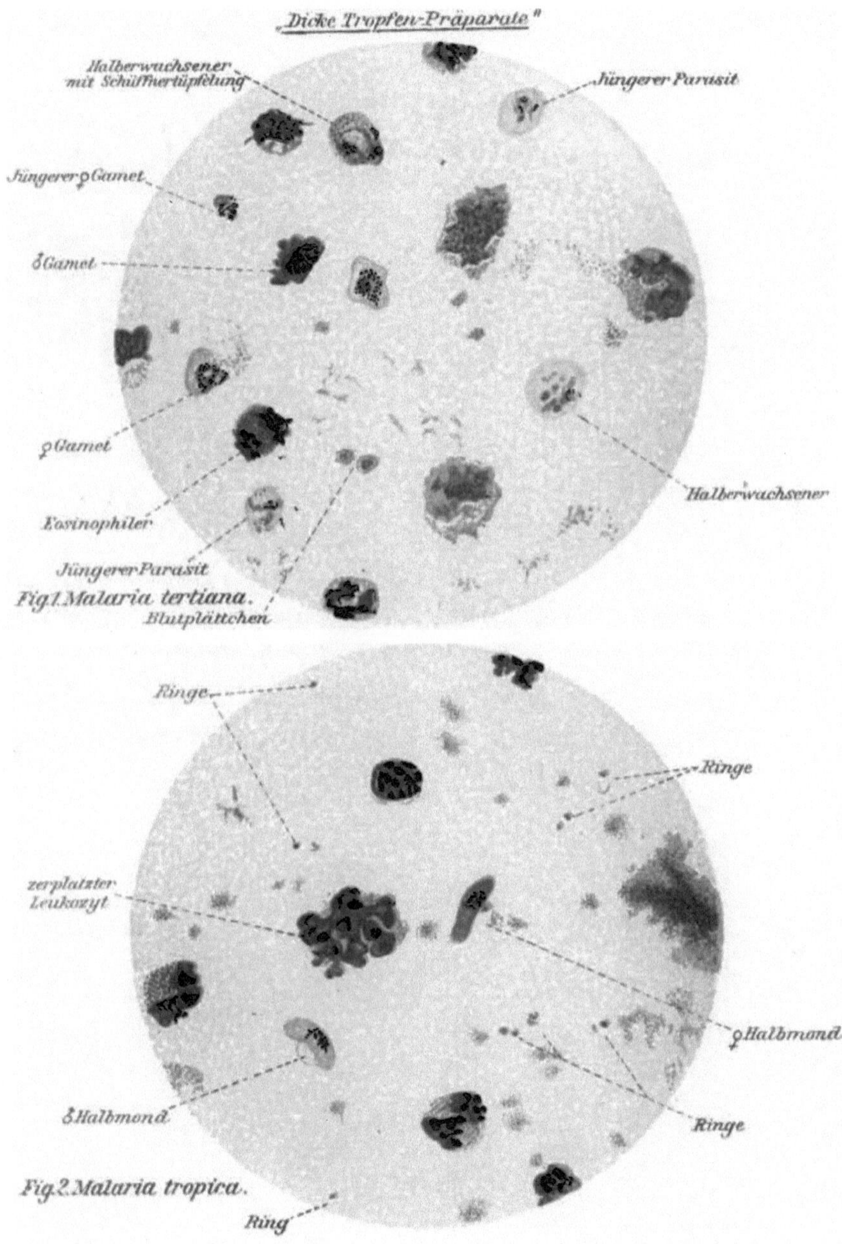

Fig.1 Malaria tertiana.

Fig.2 Malaria tropica.

H. Sikora pinx.
Aus Nocht-Mayer: Malaria
Lith. Anst. v. E. A. Funke, Leipzig.
Verlag von Julius Springer in Berlin

Malaria tertiana (Plasmodium vivax) 1–24.

Malaria tropica (Plasm. immaculatum) 25–50.

Malaria quartana (Plasmodium malariae) 51–67.

Manson-Färbung 68–72.

H. Sikora pinx.
Aus Nocht-Mayer: Malaria.

Verlag von Julius Springer in Berlin.

Lith. Anst. v. E. A. Funke, Leipzig.

vor. Ältere Stadien zeigen etwas mehr Protoplasma und erscheinen als
größere Ringe in sog. Siegelringform. Manchmal zeigen sie zwei Chro-
matinkörner, die dann oft gegenüberliegen. Auch hantelförmige Kerne
werden beobachtet, so daß eine frühzeitige Zweiteilung von Parasiten jetzt
außer allem Zweifel ist[1]. Reife ungeschlechtliche Formen findet man
nur ausnahmsweise — besonders bei komatösen Zuständen — im peripherischen Blut, da die Teilung in der Regel in Gehirncapillaren
erfolgt. Die Teilungsformen zeigen wie bei Tertiana 8—12—24 Sprößlinge,
füllen die Blutkörper aber höchstens zur Hälfte aus. Die Entwicklung
dauert 48 Stunden, es besteht also auch hier ein Tertianatypus.

Die Geschlechtsformen des Tropicaparasiten sind gleichfalls zunächst rundlich, werden aber dann länglichoval und dehnen, indem sie
sich strecken, den Blutkörper mit aus. Die reiferen Formen sind längliche
leicht gekrümmte konkavkonvexe Gebilde, die sog. Halbmonde. Die
weiblichen Formen färben sich nach GIEMSA intensiv blau, der dichte
rote Kern liegt in der Mitte oder nahe einem Ende; er ist oft von dicken
Brocken dunkelbraunen Pigmentes überlagert. Die männlichen Formen
sind heller, manchmal im ganzen rötlich, der lockere Kern ist auch oft
von Pigment bedeckt oder dieses ist an anderer Stelle angehäuft. Bei
der Blutentnahme runden sich die reifen Formen bereits unter dem
Deckglase ab.

Erklärung zu Tafel III.

Abb. 1—24. **Malaria tertiana (Plasmodium vivax).**

      Abb. 1—5. Junge ungeschlechtliche Parasiten (Schizonten, Aga-
             monten).
      ,, 6—8. Schüffner-Tüpfelung der Erythrocyten.
      ,, 9—13. Teilungsformen.
      ,, 14—17. Weibliche Geschlechtsformen ($\female$-Gameten).
      ,, 18—21. Männliche Geschlechtsformen ($\male$-Gameten).
      ,, 22—24. Gametenrückbildung oder Doppelinfektion.

Abb. 25—50. **Malaria tropica (Plasmodium immaculatum).**

      Abb. 25—30. Ringformen.
      ,, 33. Perniciosafleckung der Erythrocyten.
      ,, 34—37. Teilungsformen.
      ,, 38. Teilungsformen in Gehirncapillaren (frisches Quetsch-
             präparat).
      ,, 39. Teilungsformen in Gehirncapillaren [Ausstrich von Ge-
             hirnbrei (Giemsafärbung)].
      ,, 40—50. Geschlechtsformen (Gameten).
      ,, 42—43. Männliche Gameten.
      ,, 44—46. Weibliche Gameten.
      ,, 47—50. Abgerundete, reife männliche Gameten.

Abb. 51—67. **Malaria quartana.**

      Abb. 51—53. Ringformen.
      ,, 54—58. Bandformen.
      ,, 59—65. Teilungsformen.
      ,, 66. Weiblicher Gamet.
      ,, 67. Männlicher Gamet.

Abb. 68—70. **Malaria tertiana (Mansonfärbung).**
,, 71—72. **Malaria tropica (Mansonfärbung).**

---

[1] Vielleicht kommt solche auch bei den anderen Formen vor.

Die roten Blutkörperchen, die von ungeschlechtlichen Parasiten befallen sind, werden nicht vergrößert, zeigen aber oft — besonders bei intensiver Färbung nach absichtlich schlechter Fixierung — eine tiefrote Fleckung in typischer Chromatinfärbung, die sog. MAURERsche Perniciosafleckung; sie bildet unregelmäßige Flecken oder Ringe oder Schleifen, wobei auch der Rand des befallenen Blutkörperchens intensiv rot gefärbt erscheinen kann (Tafel III, Abb. 33).

Bei den Geschlechtsformen sieht man oft Reste der ausgezogenen roten Blutkörperchen in Form einer intensiv gefärbten, unregelmäßig gezackten rötlichen Kapsel oder eines feinen bogenförmigen Saumes an der Konkavseite des Parasiten, sog. „Halbmondkapsel" (Tafel III, Abb. 43—46).

Im „Dickentropfenpräparat" sieht man meist bei Tropica blaue Pünktchen oder Stäbchen dicht neben dem punktförmigen Chromatinkern, die Halbmonde erscheinen etwas geschrumpft. Bei langsamem Trocknen können sich männliche Gameten abrunden, ja sogar geißeln.

Die geschlechtliche Entwicklung der Parasiten im Zwischenwirt. Gelangt Malariablut in zur Übertragung geeignete Stechmücken (Anophelen), so gehen die ungeschlechtlichen Formen bald zugrunde,

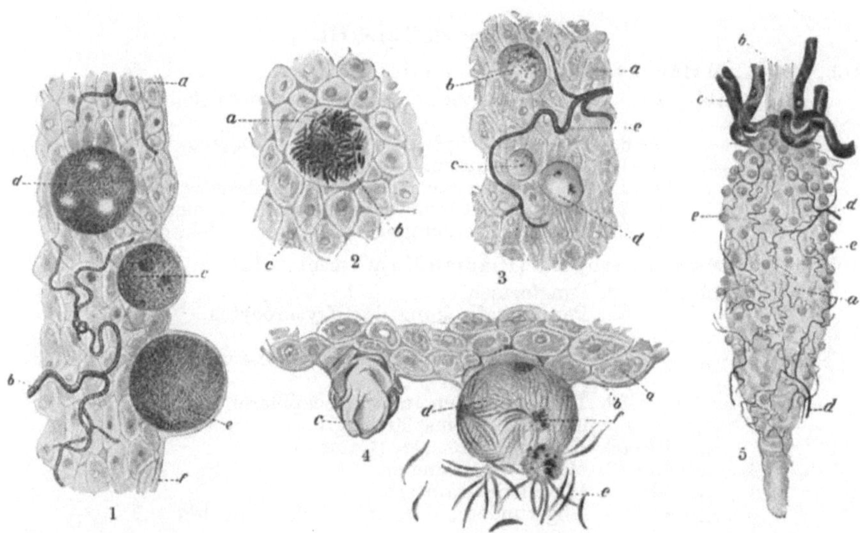

Abb. 5. Oocystenentwicklung von Plasmodium vivax am Anophelesmagen.
1 Stück eines Magens 10 Tage nach der Blutaufnahme; mit älteren Oocysten, etwa 660/1. *a* Epithel. *b* Tracheen. *c, d, e* Sporocysten. *f* Muskelfaser.
2 Teil eines Magens; 10 Tage nach dem Saugen, etwa 650/1. *a* Sporocyste mit Degeneration sog. „Black spores" (*a, b*) *c* Epithel.
3 Stück eines Magens; 4 Tage nach dem Saugen, etwa 600/1. *a* Epithel. *b, c, d* Cysten. *e* Tracheen.
4 Stück eines Magens; 11 Tage nach dem Saugen, etwa 1000/1. *a* Epithel. *b* Muskulatur. *c* Leere Cystenhülle. *d* Reife, geplatzte Cyste. *e* Sichelkeime. *f* Restkörper.
5 Magen; 11 Tage nach dem Saugen, etwa 40/1. *a* Magen. *b* Enddarm. *c* Malpighische Gefäße. *d* Tracheen. *e* Cysten.

(Nach R. O. NEUMANN und M. MAYER.)

ebenso wahrscheinlich die unreifen Geschlechtsformen. Die männlichen reifen Formen schleudern Geißelfäden aus — gewöhnlich 4—8 —, die sich unter Zurückbleiben eines Restkörpers (Pigment- und Protoplasmarest) loslösen. Diese Mikrogameten befruchten nun die reifen Makrogameten, indem ein solcher in einen weiblichen Gameten eindringt,

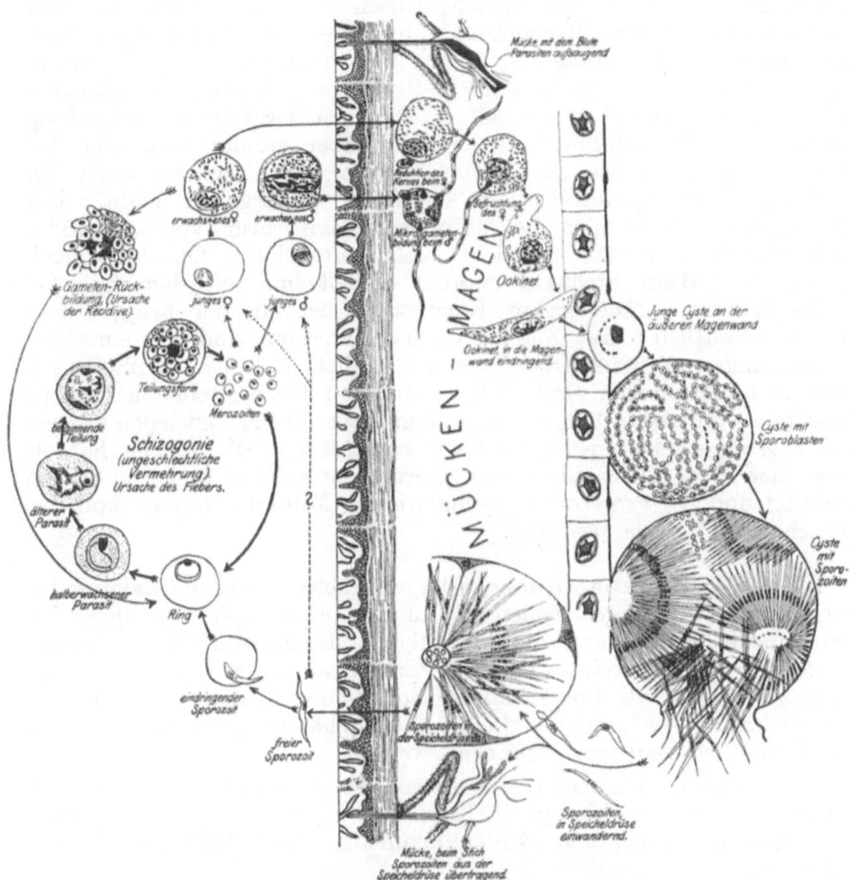

Abb. 6. Entwicklungskreis der Malariaparasiten.
(Nach einer Wandtafel des Tropeninstituts; FÜLLEBORN comp.)

was gewöhnlich innerhalb 20 Minuten bis 2 Stunden nach dem Saugen geschieht. Die Mikrogameten erscheinen gefärbt als feine 20—25 μ lange blaurote Gebilde mit einem oder mehreren Chromatinkörnern. Nach dem Vorgang der Befruchtung strecken sich die Makrogameten zu beweglichen Würmchen, Ookineten aus. Diese durchdringen die Magenwand und siedeln sich unter Abrundung als Oocysten unter deren äußerem Epithel an; dies geschieht spätestens in 48 Stunden. Die Oocysten wachsen langsam heran, wobei im Inneren Umlagerungen des Protoplasmas unter Vermehrung der Kernmassen stattfinden. Es bilden sich sog. Sporoblasten, innerhalb dieser entstehen dann viele Tausende regelmäßig angeordneter Sichelkeime oder Sporozoiten (Abb. 5). Diese Sichelkeime sind zarte, sich blaßblau färbende Gebilde von 14—15 μ Länge, die Eigenbewegungen machen können. Durch Platzen der Cysten geraten sie in den Flüssigkeitsstrom der Leibeshöhle und dringen in die Speicheldrüsen ein. Dort setzen sie sich innerhalb der glasigen Speichelzellen besonders im Mittellappen fest. Diese ganze Entwicklung ist nur bei günstiger Temperatur möglich und dauert mindestens 8—10 Tage. Solche Temperaturen sind gewöhnlich zwischen 24—30⁰ C. Eine vorübergehende Abkühlung verzögert die Entwicklung; es hat sich aber gezeigt, daß eine bei 20⁰ C begonnene Entwicklung von Tropica und Tertiana auch bei vorübergehender Abkühlung bis auf 8⁰ C weitergehen kann. Der Tertianaparasit kann sich bei ständiger Temperatur von nur 15⁰ C (nach GRASSI unter 20⁰ C) nicht mehr entwickeln, Quartana noch bei 16,5⁰ C. Beim Stechakt geraten Sichelkeime mit dem Speichel in die Wunden. (Die ganze Entwicklung ist aus der beigegebenen Abb. 6 ersichtlich.) Bei allen drei Malariaformen sind die einzelnen Entwicklungsstadien im Überträger so ähnlich, daß sie morphologisch nicht zu unterscheiden sind. Ob an anderen Körperstellen gefundene Sichelkeime (Muskeln, Palpen, Scutellum) dort längere Zeit leben können oder zugrunde gehen, ist noch nicht entschieden. M. MAYER hat sie wegen der Möglichkeit der Überwinterung an solchen anderen Stellen vermutet und bei Proteosoma nachgewiesen, MÜHLENS hat es dann bei menschlicher Malaria bestätigt.

Klinik. Die Inkubationszeit der natürlich erworbenen Malaria[1] beträgt im Mittel 10 Tage. Neben der Inkubationszeit spielt bei dieser Erkrankung die sog. Latenz eine wichtige Rolle, indem Infizierte Monate bis Jahre hindurch keine klinischen Erscheinungen zeigen und es erst dann, gewöhnlich als Folge äußerer Schädigungen, zum Ausbruch des Fiebers kommt; es sind dies die gleichen Schädigungen, die später bei den Rückfällen genauer besprochen werden.

Prodromalerscheinungen gehen dem Ausbruch des Fiebers gewöhnlich voraus, wie Müdigkeit, Kopf- und Rückenschmerzen, ziehende Schmerzen in Armen und Beinen, manchmal auch Schmerzen in der Milzgegend.

Der Malariaanfall hängt enge zusammen mit dem ungeschlechtlichen Entwicklungskreis der Malariaparasiten. Man kann bei ihm ein Frost-, Hitze- und Schweißstadium unterscheiden. Die Temperatur steigt gewöhnlich unter heftigem Schüttelfrost rapide auf 40 und 41⁰, es entspricht dies dem Augenblick der Teilung der Parasiten. Der Schüttelfrost ist bei den einzelnen Formen verschieden stark ausgeprägt; einige

---

[1] Neuerdings finden vielfach Überimpfungen von Malaria, gewöhnlich Tertiana, zur Fieberbehandlung der progressiven Paralyse statt. Der Verlauf dieser Formen ist oft atypisch. Hier kann auf diese „künstliche Malaria" nicht näher eingegangen werden, wenn sie auch unsere Erkenntnis der Klinik und Parasitologie sehr bereichert hat.

Zeit darauf tritt das Hitzestadium ein, in dem man im Blute junge Formen antrifft. Nach einigen Stunden fällt die Temperatur unter Schweißausbruch ab und es folgt eine fieberfreie Periode, in der die Parasiten heranreifen; neue reife Teilungsformen findet man dann kurz vor Beginn und im Anfang des nächsten Anfalles. Der genaue Fieberverlauf ist nur durch regelmäßige, ungefähr sechs- bis achtmalige Temperaturmessung innerhalb von 24 Stunden festzustellen.

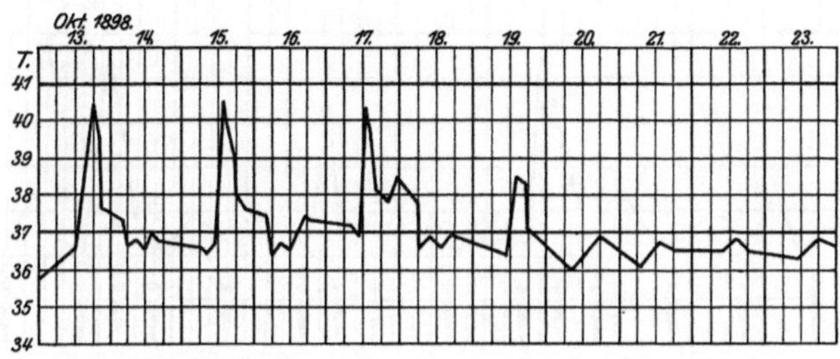

Abb. 7. Tertiana simplex. (Nach NOCHT-MAYER: Malaria.)

1. Das Tertianfieber. Der Schüttelfrost bei Tertiana ist gewöhnlich sehr stark, die Fieberhöhe ist rasch erreicht und die Kurve zeigt relativ spitze Gipfel. Der ganze Anfall dauert 8—16 Stunden. Ihm folgt ein Intervall von einem vollen Tag, nach dem wieder ein neuer Anfall eintritt, so daß also bei einfacher Tertiana stets ein fieberfreier Tag einem Fiebertag folgt (Abb. 7). Es ist oben bereits erwähnt, daß bei Infektion

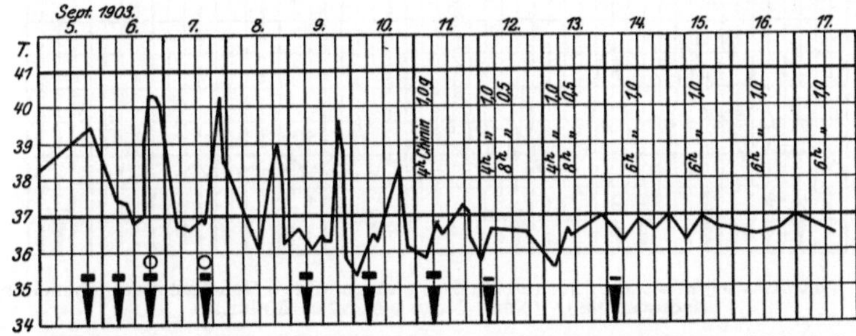

Abb. 8. Tertiana duplicata (Quotidiana). (Nach NOCHT-MAYER: Malaria.)

mit zwei Generationen tägliche Anfälle auftreten können [Tertiana duplicata (Abb. 8)]. Im Anfang ist aber auch ein kontinuierliches Fieber, bzw. remittierendes beobachtet, das mit Typhus abdominalis verwechselt werden kann; auch bei ungenügenden Messungen können Abweichungen von der gewöhnlichen Fieberform vorgetäuscht werden.

Nach einiger Zeit nehmen auch bei Nichtbehandlung die Anfälle an Intensität ab und hören schließlich ganz auf, bis nach kürzerer oder längerer Zeit wieder Rückfälle eintreten.

2. Quartanfieber. Dies verläuft ganz ähnlich wie die Tertiana, nur daß die Entwicklung bedeutend länger dauert und zwei fieberfreie Tage

bei einfacher Generation zwischen den Anfällen liegen (Abb. 9). Der Parasitenbefund bei Quartana ist meist spärlich. Auch hier können durch Infektion mit zwei bzw. drei Generationen nur ein oder überhaupt kein fieberfreier Tag zwischen den Fiebertagen liegen [Quartana duplicata und triplicata (Abb. 10)].

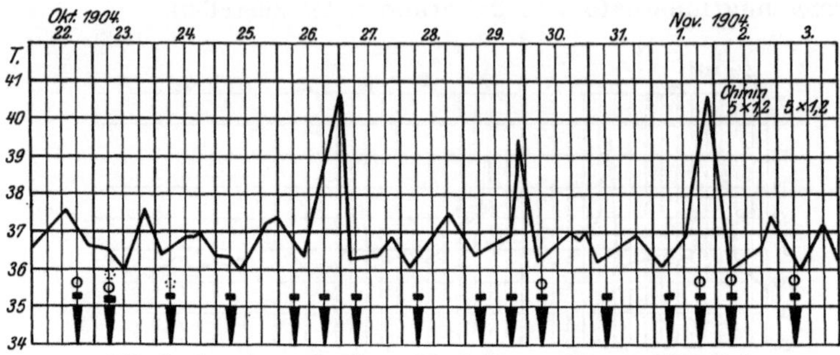

Abb. 9. Quartana simplex. (Nach NOCHT-MAYER: Malaria.)

Die klinischen Begleiterscheinungen bei Tertiana und Quartana sind Kopfschmerzen, Übelkeit, Erbrechen, das sehr heftig und quälend werden und zu Gallenerbrechen führen kann. Besonders bei Tertiana tritt sehr oft ein starker Herpes an den Lippen, in der Mundgegend und an den Ohren auf. Auch Herpes zoster ist zu Beginn von Tertiana

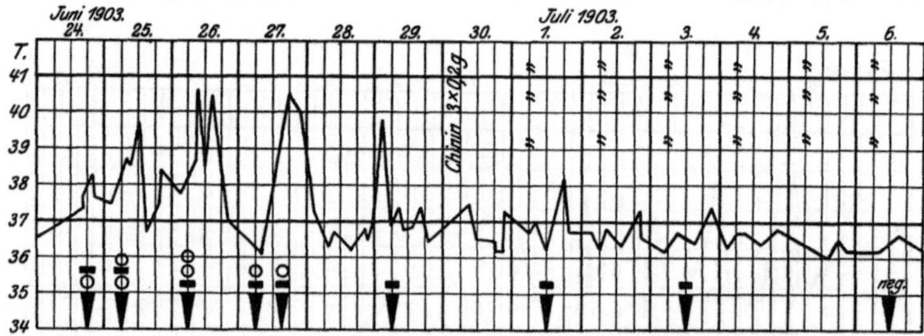

Abb. 10. Quartana triplicata (am 25. und 26. drei gut trennbare Generationen nebeneinander nachweisbar). (Nach NOCHT-MAYER: Malaria.)

beobachtet, ebenso Herpes corneae mit nachfolgender Keratitis. Die Milz ist während der Anfälle häufig sehr schmerzhaft und vergrößert. Die Hautfarbe ist blaß, gelblich und diese Verfärbung nimmt mit der Dauer der Krankheit noch zu.

3. Tropicafieber. Die Fieberkurve bei Tropica ist nicht so regelmäßig wie bei den beiden anderen Formen; der Schüttelfrost kann ganz geringgradig sein (nur leichtes Frösteln) oder sogar ganz fehlen. Die Temperatur steigt ganz allmählich an, dafür ist das Hitzestadium länger ausgedehnt, so daß die Kurve breite Gipfel zeigt. Auch der Abfall erfolgt ganz allmählich, oft mit starken Remissionen, so daß auch an dem eigentlich fieberfreien Tag meist nur für kürzere Zeit kein Fieber

besteht (Abb. 11). (Vielfach lassen sich bei genauer Messung schon aus diesen Kurven die einzelnen Malariaformen erkennen.) Die Unregelmäßigkeit der Tropicakurve ist dadurch bedingt, daß bei ihr die Parasiten sich ungleichmäßiger teilen; wahrscheinlich spielen dabei auch frühzeitige Zweiteilungen eine Rolle.

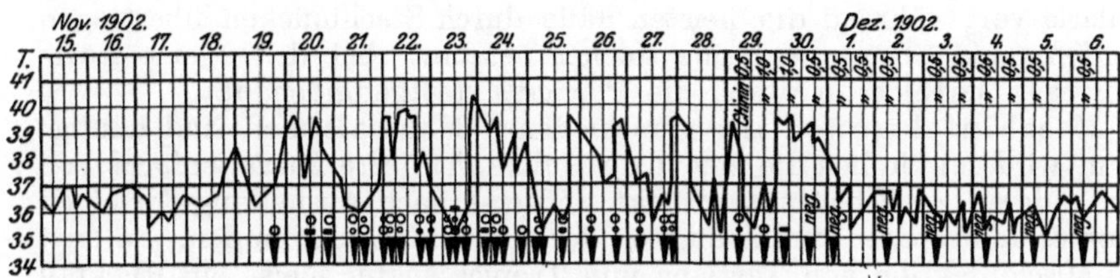

Abb. 11. Tropica-Kurve mit 6 typischen und einem vorhergehenden rudimentären Anfall. (Nach NOCHT-MAYER; Malaria.)

Das Krankheitsbild der Tropica ist meist ein viel schwereres als das der anderen Formen, daher auch der Name Perniciosa. Dies ist verursacht durch die Neigung der Tropicaparasiten, sich in den Capillaren der inneren Organe, insbesondere des Gehirnes, zu teilen, wodurch die Gefäße vollkommen thrombosiert werden können.

Es wird dadurch das Bild der komatösen Malaria zustande gebracht. Der Kranke ist schwer benommen, oft völlig bewußtlos, das Gesicht ist gerötet, die Atmung ist erschwert, die Pupillen sind erweitert. Es können direkt meningitische Erscheinungen auftreten, wie Zähneknirschen, Nackensteifigkeit. Auch Krämpfe kommen vor. Manchmal bestehen auch schwere Erregungszustände und Delirien. Bei andauernd hohem Fieber kann in diesem Koma der Tod eintreten.

In seltenen Fällen kommen solche Erscheinungen auch bei anderen Malariaformen vor.

Von anderen klinischen Symptomen sind während der Malariaanfälle aller Formen vor allem dysenterische Erscheinungen mit blutigschleimigen Stühlen beobachtet, ferner leichte pneumonische Symptome und asthmaähnliche Zustände. Auch allgemeine Blutungen kommen (unabhängig von Chinin) in seltenen Fällen vor. Manchmal auch Mastitiden und Orchitiden bei Männern oder Sehstörungen(Malaria-Amblyopie).

Exantheme und Erytheme sind bei Malaria häufig beschrieben worden, selbst solche petechialer Natur. Ob sie wirklich spezifische Malariaexantheme sind, ist sehr fraglich:

Nephrosen und Nephritiden sind als Komplikationen aufzufassen und werden nicht von der Malaria selbst verursacht.

Die Urobilinausscheidung im Harn und Stuhl ist bei Malaria erhöht, sie läuft nach BALLERSTEDT der Schwere des Anfalls parallel und nimmt dann langsam ab.

Die WASSERMANNsche Reaktion ist im akuten Stadium, besonders bei Tertiana, häufig positiv, dagegen fand HEINEMANN die WASSERMANNsche Reaktion mit Liquor negativ; FLORES fand sie mit solchem einmal bei Tropica positiv.

Bei **kleinen Kindern** tritt die Malaria sehr häufig weniger charakteristisch auf; statt des Schüttelfrostes können Krämpfe vorkommen, die Kinder sind apathisch, launisch, haben blaßgraue Hautfarbe, sind blutarm und zeigen Milzschwellung. Es sind bei Kindern auch niedere Temperaturen im Anfall beobachtet.

Bei Neugeborenen kommt gleichfalls kurz nach der Geburt häufig Malaria vor; während die meisten Fälle durch Stechmücken übertragen werden, sind aber eine Reihe solcher bekannt, bei denen eine kongenitale Infektion durch die Placenta stattgefunden hat.

Mischinfektionen der verschiedenen Malariaformen sind häufig; dann wird gewöhnlich die eine ungeschlechtliche Parasitenform von der anderen zunächst unterdrückt und erst nach Ausheilung der einen kann es dann später zum Auftreten der anderen Form kommen. So tritt bei Mischinfektion von Tertiana und Tropica später meist ein Rückfall an Tertiana auf (Halbmonde findet man dann noch oft im Blut), während umgekehrt im akuten Stadium oft die Tropicainfektion das Bild beherrscht.

Bei allen Formen hören die Anfälle schließlich von selbst auf, bei Tertiana und Quartana meist erst nach längerer Zeit, bei Tropica oft schon nach wenigen Anfällen. Mit diesem Verschwinden des Fiebers ist aber die Krankheit nicht ausgeheilt, die Parasiten leben weiter, teils im Blut, teils in inneren Organen, es entsteht die **chronische Form** der Malaria, bei der Anämie, Milzschwellung und allgemeine Kachexie zustande kommen. In Ländern, in denen Malaria endemisch ist, findet man solche **Malariakachexie** sehr häufig, insbesondere auch unter den Kindern; letztere und Jugendliche bleiben in der Entwicklung zurück. Bei Erwachsenen ist Impotenz nicht selten.

Aber auch ohne daß es zu dem schweren Bild der Kachexie kommt, treten nach Ablauf der Malariaanfälle früher oder später wieder **Rückfälle** auf. Solche Rückfälle, die auch bei behandelten Kranken noch für einige Jahre stets zu erwarten sind, werden ausgelöst durch Erkältungen, Muskelanstrengungen, starke Hitzeeinwirkungen, alkoholische Exzesse, Verwundungen und Operationen, Geburten, Impfungen aller Art (Schutzimpfungen) und andere Schädigungen. Die Rückfälle sind auch von klimatischen Einflüssen abhängig, so machen Frühling und Frühsommer häufig Rezidive der Malaria (besonders der Tertiana), auch die heißen sog. Chamsunwinde können solche auslösen. Vielfach ist eine Regelmäßigkeit im Auftreten der Rückfälle, nämlich ein Zeitraum von drei Wochen, beobachtet.

Parasitologisch werden die Rückfälle nach SCHAUDINN dadurch erklärt, daß die sehr langlebigen weiblichen Geschlechtsformen die Fähigkeit haben sollen, sich in inneren Organen wieder in ungeschlechtliche Formen zurückzubilden. Während manche Autoren SCHAUDINNs Befunde bestätigten, werden sie von anderen bezweifelt und alle von SCHAUDINN beobachteten Formen als Doppelinfektionen angesehen.

Andererseits bleiben ungeschlechtliche Formen, insbesondere junge Ringe und halberwachsene Stadien, entweder im Blut oder in inneren Organen zweifellos häufig in solchen Fällen in spärlicher Zahl zurück. Diese werden durch die obengenannten Schädigungen wieder zur intensiveren Vermehrung befähigt und lösen dadurch klinische akute Erscheinungen aus.

Die Rückfälle gleichen im klinischen Verlauf den ersten Anfällen sehr; es sind aber die ersten Rezidivanfälle oft nur ganz leicht und erst allmählich bilden sich schwerere Anfälle heraus. Auch auf solche Rezidive kann wieder ein kürzeres oder längeres Latenzstadium folgen und von Zeit zu Zeit können neue Rezidive entstehen. So kann sich die Malaria jahrelang hinziehen. In derartigen Fällen treten oft Erscheinungen auf, die gar nicht charakteristisch für Malaria sind, man spricht dann von **larvierter Malaria.** Hierher gehören vor allem von Zeit zu Zeit wiederkehrende Neuralgien, am häufigsten im Gebiet des Trigeminus [1], aber auch Verdauungsstörungen, Kopfschmerzen, Asthmaanfälle usw.

Als **Folgezustände von Malaria** können auch verschiedene nervöse Störungen schwererer Art auftreten. Hierher gehören Neuritiden mit Paresen einzelner Muskeln und Muskelgruppen, auch ganzer Gliedmaßen, die zu Muskelatrophien führen können. Ferner sind beobachtet Sprachstörungen mit vorübergehender Aphasie oder Dysphasie, manchmal mit anderen Symptomen, wie sie bei multipler Sklerose vorkommen. Auch das Bild spastischer Spinalparalyse kann entstehen.

Auch Psychosen, meist depressiven Charakters, kommen vor, ebenso epileptiforme Zustände, wie Dämmerungszustand, Verworrenheit, Erregungszustände. Der sog. Tropenkoller ist häufig auf Malaria zurückzuführen und ist dann manchmal von einem Fieberanfall gefolgt. Auch echte Epilepsie soll auf dem Boden von Malaria sich entwickeln können.

Komplikationen. Wenn Malaria mit anderen fieberhaften Infektionskrankheiten zusammentrifft, so treten die Malariaanfälle in der Regel während des floriden fieberhaften Verlaufes derselben nicht in Erscheinung. Falls sie vorher vorhanden waren, setzen sie meistens ganz aus und kommen erst bei der Entfieberung wieder. Jedoch kann eine Malaria sich mit jeder Infektionskrankheit natürlich komplizieren, wie Typhus, Rückfallfieber, Flecktyphus usw. Wiederholt sind bei schlechter Ernährung auch Ödeme und Symptome echter Beri-Beri beobachtet worden.

Der **Blutbefund** bei Malaria zeigt bezüglich der roten Blutkörper Abnahme des Hämoglobingehaltes, ferner besonders im chronischen Stadium Auftreten von polychromatischen, ferner von basophil gekörnten roten Blutkörpern, in schweren Fällen auch von Normoblasten und Kernkugeln. Ferner finden sich bisweilen bei starker Anämie Zerfallsformen roter Blutkörper, sog. Pessarformen, Riesenblutkörper und sog. Halbmondschatten. Die Senkungsgeschwindigkeit wird im Anfall nach STUHLMANN beschleunigt und bleibt es noch eine Zeitlang. Die weißen Blutkörper zeigen vielfach eine Verminderung der Neutrophilen mit Vermehrung der Lymphocyten und vor allem der Monocyten (großen Mononucleären). Nur im Anfall selbst besteht oft eine vorübergehende Vermehrung der Neutrophilen und bei letzteren überwiegen auch später die jugendlichen stabkernigen Formen.

---

[1] Man muß natürlich daran denken, daß Chinin auch auf andere Neuralgien günstig wirkt, und man darf daher nicht allein aus solcher erfolgreichen Therapie auf Malaria schließen.

Diagnose. Klinisch wird die Diagnose besonders durch Fieberverlauf, Milzschwellung und die Hautfarbe gestellt. Während des akuten Anfalles ist sie dabei relativ leicht; ja man kann auch die Therapie diagnostisch zu Hilfe nehmen, da Chinin drei bis fünf Tage verabfolgt im Gegensatz zu anderen Krankheiten bei Malaria die Temperatur für einige Tage auf normale Höhen herabsetzt. In manchen Gegenden ist differentialdiagnostisch an Rückfallfieber, afrikanische Schlafkrankheit, Gelbfieber und Kala-Azar (tropische Splenomegalie) zu denken; hier hilft u. a. die Blutuntersuchung (siehe diese Krankheiten). Manchmal ist auch schon Verwechslung mit Pneumonie und Appendicitis vorgekommen. Besonders das Bild einer akuten Appendicitis ist wiederholt beobachtet, es wird nach URCHS verursacht durch Verdrängungserscheinungen und Reizungen seitens eines akuten Milztumors. Auch eine relativ seltene Krankheit, der hämolytische Ikterus mit Milzschwellung, Anämie und periodischem Fieber ähnelt etwas der Malaria; die starke Herabsetzung der Erythrocytenresistenz gegen Kochsalzlösungen erleichtert bei dieser Krankheit die Diagnose. Beim Malariakoma ist Verwechslung mit Typhus und Meningitis möglich. Gesichert wird die Diagnose durch die **mikroskopische Blutuntersuchung.** Diese wird angewandt 1. im ungefärbten Blutpräparat zwischen Deckglas und Objektträger; an dem tanzenden Pigment sind dabei oft sehr rasch die Parasiten zu erkennen. 2. Im dünnen Ausstrichpräparat bei Manson- oder Giemsafärbung. Bei ersterer erscheinen die Parasiten in den blaugrünen Blutkörperchen bläulich, das Chromatin dunkler (manchmal auch ungefärbt), das Pigment sehr deutlich (s. Taf. III, 68—72). 3. Im **dicken Tropfenpräparat** mit Giemsafärbung. Dabei ist zu beachten, daß im dicken Tropfenpräparat die Parasiten ebenso wie die weißen Blutkörperchen geschrumpft sind, das Protoplasma in den älteren und den Geschlechtsformen oft dunkler, graublau erscheint und das Pigment auch sehr dicht gelagert ist; andererseits erscheinen z. B. die Ringe verzerrt, oft nur als feine blaue Scheibchen oder Stäbchen, neben denen aber das rote Chromatinkorn deutlich erkennbar sein muß. Bei Tertiana sind, wie erwähnt, im dicken Tropfenpräparat oft die Blutkörperchen mit Parasiten im Gegensatz zu den anderen Blutkörpern deutlich erhalten (s. Tafel II, Abb. 1 u. 2).

Besonders im fieberfreien Stadium und bei chronischen Fällen sind die Parasiten oft sehr spärlich, so daß zunächst eine Anzahl dicker Tropfenpräparate untersucht werden muß. Sind auch diese im sog. Latenzstadium oder bei angeblicher Malaria negativ, so wird vielfach versucht, künstlich durch Schädigungen, wie sie Rückfälle auszulösen pflegen, eine Anreicherung der Parasiten und eventuell Fieberanfälle zu erhalten. Solche Mittel sind: kalte Duschen, Milzduschen, Lichtbäder, Bestrahlung mit künstlicher Höhensonne, körperliche Arbeit, Einspritzungen von den verschiedensten Substanzen (Milch, Serum, Adrenalin usw.); ich warne vor stark eingreifenden Prozeduren.

Die Feststellung von Milztumoren, namentlich bei Jugendlichen in Malarialändern, hilft — natürlich neben der Blutuntersuchung — den **Malariaindex** der betreffenden Gegend festzustellen. Man hat auch verschiedentlich Methoden angegeben, um die Größen der Milztumoren graduell zu messen und von Milztumoren 1., 2. und 3. Grades zu sprechen. Denn ein häufiges Vorkommen besonders großer Milztumoren, insbesondere bei Kindern, spricht auch stets für besondere Verseuchung des Distrikts mit Malaria.

Bei chronischer Malaria — ohne Fieber — hilft vor allem das Blutbild, nämlich Auftreten von basophiler Körnung und Polychromatophilie der Erythrocyten, daneben eine relative Vermehrung der Monocyten (großen Mononucleären) die Diagnose sichern.

Pathologische Anatomie. Bei Tod an akuter Malaria zeigt sich makroskopisch eine dunkle grauschwarze Verfärbung der Organe, besonders in Gehirn, Leber, Milz und Fettgewebe. Sie rührt vom Malariapigment her, das dem Hämatin nahe steht oder vielleicht mit ihm identisch ist. Während Hämosiderin, das bei jeder Zerstörung von Blut, also auch bei Malaria entsteht, positive Berlinerblaureaktion auf Eisen gibt, ist diese beim Malariapigment negativ. Hämosiderin erscheint mikroskopisch heller als Malariapigment.

Auch durch Formalinfixierung, die aber für Malaria ohne andere Methoden (Sublimat) nicht angewandt werden sollte, entstehen mit dem Hämoglobin Niederschläge, die oft mit Malariapigment verwechselt werden.

Das Gehirn zeigt bei akutem Malariatod, der fast stets durch Malaria tropica bedingt ist, die charakteristischsten Veränderungen. Die Capillaren sind nämlich prall mit Tropicateilungsformen gefüllt, die schon in ungefärbten Quetschpräparaten bei schwacher Vergrößerung an dem Pigment zu erkennen sind. Zur genauen Feststellung macht man Ausstriche mit etwas Brei der Hirnrinde, fixiert mit Alkohol und färbt nach Giemsa (s. Taf. III, 38 u. 39). So ist bei Malariaverdacht die Diagnose rasch gesichert. Ferner finden sich im Zentralnervensystem allgemeine Hyperämie und kleine Hämorrhagien. Dürck fand — besonders auch nach länger bestehender Malaria — herdförmige Gliazellwucherungen und Entzündungsherde, besonders in der weißen Substanz. Er bezeichnet sie als „Malariagranulome".

Die Milz ist in frischen Fällen weich, in älteren größer und härter, dunkelrot bis schokoladebraun verfärbt; sie kann mehrere Kilo schwer werden. Die Vergrößerung ist bedingt durch starke Füllung und Ausdehnung der Sinus und Blutüberschwemmung der Pulpastränge, die später zu Hyperplasie der Gewebselemente führen. Man findet mikroskopisch außer Parasiten zahlreiche Phagocyten. Es sind eine Reihe von Todesfällen durch Ruptur der weichen, brüchigen Milz bekannt, bei denen Verblutung die Todesursache ist. Es ist also auch bei Milzruptur an Malaria zu denken.

Die Leber ist schokoladebraun bis dunkelgrau, bedingt vom Pigmentgehalt, vergrößert und bei älterer Malaria verhärtet. Auch hier finden sich zahlreiche Makrophagen mit Parasiten und Malariapigment, wahrscheinlich phagocytierenden Endothelzellen (Kupfferschen Sternzellen) entsprechend. Malariapigment findet sich nie in den Leberzellen selbst, sondern nur Hämosiderin und eventuell andere Pigmente. Trübe Schwellung, Verfettung und degenerative Prozesse können vorkommen (eventuell auch in den Nieren).

In den übrigen Organen finden sich bei akutem Malariatod Hyperämie und kleine Hämorrhagien. Parasiten sind oft besonders zahlreich im Knochenmark, vor allem jugendliche Gametocyten der Tropica.

Die **Prognose** der Malaria ist günstig, wenn die Diagnose rechtzeitig gestellt und die Behandlung richtig vorgenommen wird. Anderenfalls können insbesonders auch leichte Tropicaanfälle jederzeit schwer und lebensbedrohend werden. Die Diagnose bezüglich endgültiger Heilung ist in allen Fällen schwer zu stellen, da sich nicht voraussagen läßt, ob und wann Rückfälle eintreten.

Therapie. Ein spezifisches Mittel gegen die Malaria besitzen wir vor allem im Chinin. Das gebräuchlichste Präparat ist das salzsaure Chinin, ihm fast gleich wirkt das schwefelsaure; auch die reine Chininbase, die fast geschmacklos ist, ist wirksam. Von dem ebenfalls fast geschmacklosen Chininum tannicum muß das $2^1/_2$ fache der entsprechenden Menge salzsauren Chinins verabfolgt werden. Von Chininderivaten sind Euchinin, Insipin und Dihydrochininum hydrochloricum wirksam, letzteres (sog. Hydrochinin) übertrifft sogar Ch. hydrochloricum. Auch das dem Chinin verwandte Chinidin (auch Conchinin genannt) wirkt gut, dagegen ist die Wirkung des Cinchonins geringer und insbesondere bei Malaria tropica ungenügend.

Chinin wird gewöhnlich innerlich gegeben, in Kapseln, Oblaten oder Tabletten. Es ist sehr wichtig, in den Tropen die Auflösungsfähigkeit dieser zu prüfen, indem sie in Wasser in kurzer Zeit zerfallen müssen. Andernfalls können therapeutische Mißerfolge allein durch solche Mängel, insbesondere alte Präparate, bedingt sein. Ist innerliche Anwendung nicht möglich, so ist die nächstbeste die intramuskuläre Injektion. Hierfür müssen leichtlösliche Mischungen gewählt werden, von denen es eine Reihe gibt. Das bekannteste ist das Urethanchinin (Chininum hydrochloricum 10,0 g, Aq. dest. 18,0 g, Äthylurethan 5,0 g). 1,5 ccm dieser Lösung (in Ampullen im Handel) enthält 0,5 g Chinin. Da dies Präparat manchmal lokal reizend wirkt, ist neuerdings unter dem Namen Solvochin (Chemische A.G. Bad Homburg) eine $25^0/_0$ige Chinin-Antipyrinlösung hergestellt worden, die den Vorteil hat, dieselbe Reaktion wie das Gewebe ($p_H = 7,2$) zu haben, da sie basisches Chinin enthält, das in Gegenwart von Antipyrin im Überschuß von saurem Chinin löslich ist. 2 ccm dieser Lösung entsprechen 0,5 g Chinin; die intramuskulären Injektionen sollen gänzlich schmerzlos sein (Cahn-Bronner). (Antipyrin ist bereits früher, insbesondere von Laveran, als Lösungsmittel empfohlen worden.)

Subcutane Chinininjektionen sollte man ganz unterlassen.

Für intravenöse Injektionen verdünnt man am besten den Inhalt von Chinin-Ampullen mit 10—20 ccm Kochsalzlösung oder auch gleich in 120—200 ccm und mehr, um es mit einer Kochsalzinfusion zu vereinigen[1]. Über 0,5 g Chinin soll man bei intravenöser Injektion nicht steigen, meist gibt man nur 0,3 g, sonst kann Kollaps erfolgen.

---

[1] Nach Kroo, Mano und Schulze wirken stärker verdünnte Lösungen von Medikamenten besser als konzentrierte.

Für die Dosierung und Dauer der Anwendung des Chinins bestehen die verschiedensten Methoden, die alle ihre Anhänger haben. Die wichtigsten Gesichtspunkte für die Chininbehandlung sind: Je früher und gründlicher ein Anfall behandelt wird, desto geringer die Gefahr von Rückfällen. Die Dosen dürfen nicht nur genügen, den einzelnen Anfall zu unterdrücken, da das Ziel der Therapie nicht die Unterdrückung der Anfälle, sondern Vernichtung der Parasiten ist. Das Chinin wirkt am besten auf die jüngeren, ungefähr halberwachsenen Formen; die Geschlechtsformen sind am widerstandsfähigsten dagegen.

Als gewöhnliche Tagesdosis gilt 1 g. Man gibt sie, solange noch Fieber besteht, täglich und dann noch einige Tage nachher; also im ganzen zunächst an sechs bis acht aufeinanderfolgenden Tagen. Früher gab man diese Dosis vier bis sechs Stunden vor dem zu erwartenden Anfall, um die chininempfindlichsten Stadien zu treffen. Nocht empfahl, die Menge auf vier bis fünf Einzeldosen von 0,25 bzw. 0,2 g zu verteilen, die in etwa zweistündigen Pausen gegeben werden. Dadurch kann man jederzeit mit der Kur beginnen. Chinin kann ohne Schaden in jedem Fieberstadium gegeben werden. Man gibt es nicht nüchtern und nicht unmittelbar nach dem Essen.

Es hat sich jedoch gezeigt, daß die 1 g-Dosis in manchen Fällen nicht ausreicht. Daher gibt man jetzt vielfach, solange das Fieber noch anhält und noch einige Tage — etwa 5 Tage im ganzen — bis zu 2 g Chinin. Dies gilt für kräftige Erwachsene, sonst geht man bis zu 1,5 g[1]. Insbesondere bei schwerer Malaria tropica empfiehlt sich an den ersten Tagen eine höhere Tagesgabe, diese wird auch bei innerlicher Einnahme auf einzelne 0,2 g bis 0,4 g Dosen verteilt, wenn man nicht einen Teil intravenös oder intramuskulär gibt.

Moschkowski nimmt an, daß die Wirkung des Chinins im strömenden Blut, und zwar im Moment seines Eindringens stattfindet und will daher für eine genügende Konzentration während der ganzen Dauer der ungeschlechtlichen Entwicklung durch entsprechende Zufuhr sorgen. Er gibt daher Tag und Nacht in vierstündigen Pausen 0,2—0,3 g Chininum hydrochloricum, und zwar bei Tropica und Tertiana 15—16 mal bei Quartana 20—24 mal hintereinander. Nach fünf bis sechs Tagen Pause Wiederholung der Kur und weitere Pausenbehandlung (Modifikationen je nach Schwere gestattet).

Bei komatösen Fällen ist unbedingt sofort eine intravenöse Injektion von 0,3 bis höchstens 0,5 g Chinin (siehe oben) zu verabfolgen; daneben wird 0,5—1,0 g intramuskulär gegeben. Nötigenfalls wird die intravenöse Injektion nach einigen Stunden wiederholt. Größere Dosen intravenös gegeben, können schwere Kollapse auslösen. Ist der komatöse Zustand vorüber, so kann innerliche Behandlung eintreten. Cordes verband die intravenöse Injektion bei Koma mit einer zisternalen Liquorpunktion (zwischen Os occipitale und Atlas), wobei er völlig abfließen ließ. Er sah dabei rasche Aufhellung des Bewußtseins.

Kinder vertragen Chinin ziemlich gut. Man gibt bis zu einem Jahr 0,1 g, dann bis zu zehn Jahren mit dem Alter steigend bis 0,75 g von

---

[1] Eine Berücksichtigung des Körpergewichts ist bei Anwendung solcher erhöhter Dosen geboten.

Chininum hydrochloricum. Chininum tannicum in Schokoladeform, Euchinin und Chinin in Siruplösung sind für Kinder geeignet. Von Chininklistieren wird wegen der Darmreizung im allgemeinen abgeraten; DE FREITAS empfiehlt sie in starker Verdünnung unter Zusatz von Bromkali für Kinder. Ich halte sie nicht für zweckmäßig.

Gewöhnlich sinkt die Temperatur bei Chininbehandlung bereits am zweiten, seltener erst am dritten Tage auf normale Höhe, und es verschwinden damit auch die ungeschlechtlichen Parasiten in wenigen Tagen aus dem peripherischen Blute. Durch tägliche Blutkontrolle ist die diesbezügliche Wirksamkeit des Chinins zu beobachten. Gameten sind widerstandsfähiger und insbesondere Tropica-Gameten (Halbmonde) bleiben oft lange Zeit von Chinin unbeeinflußt.

Nach der ersten täglichen Chininperiode ist in allen Fällen eine sog. Chinin-Nachkur zu machen, hierfür gibt es verschiedene Methoden. Nach der Hamburger Methode geschieht die Weiterbehandlung in der Regel derart, daß noch fünf Tage nach dem letzten Fieberanfall täglich 1 g Chinin gegeben wird, dann folgen zunächst zwei Tage Pause, dann drei Chinintage, dann drei Tage Pause, drei Chinintage und steigend bis zu fünftägiger Pause, dann jeden sechsten und siebenten Tag zwei Chinintage noch sechs bis acht Wochen lang.

ZIEMANN gibt noch sieben Tage nach der Entfieberung täglich 1 g Chinin, dann 14 Tage jeden zweiten Tag, dann mindestens zwei Monate jeden vierten Tag, so daß drei chininfreie Tage dazwischen liegen. Im Ausland wird vielfach eine pausenlose Nachbehandlung durchgeführt, die aber vielleicht das Zustandekommen chininfester Stämme begünstigt. Auch bei der Nachbehandlung ist zeitweise, am zweckmäßigsten jeweils an den letzten Pausentagen, das Blut zu untersuchen. Es ist dabei zu bedenken, daß die Geschlechtsformen, insbesondere Halbmonde, oft lange Zeit unbeeinflußt von Chinin noch im Blute kreisen können.

Nebenwirkungen des Chinins. Die harmlosen Nebenwirkungen, wie Ohrensausen, leichter Schwindel, Übelsein werden durch die Verteilung der Dosen nach NOCHT sehr gemildert; ganze Grammdosen gibt man in den Abendstunden. Es gibt aber Fälle, die eine **Idiosynkrasie gegen Chinin** haben oder erworben haben; diese reagieren oft schon auf ganz kleine Dosen (0,05—0,1) mit Hautausschlägen, die von leichten Erythemen, Urticaria bis zu schweren Exanthemen und allgemeinen Ödemen variieren können. Häufiger sind Hautblutungen, in Form kleinster Petechien bis zu großen Hämorrhagien, und Schleimhautblutungen der Nase, des Mundes, des Darmes, des Urogenitalsystems, die ebenfalls sehr wechseln und zum Tode führen können. Auch Chininfieber mit oder ohne andere Erscheinungen kann auftreten. Bei solchen Zuständen muß das Chinin sofort ausgesetzt werden und später mit ganz kleinen Dosen beginnend eine allmähliche Gewöhnung versucht oder ein anderes Mittel gegeben werden.

MOLLOW hat in solchen Fällen mit Pepton (WITTE) 0,5 g per os eine halbe Stunde vor der Chiningabe gute Erfolge gehabt, er gab es wegen seiner bekannten antianaphylaktischen Wirkung. Wir sahen nach Auftreten von Chininblutungen sehr gute Erfolge von intramuskulären Einspritzungen von Koagulen. Evtl. muß nach Absetzen des Chinins

in solchen Fällen ein anderes Mittel, insbesondere Plasmochin, gegeben
werden, das sich bereits sehr gut hierbei bewährt hat. Dann kann eine
Chinin-Gewöhnungskur (s. S. 35) versucht werden.

Da Chinin wehenerregend wirkt, kann es bei Schwangeren leicht
zu Abortus führen und ist daher vorsichtig anzuwenden. Da kleinere
häufig gegebene Dosen stärkere Kontraktionen auslösen sollen, wurde
empfohlen das Chinin in größeren Pausen (etwa zweimal 0,5 g) unter
genauer Beobachtung zu geben[1]. INHELDER gab mit gutem Erfolg bei
Schwangeren vor der ersten Chiningabe 20—30 Tropfen Opiumtinktur
und dies noch zweimal täglich und weiter nach Bedarf. Auch hier
kommt neuerdings Plasmochin in Frage.

Sehstörungen können ebenfalls durch Chinin ausgelöst werden,
wobei es zu Amaurose und Atrophie der Sehnerven kommt. Dies tritt
meist bei übermäßigem Gebrauch von Chinin auf; durch einen solchen
können auch Gehörstörungen und Schwerhörigkeit entstehen. Natürlich
muß bei Verdacht Chinin sofort abgesetzt werden. (Über Schwarzwasserfieber siehe im besonderen Kapitel.)

Als Kontrolle der Chininresorption dient die Untersuchung
des Urins mit der einfachen Alkaloidreaktion vermittels einer Lösung
von Kalium-Quecksilber-Jodid (Kaliumquecksilberjodid 10,0, Eisessig 5,0,
Aqua dest. ad. 100,0). Mit einigen Tropfen von diesem Reagens gibt
chininhaltiger Harn, der nur Spuren Chinin enthält, schon in der Kälte
eine Trübung; der Niederschlag löst sich bei Erwärmen im Gegensatz zu
Eiweiß. Da das Reagens auch dieses ausfällt, muß bei Vorhandensein
von Eiweiß dieses heiß abfiltriert werden, wobei ein Chininniederschlag
beim Erkalten des Filtrats sich zeigen muß. Auch bei Verdacht auf
Unterlassung der Chinin-Einnahme ist Anwendung dieser Probe geboten.

Plasmochin. In die Malariatherapie ist — seit kurzem — ein neues
Heilmittel eingeführt worden: Plasmochin (I. G. Farbenindustrie
Leverkusen), das auf synthetischem Weg gewonnen wird. Der wirksame Bestandteil ist eine Base der Chinolinreihe, nämlich das N-Diäthyl-
amino-isopentyl-8-amino-6-methoxychinolin (SCHULEMANN, SCHÖNHÖFER
und WINGLER).

Die klinischen Beobachtungen mit Plasmochin haben erwiesen, daß
es gegen die Parasiten der verschiedenen Malariaformen wirksam
ist. Aus den bisherigen zahlreichen Arbeiten geht hervor, daß bei
Malaria tertiana und quartana Plasmochin purum in Dosen von dreimal
täglich 0,02 g denselben therapeutischen Erfolg hat, wie die übliche
Chininbehandlung. Fieber und alle Parasitenformen verschwinden in
wenigen Tagen. Rezidive scheinen danach seltener zu sein als nach Chinin.

Bei der Malaria tropica hat die alleinige Plasmochinmedikation
den therapeutischen Erfolg des Chinins nicht erreicht. Es kommt zwar
in der Regel zu einem raschen Absinken des Fiebers und Aufhören der
Anfälle. Die Zahl der Ringe im peripherischen Blut vermindert sich schnell
und meistens verschwinden sie nach 5—7 Tagen, es treten aber selbst
bei großen Dosen nach einiger Zeit wieder Schizonten im Blut auf.

---

[1] Ob diese Beobachtung zutrifft, ist mir nicht sicher.

Dagegen zeigte sich eine spezifische Wirkung gegenüber den Halb-
monden, ganz gleichgültig, ob sie bereits längere Zeit vor Beginn der
Behandlung vorhanden gewesen waren, oder erst kurz vorher, oder gar
noch während ihrer Durchführung auftraten. Wenige Tage nach der
Plasmochindarreichung verschwinden sie in der Regel dauernd aus dem
Blut. Diese gametotrope Eigenschaft des Plasmochins bedeutet zweifellos
einen gewaltigen Fortschritt in der Malariatherapie, denn die Tropica-
Gameten trotzen der Chinintherapie bekanntlich oft wochen- bis
monatelang.

Diese Beobachtung, verbunden mit der Überlegung, daß dem Chinin
eine stärkere Wirksamkeit auf die Schizonten der Tropica innewohnt,
führte zur Kombination des Plasmochin mit Chinin, die den Namen
Plasmochin compositum erhielt. Es wird in Tabletten zu 0,01 g
Plasmochin mit 0,125 g Chinin. sulf. abgegeben. Der Vorteil dieser
Kombination liegt nach MÜHLENS und FISCHER u. a. darin, daß die
Plasmochinkomponente die Tropica-Gameten zum Verschwinden bringt,
während die Chininkomponente rasch auf die Schizonten einwirkt.

Bei reiner Malaria tertiana und quartana, wo also kein Verdacht
auf Mischinfektion mit Tropica besteht, kommt man mit Plasmochin
purum aus.

Zur Dosierung berechnet MÜHLENS 1 mg auf 1 kg Körpergewicht
beim Erwachsenen. Es wird als am besten bewährtes Behandlungs-
schema folgendes angegeben:

Bei reiner Malaria tertiana und quartana:

Plasmochin purum (Tabletten zu 0,02 g, am besten nach dem Essen,
nicht nüchtern gegeben)[1].

    1. Woche   7 Tage 3 mal 0,02 g Plasmochin täglich.

2.—6.   ,, $\Big\{$ 4 ,,   Pause.
                    3 ,,   3 mal 0,02 g Plasmochin täglich.

Bei dieser Plasmochinbehandlung empfiehlt es sich, das angegebene
Schema mit Pausen beizubehalten, um dem Auftreten von Cyanose-
erscheinungen möglichst vorzubeugen (s. unter Nebenwirkungen).

Bei Malaria tropica: Plasmochin compositum (Tabletten zu 0,01
Plasmochin mit 0,125 Chinin sulf.).

    1. Woche   7 Tage 3 mal 2 Tabletten Plasmochin comp. tägl.
                           (= 0,06 Pl. und 0,75 Chinin sulf.).

2.—6.   ,, $\Big\{$ 4 Tage Pause.
                    3 ,,   3 mal 2 Tabletten Plasmochin comp. tägl.

Bei kleinen Kindern ist die Dosis entsprechend geringer zu gestalten,
es hat sich gezeigt, daß sie das Mittel sehr gut vertragen. Es wird folgende
Dosis für die Praxis empfohlen, unter Berücksichtigung des Alters
und Körperzustands.

1. Plasmochin purum:

Säuglinge 0,01 g tägl. (= $^1/_2$ Tablette).

Kinder von 1—5 Jahren 1—2 mal tägl. 0,01 g (= $^1/_2$ Tablette).

Kinder von 5—10 Jahren 3—4 mal tägl. 0,01 g (= $^1/_2$ Tablette).

---

[1] Ebenfalls hergestellte Dragées eignen sich nicht für die Tropen.

2. Plasmochin compositum:
Säuglinge täglich 1 Tablette Plasmochin comp.
Kinder von 1—5 Jahren 1—2 mal täglich 1 Tablette Plasm. comp.
Kinder von 5—10 Jahren 3—4 mal täglich 1 Tablette Plasm. comp.

Selbstverständlich kann diese Art der Verabfolgung ähnlich wie bei der Chinintherapie auf Grund der individuellen ärztlichen Erfahrung geändert werden.

Da in den Tropen eine Mischinfektion mit latenter Tropica auch bei scheinbar mikroskopisch reiner Tertiana oder Quartana nie ausgeschlossen werden kann, empfiehlt sich hier überhaupt nur die Verwendung von Plasmochin compositum. Bei chininüberempfindlichen Personen („Schwarzwasserkandidaten" usw.) ist aber daran zu denken, daß die Chininkomponente ziemlich hoch ist. Es ist selbstverständlich nichts dagegen einzuwenden, wenn statt der fertigen Kombination der Arzt Plasmochin purum mit einem reinen Chininpräparat kombiniert, wozu ich bei innerlicher Anwendung vor allem Hydrochininum hydrochloricum (etwa dreimal 0,2 g) empfehlen würde.

Parenteral wird Plasmochinum purum in 1%iger wässeriger Lösung ohne Beschwerden intramuskulär und intravenös vertragen. Die Dosierung ist dem Alter und dem Kräftezustand entsprechend etwa 0,03 g 1—2 mal täglich für Erwachsene nötigenfalls mehrere Tage lang; für Kinder unter 4 Jahren 0,005 g; für Kinder von 4—10 Jahren von 0,01 bis 0,02 einmal täglich. Es sind Ampullen zu 1 bzw. 3 ccm (= 0,01 bzw. 0,03 Plasmochin purum im Handel). Es kann daneben Chinin per os (etwa dreimal 0,2 g Hydrochin. hydrochloric.) verabfolgt werden. Andererseits kann orale Plasmochinbehandlung auch bei bedrohlichen Fällen (Koma) mit intravenöser Chinininjektion (s. oben) kombiniert werden.

Als Nebenwirkung des Plasmochins sind gelegentlich Leibschmerzen beobachtet worden, die sich bei den betreffenden Fällen gewöhnlich am vierten bis fünften Tag der Medikation einstellten und hauptsächlich in der Magengegend lokalisiert waren. Es fand sich dann bisweilen eine Druckempfindlichkeit im Oberbauch bei gestörtem Appetit. Es dürfte bei obiger Dosierung nur sehr selten nötig sein, deswegen das Mittel ganz abzusetzen, allenfalls empfiehlt sich eine kurze Pause oder Herabsetzung der Dosis, falls diese zu hoch war. Von größerer Bedeutung dagegen ist eine in einer gewissen Anzahl von Fällen beobachtete eigenartige bläuliche Verfärbung der Lippen, der Zunge und der Fingernägel der mit Plasmochin behandelten Patienten. Während diese Patienten subjektiv keinerlei Beschwerden hatten und von ihrer Cyanose selber nichts merkten, machten sie auf Beobachter durch ihr fahles, graublaues Aussehen den Eindruck einer schweren Anämie. Die Blaufärbung beruht auf einer Umwandlung des Hämoglobins in Methämoglobin. Wenn die Dosis von dreimal 0,02 g Plasmochin nicht überschritten wird, wird diese Nebenwirkung nur selten und dann in ganz leichter Form beobachtet. Wie MÜHLENS und FISCHER hervorhoben, liegt zunächst kein zwingender

Grund vor, die Plasmochin-Cyanose als eine bedrohliche Intoxikations-
erscheinung aufzufassen. Nichtsdestoweniger ist dringend zu empfehlen
in allen Fällen, in denen das Auftreten einer deutlichen Cyanose beobachtet wird, das Medikament zunächst abzusetzen.

Es sind aber auch von CORDES, MANSON-BAHR, BAERMANN u.
SMITS und EISELSBERG einige schwerere Vergiftungsfälle, darunter
4 tödlich verlaufene beschrieben worden, die durch das Medikament
verursacht zu sein schienen. Es handelte sich um schwere toxische
Anämien mit Ikterus, bzw. Lebernekrose bei den Todesfällen. In einem
Fall wurde dunkelbrauner Urin entleert. Ob hier nicht zum Teil
andere krankhafte Veränderungen mitsprachen, ist schwer zu be-
urteilen. In den meisten Fällen war die Dosis höher als jetzt verordnet
wird (0,08). Es sind andererseits bereits viele Hunderte, sogar mit recht
hohen Dosen, ohne jede Nebenwirkung behandelt worden. Es erscheint
jedoch wünschenswert, daß bis auf weiteres Plasmochin nur unter
ärztlicher Kontrolle verabfolgt wird.

Salvarsan: Andere wirksame Mittel gegen Malaria sind vor allem
Salvarsanpräparate. Sie wirken nur im Anfall, am besten noch
bei Tertiana, unzuverlässiger bei Quartana und Tropica. Im Latenzstadium können sie als Reizmittel zur Auslösung von Anfällen wirken,
wodurch schon tödliche Tropicaanfälle verursacht worden sind. Sie
sind vor allem bei hartnäckigen Fällen und solchen, die auf Chinin
nicht mehr reagieren, anzuwenden, zweckmäßig auch kombiniert mit
der Chinintherapie. Es genügen meist zwei bis drei intravenöse Injektionen von 0,3—0,45 g in sechs- bis achttägigen Zwischenräumen.
Innerlich sind Stovarsol und Spirocid und sogar eine Kombination
mit Chinin = Chininstovarsolat angewandt worden; die Dosierung ist
jedoch bei intravenöser Injektion genauer zu kontrollieren.

Methylenblau ist gleichfalls einigermaßen wirksam, insbesondere
bei Quartana, es steht aber dem Chinin an Wirkung sehr nach. Man gibt
es daher nur dann, wenn Chinin nicht vertragen wird oder nicht hilft.
Die Tagesdosis ist 1 g, am besten in Kapseln von 0,1—0,2 verteilt gegeben. Gegen dabei auftretenden Harndrang gibt man einige Messer-
spitzen geriebener Muskatnuß. Methylenblau färbt Urin und Stuhl blau!

Im Gegensatz zu den Angaben aus anderen Ländern hat COUTO
in Brasilien auch bei Malaria tertiana und tropica, insbesondere Chinin-
resistenten und komatösen Formen mit Methylenblau glänzende Ergebnisse erreicht. Er gibt 1,5 g per os in Kapseln zu 0,1—0,2 g am Tag
bei der Mahlzeit, um Reizung zu vermeiden. In schweren, besonders
perniziösen Fällen gibt er es intravenös, und zwar aus Ampullen von
0,05 g auf 5 ccm Wasser pro dosi; 2—5 mal am Tage, je nach Schwere
des Falles.

Peracrina, eine 10%ige Trypaflavin-Eiweißverbindung und Sma-
larina, eine organische Quecksilber-Antimonverbindung, zeigten bei
Nachprüfungen keine genügende spezifische Wirkung und wurden
als ungeeignet zur Malariabehandlung befunden.

Röntgenstrahlen wurden neuerdings wieder insbesondere aus
Frankreich und Italien empfohlen. Sie können zweifellos bei chronischen
Formen Milzschwellungen zurückbringen; im akuten Stadium wirken

sie sicher nicht auf die Parasiten und können sogar schädigend wirken (schwarzwasserfieberauslösend). Man kann sie gewöhnlich entbehren.

Von allgemein kräftigenden Mitteln sind vor allem Arsenikalien anzuwenden. Man gibt sie entweder innerlich oder subcutan (insbesondere Elarson und Optarson) als mehrwöchige Kur. Salvarsan neben Chinin kann auch aus diesem Grund mit angewandt werden. Auch Eisentherapie ist zweckmäßig. Daneben befördert ein Aufenthalt im Mittelgebirge oft die Kräftigung und Blutneubildung; auch künstliche Höhensonne unterstützt solche.

Von symptomatischen Mitteln werden während der Anfälle oft solche gegen das Erbrechen nötig. ZIEMANN empfiehlt: Chloroform 10,0, Gummi arabic. 10,0, Zucker 20,0, Aqua ad. 200, vor dem Gebrauch umschütteln, ein- bis zweistündlich einen Tee- bis einen Eßlöffel. Auch Jodtinktur (ein Tropfen auf etwas Wasser) soll wirken; in schweren Fällen helfen Magenausspülungen, auch ist Adrenalin (innerlich 0,3 bis 0,4 ccm bzw. subcutan 0,5—1 ccm der $1^0/_{00}$-Lösung) empfohlen worden.

Bei Kollapszuständen sind Kochsalzinfusionen, kalte Packungen, Übergießungen usw. anzuwenden.

Bei jeder Malaria sind — wie oben erwähnt — auch bei gründlichster Behandlung Rückfälle zu erwarten; es ist zweifellos, daß je später und je ungenügender der erste Anfall behandelt ist, desto häufiger solche Rückfälle auftreten. Jeder Rückfall ist genau so intensiv wie ein frischer Anfall zu behandeln.

Nun ist in manchen Gegenden und besonders während des Krieges häufig eine Abstumpfung der Chininwirkung bzw. Festigkeit der Parasiten gegen Chinin beobachtet worden. Wenn in solchen Fällen zunächst festgestellt ist, daß nicht mangelnde Resorption (Tabletten prüfen) die Ursache ist, setzt man am besten Chinin einige Wochen aus und gibt dafür Plasmochin oder Salvarsan und dann wieder Chinin.

Bei chirurgischen Eingriffen, sowie bei Geburten früher malariakranker Frauen ist stets mit Rückfällen zu rechnen, man gibt daher bei ersteren schon kurz vorher, bei Entbindungen gleich darnach einige Tage lang zweckmäßig Chinin.

Die während des Krieges vielfach angewandte Methode, Rückfälle zu provozieren (siehe S. 20) ist im allgemeinen nicht zu empfehlen, da hierdurch die Selbstimmunisierungsvorgänge gestört werden können.

Überträger der Malaria. Die Malariamücken sind Dipteren aus der Familie der Culiciden; diese zerfällt in die Unterfamilie der Culicinen und der Anophelinen. Innerhalb letzterer sind eine ganze Reihe verschiedener Gattungen und Arten Malariaüberträger. In den meisten Gegenden sind die wichtigsten Gattungen und Arten, die oft auf bestimmte Länder beschränkt sind, bekannt. Während die einzelnen Formunterschiede dieser, wenn sie auch relativ einfach zu bestimmen sind, hier unmöglich aufgezählt werden können, so sind doch die wichtigsten Merkmale der Hauptgattung Anopheles gegenüber dem Hauptvertreter der Culicinen, nämlich der gemeinen Stechmücke Culex, so wichtig, daß sie jeder Arzt kennen muß.

Die Stechmücken haben einen auf dünnem Hals freibeweglichen Kopf, der den Stechrüssel, seitlich von ihm die beiden Taster oder Palpen und seitlich von diesen die Fühler oder Antennen trägt. Es folgt der Brustkorb mit den Flügeln, drei Beinpaaren und den Schwingkölbchen; die Aderung der Flügel und deren Zeichnung ist für die Unterscheidung der Arten neben anderen Merkmalen wichtig. Auf den starren Brustkorb folgt der aus acht weichen und daher sehr ausdehnbaren Ringen bestehende Leib.

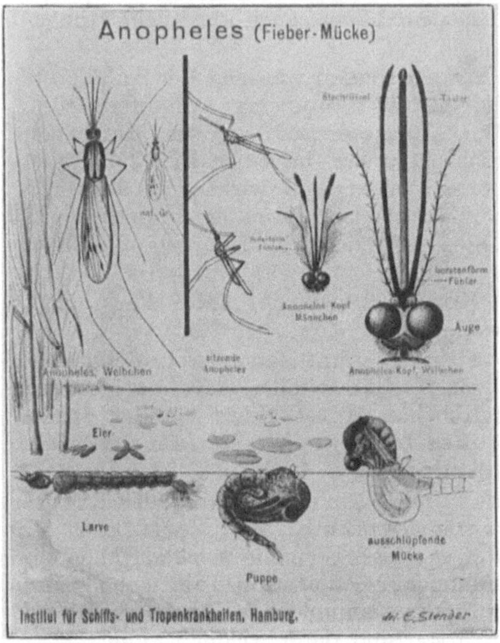

Die Männchen beider Gattungen kann man leicht durch ihre langen kolbenförmigen Taster und ihre federförmigen Fühler erkennen; sie saugen kein Blut. Die Culexweibchen haben Taster, die etwa der Drittellänge des Stechrüssels entsprechen, die Anophelesweibchen solche, die ebensolang wie der Rüssel sind. Die Fühler beider tragen kurze Borsten. Culex legt Eier in großen Paketen ab, die wie kleine Schiffchen geformt auf dem Wasser schwimmen, Anopheles legt feine einzelne Eier, oft sternchenförmig angeordnet, auf das Wasser. Je nach der Temperatur kriechen nach zwei bis fünf Tagen Larven

Abb. 12. Merkmale von Anopheles. (Nach einer Postkarte des Tropeninstituts. FÜLLEBORN comp.)

aus den Eiern, die Kopf, Brust und neungliedrigen Hinterleib zeigen. Die Culicinenlarven haben am achten Glied ein längeres Atemrohr und hängen an diesem gewöhnlich schräg im Wasser. Die Anophelinenlarven dagegen haben dort nur Atemöffnungen (Stigmen) und liegen flach unter der Oberfläche. Nach viermaliger Häutung und Heranwachsen bis zu etwa 10 mm verpuppen sich die Larven nach drei bis fünf Wochen. Die schwimmfähige Puppe kriecht nach vier bis sieben Tagen aus.

Die Biologie der Anophelinen ist bei den verschiedenen Arten sehr wechselnd. Manche brüten in stagnierendem Wasser, das auch faul oder salzig sein kann, andere nur in klarem und sogar bewegtem Wasser. Für die Bekämpfung ist es ungeheuer wichtig, um nicht Zeit und Geld zu verschwenden, die Arten und Gewohnheiten der örtlichen Malariaüberträger zu studieren, evtl. sie an der Hand von Spezialwerken oder durch Beratung mit Fachleuten festzustellen („Spezies = Assanierung“).

Bekämpfung der Malaria. 1. Persönlicher Schutz. a) Chininprophylaxe. Es gelingt in vielen Fällen, durch prophylaktische Chinineinnahme sich vor Malaria zu schützen; diese Chinineinnahme hat den Zweck, etwa in den Körper eingedrungene Parasiten abzutöten, bevor sie sich vermehren können. Die Wirksamkeit des eingenommenen Chinins hängt daher von der Menge, von der Zeit der Einnahme sowie der Anzahl, Virulenz und Häufigkeit des Eindringens der Parasiten ab. Diese Faktoren erklären es schon zur Genüge, daß die Art der Chininprophylaxe nach der Gegend eine verschiedene sein muß. Man bevorzuge daher jeweils die Methoden, die einem von Erfahrenen als bewährt für die betreffende Gegend geschildert werden.

Eine Prophylaxe hat nur Zweck, wenn sie wirklich ohne Unterbrechung während der Gefahrzeit gewissenhaft durchgeführt wird. Jede ungenügende Prophylaxe fördert nur die Chininabstumpfung der Parasiten und prädisponiert zu Schwarzwasserfieber.

Von den verschiedenen Methoden der Prophylaxe seien folgende genannt:

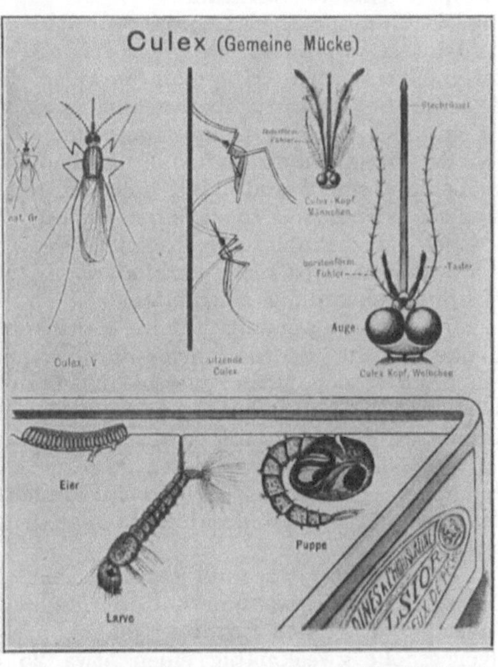

Abb. 13. Merkmale von Culex. (Nach einer Postkarte des Tropeninstituts. FÜLLEBORN comp.)

1. An jedem sechsten und siebenten Wochentage (am praktischsten jeden Sonnabend und Sonntag) je 1,0 g Chinin (evtl. verteilt auf fünfmal 0,2 g).

2. Jeden vierten Tag 1 g Chinin (am praktischsten an jedem durch 4 teilbaren Monatstage) (ZIEMANNsche Prophylaxe).

3. Täglich 0,3—0,4 g Chinin, eine Methode, die besonders in Afrika beliebt ist, da Nebenwirkungen dabei eher ausbleiben.

Zwischen diesen drei Methoden gibt es die verschiedensten empfohlenen Übergänge. Sie können alle drei an besonders bedrohten Gegenden, nämlich 1. und 2. durch Vermehrung durch einen Chinintag bzw. Erhöhung der Dosis, 3. durch Einschaltung einer höheren Dosis, z. B. am vierten Tag 0,9—1 g (FÜLLEBORN) verstärkt werden.

Um bei längerem Gebrauch Nebenwirkungen, wie Ohrensausen, Schwindel usw. zu vermeiden, nimmt man das Chinin entweder verteilt oder in den Abendstunden.

Bei besonderen Gefahren, Erkältungen usw., kann man bei jeder Methode vier bis fünf volle Chinintage (1 g) dazwischenschalten.

Neuerdings kommt auch Plasmochin zur Prophylaxe in Betracht. Für die Tropen wäre hierfür nur Plasmochin compositum zu verwenden. Es dürften an zwei aufeinanderfolgenden Tagen je dreimal 2 Tabletten zu nehmen sein; vielleicht zeigt sich auch eine tägliche Prophylaxe mit je 1 Tablette wirksam.

Die Chininprophylaxe muß während der Malariagefahrzeit dauernd und nach Verlassen der Malariagegend noch 6—8 Wochen lang fortgesetzt werden. Hat man die Prophylaxe anderer (Schiffsbesatzung, Arbeiter, Soldaten) zu überwachen, so empfiehlt es sich, in unerwarteten Stichproben an den Chinintagen den Urin mit der Alkaloidreaktion (s. S. 25) zu untersuchen. Schlechte Prophylaktiker unter einer größeren Gemeinschaft sind dadurch gefährlich, daß sie zu Gametenträgern werden und so zu einer Gefahrquelle für die übrigen.

Bei jeder Prophylaxe kommen Versager vor, d. h. der Ausbruch einer Malaria wird nicht verhindert. In diesem Falle ist natürlich eine richtige Behandlung einzuleiten.

Da erfahrungsgemäß frühere Malariker durch alle möglichen Schädigungen (siehe S. 18) noch jahrelang Rückfälle bekommen können, empfiehlt es sich, wie oben erwähnt, bei derartigen Gefahren, z. B. vor Operationen, bei Geburten (unmittelbar nach der Geburt) einige Tage Chinin zu geben, vor allem auch bei Salvarsankuren früherer Malariker.

b) Persönlicher Schutz gegen Stechmücken. Die Anophelen haben die Gewohnheit, nur bei Dämmerung und nachts zu stechen. Infolgedessen ist ein Moskitonetz über dem Bette ein sehr zweckmäßiger Schutz.

Das Moskitonetz muß tadellos sein, die Maschenweite kleiner als 1,8 mm; sie müssen innerhalb der Gestelle aufgehängt sein, damit sie lückenlos unter der Matratze festgestopft werden können. Man näht in Körperhöhe zweckmäßig einen etwa 25 cm breiten Leinwandstreifen auf, um Durchstechen von außen zu vermeiden.

Ein vollkommener Drahtschutz der Häuser ist natürlich gleichfalls zweckmäßig. Es muß aber dann jede Öffnung (auch Ventilatoren, Schornsteine, Siele usw.) Drahtgitter tragen und die Türen müssen einen käfigartigen Vorbau aus Draht erhalten, so daß die Innentür erst geöffnet wird, wenn die Außentür geschlossen ist.

2. Schutz durch Mückenbekämpfung. Die Mückenbekämpfung muß sich sowohl gegen deren Brut, wie gegen die erwachsenen Stechmücken richten.

a) Bekämpfung der Mückenbrut. Hier ist es, wie erwähnt, nötig, zunächst die Gewohnheiten der örtlichen Überträger zu kennen. Alle überflüssigen Flüssigkeitsansammlungen in der Nähe der Wohnungen und Arbeitsstätten sind zu vermeiden und zu entfernen. Also Zuschütten von Wasserlöchern, Tümpeln usw. Durch Drainage muß das Oberwasser einen guten Abfluß erhalten; es müssen dazu Abzugsgräben gezogen werden, die glatte Ränder haben müssen, möglichst ohne Vegetation, um den Larven keine Schlupfwinkel zu bieten. Auch bei allen anderen Gewässern müssen die Ufer stets von solcher reingehalten werden.

In solchen Gewässern kann man die Mückenbrut bekämpfen durch Einbringen von larvenfressenden Tieren, insbesondere kleinen Fischen (Gambusia und Tylapia). Kleinere Wasserflächen kann man mit öligen Schichten bedecken, damit die Larven und Puppen nicht mehr atmen können und ersticken. Die betreffenden Flüssigkeiten, Petroleum, Larvicid (chemische Fabrik Nördlinger, Flörsheim a. M.) u. a., werden mit Gießkannen oder Pflanzenspritzen fein auf der Oberfläche verteilt, auch mit Lappen am Ende langer Stangen; die Schicht muß ungefähr alle 14 Tage erneuert werden.

Sehr bewährt hat sich das von BARBER eingeführte Schweinfurtergrün (in Amerika Parisergrün genannt), eine arsenigsaure Kupferoxydverbindung. Es wird zu 1 Teil mit 100 Teilen feinem trockenem Straßenstaub in drehbaren Metallbehältern oder improvisierten Mischgefäßen gut durchgemischt und auf die Wasseroberfläche mit Zerstäubern fein verteilt. Für 10 qm ist nur 1 g Schweinfurtergrün nötig. Es tötet nur Anopheleslarven und keine Culexlarven und schadet in dieser Konzentration weder Pflanzen noch Tieren.

Bepflanzen der Tümpel mit dichtwachsenden Wasserpflanzen (Azolla usw.) genügt gewöhnlich nicht.

b) Bekämpfung der erwachsenen Stechmücken. Diese haben die Gewohnheit, in gemäßigten Zonen in der kalten Jahreszeit in dunklen Räumen, insbesondere Kellern, zu überwintern. Auch in den Tropen ruhen sie in kühlerer Zeit in dunklen Hütten usw. Man bekämpft sie am besten durch mückenbetäubende Mittel, we schweflige Säure. Es wird Schwefel in Pfannen auf Blechplatten stehend verbrannt, und zwar 20—25 g für 1 cbm.

Neuerdings hat sich auch Blausäure bewährt, die dabei durch Cyannatrium in verdünnter Schwefelsäure entwickelt wird; es soll 1 g pro Kubikmeter genügen (Lebensgefahr!).

Auch Bespritzen mit mückentötenden Flüssigkeiten wie Formaldehyd-Seifengemischen nach GIEMSA oder insbesondere „Flit" (Deutsch-Amerikanische Petroleumgesellschaft) oder Mikrothan (Nördlinger) ist zweckmäßig.

Auch Mückenfallen in Form von künstlichen, dem Wind abgewandten schrägen Erdlöchern haben sich in den Tropen bewährt. Die Mücken suchen sie bei Tage auf und werden dann mit Fackeln abgetötet.

Schwarzwasserfieber

ist eine Komplikation der Malaria, deren Hauptsymptome, Fieber, Ikterus, Hämoglobinurie durch Zerfall der roten Blutkörper sind.

Ätiologie. Auf Grundlage einer überstandenen, gewöhnlich längere Zeit zurückliegenden und rezidivierten Malaria wird der Schwarzwasserfieberanfall in den meisten Fällen durch Einnahme von Chinin ausgelöst. Aber auch andere Medikamente, wie Phenacetin, Antipyrin, Methylenblau, Salvarsan, und verschiedene Einwirkungen auf den Körper, wie Röntgenbestrahlung, Erkältungen usw., können ihn hervorrufen. Die eigentliche Ursache dieser Disposition ist nicht klar; in vielen Fällen aber läßt sich eine schlecht durchgeführte Chininprophylaxe oder ungenügende Behandlung der Malaria und ihrer Rückfälle feststellen. Ferner kommt in manchen Weltgegenden sehr oft Schwarzwasserfieber (z. B. West- und Ostafrika), in anderen nur selten (Niederländisch-Indien) vor. Die Parasitenart ist auch von Einfluß, da bei Tropica am häufigsten Schwarzwasserfieber beobachtet wird. Der Aufenthalt in den Tropen allein wirkt sicher nicht disponierend, da auch in Europa bei Malaria Fälle vorkommen.

Zahlreiche Versuche, besondere Hämolysine oder sonstige auslösende Substanzen festzustellen, konnten bisher nicht zu einem Ergebnis führen. Auch Autohämolysine, wie sie bei paroxysmaler Hämoglobinurie nachgewiesen wurden, sind nicht gefunden. Die Annahme besonderer Erreger hat sich nicht bestätigt; Leptospiren-Hämoglobinurien, wie sie mehrfach beobachtet sind, haben mit echtem Schwarzwasserfieber nichts zu tun (s. u. WEIL sche Krankheit).

Klinik. Man kann alle Übergänge von leichteren bis zu ganz schweren Formen beobachten. Einige Zeit, gewöhnlich einige Stunden nach der Einnahme von Chinin oder einem der anderen Medikamente tritt ein starker Schüttelfrost und Fieber auf. In ausgeprägten Fällen steigt dieses steil bis über 40° an und wird oft zunächst mit einem Malariaanfall verwechselt. Es kommt zu Erbrechen, das andauern kann, heftigen Leibschmerzen, Gelbsucht, Herzschwäche, Singultus. Der Urin zeigt Übergänge von weinrot bis schwarz, wird in schweren Fällen ganz spärlich, oft nur tropfenweise entleert, bis es schließlich zu völliger Anurie kommt. Dann tritt rascher Kräfteverfall ein und unter Atemnot enden solche Fälle sehr häufig bald tödlich.

In leichteren Fällen kann das Fieber oft ganz fehlen und nur die Urinuntersuchung zeigt, daß es sich um Schwarzwasserfieber handelt. Er enthält Spuren von Eiweiß und Hämoglobin. In abortiven Fällen besteht leichtes Fieber, Ikterus, geringe Anämie und im Urin ist nur Urobilin und Urobilinogen, manchmal auch etwas Eiweiß, aber noch kein Blut nachzuweisen. Leichte Fälle können noch nachträglich plötzlich schwer werden, insbesondere natürlich durch neue Chiningaben. Kommt es bei schweren Fällen zur Besserung, so klingen die Fieberanfälle unter Schweißausbruch ab und der Urin hellt sich allmählich wieder auf. Die Anämie bildet sich dabei meist nur langsam zurück.

Manche bezeichnen auch als „larvierte Formen" die hämorrhagischen Erscheinungen, wie sie unter Chinin-Idiosynkrasie beschrieben sind (S. 24), wenn es sich um Fälle handelt, die früher Chinin gut vertrugen und erst im Verlauf ihrer Malaria in dieser Weise chininüberempfindlich geworden sind.

Prognose. Die Prognose ist immer mit Vorsicht zu stellen, doch können auch manche Personen zahlreiche schwere Anfälle überwinden.

Die **Diagnose** ist in ausgeprägten Fällen nicht schwer, da schon die Färbung des Urins auf die Spur führt. In allen Malariafällen, wo nach eingeleiteter Behandlung Ikterus und Blutarmut sich zeigt, ist der Urin genau auf Eiweiß zu untersuchen, um durch sofortiges Aussetzen von Chinin bei positivem Eiweißbefund einen Anfall möglichst zu verhindern. Differentialdiagnostisch kommt in leichten Fällen paroxysmale

Hämoglobinurie in Frage, die durch Kälteeinwirkung oder Muskelarbeit bei bestehender Disposition ausgelöst wird. Besonders ähnlich wie echtes Schwarzwasserfieber verlaufen manche der WEILschen Krankheit zugehörenden Fälle, verursacht durch Leptospiren. Auch Gelbfieber kann mit Schwarzwasserfieber verwechselt werden.

Pathologische Anatomie. Die eigentliche Ursache der Hämolyse ist noch nicht bekannt, doch findet sie scheinbar nicht im kreisenden Blute statt, sondern in bestimmten Organen, vielleicht der Leber und vor allem den Nieren. Letztere sind hyperämisch; die Harnkanälchen sind mit Hämoglobin und Eiweißmassen verstopft. Diese sind an den einzelnen Stellen verschieden grob, indem sie in den BOWMANschen Kapseln und den gewundenen Kanälchen erster Ordnung feinkörnig erscheinen, in den Schleifen grobkörnig sind, und in den geraden Kanälchen und Sammelröhren grobschollige Massen darstellen. Die Leber ist ikterisch, das Blut zeigt schwere anämische Veränderungen.

Therapie. Es gilt zunächst den Schwarzwasserfieberanfall als solchen zu bekämpfen. Chinin und andere etwa verordnete Medikamente sind sofort abzusetzen. Wegen drohender Herzschwäche ist absolute Bettruhe geboten und möglichst jeder Transport des Kranken zu unterlassen. Um die Urinsekretion zu steigern, muß möglichst viel Flüssigkeit zugeführt werden, wie leichter Tee, alkalisches Wasser, Milch. Subcutane oder intravenöse Kochsalzinfusionen, auch Tropfeinläufe, sind in schweren Fällen nötig. Statt physiologischer Kochsalzlösungen sind hierfür alkalische Lösungen mehrfach empfohlen worden, so Injektionen von 100 ccm einer 2,5%igen Dinatriumphosphatlösung; ferner Natriumbicarbonatlösungen (10 g Natrium bicarbonicum auf 600 destilliertes Wasser). Das Erbrechen wird wie bei Malaria mit Chloroformlösungen oder Jodtinktur (s. S. 29) bekämpft, auch Magenausspülungen kommen in Betracht. Spaltung der Nierenkapsel hat stets nur vorübergehenden Erfolg gebracht. LOW, COOKE u. MARTIN sahen jüngst von Bluttransfusion guten Erfolg.

Neuerdings wurde wiederholt hauptsächlich aus Westafrika und Mittelamerika ein sehr guter Erfolg mit Injektionen von normalem Pferdeserum oder von Schlangengift-Antiserum berichtet (REZNIK, TROUT, TARDIE, AGUILAR u. a.). Es werden gewöhnlich 10 ccm injiziert und bei Bedarf wiederholt. (Vorprobe mit intracutaner Verimpfung einer kleinen Menge von etwa 0,2 ccm zur Vermeidung anaphylaktischer Erscheinungen auch hier empfehlenswert.)

Gegen Kollaps kommen Campher und Herzmittel in Betracht.

Die Malaria selbst tritt während des Schwarzwasserfieberanfalls fast stets ganz zurück, auch die Parasiten verschwinden in ungefähr 75% aller Fälle aus dem Blut; erst nach völligem Abklingen tritt die Malaria wieder in Erscheinung und muß behandelt werden. Hierzu kommt entweder ein anderes Medikament in Frage als das auslösende — das ja meist Chinin war — oder eine sog. Chiningewöhnungskur. Es gelingt nämlich fast in allen Fällen, indem man mit winzigen Dosen beginnt, eine Toleranz bis 1,0 g Chinin zu erreichen. Die Schwellendosis, die genügt, einen Anfall auszulösen, ist individuell sehr verschieden. Man beginnt daher unter vorsichtiger Fieber- und

Urinkontrolle (Eiweiß- und Hämoglobinprobe) mit ganz kleinen Mengen, etwa mit $^1/_{10}$ der ursprünglich auslösenden Menge oder 0,01 g oder noch weniger und steigt bei gutem Vertragen ganz langsam, wobei man die Tagesgabe zunächst auf kleinere Dosen verteilt und in mehrstündigen Zwischenpausen gibt. Bei Auftreten von Fieber und Eiweiß muß eine ein- bis mehrtägige Pause gemacht werden und mit kleinerer (etwa halber) Dosis fortgefahren werden. Auch bei Ausbleiben von Reaktionen

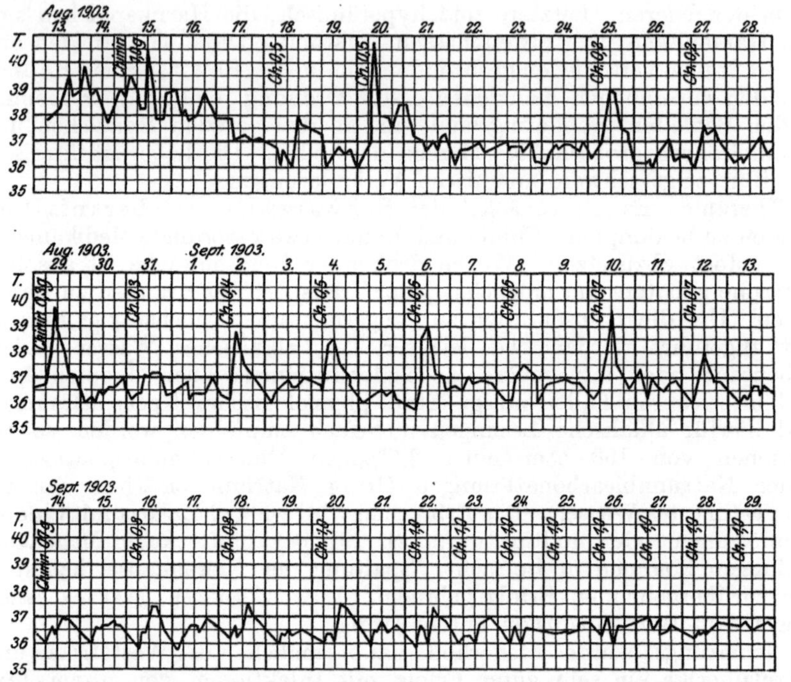

Abb. 14. Kurve einer Chiningewöhnungskur nach Schwarzwasserfieber. (Nach Nocht-Mayer.)

empfehlen sich, besonders bei Annäherung an die 1,0 g-Dosis stets Pausen und Wiederholungen der gleichen Dosis. Die Kurve (Abb. 14) zeigt ein Beispiel, wobei lange Zeit Reaktionen auftraten, bis 1,0 g vertragen wurden.

Das neue synthetische Mittel Plasmochin hat auch bei Schwarzwasserfieber sich bisher in einer Reihe von Fällen bewährt. Es wurde nach Mühlens und Fischer, Schulemann und Memmi, Polychroniades u. a. sogar während des Anfalls gut vertragen. Man gibt zunächst vorsichtig steigernd Plasmochin purum. Hierzu wird empfohlen am ersten Tag 1—2 mal 0,02 g; zweiten Tag 2—3 mal 0,02 g, dritten bis siebenten Tag 3 mal 0,02 g, dann 4 Tage Pause und dann Fortsetzung mit Plasmochin purum oder durch vorsichtigen Übergang zu Plasmochin compositum Anschluß einer Chiningewöhnungskur, wobei aber genau auf die Dosierung des Chininanteils zu achten ist.

Prophylaxe. Die beste Vorbeugung des Schwarzwasserfiebers besteht in einer gewissenhaften, stets lückenlos durchgeführten Chininprophylaxe und in einer gründlichen, wochenlangen Behandlung des ersten Malariaanfalls und aller Rückfälle. Es steht, wie erwähnt, sicher fest, daß unregelmäßige Prophylaxe und ungenügende, sich mit Unterdrückung der Anfälle begnügende Chininbehandlung späteres Auftreten von Schwarzwasserfieber begünstigt.

Afrikanische Schlafkrankheit (Trypanosomiasis des Menschen).

Definition. Die Schlafkrankheit äußert sich als fieberhafte Erkrankung, die mit Drüsenschwellungen, flüchtigen Ödemen, zunehmender Kachexie und Störungen des Nervensystems einhergeht und unter Auftreten von Psychosen und Somnolenzerscheinungen meist tödlich endigt.

Geschichte und Verbreitung. Über die schon seit Jahrhunderten im tropischen Westafrika vorkommende Seuche kamen die ersten genaueren Berichte seit Beginn des 19. Jahrhunderts. Sie hat sich von der Westküste aus, den großen Flußläufen und ihren Nebenflüssen folgend allmählich ausgedehnt und herrscht jetzt in den Ländern der Guineaküste und einem Teil der vorgelagerten Inseln; ferner in vielen Gebieten des tropischen Afrika, aber meist nur in bestimmten Herden, die den Flußtälern und Küsten der großen Seen entsprechen.

Im Norden dürfte der Senegal und der obere Nil die Grenze bilden, im Süden Nordrhodesia und das Gebiet des Rowuma. Außerhalb Afrikas kommt die Krankheit endemisch nicht vor.

Ätiologie. Im ersten Stadium der Krankheit, dem sog. Trypanosomenfieber, entdeckte FORDE 1901 die Parasiten, die DUTTON als Trypanosomen erkannte. 1903 fand CASTELLANI bei Schlafkranken in der Cerebrospinalflüssigkeit gleichfalls Trypanosomen. Der Erreger heißt Trypanosoma gambiense. Der erst später entdeckte Erreger der virulenten Form heißt Trypanosoma rhodesiense.

Trypanosomen sind Flagellaten von länglicher Gestalt, als harmlose Parasiten und Krankheitserreger im Tierreich weit verbreitet. Sie färben sich nach GIEMSA und lassen dabei einen ungefähr in der Mitte liegenden Hauptkern, sowie ein zweites nahe einem Ende liegendes kernartiges Gebilde von punkt- oder stäbchenförmiger Gestalt, die sich chromatinrot färben, in dem bläulich oder rosa gefärbten Protoplasmaleib erkennen. Von dem zweiten Kern (Blepharoplast oder Geißelkern) aus läßt sich der Randfaden einer undulierenden Membran als wellenförmig gestalteter roter Faden darstellen, der sich meist am anderen Körperende als freie Geißel fortsetzt. Letzteres ist das Vorderende, mit dem die Parasiten sich unter schlagenden Bewegungen der Geißel und rotierenden Bewegungen des Körpers vermittels der undulierenden Membran fortbewegen. Die pathogenen Trypanosomen vermehren sich durch Zweiteilung in rascher Folge. Einzelne Arten lassen sich durch Größendifferenzen oder morphologische Merkmale unterscheiden. Andere Entwicklungsformen kommen im warmblütigen Wirte nicht vor. Die meisten Trypanosomen werden durch Arthropoden übertragen. In Afrika finden sich eine Reihe tierpathogener Trypanosomen, die praktisch von Trypanosoma gambiense nicht zu unterscheiden sind, und verwandte oder die gleichen Überträger haben.

Das Trypanosoma gambiense (Abb. 15) mißt 16—30 μ zu 1,5—2 μ Breite. Die Geißel und undulierende Membran sind gut ausgebildet. Das hintere Körperende erscheint meist zugespitzt. Im Protoplasma finden sich oft zahlreiche dunkelrote bis schwärzlich gefärbte Granula.

Es ist experimentell auf zahlreiche Versuchstiere übertragbar. Bei weißen Ratten und Mäusen kommt es zu einer Wochen bis Monate dauernden tödlichen Infektion mit periodischem Erscheinen der Parasiten im Blut. Bei Kaninchen und Meerschweinchen ist der Verlauf ähnlich; erstere zeigen Haarausfall, Schwellungen der Augenlider, eitrige Conjunctivitis, Geschwüre an den Geschlechtsorganen. Auch Hunde, Katzen und Affen sind sehr empfänglich. Bei Schafen, Ziegen und

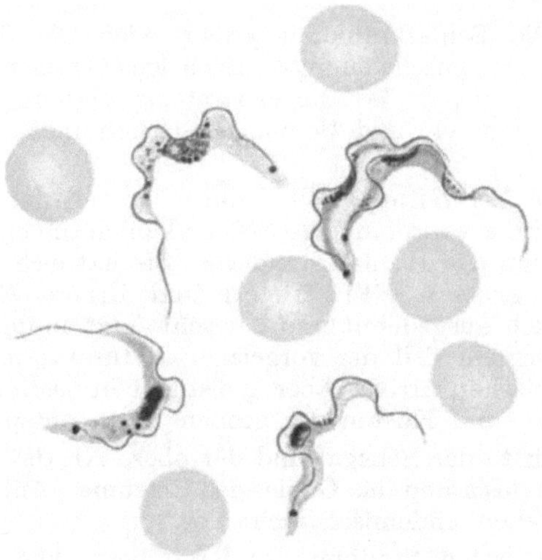

Abb. 15. Trypanosoma gambiense im Blut. Vergr. etwa 1300mal.
(Nach HARTMANN-SCHILLING: Pathog. Protozoen.)

anderen Tieren heilt die Krankheit meist aus. Die Kultur von Trypanosoma gambiense ist mit Sicherheit bisher nicht gelungen. (Andere, insbesondere nicht pathogene Trypanosomen lassen sich auf bestimmten Blutagarnährböden leicht züchten.)

In Nordrhodesia und im südlichen Ostafrika wurde vor einigen Jahren eine sehr akut verlaufende Form der Schlafkrankheit entdeckt, deren Erreger Trypanosoma rhodesiense benannt wurde. Er ist oft schlanker als Trypanosoma gambiense und neigt etwas häufiger zur Verlagerung des Kernes nach hinten, als dies bei anderen Trypanosomen vorkommt. Vor allem aber verlaufen alle Infektionen von Versuchstieren viel akuter als bei Trypanosoma gambiense. So sterben Mäuse in 1—2 Wochen, Ratten in 2—3 Wochen, Hunde ebenso und vor allem Ziegen, die gegen Trypanosoma gambiense sehr widerstandsfähig sind, ausnahmslos in mehreren Wochen.

Klinik. Die Inkubation wurde früher im allgemeinen für eine sehr lange gehalten, da klinische Erscheinungen oft erst nach mehr als einem

Jahre auftraten. Nach Beobachtungen bei Europäern beträgt sie in Wirklichkeit nur 2—3 Wochen, worauf zweifellos für viele Monate oft nur ganz geringgradige klinische Erscheinungen folgen können, so daß man von einem langen Latenzstadium sprechen kann. Die ersten Erscheinungen bestehen nach Beobachtungen an Europäern in einem unregelmäßigen Fieber, das zunächst remittierend verläuft und leicht mit Malaria verwechselt wird. Die Temperatur steigt oft über 40°. Der Puls ist stark beschleunigt und bleibt es auch in den fieberfreien Perioden. Im ersten Stadium treten häufig flüchtige Ödeme und Erytheme auf. Sie sitzen bald auf der Brust, bald im Gesicht, wo vor allem die Augenlider befallen werden, bald auf den Extremitäten; sie können kurze Zeit bestehen, dann verschwinden, um an anderen Stellen zu erscheinen. Ein weiteres wichtiges Symptom ist eine

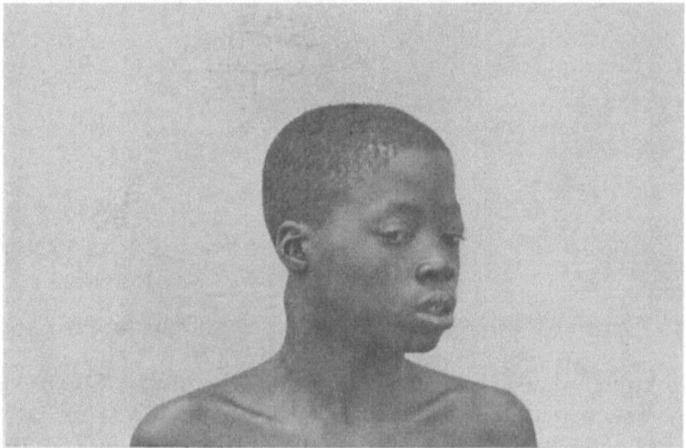

Abb. 16. Schlafkranker mit Halsdrüsenschwellung.
(Nach dem Bericht der deutschen Schlafkrankheitsexpedition.)

Schwellung der Lymphdrüsen, und zwar besonders häufig der hinteren Nackendrüsen (Abb. 16). Die Schwellung ist meist nicht sehr hochgradig, aber deutlich tastbar und war schon den Sklavenhändlern als Frühsymptom bekannt. Besonders zu Beginn der Erkrankung ist die Schwellung oft deutlicher als in späteren Stadien. Auf der Haut sind auch Exantheme beschrieben worden, die bald als kleine Papeln, bald als fleckiges Exanthem, manchmal auch als Bläscheneruptionen auftreten sollen.

Das Fieberstadium kann mit Unterbrechungen, ohne als schwere Krankheit zu erscheinen, wochen- bis monatelang dauern. Die Befallenen sind aber leicht müde und anämisch. Im Fieber ist die Milz, manchmal auch die Leber geschwollen.

Eine hochgradige Nervosität bildet die erste Erscheinung seitens des Nervensystems. Hierher gehören ferner heftige Kopfschmerzen, auch häufige Schwindelanfälle, ferner Muskelzittern und vorübergehende Lähmungen, z. B. Facialislähmungen. Allmählich treten die Erscheinungen seitens des Nervensystems mehr in den Vordergrund. Die Sprache wird zögernd, lallend, es tritt heftiges Zittern der Zunge und Hände auf, es kommt zu tonischen und klonischen Krämpfen; allgemeine Hyperästhesien, so im Gebiete des Ischiadicus und Trigeminus, sind nicht selten, auch tiefe, schmerzhafte bis auf die Knochen reichende Hyperästhesien (KERANDEL). Die Befallenen ermüden leicht, werden träge, mürrisch und apathisch. Mit vorübergehenden Besserungen kann sich die Krankheit so wochenlang hinziehen, bis die Erscheinungen seitens des Zentralnervensystems noch deutlicher werden. Der Gang wird schleppend, taumelnd, es kommt zu Somnolenzerscheinungen und die Kranken verfallen, sich selbst überlassen, sofort in Schlaf; nicht selten schlafen sie auch während des Essens ein (Abb. 17). Auch die Intelligenz

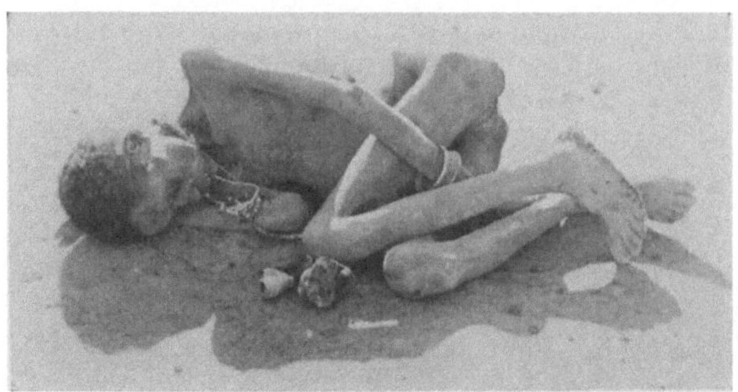

Abb. 17. Schlafkranke, Endstadium. (Orig.-Phot. NOCHT.)

nimmt allmählich ab, die Sprache erinnert an die des Paralytikers, und es kommt zu verschiedenen Koordinationsstörungen. Statt des stuporösen Zustandes können auch schwere Erregungszustände in Form maniakalischer Anfälle auftreten; die Kranken schreien oder lachen dauernd, haben großen Bewegungsdrang und müssen mit Gewalt festgehalten werden. Epileptiforme Krampfanfälle sind in diesem Stadium nicht selten.

Dabei kommt es zu meist enormer Abmagerung, Muskelatrophien, Sphincterenlähmungen, und der Tod erfolgt in schwerer Kachexie, oft auch durch Mischinfektion mit Pneumonien oder Meningitis. Fieber besteht im Endstadium meist konstant, ist aber auch jetzt stets sehr schwankend. Milz und Leber sind stark geschwollen. Der Puls ist beschleunigt.

Das Blut ist anämisch. Oft zeigen die roten Blutkörper eine auffallende Neigung zur Zusammenballung ohne Geldrollenbildung sog. Autoagglutination, die diagnostischen Wert hat. Die Monocyten sind relativ vermehrt, die Gesamtzahl der weißen Blutkörper ist oft vermindert, im Endstadium durch Mischinfektion manchmal vermehrt.

Die Trypanosomen findet man im Frühstadium besonders im Safte der geschwollenen Lymphdrüsen und während der Fieberanfälle im Blute; in den fieberfreien Perioden können sie darin fehlen.

Der Verlauf der Schlafkrankheit ist ein sehr wechselnder, sie führt in der Regel nach Monaten bis Jahren zum Tode. Spontanheilungen kommen wohl nur äußerst selten vor. Die **Prognose** ist daher auch bei anscheinend milden Formen stets schlecht.

Die im südlichen Ostafrika beobachtete, durch Trypanosoma rhodesiense verursachte Form verläuft in der Regel viel akuter und hat bei einigen Europäern schon in wenigen Wochen zum Tode geführt. Die Trypanosomen dieser Form zeichnen sich von vornherein durch eine starke Resistenz gegen viele Heilmittel aus.

Die **Diagnose** geschieht durch den Nachweis der Erreger: Die Punktion der Nackendrüsen ist leicht auszuführen. Der gewonnene Gewebssaft wird auf einem Objektträger etwas verteilt, mit Alkohol fixiert und

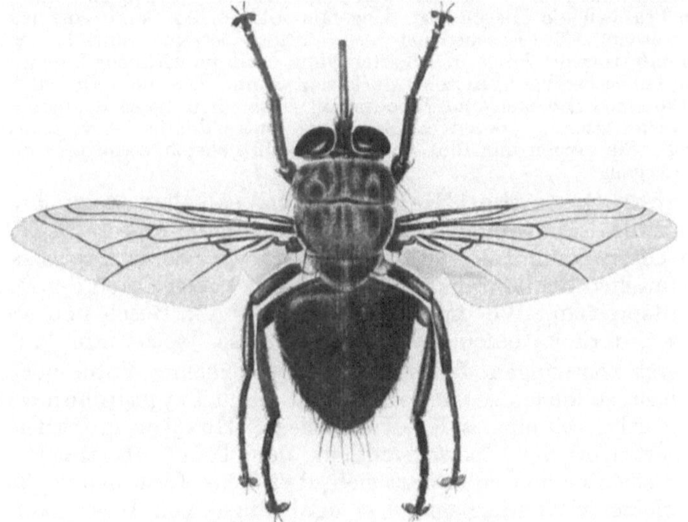

Abb. 18. Glossina palpalis. (Nach DÖNITZ.)

nach GIEMSA gefärbt. Im Blute sucht man die Erreger am besten während des Fiebers in dicken Tropfenpräparaten; auch Untersuchung frischer Präparate führt oft rasch zum Ziel. In zweifelhaften Fällen empfiehlt sich Verimpfung größerer Blutmengen auf empfängliche Tiere (Hunde, Affen, Ratten, Mäuse). Im Endstadium sind die Trypanosomen in der Cerebrospinalflüssigkeit nachweisbar (Zentrifugieren).

Die Lumbalpunktion wird jetzt zu diagnostischen und prognostischen Zwecken sehr viel angewandt, da man durch Anwesenheit von Trypanosomen das II. und III. Stadium (nervöse) feststellen kann und der Zellengehalt der Cerebrospinalflüssigkeit Wert für die Beurteilung der Therapie hat. Neuerdings ist aber wiederholt die Frage erörtert worden, ob nicht dadurch die noch sterile Lumbalflüssigkeit mit Trypanosomen infiziert werden könnte (SHIRCORE, PERUZZI).

Differentialdiagnostisch kommt im Anfangsstadium eigentlich nur Malaria oder Rückfallfieber in Betracht; Kombination mit ersterer ist nicht selten. Später können Verwechslungen mit den verschiedensten Erkrankungen des Zentralnervensystems vorkommen.

Epidemiologie. Die Verbreitung der menschlichen Trypanosomiasis ist eng verknüpft mit dem Vorkommen einer bestimmten Fliege, der Glossina palpalis (Abb. 18).

Die Glossina palpalis ist eine Art der Tsetsefliegen (Glossinen), die nur im tropischen Afrika vorkommen.

Die Glossinen sind kleine bis mittelgroße Fliegen von langem, schmalem Körperbau. Sie zeigen eine charakteristische Flügelhaltung beim Sitzen, indem diese sich vollständig wie die geschlossenen Blätter einer Schere übereinanderlegen. Der Rüssel wird wagrecht nach vorne gehalten, die Fühler über demselben zeigen eine doppelt gefiederte Fiederborste. Die Tsetsefliegen gebären lebendige Larven, und zwar jedesmal nur eine, die nach der Geburt, schnell fortkriechend, Schutz unter Baumwurzeln usw. suchen und sich sofort verpuppen. Nach 5 bis 6 Wochen kriechen die Fliegen aus. Ungefähr alle 14 Tage kann eine neue Larve geboren werden. Die Lebensdauer der Fliegen beträgt wahrscheinlich 1—2 Jahre, so daß trotz der langsamen Vermehrung doch die wirkliche Zunahme unter günstigen Lebensbedingungen sehr stark sein kann. Die Tsetsefliegen bedürfen zum Fortkommen Schatten und Feuchtigkeit. Bezüglich dieser Bedingungen sind die einzelnen Arten — deren es über zwei Dutzend gibt — verschieden anspruchsvoll. Sie saugen nur Blut und stechen am liebsten vormittags und gegen Sonnenuntergang.

Die Schlafkrankheitfliege (Glossina palpalis) ist zu ihrem Gedeihen an die Nähe von Wasserläufen gebunden. Weiter als 100 Meter von den Ufern kommt sie gewöhnlich nicht vor. So erklärt es sich, daß die endemischen Schlafkrankheitsbezirke den Ufergebieten der Seen und Flüsse entsprechen. Wo innerhalb dieser Gebiete Busch und schattengebendes Unterholz fehlen, verschwindet diese Tsetsefliege.

Die erst vor einigen Jahren entdeckte virulente Form der Schlafkrankheit im südlichen Afrika, verursacht durch Trypanosoma rhodesiense, wird durch eine andere Tsetsefliege, Glossina morsitans, den Hauptüberträger der Tsetsekrankheit der Tiere, übertragen. Diese ist anspruchsloser und so erklärt sich, daß diese Form der Schlafkrankheit in kleineren Herden zerstreut unabhängig von Wasserläufen vorkommt.

In der Schlafkrankheitsfliege und den anderen Tsetsefliegen vermehren sich aufgesogene Trypanosomen sehr stark im Mitteldarm, wobei sie ihre Gestalt verändern und teils als große breite, teils als sehr schlanke Crithidiaformen erscheinen. Der Darm kann in dickem Polster mit solchen Flagellaten belegt sein. Allmählich gelangen sie in die vorderen Darmteile, wandern dann in die Speicheldrüsen ein und nach Erreichung dieser, was 2—3 Wochen dauert, ist die Fliege infektionsfähig. Die übertragbaren Formen sind wieder kleine, den Blutformen gleichende Trypanosomen. Eine einmal infizierte Fliege bleibt es wahrscheinlich für ihr ganzes Leben. Daß aber jeder einzelne Stich infizieren muß, scheint dabei nicht notwendig. So erklärt auch hier die lange Lebensdauer der Fliegen die starke Verbreitung der Schlafkrankheit.

Es ist mehrfach angenommen worden, daß auch Tiere, insbesondere Wild, das Trypanosoma gambiense beherbergen und so als Parasitenträger wirken. Dies konnte bisher nicht bewiesen werden und auch für die virulente Form, das Trypanosoma rhodesiense, das ja denselben

Überträger wie die tierischen Trypanosomen hat, ist es durch Versuche TAUTEs eher unwahrscheinlich geworden.

Eine direkte Übertragung durch den Geschlechtsverkehr scheint ausnahmsweise vorzukommen (KUDICKE); auch Vererbung ist nach Beobachtungen von KELLERSBERGER und MÜHLENS möglich.

Pathologische Anatomie. Leber, Milz und Lymphdrüsen sind entzündlich vergrößert. Hämorrhagien finden sich auf Lungen und Magenschleimhaut. Das Knochenmark erscheint meist dunkelrot.

Charakteristisch ist eine nichteiterige Infiltration aller Organe mit Plasmazellen und lymphocytären Elementen. Am ausgeprägtesten ist dieselbe am Zentralnervensystem, wo solche Zellen als Mäntel die Gefäße bis zu den kleinsten Capillaren umkleiden.

Therapie. Wir haben spezifische Mittel zur Verfügung: organische Arsenverbindungen, Antimon und Germanin (BAYER 205). Von den Arsenverbindungen hat sich Salvarsan nicht bewährt, wenn auch vorübergehende Erfolge damit erreicht wurden. Besser wirkt Atoxyl (Natriumsalz der Paraaminophenylarsinsäure), es wird in $20^0/_0$iger Lösung in Dosis von 2 ccm ($= 0,4$ g Atoxyl) jeden 10. und 11. Tag subcutan verabfolgt. Es werden auf diese Weise etwa zehn Doppelspritzen gegeben, dann eine Pause von 2—4 Wochen gemacht und die Behandlung wiederholt. Mit solchen Pausen muß die Behandlung fortgesetzt werden. Als Nebenwirkung droht, besonders bei Überdosierung, Erblindung durch Opticusatrophie.

Als wirksamste Arsenverbindung hat sich Tryparsamid erwiesen (Natriumsalz der N-phenylglycinamid-p-Arsinsäure; Powers-Weightman-Rosengarten u. Co., Philadelphia), von JOBS und HEIDELBERGER im Rockfellerinstitut dargestellt und insbesondere von LOUISE PEARCE erprobt. Es zeigte sich nämlich, daß es eine starke Wirkung bei solchen Fällen ausübt, bei denen die Erreger bereits in die Cerebrospinalflüssigkeit gelangt sind und von anderen Mitteln durch die Barrière der Meningen nicht mehr oder schlecht beeinflußt werden. Man injiziert davon intramuskulär oder intravenös Mengen von 1—3 g einmal wöchentlich, 6—8 Wochen lang oder — mit Pause — noch länger. Es ist nicht ganz gefahrlos, da Opticusschädigungen mit Erblindung vorgekommen sind, und muß daher bei Sehstörungen sofort abgesetzt werden. Das Mittel ist demnach besonders geeignet zu Behandlung von Spätstadien, während es im Frühstadium den anderen Mitteln eher unterlegen ist.

Von den Antimonpräparaten ist das am längsten angewandte der Brechweinstein (Tartarus stibiatus). Er wird in $1^0/_0$iger Lösung in Mengen von 6—10 ccm (gleich 0,06—0,1 g Substanz) intravenös verabfolgt. Man gibt etwa ein Dutzend Spritzen innerhalb drei Wochen, indem man die ersten möglichst rasch, die nächsten mit Pausen von 1—2 Tagen gibt. Nach 1—2 Wochen Zwischenpause kann man die Behandlung in dieser Form monatelang fortsetzen. Als Nebenwirkungen treten manchmal, insbesondere bei längerer Behandlung, nach der Injektion heftige Muskelschmerzen, besonders der Rückenmuskulatur, und allgemeine Nervosität auf. Unmittelbar nach der Einspritzung kommt es manchmal zu Erbrechen. Schwere Vergiftungen sind äußerst selten beschrieben.

Besser als Brechweinstein wirken scheinbar organische Antimonpräparate, insbesondere die von H. Schmidt dargestellten fünfwertigen Verbindungen, Stibenyl (para-amino-phenyl-stibinsaures Natrium) und vor
allem Stibosan [Meta-chlor-para-acetylamino-phenyl-stibinsaures Natrium (I. G. Farbenindustrie, Leverkusen)]. Die Dosierung ist die gleiche
wie bei Kala-Azar (nachzusehen S. 58). Vor allem benutzt man Antimonpräparate zu einer Kombination mit anderen Mitteln (insbesondere
Germanin). Ich empfehle dazu stets eine volle Antimonbehandlung
neben oder nach der anderen Behandlung durchzuführen.

Bei Atoxyl und Brechweinstein sind Fälle beobachtet, die entweder
von vornherein oder im Verlauf der Behandlung nicht mehr darauf
reagieren, d. h. bei denen die Trypanosomen nicht mehr verschwinden.
Man spricht dann von Festigkeit gegen das Mittel.

Germanin, „Bayer 205" (Natriumsalz einer Harnstoff-di-m-amino-
benzoyl-m-amino-p-methylbenzoyl-1-naphthylamin - 4, 6, 8 - trisulfosäure,
I. G. Farbenindustrie, Leverkusen), dessen Einführung wir Heymann,
Kothe, Dressel, Ossenbeck und Röhl verdanken, dürfte, bei recht-
zeitiger Anwendung zur Zeit das wirksamste Mittel sein. Schon
wenige Dosen genügen zur Heilung, insbesondere in den ersten Stadien;
aber selbst in vorgeschrittenen Fällen führt es schnell zu überraschenden
klinischen Erfolgen, wenn auch bei solchen Rückfälle beobachtet wurden.
Man gibt es in $10^0/_0$ iger wässeriger Lösung intravenös, wenn dies nicht
möglich ist, auch intramuskulär. Die bisher angewandte Tagesdosis
von 1,0 g kann bei kräftigen Erwachsenen auf 1,5—2,0 g ohne Schaden
erhöht werden. Man gibt die ersten beiden Dosen an aufeinanderfolgenden Tagen oder am 1. und 3. Tag und nach 1—2 tägiger Pause eine
dritte Dosis. Eine Menge von etwa 5 g genügt und man sollte erst nach
einer mehrwöchigen oder mehrmonatigen Pause eine weitere Behand-
lungsserie einleiten. Zu geringe Dosierung und zu große Zwischenpausen zwischen den Einzeldosen können die Wirkung beeinträchtigen
und vielleicht eine Festigung der Trypanosomen gegen Germanin herbei-
führen. Kleine und Fischer empfahlen Kombination mit Antimonpräparaten. Auch Fälle mit Trypanosomen in der Cerebrospinalflüssigkeit werden beeinflußt. Bei Infektionen mit Trypanosoma rhodesiense, die gegen Arsenikalien und Antimon sehr widerstandsfähig sind,
wirkt es scheinbar am raschesten.

Als Nebenwirkungen sind Albuminurien beobachtet, die in den
meisten Fällen vorübergehend auftreten und gutartig verliefen; schwere
Zwischenfälle kommen bei richtiger Dosierung kaum vor. Bei sehr
starker Albuminurie ist das Mittel zunächst abzusetzen.

Bekämpfung und Prophylaxe. Eine wirksame Bekämpfung der
Schlafkrankheit beruht erstens auf dem Aufsuchen der Infizierten,
Entfernen aus der Fliegenzone und wirksamer Behandlung; zweitens
aus dem Kampfe gegen die Überträger. Dieser besteht in der Erschwerung
ihrer Lebensbedingungen. Es gelingt durch systematisches Abholzen
bzw. Vernichten von Busch- und Unterholz (hochstämmige Bäume
können stehen bleiben) in ungefähr 100 Meter Breite vom Fluß- und
Seeufer in den befallenen Zonen die Fliegen auszurotten. In dieser

Beziehung waren bis zum Kriegsausbruch durch internationale Zusammenarbeit bereits ausgezeichnete Erfolge erzielt.

Eine Prophylaxe, ähnlich der Chininprophylaxe der Malaria, war bisher nicht möglich, da Atoxyl und Brechweinstein offenbar sehr rasch ausgeschieden werden.

Großen Erfolg verspricht aber nach den bisherigen Ergebnissen die Prophylaxe mit Germanin. M. MAYER und ZEISS konnten in ausgedehnten Versuchen zuerst zeigen, daß Germanin nach Einverleibung in genügender Dosis Versuchstiere monatelang gegen Neuinfektion schützt, da es solange im Körper in wirksamer Form vorhanden ist. M. MAYER empfahl es daher dringend zur Prophylaxe. VAN DEN BRANDEN hatte bereits praktische Erfolge in Afrika, die andere bestätigten. Er empfahl für Erwachsene 2 mal 1 g; für jüngere Leute 2 mal 0,5 g; für Kinder 2 mal 0,2 g und für Säuglinge 2 mal 0,1 g mit 2—3 Wochen Zwischenraum. Ich empfehle, diese Dosen mit etwa eintägigem Zwischenraum zu geben, kräftigen Erwachsenen evtl. auch 1,5—2,0 g Dosen. Der Schutz dauert sicher mehrere Monate. Bis auf weiteres dürfte sich bei Europäern eine Wiederholung nach 3 Monaten, bei ganzen Bevölkerungsgruppen nach etwa 5 Monaten empfehlen. Durch Behandlung aller Kranker und gleichzeitige prophylaktische Germaninbehandlung der bedrohten Bevölkerungsgruppen wird sich die Schlafkrankheit ausrotten lassen.

CHAGASsche Krankheit
(amerikanische Trypanosomenkrankheit).

Definition. Die Krankheit, bald akut, bald chronisch verlaufend, führt zu Anämie, nervösen, kardialen und scheinbar myxödemartigen Erscheinungen. Der Erreger steht den Trypanosomen nahe.

Geschichte und Geographie. 1907 fand CHAGAS im brasilianischen Staate Minas Geraes bei einer Raubwanze, Triatoma megista, Flagellaten, die sich tierpathogen erwiesen und bei genauerer Nachforschung als Erreger einer charakteristischen Krankheit dieser Gegend zeigten.

Beobachtet ist die Krankheit nach bisherigen Befunden in Brasilien in den Staaten Minas Geraes, Sao Paulo, vielleicht auch Bahia. Ferner sind aus Venezuela, Peru, Argentinien (Provinz Tucuman und Catamarca) und San Salvador Fälle beschrieben.

Ätiologie. Der Krankheitserreger, Schizotrypanum cruzi, gleicht in der im Blute kreisenden Form an Gestalt einem

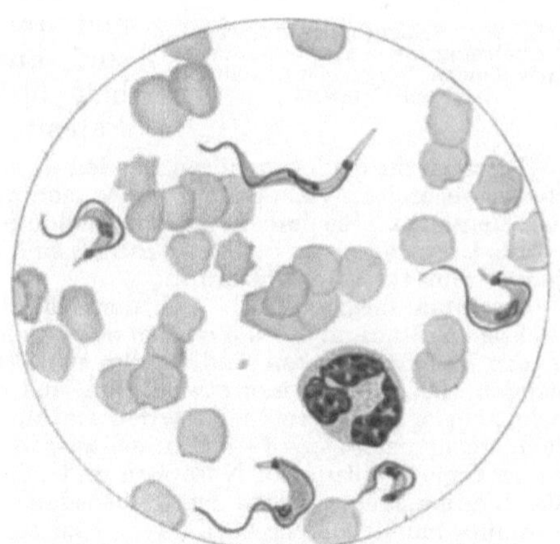

Abb. 19. Schizotrypanum cruzi im peripheren Blut einer Maus. Orig. etwa 1000mal.

Trypanosom von etwa 15 μ Länge, bei dem der Blepharoplast an der äußersten Spitze gelagert ist (Abb. 19). Zweiteilungsformen wie bei echten Trypanosomen kommen im Kreislaufe nicht vor, sondern die Trypanosomen dringen zwischen oder in Gewebszellen ein und runden sich unter Verlust ihrer Geißel dort ab, nehmen also die Form der Kala-Azar-Erreger, der Leishmania, an, sind nur größer wie diese.

Sie vermehren sich dann durch Zwei- und Mehrfachteilung wie diese und bilden so kleinere oder größere Herde (z. B. bis zu vielen Hunderten in Muskeln) in dem befallenen Gewebe (Abb. 20). Nach Wiederausbildung von Geißeln werden sie wieder zu Trypanosomen, die ins Blut schwärmen.

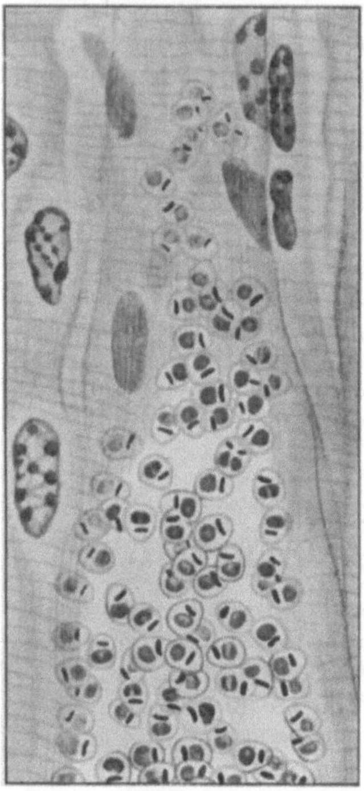

Die Erreger lassen sich —im Gegensatz zu den echten pathogenen Trypanosomen— relativ leicht in Blutagar, auch auf Platten nach NÖLLER, züchten und behalten in vielen Generationen ihre Virulenz.

Schizotrypanum cruzi ist pathogen für Affen, Katzen, Meerschweinchen, Hunde, Mäuse, etwas weniger für andere Tiere. Die Tiere erkranken bald akut, bald chronisch. Die Infektion verläuft meist tödlich. Die Vermehrungsformen finden sich in den verschiedensten Organen (siehe pathologische Anatomie). Neurotrope Stämme, die Hunde paralytisch machten, züchtete VILLELA aus Gürteltieren (s. u.).

Die natürliche Übertragung geschieht durch Triatoma megista, geniculata, infestans sowie Rhodnius prolixus und durch verwandte Arten. Bei solchen sind, auch in Gegenden, wo die Krankheit bisher nicht festgestellt wurde, die Parasiten nachgewiesen worden.

Abb. 20. Schizotrypanum cruzi. Vermehrungsformen im Herzmuskel eines Kindes. Vergr. etwa 1360mal. (Nach VIANNA.)

Diese Arthropoden gehören zu den Raubwanzen, **Reduviiden.** Diese Familie ist sehr verbreitet, viele Gattungen saugen nur Pflanzensaft, andere Blut an Tieren und Menschen. Sie haben gut ausgebildete Flügel im reifen Stadium.

Als Überträger von Schizotrypanum sind die Gattungen Triatoma (früher Conorrhinus) und Rhodnius bekannt.

Triatoma megista (Abb. 21), der Hauptüberträger in Brasilien, mißt im erwachsenen Stadium 3—3,5 cm bei etwa 1 cm Breite. Sechs leuchtend rote Bänder an den Bauchsegmenten sind für ihn charakteristisch, auch der Thorax zeigt solche Streifen. Die Eier messen etwa 2 mm und es werden jedesmal 1—2 Dutzend und mehr abgelegt, erst weißlich werden sie allmählich rosa und kriechen je nach der Temperatur nach etwa 3—5 Wochen aus. Es entstehen erst kleine Larven, die nach mehrmaliger Häutung zu Nymphen und schließlich zu den reifen Imagines werden. Alle Stadien saugen Blut. Die Lebensdauer eines Individuum scheint sehr lange — wahrscheinlich mehrere Jahre — zu sein.

Die anderen Gattungen und Arten sind in der äußeren Form dieser Art ähnlich, aber meist unscheinbarer gezeichnet.

Experimentell kann man auch bei Bettwanzen (Acanthia lectularia u. a.) und Zecken (Ornithodorus und Rhipicephalus) Dauerinfektionen erzielen. In diesen Arthropoden wachsen die Parasiten zu großen Flagellaten, meist in Crithidenform, heran, die sich enorm vermehren und im Kot dauernd ausgeschieden werden (Abb. 22).

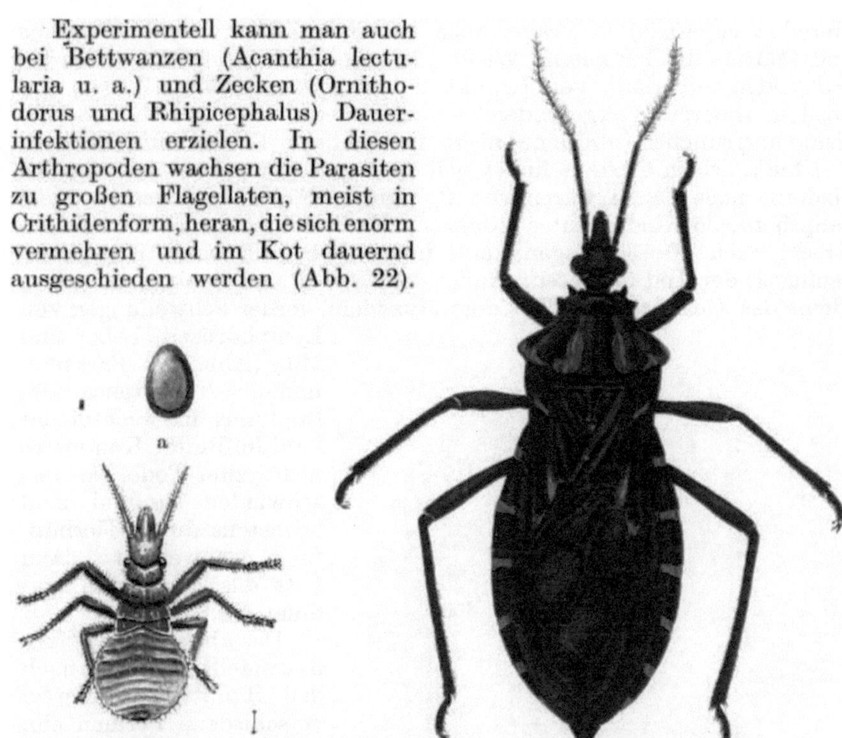

Abb. 21. a Ei, etwa 11mal vergr., b Larve, etwa 17mal vergr., c Imago ♀ von Triatoma megista (Conorrhinus megistus). (Nach HARTMANN-SCHILLING.)

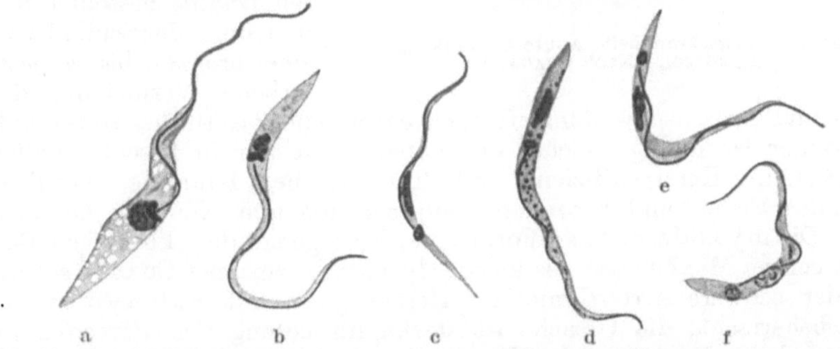

Abb. 22. Verschiedene Entwicklungsformen aus dem Darm des Überträgers. 3 Tage nach Blutsaugen. b—d Ältere Formen. e, f Wahrscheinliches Endstadium der Entwicklung. (Nach M. MAYER und ROCHA LIMA.)

CHAGAS beschreibt auch geschlechtliche Vorgänge. Speicheldrüseninfektion und Stichinfektion erhielten CHAGAS und TORRES. M. MAYER fand auch Vererbung bei Triatoma megista.

Als Parasitenträger kommen Gürteltiere (Tatusia novemcincta), bei denen gleiche Parasiten gefunden sind, und bestimmte Nagetiere

(Herodon rupestris) in Frage, auch bei einem Affen aus N.-Brasilien fand CHAGAS die Parasiten. Wichtig ist aber, daß gleiche Parasiten bei Reduviiden außerhalb von Krankheitsbezirken in Südamerika — und selbst in anderen Weltgegenden — nachgewiesen sind, es sich also vielleicht ursprünglich um eine nicht menschliche Erkrankung handelt.

Klinik. Nach CHAGAS findet sich das akute Stadium fast nur bei Kindern, nach LESSA waren von 28 akuten Fällen in Lassance, dem Hauptherd, 25 Kinder unter 2 Jahren. Es besteht etwa 14 Tage hohes Fieber; nach 10—30 Tagen kann unter dem Bild einer Encephalomeningitis der Tod eintreten. Außer dem Fieber sind Symptome: starre Ödeme des Gesichtes, ähnlich dem Myxödem, ferner Schwellungen von Lymphdrüsen, Leber und Milz (Abb. 23). Parasiten finden sich während dieses Stadiums in wechselnder Zahl im Blute. Kommt es nicht zum Tode, so verschwinden sie und sind höchstens durch Tierimpfung nachweisbar; dann tritt das chronische Stadium ein.

Das chronische Stadium teilt CHAGAS je nach den Hauptsymptomen in verschiedene Formen ein. Bei der pseudomyxomatösen Form, die meist Jugendliche bis zu 15 Jahren befällt, bestehen Hypertrophie der Schilddrüse, eine bronze- bis violettfarbene Verfärbung der

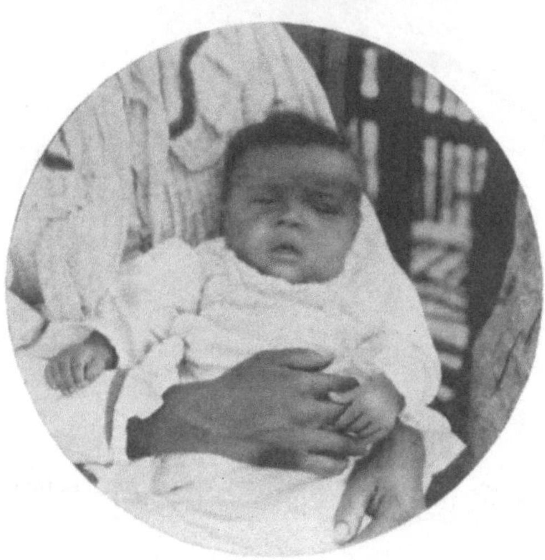

Abb. 23. Chagaskrankheit. Akute Erkrankung. Myxödem. (Nach CHAGAS.)

Haut und Drüsenschwellungen; auch chronische Parotitiden treten auf. Milztumor ist häufig, solcher der Leber meist nur in frischen Fällen vorhanden. Herzinsuffizienz mit Tachykardie, Krämpfe, vorübergehendes Fieber und besonders Conjunctivitis und Keratitis kommen vor. Die myxödematöse Form entspricht genau dem klinischen Bild eines echten Myxödems. Als kardiale Form bezeichnet CHAGAS solche, bei der schwere Arrhythmie der Herztätigkeit mit Extrasystole das Bild beherrscht; die Ursache ist starke Ansiedlung von Parasiten im Herzmuskel. Durch solche Herde im Zentralnervensystem entsteht eine nervöse Form, deren Symptome nach der Lokalisation wechseln. Unter den motorischen Erscheinungen beobachtet man meistens nervöse Diplegie, öfter mit spastischen als mit paralytischen Erscheinungen. Häufig ist auch Athetose. Intelligenzstörungen sind bei der nervösen Form stets vorhanden, vom einfachen kretinoiden Zustande bis zu vollständiger Idiotie. Aphasie sowie das Bild einer Pseudobulbärparalyse kommt auch vor.

Alle Befallenen, ob Kinder oder ältere Individuen, zeigen Entwicklungshemmungen, so daß sie alle Charakteristica des Infantilismus darbieten können.

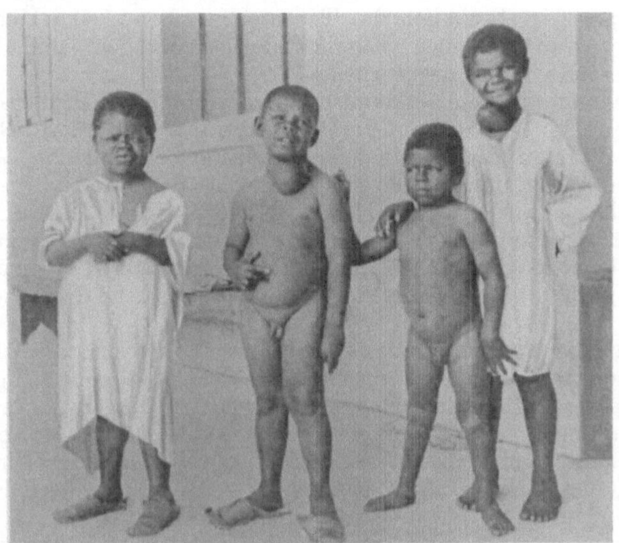

Abb. 24. Chagaskrankheit. Chronische Erkrankung. Kropf. Spastische rigide Diplegie mit Athetose. (Nach Mühlens.)

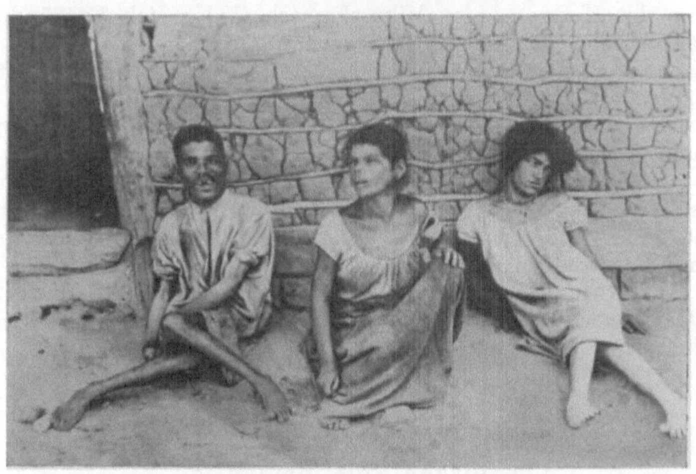

Abb. 25. Chagaskrankheit. Chronische Erkrankung mit nervösen und psychischen Störungen. (Nach Chagas.)

Bei allen chronischen Formen sind akute und subakute Exazerbationen mit Fieber und Parasiten im Blut beobachtet, die zum Tode führen können.

Der Zusammenhang mit Kropf und Myxödem, die auch ohne Chagas-krankheit in Südamerika häufig sind, wird vielfach bezweifelt und auch eine Kommission der brasilianischen Akademie der Medizin hielt ihn für noch nicht bewiesen und weitere Untersuchungen für notwendig.

Die **Prognose** ist bezüglich des Todes schwankend. Bei Überstehen bleiben aber wahrscheinlich Entwicklungshemmungen und Erscheinungen chronischen Kropfes zurück.

Die **Epidemiologie** zeigt endemisches Vorkommen in größerem Maßstabe bisher nur in Minas Geraes. Die Überträger sind nächtliche Blutsauger. Sie können nach einmaliger Infektion offenbar für Lebzeiten Virusträger bleiben, ferner kommt Vererbung der Parasiten — wenn auch scheinbar selten — im Zwischenwirt vor. Junge Larven können sich durch Koprophagie und Anstechen älterer Wanzen infizieren. Die Zwischenträgerrolle der Gürteltiere und anderer Tiere ist noch nicht ganz sicher; aber höchstwahrscheinlich müssen solche Parasitenträger bestehen.

Pathologische Anatomie. Das Charakteristischste sind die Parasitenherde, die mikroskopisch bei Menschen und Versuchstieren nachgewiesen sind in quergestreifter und glatter Muskulatur, Magen-, Darm- und Arterienwandungen, Zentralnervensystem, Hoden, Lymphdrüsen, Lungen, Fettgewebe, Knochenmark, den Bindegewebszellen des Unterhautzellgewebes, des perivasculären und perichondralen Gewebes, Placenta, Thyreoidea, Pankreas- und Leberzellen und Nebennieren.

Makroskopisch sieht man Infiltration der Haut, Milztumor, fettige Degeneration der Leber, Vergrößerung der Mesenterialdrüsen, Entzündung der Darmschleimhaut, ferner Herzdilatation und fettige Degeneration des Herzmuskels. Mikroskopisch finden sich Entzündungen und Degeneration in den verschiedensten Organen, die ROCHA LIMA auf toxische Wirkung beim Zugrundegehen von Parasiten zurückführt.

Therapie. Es existiert bisher kein wirksames Mittel. Auch im Tierversuch versagten M. MAYER, ROCHA LIMA und ZEISS alle bei Trypanosomen und Leishmanien wirksamen Substanzen.

Prophylaxe. Die Bekämpfung und Vernichtung der Überträger in den befallenen Gegenden muß Hauptaufgabe der Prophylaxe sein, die zunächst auch noch die weitere Erforschung nach menschlichen und tierischen Virusträgern zur Aufgabe hat.

Das Studium dieser Krankheit birgt noch viele Probleme, die vielleicht noch zur Aufdeckung ähnlicher Zentren in anderen Gebieten führen.

Kala-Azar. Leishmaniasis interna.

(Tropische Splenomegalie.)

Definition. Es handelt sich um eine akut oder chronisch verlaufende fieberhafte Erkrankung, deren Charakteristica ein starker Milztumor, ferner Leberschwellung, Blutungen der Haut und Schleimhäute, gangränöse und dysenterische Erscheinungen sind und die meist tödlich endet.

Geschichte und geographische Verbreitung. Seit 1869 war unter dem Namen Kala-Azar in Assam eine epidemisch auftretende Seuche bekannt, die dann auch in anderen Gegenden Indiens beobachtet und 1903 durch Entdeckung der Erreger als besondere Krankheit erkannt wurde. Seit 1905 wurde, besonders bei Kindern, im Mittelmeergebiet die gleiche Krankheit beschrieben.

In Indien herrscht die Krankheit besonders in Assam, ferner in Bengalen und Madras. Auch auf Ceylon ist sie beobachtet. China beherbergt in vielen Provinzen Kala-Azar. Das behauptete Vorkommen in Niederländisch-Indien ist unwahrscheinlich. Im Kaukasus, Transkaukasien, Turkestan, Samarkand, Mesopotamien, Arabien und Kleinasien sind Herde der Krankheit. In Afrika ist die ganze Nordküste ergriffen, auch kommt Kala-Azar in Unterägypten, dem Sudan, nördlichem Grenzgebiet von Kenya und Madagaskar vor. In Argentinien beschrieb MAZZA zwei autochthone Fälle bei Kindern (aus Italien eingeschlepptes Virus?). In Europa sind im Mittelmeer die Küstenländer und viele Inseln befallen (Portugal, Spanien, Südfrankreich, Italien, Balkanhalbinsel, zahlreiche Mittelmeerinseln und nordafrikanische Küstenländer).

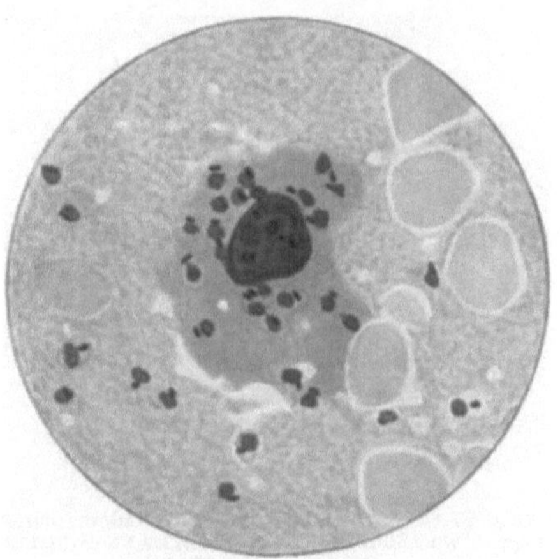

Abb. 26. Leishmania donovani im Punktionssaft der Leber. Vergr. etwa 1000mal. Orig.

Ätiologie. 1903 wurde von LEISHMAN und DONOVAN fast gleichzeitig und unabhängig voneinander ein Protozoon als Erreger entdeckt, das den Namen Leishmania donovani erhielt. Es sind kleine, rundlich ovale, unbewegliche Parasiten von 2—4 μ Länge und 1,5—2 μ Breite. Bei Giemsa-Färbung erkennt man in dem blauen Protoplasma einen rundlichen, chromatinrot gefärbten Kern und ein zweites, ihm gegenüber liegendes dunkelrot bis schwärzlich sich färbendes, punkt- oder stäbchenförmiges Gebilde. Letzteres ähnelt dem Blepharoblast der Trypanosomen. Diese Parasiten liegen meist in großen Mengen in einkernigen Zellen und vermehren sich durch Zwei- und Mehrfachteilung. In Ausstrichen sieht man sie auch oft freiliegen, dabei ist häufig das Protoplasma ungefärbt und die Gebilde sind nur durch die charakteristischen Kerne erkennbar (Abb. 26).

Kultur der Erreger. Es ist zuerst ROGERS gelungen, im Punktionssaft der Milz, der mit Natriumcitrat versetzt war, die Umwandlung der kleinen Parasiten zu Flagellaten zu erhalten. NICOLLE hat auf besseren Nährböden Dauerkulturen gewonnen. Der Nährboden, sog. N.N.N.-Agar, besteht aus: Agar-Agar 14,0, Kochsalz 6,0, Aqua dest. 900 g. Dieser wird bei 45° mit defibriniertem Kaninchenblut 1 zu 2 gemischt und dann schräg erstarren lassen. Im Kondenswasser dieses Nährbodens wachsen die Erreger zu Flagellaten vom Bau der Leptomonaden und lassen sich in zahlreichen Generationen abimpfen (Abb. 27). Bei Zusatz von Dextrose gelingt die Kultur auch mit Pferdeblut und anderen Blutarten. NOGUCHI empfahl Kultur auf seinen halbstarren Spirochäten-Nährböden (Agar-Kaninchenserum). Auch die Oberflächenkultur auf Blutagar-Platten nach NÖLLER ist gelungen. Es entstehen Kolonien ohne Ausläuferbildung um den Impfstrich, im Gegensatz zu Orientbeule-Kulturen (M. MAYER und RAY). Die Ansicht, daß die indische Form schlechter züchtbar sei als die Mittelmeerform, erwies sich als falsch. (Verfasser verfügt über einen 15 Jahre alten Kulturstamm ersterer.)

Übertragung auf Tiere: Die Infektion von Affen ist mit dem indischen und Mittelmeervirus gelungen. Es kommt zu Fieber und Milztumor; Tod nach etwa zwei Monaten. Das Mittelmeervirus ist auch auf Hunde überimpfbar, am besten durch Einspritzen in die Leber. Die Krankheit kann über ein Jahr dauern, spontan ausheilen oder unter Kachexie zum Tode führen. Parasiten findet man in inneren Organen. Passage-Impfungen

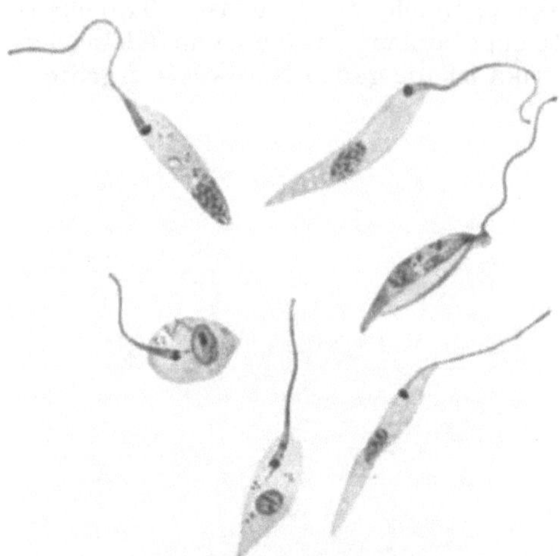

Abb. 27. Leishmania donovani. Kulturformen. Vergr. etwa 1300mal. (Nach HARTMANN-SCHILLING: Pathog. Protozoen.)

sind möglich. Die Übertragung des indischen Virus auf Hunde gelang bisher nicht. Von anderen Tieren konnten in einigen Fällen Meerschweinchen, Ratten und Mäuse infiziert werden, doch ist die Virulenz sehr schwankend. Verfasser erhielt mit dem indischen Virus bei Mäusen 8 Passagen in 8 Jahren. Als bestes Versuchstier fanden in China SMYLY und YOUNG den chinesischen Hamster (Cricetulus griseus) und M. MAYER mit indischem Virus den europäischen Hamster (Cricetus frumentarius). Es kommt in fast 100% zu starker chronischer Infektion mit tödlichem Verlauf.

Auch mit Kulturen ist in einigen Fällen Überimpfung auf Hunde, Meerschweinchen und andere Tiere gelungen, insbesondere auf Hamster.

Da ein morphologisch und biologisch strenger Unterschied des indischen und Mittelmeervirus nicht besteht, ist der frühere Name für letzteres, Leishmania infantum, nicht mehr berechtigt.

Klinik. Die Inkubation soll nach ROGERS drei Wochen bis mehrere Monate betragen. Die Krankheit beginnt mit einem unregelmäßigen Fieber, das in den ersten Wochen meist sehr heftig ist und im Verlauf oft an einem Tage zwei Gipfel der Fieberkurve zeigt. In anderen Fällen

ist das Fieber mehr kontinuierlich und weniger hoch (Abb. 29). Neben
dem Fieber können dysenterische Erscheinungen, Magen- und Darmkatarrh, Pneumonien und Pleuritiden auftreten. Milz und Leber fangen
an zu schwellen; nach einigen Wochen (2—6) kann eine fieberfreie
Periode von kürzerer oder längerer Dauer
folgen und sich dieser Wechsel wiederholen,
bis schließlich kontinuierliches Fieber bis zum
Tode eintritt. Dabei nimmt die Schwellung
der Milz vor allem ungeheuer zu, und der
Milztumor mit dem stark aufgetriebenen
Unterleib ist ganz charakteristisch für die
Erkrankung (s. Abb. 28). Auch die Leber
kann sehr stark geschwollen sein.

Die Haut, die sich hart und trocken an-
fühlt, soll bei Eingeborenen eine dunklere
Farbe annehmen und daher der Name Kala-
Azar, schwarze Krankheit, stammen. Bei
Europäern ist dies nicht beobachtet, doch
nimmt sie, wie auch Verfasser sah, einen
schmutziggrauen Ton an. Auch eine papulöse
Eruption ist sehr häufig und kann einen
großen Teil des Körpers, insbesondere Vorderarme, unteren Rumpf und Unterschenkel
befallen. Flüchtige Ödeme, besonders an
Knöcheln und Augenlidern, kommen vor.
Ferner sind sehr häufig Hämorrhagien
der Haut, bald in Form punktförmiger Purpura, bald als Petechien oder gar größere
Hämorrhagien in Gestalt breiter Ekchymosen,
die besonders an Stellen eines Decubitus
und den Augenlidern auftreten sollen. Auch
große Ulcerationen, die aus Papeln entstehen
können, kommen vor, besonders an Unterschenkeln und Fußrücken, und können gangränös werden. Von seiten der Schleimhäute
sind Blutungen sehr häufig; Nasenbluten
und Zahnfleischblutungen zu Beginn, Netz-
hautblutungen, schwere Blutungen aus dem

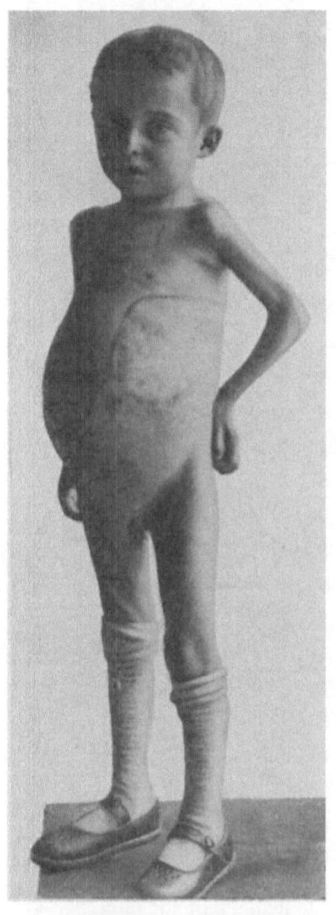

Abb. 28. Kala-Azar. Orig.
(Dr. Kandelaki, Tiflis, phot.)

Magen - Darmkanal im späteren Stadium. Letztere sind oft die Todesursache; Christophers sah tödliche Blutungen unter der Dura mater.
Leishman glaubt, daß die verminderte Koagulierbarkeit des Blutes
die Bösartigkeit solcher Blutungen mitbedinge.

Die Darmerscheinungen gleichen oft denen der Amöbenruhr, aber
man findet statt Amöben dann Leishmanien in den Geschwüren.

Die Erscheinungen seitens der Lunge, wie Pneumonie und Pleuritis,
können auch im Endstadium als tödliche Komplikation auftreten. Mit
fortschreitender Krankheit beherrscht neben dem kolossalen Milztumor
zunehmende Kachexie bis zu skeletartiger Abmagerung und starker
Anämie das Bild. Auch Ascites kommt vor.

Das Blut ist stark anämisch und zeigt, wie ROGERS zuerst fand, oft eine starke Leukopenie mit relativer Vermehrung der großen Mononucleären. Die Gesamtzahl der Leukocyten kann bis auf 800 pro Kubikzentimeter herabsinken. Bei Komplikationen mit Eiterungen kann vorübergehend eine Leukocytose auftreten.

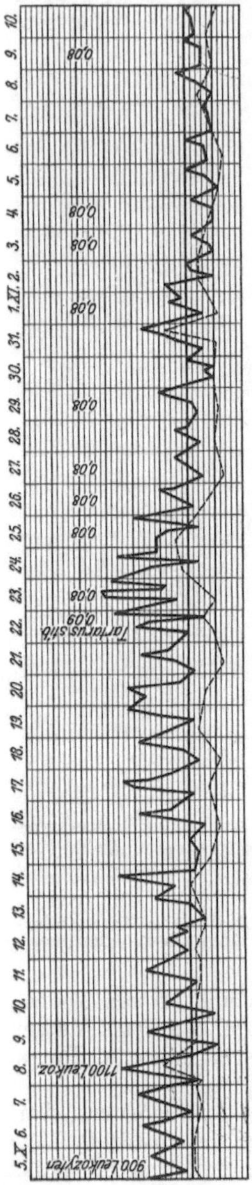

Im Endstadium kommen oft nomaähnliche gangränöse Prozesse der Mundhöhle (Cancrum oris der Engländer), vor, die die Todesursache bilden können. Auch solche Prozesse des Coecums, der Cervix und der Vulva sind beobachtet.

Die Dauer der Erkrankung schwankt; es gibt akut in wenigen Monaten und chronisch in 1—3 Jahren verlaufende Fälle. Die Prognose ist in allen Fällen schlecht; es sind aber auch in Indien mehrfach Spontanheilungen beobachtet. Dort sind neuerdings auch als „latente Fälle" solche beschrieben, die mit geringem Fieber, oder Diarrhöe oder auch dysenterischen Erscheinungen ohne Fieber und ohne Milztumor verliefen. Vielleicht kommen auch ganz leichte ausheilende Fälle, insbesondere bei Kindern im Mittelmeergebiet häufiger vor. Ein prinzipieller Unterschied zwischen der klinischen Form dieser Kinder-Kala-Azar und derjenigen Erwachsener läßt sich nicht mehr aufrecht erhalten.

Seit einigen Jahren hat man in Indien eine eigenartige Form beobachtet, das **Hautleishmanoid** (BRAHMACHARI, SHORTT, ACTON und NAPIER). Zuerst wurde bei einem Mann, der vorher Kala-Azar gehabt und mit Brechweinstein geheilt worden war, das Auftreten einer merkwürdigen Hauteruption beobachtet in Form heller Knötchen. Sie enthielten massenhaft Leishmanien. Inzwischen sind eine ganze Reihe derartiger Fälle aus Kala-Azar-Gegenden von Britisch-Indien beschrieben worden, und zwar sowohl bei vorher mit Antimon behandelten Fällen als auch bei Fällen, die scheinbar früher nur eine ganz milde oder latente, unbehandelte Erkrankung durchgemacht haben. Der Beginn sollen häufig helle Flecken und Knötchen sein, die zu Verwechslung mit Lepra führen oder xanthomartige Eruptionen. Die Dauer ist jahrelang. Das Merkwürdige ist nun, daß trotzdem in den Eruptionen kultivierbare

Abb. 29. Kala-Azar. Ausschnitt aus Fieberkurve mit Brechweinsteinbehandlung. (Orig. nach eigener Beobachtung.)

Leishmanien sich oft in großen Mengen finden, die inneren Organe und das Blut sich stets frei von Parasiten erwiesen haben; nur ein Fall litt gleichzeitig an Kala-Azar. Die Affektion reagiert, wenn auch schwer, auf Antimon.

Diagnose. Differentialdiagnostisch hat Kala-Azar die meiste Ähnlichkeit mit Malariakachexie, für die sie lange gehalten wurde. Ferner kann Verwechslung mit Bantischer Krankheit und Leukämie bzw. Pseudoleukämie der Kinder möglich sein. Der Kala-Azar ähnliche Krankheitsbilder sind als „Pseudo-Kala-Azar" und „ägyptische Splenomegalie" beschrieben worden. Die Ätiologie dieser Formen scheint jetzt aufgeklärt, indem sie zum Teil durch Pilze, zum Teil durch Schistosomum mansoni verursacht sein sollen (s. dort). Die Diagnose der Kala-Azar wird klinisch erleichtert durch das Blutbild; bei starkem Milztumor und chronischem Fieber kann die Leukopenie mit Mononucleose die Diagnose schon fast sichern. Am besten gelingt dies durch den Nachweis der Parasiten. Letztere findet man durch Milz- und Leberpunktion. In Ausstrichen des Punktionssaftes, nach GIEMSA gefärbt, sind sie oft zahlreich, aber auch in schweren Fällen manchmal nur spärlich.

Die Milzpunktion wird mit kleiner Spritze und nicht zu feiner Kanüle möglichst rasch in einer Atempause ausgeführt, da bei geringster Bewegung ein Kapselriß mit tödlicher Blutung eintreten kann. ARAVANTINOS hat eine automatische Spritze dafür angegeben. Weit ungefährlicher und daher anzuraten (auch bei Kindern) ist die Leberpunktion. Das zuerst von DONOVAN, SEYFARTH u. a. empfohlene Anbohren des Knochenmarkes dürfte bei Erwachsenen seltener in Frage kommen; bei Kinder-Kala-Azar wird es in Italien vielfach angewandt, indem nahe einer Epiphyse angebohrt wird (JEMMA u. a.).

Im peripherischen Blut lassen sich die Parasiten manchmal in größerer Zahl in Leukocyten nachweisen. Man macht dafür zweckmäßig Ausstriche, bei denen am Ende eine dicke Leukocytenschicht liegt, indem man vor völligem Ausstreichen absetzt. In dicken Tropfenpräparaten ist der Nachweis schwieriger.

Auch aus Hauteruptionen und künstlichen Hautblasen hat man die Erreger gewonnen.

Die Diagnose wird unterstützt durch die Kultur aus Milz- und Leberpunktionssaft, häufig auch durch solche aus dem peripherischen Blute, die zuerst M. MAYER und WERNER gelang.

Zur Kultur aus der Milz oder Leber wird die Punktionsspritze mit 0,5—1 ccm 2%iger Natrium citricum-Kochsalzlösung beschickt, dann punktiert und das Punktat auf mehrere Kulturröhrchen verteilt. Zur Kultur aus dem peripherischen Blut kommen in 2—3 Reagensröhrchen je 6—8 ccm einer Lösung von 2% Natrium citricum in 0,85%iges Kochsalz. Es wird in jedes Röhrchen etwa 1 ccm Blut gespritzt. Dann läßt man die Blutkörper im Eisschrank sedimentieren, was etwa 2 Stunden dauert. Der Bodensatz jedes Röhrchens wird dann abpipettiert und auf je ein Kulturröhrchen verimpft (NAPIER). Die Kultur-Röhrchen werden bei etwa 22° gehalten. Man muß sie bis zu 3 Wochen beobachten, ehe man sie ausschaltet. Der Nachweis der Kulturformen gelingt im frischen Präparat zwischen Deckglas und Objektträger in einer Öse des Kondenswassers leicht. (Mit dieser Technik erhielten wir jüngst wieder in jedem Röhrchen Wachstum.)

In Indien wird neuerdings die ,,Formol-Gel-Probe" zur Kala-Azar-Diagnose viel angewandt. Die Technik von NAPIER und MUIR ist folgende: In ein enges Röhrchen kommt zu 1 ccm Serum 1 Tropfen käuflicher Formalinlösung, dann wird durchgeschüttelt. Bei Kala-Azar-Fällen von 3—4 Monaten Dauer oder mehr wird die Mischung sofort viscös und in 1—2 Minuten fest. In 3—20 Minuten wird sie ganz hart und opak wie geronnenes Hühnerei. Bei Fällen unter 3 Monaten Dauer wird die Mischung milchig trüb, aber zunächst nicht fest, manchmal nach 24 Stunden opak gelblich-weiß. Bei manchen anderen Krankheiten wie Malaria, Phthise, Lepra, Syphilis wird die Mischung fest, bleibt aber für längere Zeit klar. Bei normalen Personen und den meisten anderen Krankheiten bleibt sie flüssig und klar. Man kann die Formol-Probe auch direkt auf dem Objektträger mit je einem Tropfen Formalin und Serum ausführen, oder indem man den mit 1 Tropfen Serum beschickten Objektträger umkehrt und Formoldämpfen aussetzt.

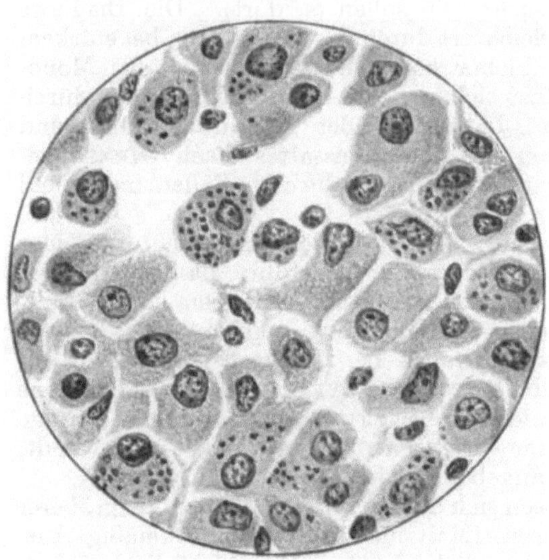

Abb. 30. Kala-Azar. Parasiten im Leberschnittpräparat. (Nach GOTSCHLICH u. SCHÜRMANN, Mikroparasitologie.)

Eine andere für Kala-Azar angewandte Reaktion ist die sog. BRAHMACHARI-Reaktion. Dabei kommt ein Teil Serum zu 2 Teilen destilliertem Wasser, worauf Trübung und ein Niederschlag entsteht; die Reaktion ist jedoch auch bei anderen Krankheiten positiv.

Besser scheint die CHOPRAsche Antimonreaktion zu sein. Mit Kochsalzlösung zehnfach verdünntes Serum wird mit der gleichen Menge einer 4%igen Antimonlösung versetzt, und zwar am besten mit BRAHMACHARIs Urea-Stibamin oder einer anderen organischen Antimonverbindung. Es entsteht eine starke Trübung, die Reaktion ist nach bisherigen Erfahrungen streng spezifisch.

Pathologische Anatomie. Am stärksten verändert ist die Milz; sie ist meist von fester Konsistenz und dunkelrot gefärbt. Das Bindegewebe ist vermehrt, die Sinus sind oft stark erweitert. Die Endothelzellen der Capillaren sind in weiter Ausdehnung von Parasiten befallen. Die Leber ist gleichfalls oft stark vergrößert, auch hier sind viele Zellen mit Parasiten besetzt (s. Abb. 30); es finden sich ferner fettige Degeneration

und cirrhotische Veränderungen. Das Knochenmark der großen Röhren-
knochen kann dunkelrot sein. Im Darm sieht man Ulcerationen, die
bis zur Muscularis gehen können. Hämorrhagien werden in den verschiedensten Organen beobachtet.

Die Parasiten sitzen vor allem in großen einkernigen Zellen verschiedener Organe. Sie sind außer in Milz und Leber in Knochenmark, Drüsen und Lungen sehr zahlreich, aber auch nachgewiesen in
Nieren, Haut, Darmschleimhaut, Hoden, Muskeln und Blut.

Epidemiologie. Die Krankheit befällt sowohl Eingeborene wie Europäer. Sie bevorzugt im Mittelmeergebiet Kinder vom 1.—4 Lebensjahr, in Indien Erwachsene und ebenso vielfach in anderen Ver-
breitungsgebieten; in China, Samarkand u. a. O. erkranken Kinder
und Erwachsene. Die Jahreszeit der Haupterkrankungsziffer fällt in
Assam, wo die Krankheit immer noch endemisch ist, in die Regenzeit,
April bis Juni; in Sizilien in den Frühling.

Die Erkrankung ist vielfach eine familiäre und tritt als Hausinfek-
tion in Erscheinung. Die Übertragung findet daher fast sicher innerhalb der Behausung statt.

Im Mittelmeergebiet ist ein Zusammenhang mit einer spontanen
Erkrankung bei Tieren außer Zweifel. Es erkranken nämlich, wie zuerst
Nicolle, Comte und Manceaux 1908 feststellten, Hunde an einer
klinisch gleichen Krankheit daselbst spontan und häufig sind mensch-
liche Erkrankungen und Fälle von Hunde - Leishmaniose im gleichen
Hause festgestellt worden. Als Überträger dieser Form vermutete man
Hundeflöhe, in denen den Kulturformen gleiche Flagellaten gefunden
wurden und mit denen Übertragungen auf gesunde Hunde in Italien
gelangen (Basile). Andererseits konnten Anderson · und Nicolle die
Versuche in Nordafrika nicht bestätigen.

Auch bei einer Katze wurden in Algier Leishmanien gefunden, ebenso
bei Hunden im Sudan, Kaukasus und Transkaukasien. In Taschkent
fallen nach Khodukin Fälle von Kinder-Kala-Azar immer mit solchen
von Hunden zusammen. In Indien wurde bei zahlreichen Untersuchungen
Hunde-Kala-Azar nicht festgestellt.

Inzwischen ist der Kala-Azar-Kommission in Indien (Knowles,
Napier, Christophers, Smith, Shortt und Barraud) der Nachweis
gelungen, daß dort wohl zweifellos Phlebotomus argentipes, wie
Sinton schon 1922 vermutete, der Überträger ist. In ihm kommt es zu
Flagellatenbildung und starker Vermehrung der Parasiten. Auch im
Mittelmeergebiet ist es wahrscheinlich, daß Phlebotomen sich als Über-
träger erweisen werden, um so mehr, als solche sehr gerne Hunde —
die ja spontan oft dort an innerer Leishmaniose erkranken — stechen.

Therapie. Als einziges wirksames Mittel bei Kala-Azar hat sich
Antimon erwiesen; zuerst angewandt von di Cristina und Caronia. Er
wirkt spezifisch und bei richtiger Anwendung — nicht erst im letalen
Zustand — können damit die meisten Fälle, fast ohne Versager, geheilt werden. Von den Antimonpräparaten, die sich bewährt haben,
sind in der Praxis bisher in größerem Maßstabe außer dem Brechweinstein = Tartarus stibiatus eine Reihe organischer Antimonpräparate erprobt worden.

Der Brechweinstein wird in 1%iger Lösung nur intravenös angewandt. Subcutan und intramuskulär entstehen unangenehme Infiltrate.
Die Lösungen können kurz sterilisiert werden und sind, dunkel aufbewahrt und gut verschlossen, etwa 2 Wochen haltbar. Gelblich verfärbte
Lösungen (durch längeres Stehen) machen eher Nebenwirkungen. Es
empfiehlt sich, wenn möglich, mit frischen Lösungen zu arbeiten. Zum
Versuch der Erträglichkeit gibt man am 1. Tag Erwachsenen 5 ccm
der Lösung = 0,05, am nächsten 6—8 ccm und bei gutem Vertragen
die Normaldosis von 10 ccm = 0,1 Substanz. Mit kleinen Dosen von
etwa 0,03 zu beginnen und um je 0,01 zu steigern ist überflüssig und
könnte sogar zu festen Stämmen führen. 0,1 vertragen meistens auch
schwächliche Kranke, andernfalls bleibt man bei 0,06—0,08. Die ersten
3—4 Tage etwa spritzt man täglich, dann mit Zwischenschalten von

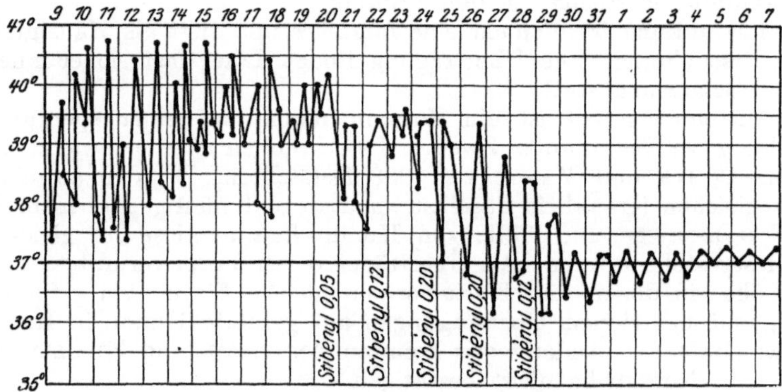

Abb. 31. Kala-Azar. Fieberkurve bei Stibenylbehandlung.
(Nach KLIPPEL und MONIER-VINARD.)

1—2 Tagen, so daß in 3 Wochen 12 Spritzen erreicht sind. Mit Ein-
schalten von 8-, steigend zu 14 tägigen Pausen wird so diese Behandlung wochenlang — je. nach der Schwere des Falles und dem Erfolg —
wiederholt. Zur Kontrolle der Wirkung dient der Fieberverlauf und das
Blutbild, d. h. Gesamtzahl der Leukocyten und die Zahl der Monocyten, evtl. Leber- (oder Milz-) Punktion und Untersuchung auf Parasiten, sowie evtl. Kultur.

Meist schwindet das Fieber bereits nach einigen Tagen, wie aus
Kurve eines von mir erfolgreich behandelten vorgeschrittenen Falles
ersichtlich ist (Abb. 29).

Kindern gibt man je nach dem Alter 0,01—0,02 ccm und unter allmählicher Steigerung mehr, je nach dem Kräftezustand und Infektions-
verlauf. Kinder von 15 Jahren an vertragen meist die volle Dosis.
Dem Brechweinstein überlegen an Wirkung und Verträglichkeit sind
folgende organische Antimonpräparate:

Stibenyl[1] (p-acetyl-amino-phenyl-stibinsaures Natrium, dargestellt von H. SCHMIDT) hat den Vorteil, daß es ebensogut intramuskulär
wie intravenös verabfolgt werden kann und in sterilen Ampullen haltbar

ist. Es ist daher vor allem für die Kala-Azar der Kinder empfohlen worden, bei der damit von italienischen Ärzten ausgezeichnete Erfolge erzielt sind, auch bei Erwachsenen und bei intravenöser Anwendung (Abb. 31). Einige Autoren behaupteten, daß es weniger wirksam sei als Tartarus stibiatus. Die Dosis für Erwachsene ist: Anfangsdosis intravenös 0,05—0,1 g; allmählich Steigerung bis etwa 0,4 g, Kindern unter 2 Jahren gab Caronia 0,03 steigend bis —0,1 g jeden 2.—3. Tag; Kindern über 2 Jahre etwa 0,05—0,12 g steigend, am besten in die Glutealgegend.

Antimosan[1], ein Komplexsalz des dreiwertigen Antimonoxyds mit einem Brenzkatechinderivat, von H. Schmidt, hat den Vorteil, in 5%iger wässeriger Lösung haltbar zu sein. Man gibt es intravenös mit 2 ccm (= 0,1 g Antimosan) beginnend bis zu Dosen von 6 ccm (= 0,3 g Antimosan) höchstens 8 ccm (= 0,4 g Antimosan) in Pausen ähnlich wie Brechweinstein. Es wird jedoch von den fünfwertigen Präparaten an Wirksamkeit übertroffen und daher bei Kala-Azar nicht mehr angewandt.

Stibosan[1] (m-chlor-p-acetylamino-phenyl-stibinsaures Natrium, von H. Schmidt). Napier gab in Kalkutta intravenös zuerst 0,2 g (in 1—5%iger wässeriger Lösung), dann 0,3 g jeden 2. Tag und erhielt schon in 19 Tagen Heilung. Manchmal zeigt sich als Nebenwirkung Brechreiz.

Neo-Stibosan[1] (p-Amino-phenyl-Stibinat des Diäthylamins in einer stark entgifteten und haltbaren Form, von H. Schmidt) scheint nach Napier und Mullick weitaus das wirksamste Präparat zur Kala-Azar-Behandlung zu sein. Nach bisherigen Erfahrungen fehlt ihm jede unangenehme Nebenwirkung und es kann außer intravenös auch intramuskulär verabfolgt werden, wobei nur geringer Schmerz, aber keine Lokalreaktion auftritt. Obengenannte Autoren gaben es in 25%iger Lösung täglich intravenös, zuerst 0,2 g, dann 7mal 0,3 g, so daß die Kur in 8 Tagen vollendet war. Neuerdings wird eine stets frisch bereitete 5%ige wässerige Lösung empfohlen [2]. Davon soll Erwachsenen gegeben werden zuerst 0,1 g (= 2 ccm), dann 0,2 g (= 4 ccm) und als weitere Injektionen 0,3 g (= 6 ccm). Es wird 2—3 mal wöchentlich injiziert und im ganzen werden 8—10 Injektionen (= 2,1—2,7 g) verabfolgt. Kinder erhalten als Anfangsdosis 0,05—0,1 g, dann 0,2—0,25 g.

Bei Ascites und Nephritis ist Neo-Stibosan kontraindiziert, bei Pneumonien und Gelbsucht sollte man es aussetzen.

Urea-Stibamin von Brahmachari. Es ist keine originelle neue Antimonverbindung, sondern eine komplexe Harnstoffverbindung des Stibenyls von H. Schmidt, bei der nach Ghosh, Chopra und Chatterjee nur die Kombination mit Harnstoff seitens Brahmachari neu ist. Die im Handel befindlichen Präparate sind nach diesen Autoren von sehr ungleicher Zusammensetzung. Brahmachari gibt 0,05—0,2 g für Erwachsene 2- oder 3mal wöchentlich intravenös in 5%iger wässeriger Lösung. Die Kur wird so lange fortgesetzt, bis der Kranke einen Monat fieberfrei ist.

---

[1] I. G. Farbenindustrie, Leverkusen.
[2] Sie kann in der genügend großen, das abgewogene Pulver enthaltenden Ampulle hergestellt werden.

Bekämpfung. Solange die Übertragungsweise noch nicht geklärt war, war auch eine wirksame Organisation der Bekämpfung nicht durchführbar. Immerhin zeigte sich in Indien, in den Endemiebezirken Assams, das Errichten neuer Häuser außerhalb der infizierten Bezirke und Aufgeben der betreffenden Wohnungen als wirksam. Im Mittelmeergebiet kommt vor allem Vermeiden des engen Zusammenlebens von Kindern mit Hunden in den befallenen Ortschaften in Frage. Nachdem aber die Überträgerrolle von Phlebotomen so gut wie gesichert ist, müssen diese in den Häusern und ihren Brutplätzen bekämpft werden; in Wohnungen kommt hierfür Verspritzen von 1%igen Formalinlösungen und „Flit“ in Betracht.

Orientbeule. Haut- und Schleimhautleishmaniose.

Definition. Endemisch vorkommende Geschwüre und Knoten der Haut, die sehr lange bestehen bleiben, oft auch zu schweren geschwürigen Prozessen der Schleimhäute führen und schließlich unter Narbenbildung ausheilen. Sie werden durch Protozoen der Gattung Leishmania verursacht.

Geschichte und Verbreitung. Endemisch vorkommende charakteristische Beulen und Geschwüre waren seit langem aus verschiedenen warmen Ländern bekannt und führten zu Lokalbezeichnungen wie Orientbeule, Aleppo-Deli-Bagdadbeule und einer großen Reihe anderer Lokalnamen (s. a. S. 62).

Die wesentlichen Verbreitungsgebiete sind in Europa: Iberische Halbinsel, Sizilien, Süditalien, Griechenland, Kreta, Cypern, Südrußland; in Afrika: Nordafrika einschließlich Sudan und oberem Nigergebiet; in Asien: Kleinasien, Syrien, Mesopotamien, Arabien, Persien, Kaukasus, Turkestan, Afghanistan, Buchara, Indien; in Amerika: Brasilien, Argentinien, französisch Guyana, Surinam, Peru, Columbien, Bolivien, Paraguay, Panama. Das klassische Verbreitungsgebiet unter diesen ist Kleinasien, während die bösartigen Schleimhauterkrankungen besonders in Südamerika häufig sind.

Ätiologie. Die scheinbar 1884 von CUNNINGHAM, bestimmt aber 1898 von BOROWSKI als Parasiten erkannten Erreger sind zuerst richtig von WRIGHT und unabhängig davon kurz darauf von MARCINOWSKY beschrieben worden. Sie führen den Namen Leishmania tropica s. furunculosa.

Die Parasiten gleichen fast völlig der Leishmania donovani, sie messen wie diese 2—4 μ und zeigen in blassem Protoplasma einen etwas heller färbbaren Hauptkern und den punkt- oder stäbchenförmigen Blepharoplasten. Letzterer überlagert im Ausstrichpräparat häufig den Hauptkern. Gut erhaltene Parasiten sind oft von länglicher, zugespitzter Gestalt, andere erscheinen gequollen, rundlich. Die Parasiten liegen in einkernigen Zellen bzw. nach Platzen dieser, zerstreut frei im Ausstrich.

Die Kultur gelingt im Kondenswasser von Kaninchenblutagar (N.N.N.-Agar s. S. 51) sehr leicht und in zahlreichen Generationen. Ebenso eignen sich Spirochäten-Nährböden NOGUCHIs und Blutplatten nach

NÖLLER. Auf letzteren bilden sich Kolonien längs des Impfstriches, die bei asiatischer Orientbeule Ausläufer zeigen — im Gegensatz zu Kala-Azar und brasilianischer Schleimhautleishmaniose (M. MAYER und RAY).

In der Kultur entstehen Leptomonasformen, die denen der Leishmania donovani ähnlich sind.

Mit Kulturen ist zuerst NICOLLE und seinen Mitarbeitern die Infektion von Menschen, Affen und Hunden gelungen, bei denen sich typische Beulen entwickelten. GONDER erhielt multiple Hautgeschwüre bei Mäusen (weitere Tierversuche s. S. 66).

Klinik. Die Inkubation ist oft eine sehr lange; es sind Perioden von 14 Tagen bis zu 5 Monaten beobachtet; in der Regel beträgt sie mehrere Wochen.

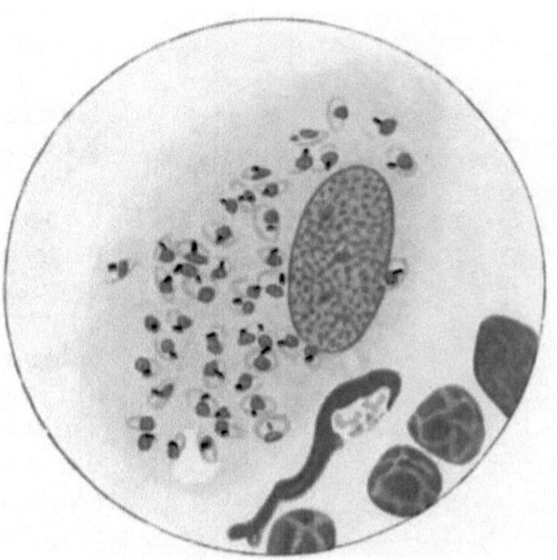

Abb. 32. Ausstrich von Orientbeule. Vergr. etwa 1000mal. Orig.

Die Lokalisation der ersten Beulen sind fast stets Körperstellen, die unbedeckt gehalten werden; so bei Europäern Gesicht und Vorderarme, bei Eingeborenen auch die Beine. Die Beulen können vereinzelt, oder was häufig ist, multipel auftreten. Die ersten Erscheinungen sind rote Flecke, die dann zu kleinen Papeln werden, die nach mehreren Wochen zu umschriebenen Knötchen heranwachsen. v. SCHROETTER beschreibt sie als Primäraffekte in kleinknotiger, papulo-pustulöser Form. Nach ihm kann die kleinknotige Form abortiv verlaufen und sich kaum von Acne unterscheiden (Abb. 33). Meist kommt es aber zur weiteren Entwicklung: Die Knoten werden größer und derber

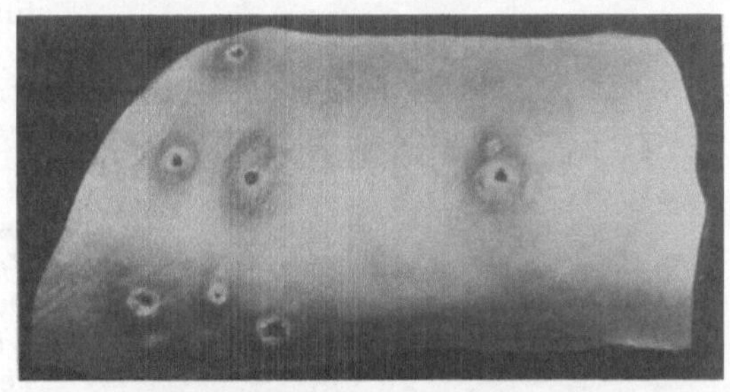

Abb. 33. Kleinknotige Form der Orientbeule aus Syrien. (Nach v. SCHROETTER.)

und erreichen nach einigen Wochen Bohnen- bis Nußgröße. Die Epidermis wird nun meist durchlässig und es bildet sich aus durchsickerndem Sekret eine schmutzig gelblich-braune Kruste. Schließlich wird die Epidermis in der Mitte der Beule zerstört und diese selbst wird zu einem Geschwür mit zentraler Erweichung (Abb. 34).

Zeitweise kommt es wieder zu Verschorfung, zu Neubildung der Epidermis, dann wieder zum Aufbrechen und es kann auf diese Weise ein Geschwür viele Monate bis zu einem Jahre bestehen, bis schließlich unter Schrumpfung des neugebildeten Granulationsgewebes Vernarbung eintritt. Je nach Größe des Geschwürs sind diese bestehenbleibenden Narben rundlich oder oval, haarlos, oft bräunlich pigmentiert; im Gesicht können sie so zu Entstellungen führen.

Es ulcerieren aber nicht alle Beulen und aus dem Mittelmeergebiet, Kleinasien und Ägypten vor allem sind solche Beulen in Form flacher, verruköser Infiltrate und sogar keloidähnlicher Granulome beschrieben worden, die sich durch lange Dauer (bis zu 2 Jahren) auszeichnen; auch subcutane Knoten kommen vor, besonders auf dem Fußrücken können eigenartige Tumoren entstehen, die an das Bild des sog. „Mossy foot" (s. dort) erinnern (Abb. 35).

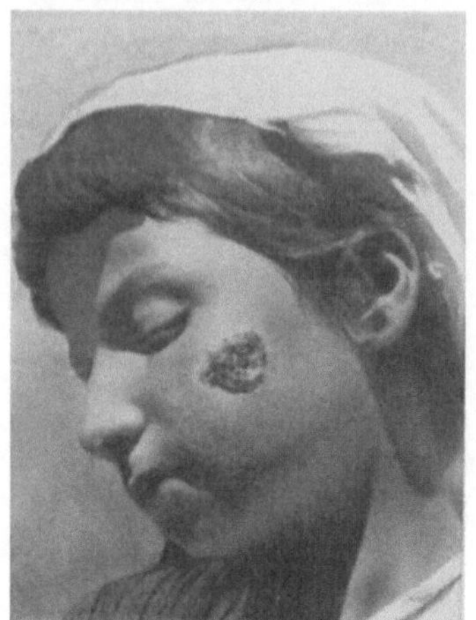

Abb. 34. Orientbeule aus Syrien.
(Nach v. Schroetter.)

Das Aussehen ist also recht vielgestaltig, um so mehr, als die Zahl der Beulen oft eine sehr große sein kann und dicht beieinander stehende dann konfluieren.

Von anderen Erscheinungen sind beim Entstehen häufig Kopfschmerzen, Frösteln, Hitze und Fieber beobachtet. Auch während des Verlaufs kommen periodische Fieberanfälle oft einhergehend mit frischer Ulcerierung vor (vielleicht auf bakterieller Mischinfektion beruhend). — Häufig findet sich Schwellung der Lymphdrüsen und Lymphstränge in der Nachbarschaft der Beulen.

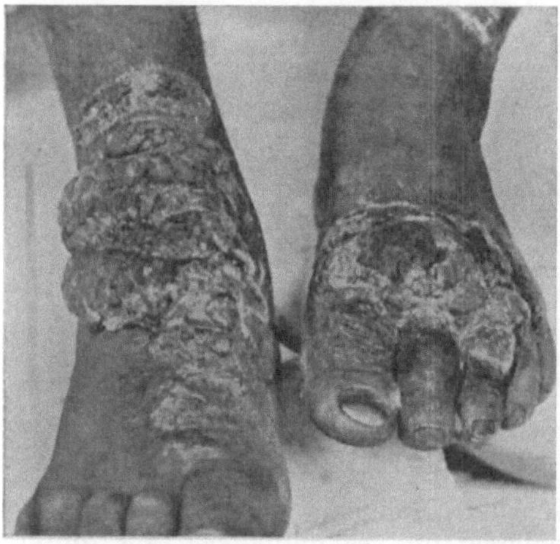

Neben diesen relativ harmlosen Formen der meisten Verbreitungsgebiete tritt die Orientbeule in vielen Staaten Süd- und Mittelamerikas bösartiger auf. Sie sind dorten u. a. als Ulcera de Bauru und „Feridas bravas" (Brasilien), Espundia (Peru usw.) „boschyaws" (Guyana), Uta (Peru), Bouba (Brasilien), Bubas (Paraguay),

Abb. 35. Verruköse Tumoren am Fuß. Orientbeule.
(Nach Ferguson und Richards.)

Bubón de Velez und Picada de Pito (Columbien), Pian bois (franz. Guyana), Forest yaws (britisch Guyana) beschrieben[1].

---

[1] Diese Namen werden aber zum Teil auch für Geschwüre anderer Ätiologie gebraucht.

Diese „**Leishmaniosis americana**" ist dadurch charakterisiert, daß noch während oder nach dem Bestehen des ursprünglichen Haut-
geschwürs bösartige, ausgedehnte Geschwürsbildungen der Haut und besonders der Nasen- und Rachenschleimhaut entstehen. (Vereinzelt sind solche Schleimhauterkrankungen auch aus dem Sudan und Italien beschrieben worden.)

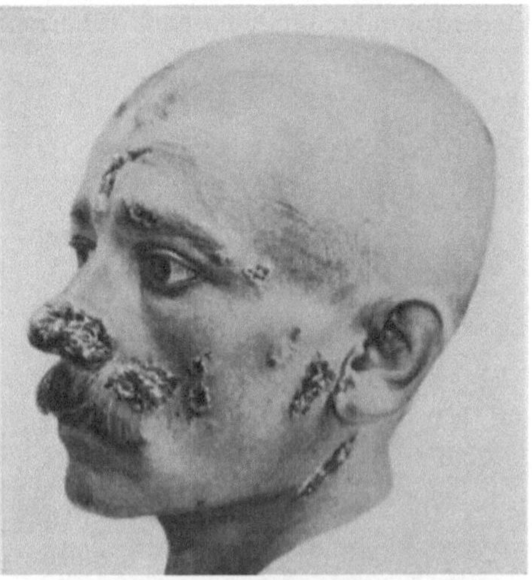

Abb. 37. Südamerikanische Haut- und Schleimhautleihsmaniose. (Nach Photo des Instituto O. Cruz, Rio de Janeiro.)

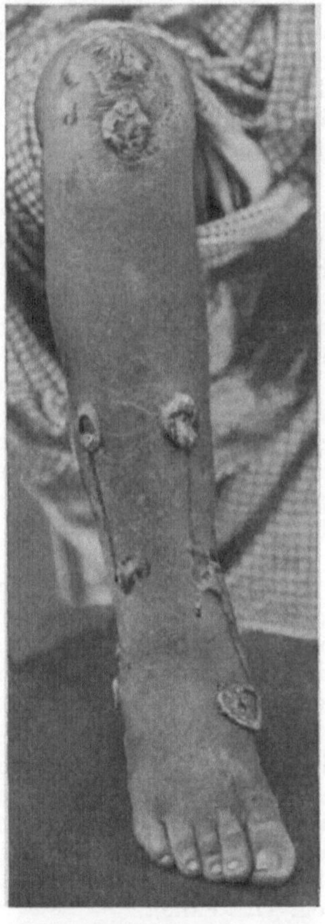

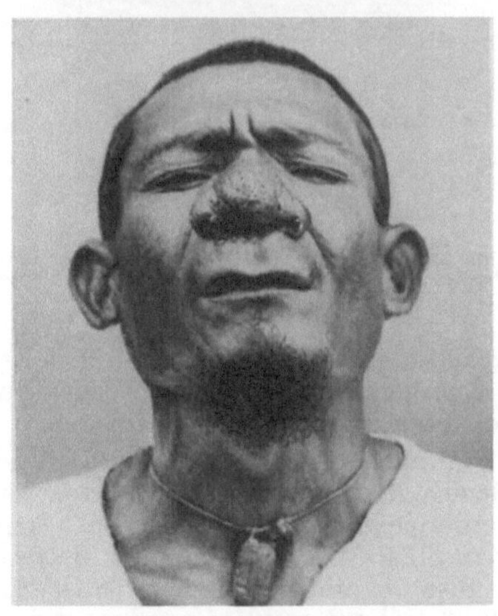

Abb. 36. Brasilianische Hautleishmaniose. (Orig. Prof. Piraja da Silva [Bahia] phot.)

Abb. 38. Südamerikanische Haut- und Schleimhautleishmaniose. (Nach Photo des Instituto O. Cruz, Rio de Janeiro.)

Die Prozesse auf der Haut, besonders an den Beinen vorkommend, ähneln den oben beschriebenen Geschwüren, sind aber meist sehr ausgedehnt und hartnäckig.

Die Schleimhautaffektionen beginnen oft am Naseneingang und schreiten dann allmählich auf der Schleimhaut fort, sie können aber auch ohne jeden Zusammenhang mit der äußeren Haut im hinteren Rachenraum entstehen und führen zu ausgedehntem geschwürigen Zerfall der Weichteile und zum Teil auch des Nasengerüstes.

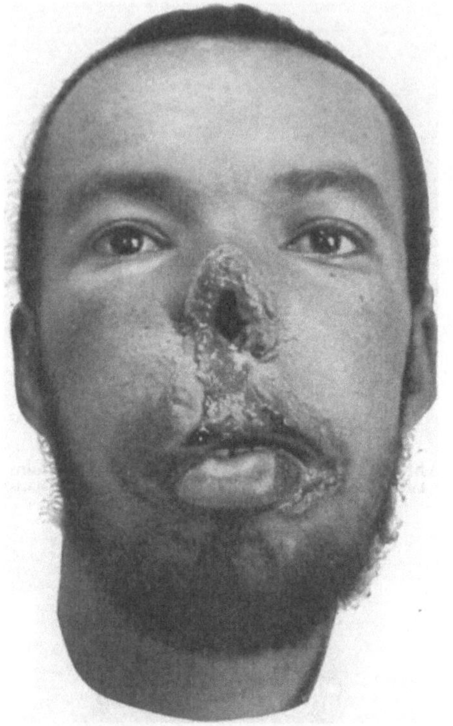

Diese Prozesse verlaufen äußerst chronisch und können 10—20 bis 30 Jahre dauern (Escomel). Sie kommen aber schließlich meist zum Stillstand, wobei natürlich durch die Narbenbildung weitgehende Defekte entstehen. Viele Fälle gehen aber — meist durch Mischinfektion — an Kachexie zugrunde.

Die Erreger der südamerikanischen Form **Leishmania tropica var. americana** unterscheiden sich morphologisch kaum von denen der anderen Orientbeulen. Auf Plattenkulturen nach NÖLLER wachsen sie sehr üppig in die Breite, zeigen aber — ähnlich Kala-Azar — ganz glatte Ränder. Serologisch fanden NOGUCHI und KLIGLER, sowie RAY bestimmte Unterschiede.

Abb. 39. Brasilianische Haut- und Schleimhautleishmaniose. Orig. (Nach Photo des Instituto O. CRUZ, Rio de Janeiro.)

Die Parasiten finden sich bei allen Formen der Orientbeule in den erkrankten Geweben meist in großen einkernigen Zellen eingeschlossen, zuweilen auch in segmentkernigen Leukocyten. Durch Zerfall der Zellen liegen sie zerstreut in den Geschwürsmassen.

Am leichtesten kann man die Leishmanien in noch nicht ulcerierten Beulen nachweisen, in ulcerierten nach Entfernen der oberflächlichen verunreinigten Schichten. Bei Schleimhautleishmaniose findet sich manchmal Mischinfektion mit Blastomyceten, die oft leichter gefunden werden als die Leishmanien, daher sind solche Fälle häufig fälschlich als Blastomykosen erklärt worden (zum Teil sog. Uta-Fälle).

Die Kultur der Leishmania tropica wird natürlich am besten mit Saft noch geschlossener Beulen, ohne Mischinfektion, gelingen.

Das Blut zeigt eine mäßige Vermehrung der großen Mononucleären. In vereinzelten Fällen sind auch in Lymphdrüsen Parasiten gefunden worden und einmal von R. O. NEUMANN im peripherischen Blut.

Die **Dauer** der Krankheit ist stets chronisch. Während sie in Europa, Asien und Afrika im Mittel 1 Jahr, höchstens etwa 3 Jahre beträgt, dauert die bösartige amerikanische Form, wie erwähnt, 10—20—30 Jahre.

Die **Prognose** ist in der Regel, bei der gewöhnlichen Form günstig, da alle zur Ausheilung kommen. Dagegen führen die Schleimhauterkrankungen nicht selten unter Kachexie zum Tode.

Überstehen der Erkrankung läßt eine **Immunität** zurück, die in manchen Gegenden für Lebzeiten bestehen zu bleiben scheint. An anderen Orten wurden aber wiederholte Erkrankungen derselben Person gesehen. Diese Widersprüche erklären sich durch Beobachtungen

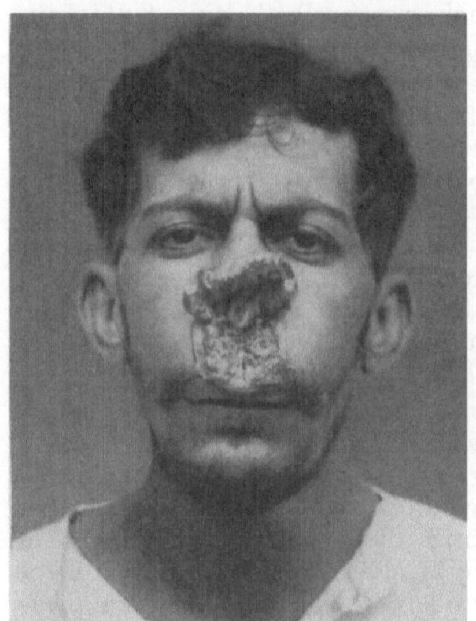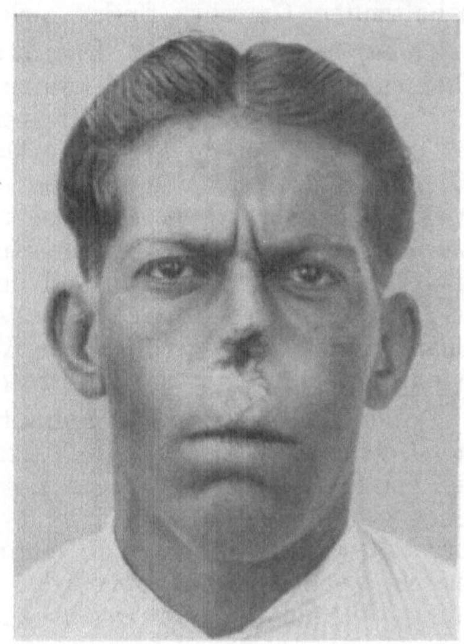

Abb. 40.   Abb. 41.

Abb. 40 und 41. Südamerikanische Hautleishmaniose vor und nach Behandlung mit Brechweinstein. (Nach D'UTRA e SILVA.)

von MARZINOWSKY und SCHURENKOWA an experimentellen Orientbeulen des Menschen, wonach die Immunität nur nach natürlichem Ablauf der Infektion durch Selbstheilung zustande kommt und abortive natürliche Infektion auch keine solche erzeugt.

NAPIERs Formol-Gel-Probe ist nach ADLER bei Orientbeule negativ[1]. DOSTROWSKY fand bei einem erheblichen Prozentsatz die Wassermannsche Reaktion positiv und hält weitere Untersuchungen für nötig.

Die **Diagnose** wird durch den Nachweis der Erreger gestellt. Differentialdiagnostisch kommen bei der meist verbreiteten Form die verschiedensten Geschwüre, bei der Schleimhautform vor allem Blastomykose, in Betracht. Der Ort der Infektion, der chronische Verlauf erleichtern oft — auch ohne Parasitenbefund — die Diagnosenstellung.

---

[1] Sie sollte bei der amerikanischen Form geprüft werden.

Buss 'fand bei brasilianischer Hautleishmaniose die Intracutan-reaktion mit einer aus Kulturen gewonnenen Vollvaccine stark positiv, bei Kontrollen negativ. Sie enthielt 1—3 Millionen Leishmanien im Kubikzentimeter und war durch Erhitzen auf 60° abgetötet und mit 0,5% Phenol versetzt. Für zweifelhafte Fälle wäre damit ein wertvolles diagnostisches Hilfsmittel gewonnen.

Pathologische Anatomie. Das Charakteristische der Orientbeule ist Neubildung von Granulationsgewebe in der Cutis. In diesem neugebildeten Gewebe finden sich dicht unter der Epidermis zahlreiche Makrophagen, deren Protoplasma mit Leishmanien angefüllt ist. In den tieferen Schichten des reichlich Lymphocyten und Plasmazellen enthaltenden Gewebes finden sich auch riesenzellenhaltige Knötchen.

Therapie. Lokale Behandlung ist vielfach angewandt, doch scheinen die meisten Mittel keinen wesentlichen Einfluß auf die Dauer des Verlaufs zu haben. Neuerdings empfahl PHOTINOS Emetin-Injektionen von 0,01—0,1 g steigend in die Umgebung der Geschwüre. SINDERSON will mit 2%igen Emetinlösungen ebenfalls sehr gute Erfolge bei lokaler Injektion erzielt haben. Andere verwandten Röntgenstrahlen, Kohlensäureschnee, Chlorkalk, Carbolsäure, Curettement mit nachfolgender Milchsäurebehandlung zum Teil mit recht guten Erfolgen, wobei auch die „Schönheit der Narbe" berücksichtigt werden muß. Auch Vaccine-behandlung mit Impfstoffen aus Kulturen wurde versucht. Große, ausgedehnte, granulomartige Infiltrate werden am besten exzidiert.

Bei den bösartigen Schleimhautformen hat sich VIANNA in Brasilien zuerst der Brechweinstein (Tartarus stibiatus) bewährt. Er wird genau wie bei Kala-Azar in 1%iger Lösung in Dosis von 0,08—0,1 g intravenös gegeben. Im ganzen sind gewöhnlich 10—20 Injektionen, bei vorgeschrittenen Fällen noch mehr nötig, die mit Unterbrechungen in einigen Wochen verabfolgt werden. Sie bringen die Prozesse zu völliger Heilung. Auch bei der Orientbeule anderer Gegenden hat sich diese Methode am besten bewährt. Anscheinend sind dem Brechweinstein auch hier die organischen Antimonverbindungen (s. S. 58 bei Kala-Azar) vorzuziehen. So sind mit Stibenyl oder Stibosan bei Orientbeule gute Erfolge berichtet worden, auch in Fällen, bei denen Brechweinstein versagt hatte (OVEN). Auch lokale Behandlung, z. B. mit 10%iger Stibosan-Salbe wurde außer Injektionen empfohlen (LINDENBERG u. a.). Bei der südamerikanischen Form fand LINDENBERG die dreiwertigen Verbindungen (Brechweinstein und Antimosan) den fünfwertigen überlegen; WILSON und SHREWSBURY heilten aber einen schweren, chronischen Fall mit 17 Stibosan-Injektionen (= 4,6 g).

Epidemiologie. In den Endemie-Ländern wird vielfach das Auftreten der typischen Beulen auch bei Tieren, wie Hunden, Pferden, Kamelen, Katzen usw. angegeben. Es ist auch mehrfach gelungen, bei solchen die Parasiten nachzuweisen; nämlich bei Hunden in Persien, Turkestan, Syrien, Algier, Indien und Argentinien, dort auch bei einem Pferde (Mazza). Es gelang, das Virus experimentell auf Affen und Hunde zu überimpfen und bei ihnen Passagen zu erhalten. Bei Mäusen erhielt GONDER allgemeine Geschwürsbildung, PARROT und DONATIEN lokale Erscheinungen an der Schwanzwurzel. Verfasser erhielt einmal beim Hamster mit Kultur von Orientbeule (Palästina) eine allgemeine Organinfektion, sonst nur lokale Schwellungen an Ohr, Nase, Schwanz usw.

Daß die Übertragung durch stechende, und zwar fliegende Insekten erfolge, war desto wahrscheinlicher, als der Sitz der Beulen meist an unbedeckten Körperstellen ist. Natürlich wurden die verschiedensten Fliegen beschuldigt. Das „saisonweise" Auftreten sprach für ganz bestimmte Insekten.

Als Überträger sind lange Phlebotomen verdächtigt worden. 1921 konnten bereits ED. und ET. SERGENT und Mitarbeiter aus Algier einen gelungenen Übertragungsversuch mit Phlebotomus papatasii mitteilen. 1922 hat ARAGÃO in Brasilien mit dem Darmsaft von Phlebotomus intermedius, die 3 Tage vorher Beulensaft gesogen hatten, bei einem Hund Orientbeule erzeugt. Inzwischen ist durch sorgfältige Versuche von PARROT und DONATIEN in Algier, sowie ADLER und THEODOR in Palästina der Beweis der Überträgerrolle von Phlebotomus papatasii endgültig geliefert worden, wenn auch letzteren eine Stichinfektion noch nicht gelang.

In Südamerika sind auch Zecken und Milben verdächtigt worden.

Bekämpfung. Eine spezifische Prophylaxe erfolgt in Kleinasien vielfach im Kindesalter durch Einimpfen der Beulen an Körperstellen, wo die Narbe später nicht entstellend wirkt, wie den Beinen. Es soll dann zeitlebens Schutz bestehen. Eine Schutzimpfung mit Leishmaniavaccinen aus Kulturen, schon früher versucht, ist nach neuen Versuchen JESSNERs nicht aussichtslos. Ich empfehle wegen der Reinheit der Kultur hierzu NÖLLER-Platten ($2^0/_0$ Maltose-Agar mit Pferdeblut āā).

Nach Erkennen der Überträger ist Bekämpfung der Phlebotomen und Schutz durch Moskitonetze (s. auch unter Pappatacifieber) angezeigt.

Amöbenruhr und Amöben-Leberabsceß.
(Amöben-Dysenterie, Tropenruhr.)

Definition. Durch Amöben hervorgerufene lokale Infektionskrankheit des Darmes einhergehend mit tiefgehenden Geschwürsbildungen, Blutungen, Darmreizungen, die große Neigung zum Chronischwerden zeigt und die Darmfunktion wesentlich durch die Folgezustände beeinträchtigt. Durch Keimverschleppung nach der Leber und anderen Organen entstehen dort ausgedehnte, mit septischem Fieber einhergehende Absceßbildungen.

Geschichte und Geographie. Daß die Dysenterie der warmen Länder eine andere Erkrankung sei, als die einheimische, war schon vielen Ärzten aufgefallen. LÖSCH hat bereits 1875 Amöben als Ruhrerreger bezeichnet.

Verbreitet ist die Amöbenruhr fast in allen warmen Ländern, wobei manche Gegenden besonders von ihr heimgesucht sind. So ist Ostasien und der malaiische Archipel ein Hauptverbreitungsgebiet. In Afrika sind Nordafrika und hauptsächlich Ägypten, die tropischen Gebiete und die vorgelagerten Inseln ergriffen. In Amerika herrscht Amöbenruhr besonders in den Südstaaten Nordamerikas, Mittelamerika und vielen südamerikanischen Ländern. Auch in Australien und dem Südseearchipel herrscht sie vor. Aber auch in Europa ist Amöbenruhr gar nicht so selten, und zwar nicht nur in den südeuropäischen Staaten, sondern auch in England, Frankreich, Deutschland, Österreich, Italien und den Donaustaaten werden autochthone Fälle beobachtet. Die Amöbenruhr ist somit nicht an warme Klimata gebunden; ursprünglich dort wohl heimisch, kann sie sowohl sporadisch als unter günstigen Bedingungen auch gehäuft in der gemäßigten Zone auftreten.

Ätiologie. Die Erreger der Amöbenruhr sind Protozoen, und zwar Amöben. Von LÖSCH wurden bereits 1875 solche als Erreger angesprochen und Amoeba coli benannt. Lange wurde trotz diese Annahme bestätigender und erweiternder Befunde (R. KOCH, KRUSE und PASQUALE, KARTULIS u. a.) die Pathogenität bezweifelt, da auch im Darm Gesunder von diesen Amöben nicht zu unterscheidende Formen sich häufig fanden, deren Harmlosigkeit sich auch experimentell feststellen ließ (GRASSI, CASAGRANDI und BARBAGALLO, SCHUBERG). SCHAUDINN hat dann 1903 die harmlose Art von der pathogenen morphologisch scharf getrennt und die erstere Entamoeba coli, die letztere Entamoeba histolytica benannt. Wenn ihm auch in der Auffassung von der Entwicklung dieser scheinbar eine Reihe von Irrtümern unterliefen, so hat er doch die Hauptformen klar erkannt, und sein Schüler VIERECK hat 1905 die richtige Entwicklung der pathogenen Amöbe bearbeitet, die er Entamoeba tetragena benannte. Nachdem sich die Identität dieser mit SCHAUDINNs Entamoeba histolytica in den letzten Jahren erwiesen hat, kann der Name Entamoeba tetragena nur noch als Synonym zu ersterer geführt werden.

Inzwischen hat sich gezeigt, daß außer diesen beiden Formen auch noch eine Reihe anderer Amöben im menschlichen Darm vorkommen, von denen ein Teil als Abarten der harmlosen Entamoeba coli angesehen werden können. Ob dagegen mehr als eine pathogene Art existiert, ist noch fraglich. Für den praktischen Arzt sind vor allem die morphologischen Merkmale der wichtigen Formen von Bedeutung, kann er doch bei einiger Übung die meisten Amöben selbst leicht erkennen und diagnostisch verwerten. Sie müssen deshalb beide hier genauer besprochen werden.

1. Die harmlose Darmamöbe, Entamoeba coli (Abb. 45).

Sie mißt in der beweglichen, sog. vegetativen Form durchschnittlich 20—40 μ, ist in der Ruhe rundlich und streckt bei Bewegung Pseudopodien aus. Das Protoplasma der Amöbe, das flüssig leicht getrübt erscheint, fließt dabei träge in diese Pseudopodien ein, in denen es etwas heller aussieht, aber meist sich nicht scharf gegen das Protoplasma des ruhenden Teils abgrenzt. Im Innern der Zelle finden sich in kleinen Nahrungsvakuolen hauptsächlich Bakterien, Blutkörperchen dagegen nur ausnahmsweise. Der Kern erscheint im ungefärbten Präparat als helles kreisrundes, stark lichtbrechendes Bläschen, bei dem sich eine ringförmige Membran als Umrandung (viel Chromatin enthaltend) und manchmal im Zentrum ein Körnchen (Karyosom) deutlich erkennen läßt. Die Vermehrung geschieht durch Zweiteilung oder durch Schizogonie in 8 (selten auch 16) Teile. Die jungen Amöben sind natürlich bedeutend kleiner und wachsen rasch heran.

Die Entamoeba coli bildet Dauercysten von 10—25 μ Größe. Diese Cysten — bei einiger Übung leicht kenntlich — erscheinen im frischen Präparat als stark lichtbrechende Kugeln mit einer breiten Membran, an der oft deutlich ein äußerer und innerer Kontur erkennbar ist. Innerhalb dieser Cyste kommt es zu einer Kernvermehrung, wobei meist 8 Kerne, seltener auch 16, gebildet werden. Diese Kerne sind bei Drehung des Mikrometers gewöhnlich als kleine helle Ringe gut erkennbar und auszählbar.

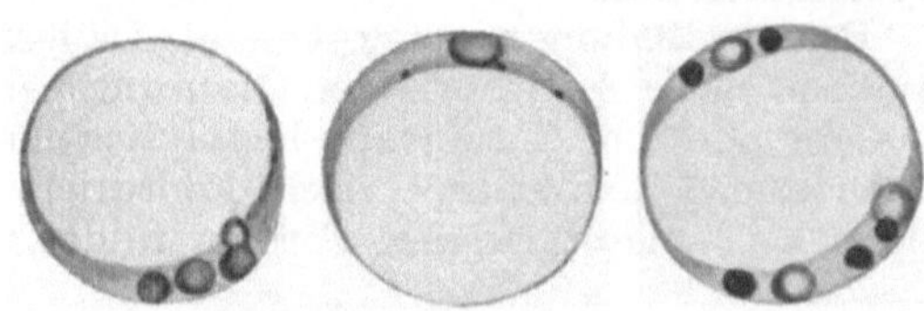

Abb. 42. Blastocystis hominis aus Menschenkot. Schmaler Protoplasmasaum mit Körnern; helle Vacuole. Eisenhämatoxylinfärbung, 2000×. (Nach WENYON: Protozoology).

Im Kot findet man die reifen achtkernigen Cysten gewöhnlich überwiegend, sehr häufig ausschließlich. Dies erleichtert bereits die Differentialdiagnose gegen die Ruhramöbe (Abb. 45).

Die Entamoeba coli ist sehr verbreitet und man findet sie vornehmlich zahlreich in breiigen Stühlen; durch Abführmittel, wie Karlsbader Salz, kann man sie aus dem Darm oft in größerer Zahl in den Stuhl ausschwemmen. Im eingedickten Kot fehlen meist die beweglichen Formen ganz und finden sich nur Cysten[1].

Im Kote häufige pflanzliche Parasiten „Blastocystis" (Abb. 42) sind durch hellen Innenkörper und randständige Kerne leicht von Amöbencysten zu unterscheiden. Sie vermehren sich durch Zweiteilung.

2. Die Ruhramöbe. Entamoeba histolytica s. tetragena (Abb. 45).

Sie mißt im vegetativen, beweglichen Stadium 20—35 μ, auch größere Formen bis zu 50 und 70 μ werden beobachtet. In diesem Stadium unterscheidet sie sich von Entamoeba coli dadurch, daß auch in der Ruhe der äußere Teil des Protoplasmas sich vom Innern als helle, klare Zone in Form eines sog. Ektoplasmas differenziert. Bei der Bewegung und Nahrungsaufnahme werden meist ziemlich rasch an irgendeiner Stelle breite bruchsackartige Pseudopodien vorgestoßen, die sich zunächst oft durch eine feine Membran vom ruhenden Tier absetzen und in die das zähe, klare Ektoplasma einströmt (Abb. 43, 44 u. 45). Erst später strömt auch das trübere Entoplasma und sein Inhalt nach. Dieser besteht aus Körnchen, Nahrungs- und Flüssigkeitsvakuolen. Die gefressenen Substanzen sind überwiegend Körperzellen, vor allem rote Blutkörperchen, die durch ihren Hämoglobingehalt leicht kenntlich sind. Bei akuter Ruhr sind die Amöben oft vollgepfropft mit Blutkörperchen (Abb. 43).

Wenn der Kern im frischen Präparat sichtbar ist, stellt er sich als rundes Bläschen dar, dessen Außenmembran oft als durchbrochener

---

[1] Councilmania lafleuri von KOFOID u. SWEZY ist nach WENYON, GUNN und REICHENOW mit Entamoeba coli identisch.

Ring erscheint, bestehend aus grünlich glänzenden lichtbrechenden Körnchen (Chromatin); ein stark lichtbrechendes Korn in der Mitte, das Karyosom, ist auch manchmal erkennbar.

Die Amöbe vermehrt sich im vegetativen Stadium nur durch Zweiteilung. Beim Absterben runden sich die Amöben ab, so daß man in alten Stühlen nur abgerundete Formen sieht; diesen fehlt aber jede Cystenmembran.

Bei der Bildung von Cysten als Dauerformen scheiden abgerundete Amöben nach Ausstoßen von Nahrungspartikeln eine Cystenmembran aus, die aber bei Entamoeba histolytica nie so derb wird, wie bei Entamoeba coli und nur einfach konturiert erscheint. Die Vorstadien dieser sich encystierenden Formen findet man manchmal im Kot, wo

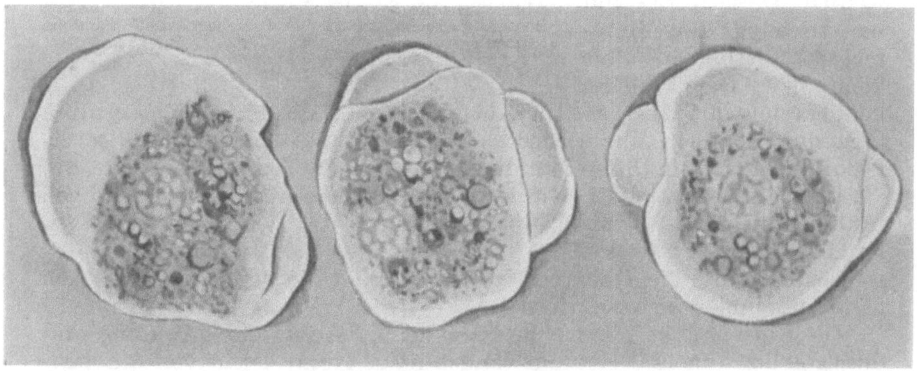

Abb. 43. Entamoeba histolytica, lebend. Die gleiche Amöbe in drei Bewegungsstadien. Vergr. etwa 1300mal. (Nach HARTMANN.)

sie als kleinere Amöben auftreten, die man zuerst für eine neue Art (Entamoeba minuta) gehalten hat, bis KUENEN und SWELLENGREBEL die Aufklärung gaben, daß diese „Minutaformen" Stadien sind, die im Gegensatz zu den typischen tief in die Gewebe eindringenden Ruhramöben im Kote selbst wie Coliamöben längere Zeit vegetativ leben können. MATHIS und MERCIER, sowie REICHENOW bestätigen es und betrachten die Minutaform als die eigentliche typische Form der Ruhramöbe, die normalerweise ihren Wohnsitz im Darmlumen hat, aber unter gewissen Bedingungen in die Darmwand eindringen und sich dort zu den großen Gewebsparasiten in Form der E. histolytica umwandeln kann. Sie tritt nach REICHENOW im subakuten und Latenzstadium im Stuhle auf und ist auch bei darmgesunden Personen, die Histolyticacysten ausscheiden, jederzeit nach Verabfolgung eines Abführmittels oder Einlaufs nachzuweisen.

Die Minutaform mißt 6—20 μ, ihr Ektoplasma ist homogen und wenig entwickelt, die Bewegung gleicht derjenigen der Histolyticaform. Vor der Encystierung rundet sie sich ab und wird unbeweglich. In der fertigen Cyste entstehen bis zu 4 Kernen (sehr selten bis 8), die auch ungefärbt oft sehr deutlich sichtbar sind. Außer diesen sieht man besonders

in jüngeren Cysten große stark lichtbrechende Gebilde, oft balkenartig,
die Chromidien genannt werden und wohl Reservestoffkörper darstellen,
die allmählich aufgezehrt werden [1]; sie färben sich mit Eisenhämatoxylin
(HEIDENHAIN) tiefschwarz (Abb. 45).

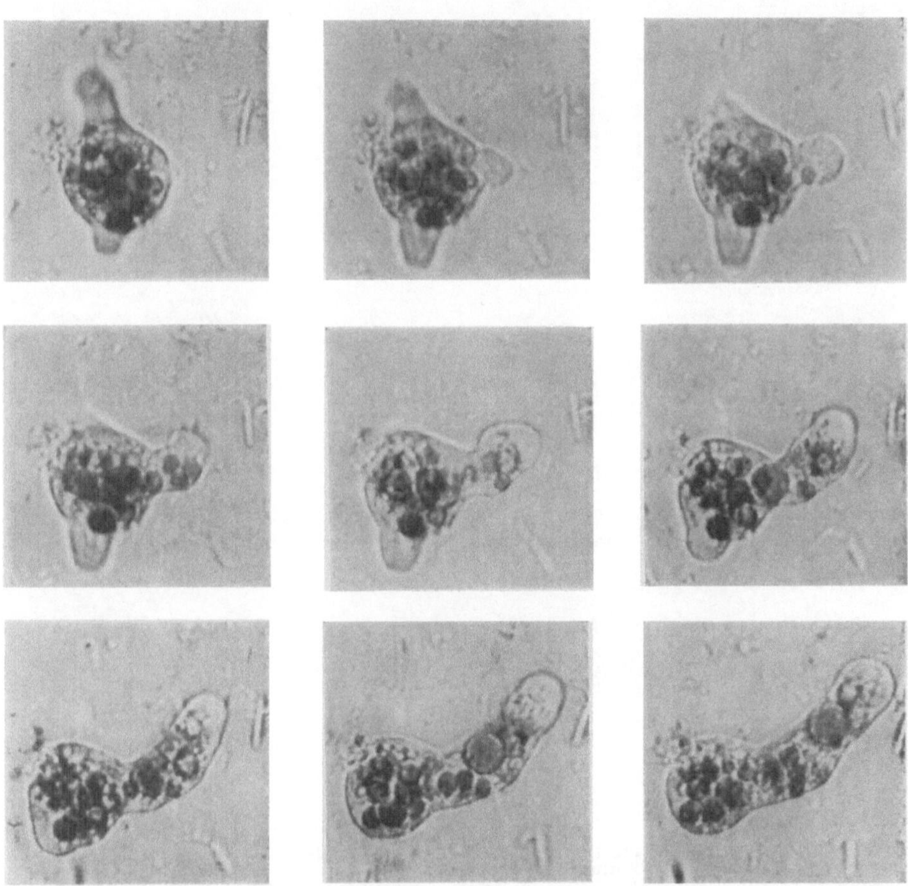

Abb. 44. Neun Bewegungsphasen einer mit zahlreichen roten Blutkörpern beladenen
E. histolytica. Aus einem Film des Tropeninstituts von H. VOGEL.
(Nach DOFLEIN-REICHENOW: Protozoenkunde).

Die Cysten von Entamoeba histolytica, auf die nach Ablaufen der
ersten akuten Erscheinungen und bei chronischen Fällen hauptsächlich
zu fahnden ist, sind in der Regel kleiner als die von Entamoeba coli und
messen im Mittel 10—14 μ. Manche Autoren haben durch genaue Messungen größerer Reihen verschiedene Rassen aufgestellt; aber im allgemeinen erreichen die größten Histolytica-Cysten nur selten die Größe
von Coli-Cysten.

---

[1] In Colicysten findet man solche seltener und dann meist spärlicher.

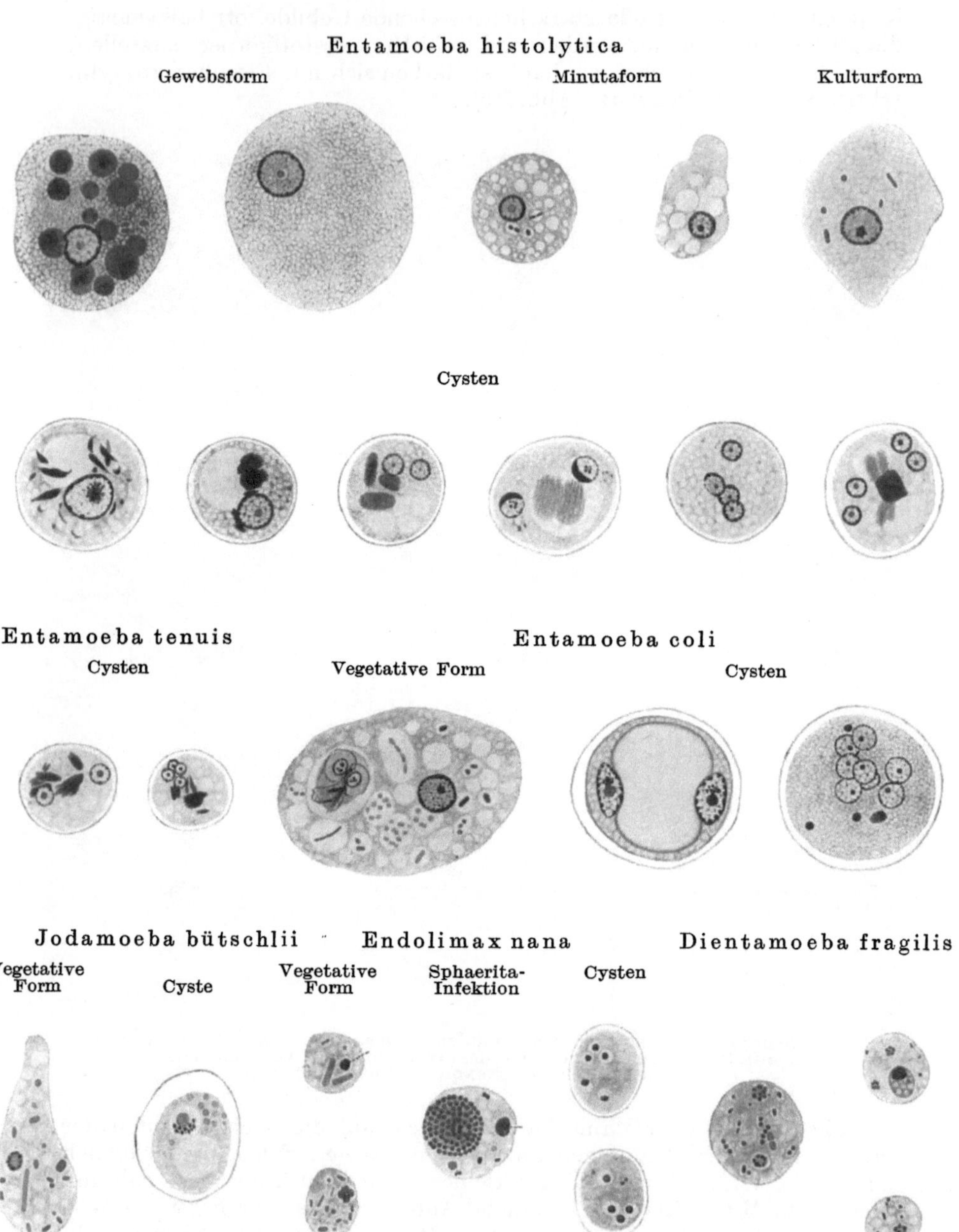

Abb. 45. Die Darmamöben des Menschen. Alle bei gleicher Vergrößerung; etwa 2000fach. (Orig. REICHENOW del.)

Mit frischem Kot, der vegetative Formen enthält, kann man junge Katzen durch Klysmen infizieren, so daß sie an typischer Ruhr erkranken. Passagen sind möglich. Die Infektion gelingt auch durch Verfüttern von Cysten enthaltenden Kot.

Die Kultur von E. histolytica gelang zuerst BOECK und DRBOHLAW. Von den verschiedenen angegebenen Nährböden eignet sich DRBOHLAWs Blutagar (N.N.N.-Agar [s. S. 51], der aber nicht mit frischem Blut, sondern mit $^1/_2$ Stunde auf 100° erhitztem Blut vermischt wird) mit Zusatz von 1°/₀ Traubenzucker nach VOGEL zur Herauszüchtung aus dem Stuhl am besten. Nachkulturen wachsen besser auf Stärke - Agar (durch Kaliummonophosphat gepuffertem [p_H = 7,4] 1,4°/₀igem Agar in RINGERscher Lösung mit 1°/₀ Stärke).

Technik der Kotuntersuchung auf Amöben. Die mikroskopische, ganz sichere Differentialdiagnose ist genauer natürlich nur im gefärbten Präparat möglich. Da hierfür alle Trockenausstrichmethoden wertlos sind und die Präparate feucht fixiert und gefärbt werden müssen, kommen sie nur für den Arzt, der über ein kleines Laboratorium verfügt, in Frage. Die wichtigste Methode ist die Färbung in heißem Sublimatalkohol feucht fixierter Schleim- bzw. Kotausstriche mit Eisenhämatoxylin nach vorheriger Beizung und mit anschließender Differenzierung (HEIDENHAIN-Färbung). Hierbei treten alle charakteristischen Merkmale durch die Schwarzfärbung der Kernteile deutlich hervor.

Technik der Eisenhämatoxylinfärbung: Ausstreichen von Schleimflocken oder Stuhl, evtl. nach Verdünnung in einer Öse Kochsalzlösung auf Deckgläser. Diese werden mit der Schicht nach unten sofort in erwärmten (bis 60°) Sublimatalkohol von 2 Teilen konzentrierter wässeriger Sublimatlösung und ein Teil 96°/₀igem Alkohol gebracht. Wenn Weiterverarbeitung nicht sofort — etwa nach $^1/_2$ Stunde — erfolgt, kann man die Flüssigkeit nach 24 Stunden durch 70°/₀ Alkohol ersetzen. Vor der Färbung wird nach Abspülen in Leitungswasser das Präparat ·für 10′ in Jodalkohol (60°/₀ Alkohol mit Jodzusatz bis zu braunroter Färbung), dann wieder kurz in 60°/₀ Alkohol, dann Wasser gebracht.

Die Färbung erfolgt am besten nach HEIDENHAIN-NÖLLER: eine Stunde im Brutschrank bei 37° in 4°/₀iger Eisenalaunlösung beizen, abspülen in destilliertem Wasser, dann eine Stunde in Hämatoxylinlösung färben. Nach Abspülen in Leitungswasser differenzieren in 2°/₀iger Eisenalaunlösung, und zwar einzelne Präparate je 1, 2, 3, 4, 5 Minuten, um die beste Differenzierung für die betreffenden Formen herauszufinden.. (Kontrolle unter dem Mikroskop.)

Für den praktischen Arzt kommt hauptsächlich die Untersuchung frischer Präparate in Betracht. Hierzu werden kleine Schleimpartikelchen, die man dem möglichst frischen Stuhl entnommen hat, vor allem blutige, zwischen Deckglas und Objektträger leicht gepreßt. In breiigen Stühlen sucht man durch Neigen des Kotgefäßes solche am Boden klebende Schleimteilchen auf; im festeren Kot findet man sie oft an der Oberfläche, erkennbar durch winzige Blutpünktchen. Festere Kotteile müssen mit etwas physiologischer Kochsalzlösung verdünnt werden.

Gesucht wird zuerst mit schwacher Vergrößerung, dann mit Immersion. Verdächtige Zellen betrachte man nicht zu kurz, da die Bewegung der Amöben oft sehr langsam einsetzt. Am besten übt man sich erst ein, indem man zahlreiche Karlsbader Salz-Stühle (oder sonst dünnbreiige) untersucht, um zuerst an der Entamoeba coli sich das Bild von Amöben einzuprägen. Vor unbeweglichen Zellen mit nicht deutlichen ringförmig umgrenzten Kernen soll der Anfänger sich bei der Diagnose hüten. In akuten frisch untersuchten Fällen sind die Amöben meist so zahlreich, daß sie leicht erkannt werden. Die Cysten werden von Anfängern manchmal wegen ihres klaren Aussehens, das sie aus dem körnigen Untergrund hervorhebt, für Luftblasen gehalten; genauere Betrachtung zeigt dann Einzelheiten des Inhalts, die den Irrtum leicht aufklären. Die Unterschiede gegen „Blastocystis" sind Seite 69 angeführt.

Zusatz von Jodjodkaliumlösung (Jod 1,0; Kali jodat. 2,0; Aqua dest. 100) oder von 2%iger Eosinlösung (nach KUENEN und SWELLEN-GREBEL) erleichtert das Auffinden. Man bringt davon eine Öse auf einen Objektträger, verrührt eine Öse Stuhl dazu und untersucht zunächst mit kleiner Blende und schwachem Objektiv. Das Eosin läßt die lebenden Amöben und Flagellaten ungefärbt auf rötlichem Untergrunde erscheinen. Das Jod läßt die Kerne bräunlich hervortreten und ist deshalb für die Unterscheidung der Cysten wichtig.

Von den verschiedenen Anreicherungsmethoden wird eine von BAYER unter KUENEN ausgearbeitete Konzentrationsmethode für Cysten von holländischen Tropenärzten sehr empfohlen.

Zu ihr wird folgende Lösung von RIPART und PETIT die in der Botanik zur Deutlichmachung von Zellstrukturen gebraucht wird, verwendet: Cupri chlorati 1,0 g; Cupri acetici 1,0 g; Formalin 50 ccm; Aq. camphorati (1 Teil Campher; 2 Teile Alkohol; ad 200 Wasser; filtrieren!) 250 ccm; Aq. dest. 700 ccm; Eisessig 6,5 ccm.

Ein haselnußgroßes Stückchen Kot wird mit 2—5 ccm Wasser fein zerrieben, dann mit etwa 50 ccm der obigen (haltbaren Lösung) versetzt und gut geschüttelt, dann durch ein Sieb oder Gazefilter filtriert und die Flüssigkeit in einen Scheidetrichter übertragen. Nach Zusatz von etwa 15 ccm Äther wird wiederum kräftig geschüttelt (den Korken vorsichtig 1—2mal lüften) und dann absetzen lassen. In wenigen Sekunden geht der mit Äther imprägnierte Detritus in die obere Schicht. In der unteren Flüssigkeitsschicht befinden sich die Cysten (auch Wurmeier), die man durch Zentrifugieren (etwa 3—5 Minuten bei 1500 Umdrehungen) konzentrieren kann. Der Bodensatz wird frisch — evtl. nach Zusatz von Jodjodkali — untersucht oder ausgestrichen und nach oben angeführter Methodik gefärbt. BAYER empfiehlt auch zur Frischuntersuchung Zusatz von 1 Tropfen Carbolthionin.

Im Darm finden sich aber noch andere Amöben, die von den geschilderten meist deutlich zu unterscheiden sind und die wohl ausnahmslos keine pathogene Bedeutung haben. Die wichtigsten sind hier kurz beschrieben, die Merkmale sind auf Abb. 45 leicht erkennbar.

Im allgemeinen besteht bei den praktischen Ärzten — irregemacht durch zahlreiche spezialistische Arbeiten — eine viel zu große Scheu selbst mikroskopisch die Diagnose zu sichern; wer es, besonders bei frischen Fällen zuerst, übt, wird erkennen, daß die Schwierigkeiten übertrieben sind. Wenn es möglich ist, sollte aber auch der praktische Arzt sich die allein ganz sichere Dauerfärbung zu eigen machen (W. M. JAMES u. a.).

Endolimax nana ist eine kleine, nach Abrundung fast stets unter 10 μ messende Amöbe. Ekto- und Entoplasma sind vom Ruhestadium nicht zu unterscheiden; sie bildet in Bewegung hyalin erscheinende, langsam ausgestoßene Pseudopodien. Sie frißt Bakterien, Stärkekörner. Der Kern ist ein typischer „Limax-Kern", d. h. er enthält ein großes Karyosom, umgeben von einem hellen Hof. Die reifen Cysten sind vierkernig und messen 6—8 μ. Junge Cysten haben eine große Vakuole.

Endolimax williamsi (= **Jodamoeba bütschlii**). Amöben von 8 bis 20 μ Größe, meist von träger Bewegung. Das Entoplasma enthält zahlreiche Bakterien und Detritus. Der Kern ist gleichfalls ein „Limaxkern" mit grobem Karyosom und hellem Hof. Die Cysten heißen auch „Jodcysten", sie messen 8—22 μ und enthalten einen großen rundlichen homogenen Innenkörper, der sich mit Jodlösung braunrot färbt.

Entamoeba tenuis (s. hartmanni) ist 6—8 μ groß, sie enthält in kleinen Vakuolen bisweilen Bakterien, nie rote Blutkörper. Der Kern ähnelt im Bau dem der E. histolytica und coli. Die Cysten von 6—10 μ Größe werden vierkernig und sehen aus wie Miniaturausgaben von Histolyticacysten, sie enthalten sehr viele Innenkörper (Chromidien).

Dientamoeba fragilis ist eine kleine, 4—12 μ messende, durch den Besitz von zwei Kernen charakterisierte, im menschlichen Darm vorkommende Amöbe. In Nahrungsvakuolen finden sich meist Kokken, seltener größere Bakterien und Hefen. Die Kerne erscheinen im gefärbten Präparat als unregelmäßige Anhäufung ziemlich großer Körner, oft von einem hellen Saum umgeben. Spärlich werden auch einkernige Formen gefunden. Die Amöben gehen im Kot sehr rasch zugrunde und degenerieren zu blasigen, vakuolisierten Gebilden mit verschwommenen Kernresten (daher der Name „fragilis"). Man findet sie daher in der Regel nur in frischem Kot.

Entamoeba gingivalis, die Mundamöbe ist der E. histolytica sehr ähnlich. Sie wird in der normalen Mundhöhle, bei Gingivitis, in der Tonsille und insbesondere bei Alveolarpyorrhöe gefunden. Sie wird 10—30 μ groß, zeigt gesondertes Ekto- und Entoplasma. Sie ist auch deshalb für den Tropenarzt wichtig, weil vielleicht ein Teil der sog. Amöben-Bronchitiden durch ihren Befund und nicht durch E. histolytica zu erklären sind.

Pflanzliche Darmbewohner, wie Hefen und die sog. „Blastocystis", Parasiten mit schmalem Protoplasmasaum und großem glasigen Innenkörper (Abb. 42), sind bei verständiger Untersuchung nicht mit Amöben zu verwechseln.

Klinik. Klinisch tritt die Amöbenruhr in verschiedenen Formen auf. Zunächst in einer akuten Form, dann dem chronischen Stadium mit häufigen akuten Rückfällen und sekundären Darmstörungen, Folgezuständen infolge von Narbenbildungen und Verwachsungen und schließlich in Form von Komplikationen durch echte Metastasen, vor allem den Leberabsceß.

Die Inkubationszeit scheint recht wechselnd sein zu können, die Angaben schwanken von wenigen Tagen bis zu 1—3 Wochen.

Der Beginn des akuten Stadiums ist meist ein plötzlicher. Öfters gehen aber Prodromalerscheinungen mit Übelkeit, Druckgefühl im Leib, leichten Leibschmerzen und Durchfällen voraus.

In anderen Fällen beginnt die Erkrankung ganz schleichend und mit ganz geringen Symptomen, wobei nur spärlich Blut und Schleim dem Kot beigemengt ist und nur dadurch der Verdacht auf Ruhr rege wird.

In ausgeprägten Fällen treten aber bald nach Beginn die charakteristischen Schleimstühle auf; sie werden in kurzen Zeiträumen sehr zahlreich entleert. Dabei besteht in unkomplizierten Fällen in der Regel kein Fieber; wo solches beobachtet wird, ist stets an Mischinfektion, insbesondere mit Bacillenruhr zu denken. Durch diese akute Erkrankung werden die Kranken rasch erheblich geschwächt. Sie magern ab, die Haut ist trocken fahl, es bestehen Leibschmerzen und Tenesmen, besonders Druckempfindlichkeit in der Gegend des Colon descendens.

Das Aussehen der Stühle ist charakteristisch; sie sind entweder rein schleimig-blutig oder es wird zwischendurch auch zeitweise breiiger oder normal geformter Kot abgesetzt, dem aber dann Schleim oder Blut beigemengt ist. Der Schleim ist durchsichtig glasig, im Gegensatz zu dem meist weißen eitrigen Schleim bei Bacillenruhr. Ist ihm Blut beigemengt, so sieht er himbeergeleeartig aus, während bei der Bacillenruhr Blut und Eiter sich nicht völlig mischen. Der Schleim bei Amöbenruhr klebt beim Neigen des Gefäßes an den Wandungen im Gegensatz zu den eitrigen Massen bei Bacillenruhr, die im ganzen herabfließen. Hiervon kann man zu diagnostischen Zwecken Gebrauch machen.

Der Amöbenstuhl ist leukocytenarm, höchstens enthält er mäßig viele Eosinophile, der Bacillenruhrstuhl besteht fast nur aus Leukocyten. Auch reines Blut kann in beiden Fällen durch Arrosion von Gefäßen entleert werden. So kann es durch Verbluten, wenn auch äußerst selten, schon im akuten Stadium zum Tode kommen; sehr schwere Fälle können auch ohne solches unter rapider Abmagerung an Entkräftung sterben.

In vielen Fällen bestehen außer dem ständigen Stuhldrang und anfallsweise auftretenden Leibschmerzen nur geringe Beschwerden und schließlich kommt es unter Abnahme der Schleimmengen, besonders bei Einhalten von Diät und Bettruhe oft etwa nach ungefähr einer Woche zu Wiederauftreten breiiger und geformter Stühle mit ganz geringen Schleim und Blutbeimengungen, so daß der Eindruck einer Heilung vorgetäuscht wird. Dieser scheinbar milde Verlauf täuscht den Kranken und leider oft auch den unerfahrenen Arzt. In Wirklichkeit besteht die Krankheit noch weiter und früher oder später, oft erst nach Wochen oder selbst Monaten, kommt es zu Rückfällen.

Für diese Rückfälle ist häufig keine Ursache zu finden oder sie entstehen durch Schädigungen bei der Ernährung, wie kulinarische oder alkoholische Exzesse, Erkältungen, besonders bei Klimawechsel, wie sie z. B. oft auf der Dampferfahrt von den Tropen in die Heimat beobachtet werden, Überanstrengungen, Aufregungen und andere Schädigungen.

Solche Rückfälle leiten das **chronische Stadium** ein, sie bieten genau das gleiche Bild wie die ersten Anfälle, sind aber öfters auch milder. Dieses Stadium mit häufigen Rückfällen kann sich jahrelang (ich sah solche noch 10 Jahre nach Verlassen der Tropen) hinziehen. Dabei ist der Stuhl manchmal außerhalb der Anfälle scheinbar normal, in vielen Fällen aber, die wie ein chronischer Darmkatarrh verlaufen, ist er dauernd dünnflüssig, grau oder bräunlich gefärbt und enthält Schleim und Blutbeimengungen. Die chronisch Kranken bieten das Aussehen unterernährter, abgemagerter, neurasthenischer oder gar hysterischer Kranker. Es kann auch dies Stadium durch Entkräftung oder durch Verbluten zum Tode führen. In anderen Fällen ist der Verlauf viel leichter, und erst genaue Stuhluntersuchung ergibt kleine Schleim-beimengungen, deren mikroskopische Beobachtung die Diagnose sichert. Auch rectoskopische Untersuchung hilft oft zur Diagnose, wenn sich damit tiefsitzende Geschwüre feststellen lassen.

So kann das Bild je nach der Schwere äußerst vielgestaltig sein. In schweren Fällen und Rückfällen kann auch eine Gangrän des Darms eintreten; es kommt zu Abstoßungen von nekrotischen und gangränösen Gewebsfetzen im Stuhl; er wird graugrün oder schokolade-farben, stinkend und unter raschem Verfall tritt der Tod ein. Auch Darmperforationen mit peritonitischen Erscheinungen kommen vor. Die Amöben können auch zu perianalen Hautulcerationen führen.

Außer diesen geschilderten Typen der Verlaufsformen treten auch atypische Formen auf, die klinisch sehr wichtig sind und auf die vor allem WALTHER FISCHER hingewiesen hat. Er nennt unter solchen: „Fälle, die niemals die typischen Ruhrerscheinungen haben, die viel-mehr als chronische Diarrhöe verlaufen, manchmal auch abwechselnd mit Obstipation, ferner solche mit den Symptomen von Gastroenteritis mit Anämie." Leichtere und schwerere Störungen des Allgemeinbefin-dens, oft rheumatische Beschwerden, Ischias, Polyneuritis, Arthritis, neurasthenische Beschwerden können das Krankheitsbild beherrschen.

So sehr man also, besonders bei „Tropenanamnese", an Amöbenruhr denken muß, so wird doch manchmal allein aus dem Erfolg einer ein-geleiteten Therapie auf Amöben-Ätiologie geschlossen. Wichtig für den Praktiker erscheint mir daher, was REICHENOW (DOFLEIN-REICHENOW, Protozoenkunde, 1928) hierüber sagt:

„ . . . . Außerdem werden aber besonders die verschiedenartigsten neurastheni-schen und neuritischen Symptome auf eine gleichzeitig bestehende Histolytica-Infektion zurückgeführt.

Diese letztgenannten Allgemeinsymptome werden aufgefaßt als Erscheinungen einer Toxikämie, die durch giftige Stoffwechselprodukte der Parasiten erzeugt werden. Eine solche Wirkung wird aber von manchen Autoren (BARROW, CASTEX, HALL und REED) auch einigen oder sogar allen anderen Darmprotozoen zuge-schrieben, und da diese ja im Darmlumen sitzen, so würde ein solcher Zusammen-hang, wenn er wirklich besteht, für den Sitz von E. histolytica nichts besagen. Hält man alle Darmprotozoen für pathogen, dann wird man allerdings bei allerlei Er-krankungen unklarer Ätiologie nicht allzuoft um einen Erreger in Verlegenheit geraten, denn sicher ist mehr als die Hälfte aller Menschen mit irgendwelchen Darmprotozoen behaftet. Vorläufig fehlt aber noch der Beweis, daß die betreffen-den Erscheinungen nicht ebenso häufig bei Nichtinfizierten anzutreffen sind. Der ursächliche Zusammenhang der verschiedenen Symptome mit der Protozoen-infektion scheint den Autoren dadurch erwiesen, daß eine spezifische Behandlung der Infektion, die zur Beseitigung der Protozoen führte, auch ein Verschwinden oder eine Besserung der Symptome bewirkte. Die Frage bleibt jedoch offen, in-wieweit die verwendeten Medikamente (Emetin, Yatren, Salvarsan, Stovarsol) auch unabhängig von ihrer Wirkung auf die Protozoen die betreffenden Symptome unmittelbar beeinflußt haben."

Neuerdings werden auf Grund sicherer oder verdächtiger Stuhl-befunde sehr oft, vielfach auch in Europa, solche chronische, larvierte Amöbenruhrfälle beschrieben. Ein Teil solcher beruht zweifellos auf Verwechslung harmloser Amöben mit der Ruhramöbe.

Auch bei Kindern verläuft die Amöbenruhr nach FISCHER oft in Form chronischer Diarrhöe und wird leicht verkannt.

Bei den meisten ausheilenden Fällen folgen gewöhnlich später Funktionsstörungen. Die Ruhramöben als Gewebsschmarotzer verursachen große bis in die tiefsten Schichten dringende Geschwüre. Bei Heilung dieser kommt es zu starken Narbenbildungen, ferner zu entzündlichen Verklebungen mit Fixationen und Adhäsionen, die zu Lageveränderungen, wie Abknickungen und zu Insuffizienz und Stenose der Darmklappen führen. Solche Veränderungen lassen sich in vielen Fällen auch durch Röntgenuntersuchungen nachweisen. Sie sind hauptsächlich die Ursache für häufige Darmstörungen infolge eines chronischen Darmkatarrhes, besonders Dickdarmkatarrhs der früheren Amöbenkranken, die sich bei den geringsten Verdauungsstörungen merklich verschlimmern. Auch die Leberfunktion ist in solchen Fällen häufig gestört, die Leber ist leicht vergrößert und oft ist ein mäßiger Ikterus vorhanden.

Mischinfektion mit Bacillenruhr wird öfters beobachtet, ebenso mit Erkrankungen der Typhusgruppe. Sprue findet sich oft bei früher Amöbenruhrkranken. Auch mit anderen Darmprotozoen (Trichomonas, Balantidium u. a.) findet man Ruhramöben vergesellschaftet.

Der **Verlauf** und die **Prognose** sind stets zweifelhaft, wie aus obigen Angaben über Rezidivgefahr hervorgeht. Man soll auch rasch ausgeheilte, akute Fälle stets als nicht endgültig erledigt ansehen und frühere Amöbenruhrkranke noch jahrelang beobachten. Die Todesfälle an Amöbenruhr selbst sind nicht so zahlreich wie an der ihrer Hauptkomplikation, dem Leberabsceß.

Andere Lokalisationen der Ruhramöbe als im Darm sind häufig beschrieben, so das oben erwähnte Vorkommen in perianalen Abscessen; auch lokale Infektion der Glans penis, ferner Amöben-Nephritiden und Cystitiden. Von letzteren beschrieb vor allem FRANCHINI eine Reihe von Fällen, die neben Darmamöbiasis bestanden. Bei anderen Erkrankungen (HODGKINsche Krankheit, Gelenkerkrankungen), als Entamoeba histolytica beschriebene Formen sind nicht anerkannt worden.

Metastatische Herde spielen bei Nachkrankheiten eine große Rolle; der wichtigste, der Leberabsceß, wird auf S. 83 ausführlich erörtert, die übrigen S. 85. Häufig sind auch — unabhängig von Leberabscessen — Lungenerkrankungen beschrieben worden, so insbesondere Amöben-Bronchitiden (PETZETAKIS und PANAYOTATU u. a.) mit muco-purulentem Sputum, die auf spezifische Therapie (Emetin) glänzend reagieren.

Diagnose. Sie wird durch den Nachweis der Amöben gesichert. Man sucht diese vor allem in den blutig-schleimigen Stellen, und zwar in möglichst frischem Stuhle, damit sie noch beweglich sind. Auch bei chronischen Fällen muß man die kleinen Schleimpartikel zur Untersuchung aufsuchen. Wie oben erwähnt, bleibt in dünnen Stühlen der Schleim beim Neigen der Gefäße kleben. Cysten, die auch bei scheinbar gesunden früheren Ruhrkranken sich finden und besonders bei Chronischkranken, sind besonders in den fäkulenten Teilen des Kotes nachweisbar. Nach Abführmitteln erscheinen dann oft „Minutaformen". Das Nähere der Untersuchung ist oben bereits erwähnt, S. 73. Auch die Anfertigung von Dauerpräparaten empfiehlt sich. Es wird nochmals ausdrücklich betont, daß Trockenausstriche aus Faeces zwecklos sind.

Nach Manson-Bahr können mit dem Sigmoidoskop die Geschwüre erkannt und zu diagnostischen Zwecken ausgekratzt werden.

Differentialdiagnostisch kommt vor allem in Frage Bacillenruhr, ferner alle mit Schleim und Blut einhergehenden Darmerkrankungen, z. B. Malaria, Flagellaten-Infektion, Kala-Azar, Darmbilharziose, Rectum-Carcinom.

Die Unterschiede gegenüber Bacillenruhr sind im Abschnitt Klinik S. 76 bereits besprochen, natürlich kommt auch die Kultur von Ruhrbacillen zur Entscheidung in Frage.

Craig beschrieb Komplementbindung mit alkoholischem Extrakt aus Histolytica-Kulturen, die streng spezifisch sein soll bei Kranken, selbst bei ganz leichten Fällen, und Parasitenträgern, dagegen negativ bei behandelten und geheilten Fällen, sowie Trägern anderer Amöben.

In chronischen Fällen sind die Amöben oft sehr spärlich und es ist ratsam, bei negativem Befund Abführmittel zu verabfolgen und dann die Untersuchung zu wiederholen. Überhaupt sollte man sich bei verdächtigen Fällen bei negativem Befund nicht mit einmaliger Untersuchung begnügen, sondern sie an mehreren Tagen wiederholen. Werden nur Cysten gefunden, so ist die Differentialdiagnose gegenüber Colicysten zu sichern.

Pathologische Anatomie. Die Amöben dringen den Drüsenschläuchen entlang in die tieferen Schichten der Mucosa, gelangen zunächst auf die widerstandsfähige Muscularis mucosae, wo sie sich anhäufen, dann durchbrechen, um explosionsartig in der Submucosa sich auszubreiten. So entstehen die Amöbengeschwüre mit enger Öffnung, aber unter der Mucosa weiterwuchernd. Das typische Geschwür zeigt einen roten geschwollenen Wall von Mucosa, in dessen Zentrum die nekrotisierende Submucosa mit grünlichen zerfallenden Massen freiliegt. Sie sitzen hauptsächlich im Dickdarm, aber auch andere Darmpartien werden befallen. Das Coecum ist ein Lieblingssitz. Die Geschwüre können konfluieren und es kann zu weitgehenden Nekrosen kommen. Nach Abheilung entstehen Narben und dadurch Lageveränderungen usw.

Übertragungsweise. Die Amöben können in ihrer Cystengestalt in den Faeces längere Zeit leben, wenn diese nicht völlig eintrocknen. In dieser Form gelangen sie in das Trinkwasser (besonders Zisternenwasser und stagnierendes Wasser), ferner durch das Düngen, Verstäuben usw. auf Nahrungsmittel, die die wichtigste Infektionsquelle bilden (frische Früchte, Salat usw.). Daß auch Fliegen mechanisch Cysten verschleppen können, ist nachgewiesen und auch daß solche in lebensfähigem Zustande deren Darm passieren können. Ob auch Tiere Parasitenträger der Ruhramöben sein können, ist zweifelhaft. Bei Affen, Hunden und Ratten sind aber morphologisch ähnliche Formen gefunden worden. Auch direkte Kontaktinfektion von Mensch zu Mensch kann vorkommen.

Eine Hauptgefahr für die Übertragung bilden die chronischen Cystenträger und -Ausscheider, unter ihnen vor allem Eingeborene (Diener und Köche); ferner Kranke, besonders nach Ablauf des stürmischen akuten Stadiums, wenn eine rege Cystenbildung einsetzt.

Mit der Nahrung aufgenommene Amöbencysten verlieren im Magen durch die Einwirkung des Magensaftes ihre Membran, es schlüpfen dann die jungen Formen aus, die sich im Darm als vegetative Amöben vermehren und entweder im Kot als „Minutaformen" weiterleben oder zu Histolyticaformen werden und in die Gewebe eindringen. Es braucht also nicht jeder, der sich mit E. histolytica infiziert, auch amöbenkrank zu werden, er kann trotzdem lange Zeit Parasitenträger sein.

Therapie. Der wichtigste Gesichtspunkt für die Therapie ist: die akuten Fälle möglichst frühzeitig und möglichst gründlich zu behandeln. Gerade der relativ leichte Verlauf solcher — trotz reichlicher Schleimstühle — verleitet oft zu nicht wieder gut zu machendem Leichtsinn.

Es ist selbstverständlich, daß man im akuten Stadium eine Diät einhalten läßt, die jede Reizung des Darms vermeidet also leichte Speisen, wie Schleimsuppen, Reis, Milch, Tee, etwas Fleisch und leichte Gemüse. Es ist aber durchaus nicht nötig, während der ganzen Dauer der Behandlung eine strenge Diät befolgen zu lassen. Bettruhe ist während der ersten Tage akuter Dysenterieanfälle dringendst erwünscht. Leibbinde ist zu tragen und rasche Abkühlung — beim Aufsuchen des Klosetts! — zu vermeiden.

Wir besitzen spezifisch wirkende Amöbenruhrmittel, von denen eines der wichtigsten die Ipecacuanha ist. Aus den vielen Bestandteilen dieser Wurzel hat sich das Alkaloid Emetin bei akuten Fällen am wirksamsten erwiesen; es ist, nachdem es VEDDER in vitro geprüft hat, von ROGERS in die Therapie eingeführt worden.

Emetin. Es wird in Form des löslichen salzsauren Salzes (Emetinum hydrochloricum) angewandt, das in physiologischer Kochsalzlösung gelöst, in Ampullen eingeschmolzen, auch in den Tropen lange Zeit haltbar und wirksam bleibt. 0,1 g in 2 ccm Kochsalzlösung ist die zweckmäßigste Verdünnung. Man kann es subcutan und intravenös geben; letztere Methode bietet keine besonderen Vorteile, doch ist sie für den Kranken vielfach angenehmer. Die Tagesdosis ist 0,1 für kräftige Erwachsene über 60 kg Gewicht, kleinere Mengen als 0,06 für Erwachsene sind zu gering; man kann sogar bei ganz schweren Fällen für einige Tage $2 \times 0,1$ täglich geben. Reine Präparate[1] machen nur ganz ausnahmsweise Nebenerscheinungen, wie geringgradige Infiltrate und nach längerer Anwendung Schwächegefühl in den Beinen. Schwerere Vergiftungssymptome mit neuritischen Erscheinungen und Herzbeschwerden sind nur selten und zum Teil nach zu starken und zu häufigen Gaben (langsame Ausscheidung!) beobachtet worden. Man muß berücksichtigen, daß manche Rassen besonders empfindlich gegen Medikamente sind und vor allem stets das Körpergewicht bei der Dosierung beachten.

Man gibt kräftigen Erwachsenen danach am besten 6 Tage lang täglich je 0,08—0,1 g, schaltet dann Pausen von 1—2 Tagen zwischen weitere 6 Spritzen, und gibt bei schwereren Fällen nach 2—3 wöchiger Pause nochmals eine Serie von 6 Spritzen. Auch eine weitere Behandlung von 2 Spritzen alle 4 Wochen noch 3 Monate lang wird vielfach empfohlen. Im allgemeinen ergibt sich die Art und Dauer der Behandlung im einzelnen aus der Schwere des Falles. Je früher die Behandlung begonnen wird, desto besser der Erfolg. Die Wirkung setzt oft bereits nach

---

[1] Wir verwenden stets die auch von ROGERS seinerzeit verwendeten, von E. Merck, Darmstadt.

der ersten Spritze ein, indem die Schleimstühle sofort aufhören. Beobachtung der klinischen Wirkung allein genügt aber nicht, sondern es ist, wenn möglich, tägliche mikroskopische Stuhlkontrolle durchzuführen. Wird das Mittel nicht vertragen, muß man mit der Dosis herabgehen bzw. die Pausen vergrößern.

Kindern kann man auch Emetin geben; solche unter 1 Jahr erhalten nach Oliveira 5 mg; von 1—2 Jahren 2 mal 0,01.

Neben dieser Emetinkur hat es sich bewährt an den ersten Tagen mit Ricinus oder Kalomel gründlich abführen zu lassen und später während der Kur stets für dünnen Stuhl — etwa durch tägliche kleine Karlsbader Salzgaben — zu sorgen.

Emetin ist auch bei akuten Rückfällen klinisch wirksam. Leider verhindert es solche nicht sicher und es entsteht vielfach eine „Emetinfestigkeit" der Amöben, so daß das Mittel schließlich bei Rückfällen wirkungslos bleibt. In solchen Fällen soll eine von DU MEZ eingeführte Doppelverbindung das „Emetin-Wismutbijodid" oft noch wirksam sein; es wird vor allem in England angewandt. Es muß in Gelatinekapseln (am besten keratinierten) gegeben werden, da es in Pillen oft im ganzen wieder ausgeschieden wird; Pillen mit Salolüberzug werden auch verwendet. Empfohlen werden Dosen von 0,18 in Kapseln zu 0,06 3 mal täglich während 12 Tagen, eventuell diese Kur 2- oder 3 mal wiederholt. Bettruhe und Diät sind dabei notwendig, leichtes Erbrechen kommt vor. Bei Nichtvertragen ist die Dosis zu verringern. Die Stühle sind während der Kur dünn und dunkel. Unter diesem Mittel sollen auch die auf Emetin allein nicht mehr reagierenden Amöbencysten aus dem Kot verschwinden, neuerdings wird es aber wegen unangenehmen Nebenwirkungen und unsicherer Wirkung auf die Amöben von den meisten Ärzten abgelehnt.

Ipecacuanha selbst im ganzen, als Infus (also kein „deemetinisiertes" Präparat), wird jetzt — zum Teil neben Emetin — wieder vielfach empfohlen, da die Wurzel zweifellos noch andere wirksame Substanzen enthält, und zwar in Dosen von 0,3 bis zur Gesamtgabe von 1,8.

Yatren purissimum (7-Jod-8-oxychinolin-5-sulfosäure), dessen Jodgehalt 36,2 beträgt und das zu Erzielung von Wasserlöslichkeit mit Natriumbicarbonat versetzt ist (Behringwerke Marburg), als Desinfiziens schon länger bekannt, ist von MÜHLENS und MENK in die Therapie der Amöbendysenterie eingeführt worden, und hat sich inzwischen bei dieser als das wirksamste spezifische Mittel erwiesen. Es wird bei ihr als „Yatren purissimum 105" verordnet, das sich nach Angabe der Fabrik von Yatren durch seinen Gehalt an 0,2% Dijodoxychinolin unterscheidet und einen weiteren Zusatz nicht enthält.

Es wirkt bei akuten, sowie chronischen Fällen gleich gut und wird entweder als Klistier oder innerlich als Pillen von je 0,25 g verabfolgt. Vielfach wird nur mit Pillen behandelt, doch können nach MÜHLENS bei sehr tiefsitzenden Geschwüren hierbei Versager auftreten und man erst durch Klistiere zum Ziel gelangen. Eventuell ergibt Rectoskopie den Sitz solcher Geschwüre. Bei chronischen Fällen sind Einläufe am Anfang vorzuziehen, besonders bei der Möglichkeit einer Krankenhausbehandlung. MÜHLENS empfiehlt jetzt für Einläufe folgendes

Vorgehen: zuerst Darmreinigung mit hohen Wassereinläufen, dann die Yatreneinläufe mit langem Darmrohr, am besten abends, weil sie 6 bis 10 Stunden im Darm gehalten werden müssen. Bei Schwierigkeiten des Zurückhaltens setzt er 25—30 Tropfen Opiumtinktur zu oder vermindert die Wassermenge.

MÜHLENS gibt am 1. Tag 1 g Yatren auf 200 g Wasser, 2. Tag 2 g auf 300 g Wasser, 3. Tag 3 g auf 400 g Wasser, 4. Tag 3 g auf 500 g Wasser, 5.—7. Tag je 3 g auf 600—800 g Wasser. Zur Nachbehandlung empfiehlt er 3 Wochen lang an jedem 5., 6. und 7. Tage 2—3 g Yatren auf 300—500 g Wasser.

Für die orale Behandlung Erwachsener, die in den Tropen oft allein anwendbar ist, gibt MÜHLENS jetzt folgendes Schema für eine Yatrenpillenkur. 1. Tag 3 mal eine Pille zu 0,25 g, 2.—5. Tag 3 mal 2 Pillen; wenn gut vertragen, am 6. und 7. Tag je 3 mal 3 Pillen. Die Pillen werden am besten gleich nach dem Essen genommen. Als Nachkur sind noch 3 Wochen lang an jedem 5., 6. und 7. Tag 3 mal 2 Pillen zu nehmen.

Kinder vertragen Yatren in der Regel gut. Innerlich werden 0,05 bis 0,1—0,25 g bzw. 2—4 Teelöffel einer 2%igen Lösung; als Einläufe je nach Alter 5—20 ccm einer 1%igen Lösung empfohlen.

Bei den geringsten Darmbeschwerden früher Amöbenkranker, aber auch bei Leuten mit Tropenanamnese, die wissentlich niemals eine Ruhr durchgemacht haben, die aber trotzdem oft Amöbenträger (E. minuta) sind und die verschiedensten Beschwerden haben können, werden manchmal verblüffende Heilerfolge nach einigen Yatrentagen beobachtet. Es empfiehlt sich daher bei Verdacht auf chronische Amöbiasis einige Tage Yatrenpillen nehmen zu lassen, auch wenn der Stuhl negativ ist.

Als zweckmäßigste Behandlung rate ich bei frischen Fällen und akuten Rückfällen von Amöbenruhr zu einer Yatrenbehandlung kombiniert mit etwa 6—12 Emetininjektionen. Es hat sich gezeigt, daß seit Einführung der Emetintherapie die Leberabscesse bedeutend seltener geworden sind, so daß ich trotz der genügenden Einwirkung des Yatrens auf die Darmamöbiasis die gleichzeitige Emetinbehandlung als Prophylaxe gegen Leberabsceß ansehe. Für chronische Fälle ist Yatren allen anderen Mitteln vorzuziehen.

Außer Emetin und Yatren wirkt zweifellos spezifisch Simarubarinde; wir verordneten sie früher oft und zwar nach folgenden Rezepten:

Cortex simarubae	Cortex simarubae
Cortex granati āā 10,0	Cortex granati āā 10,0
Spiritus 90% 90,0 oder	Vini rubri ad 750,0
Tinct. aromat. 20,0	Macera per horas XX.
Aq. dest. ad 750,0	
Macera per horas XX.	

Man gibt 3—4 mal täglich 15 ccm dieses Macerats. Man kann es mit einer Emetinkur von der zweiten Woche ab verbinden. Auch bei chronischen Fällen, in denen Emetin versagt, kann man Erfolge damit erreichen, vor allem auch Besserung der subjektiven Erscheinungen.

Andere Drogen, zum Teil auch von Simarubaceen, werden in Ostasien und Mittelamerika (Chaparro amargosa in Mexiko; Garcinia mangustana, eine Clusiacee aus Indo-China) mit Erfolg angewandt, sie sind aber noch nicht allgemein zu haben und bedürfen weiterer Untersuchung.

Salvarsan-Präparate wurden auch vereinzelt für Fälle, in denen Emetin versagt, gelobt. Wir sahen bei Injektion solcher unter genauer Stuhlkontrolle keine Erfolge. Von den zur oralen Behandlung empfohlenen Präparaten Stovarsol und Spirocid (Oxyacetyl-aminophenylarsinsäure) werden bei Amöbenruhr ebenfalls gute Erfolge, zum Teil in Kombination mit Emetin oder bei Versagen von solchem, berichtet. Es soll besonders gut bei Cystenträgern wirken (C. F. CRAIG). JACOBY gab 3 mal täglich eine Tablette Spirocid zu 0,25 g und sah dabei auch eine günstige Beeinflussung von Leberschwellungen und Verschwinden von Amöbencysten. Andere sahen bei solchen Dosen Vergiftungserscheinungen (Erytheme, Diarrhoe, Fieber); CRAIG gab daher nur 3 mal täglich 0,125 g, nach 8 Tagen Pause nochmals eine Woche.

Wismut in großen Dosen geben zu Anfang der Behandlung ZIEMANN sowie DEEKS und JAMES. Ersterer kombiniert es mit Karlsbader Salz; letztere geben bei Milchdiät Bismutum subnitricum alle 3 Stunden (in schweren Fällen auch bei Nacht) einen Teelöffel (etwa 10 g) voll, später nur 4 mal täglich; sie kombinieren es auch mit Emetin.

Rivanol (Aethoxy-diamino-acridinlactat I. G. Farbenindustrie Hoechst) wurde von URCHS und PETER bei Amöbenruhr empfohlen. Zuerst wurde es als Klysma in 0,5%iger wässeriger Lösung verordnet. Die Autoren beobachteten vor allem eine günstige Einwirkung auf die Tenesmen und das rasche Fäkulentwerden der Stühle; aber auch eine spezifische Wirkung soll vorhanden sein. PETER gab es dann mit Erfolg oral. Er empfiehlt zuerst eine Dosis Karlsbader Salz, dann am ersten Tag in zweistündigem Abstand je 0,03—0,05 Rivanol, vom 2. Tag an 3 mal 0,03—0,05 g für 6—8 Tage, eventuell an den letzten Tagen nur 2—3 mal 0,02 g; wenn am 2. und 3. Tage keine genügende Besserung eingetreten ist, gibt er noch je ein Rivanolklysma von 1 : 3000 bis 1 : 5000. Nachprüfungen liegen noch nicht vor.

In ganz schweren chronischen Fällen hat man die Appendikostomie und Cökostomie mit anschließenden Spülungen ausgeführt; sie führen aber nicht immer zum Ziele, auf jeden Fall ist stets zuerst ein Versuch mit Yatren zu machen.

Die Folgezustände der Amöbenruhr mit den Erscheinungen eines Dickdarmkatarrhs bedürfen diätetischer und salinischer Behandlung; sie machen infolge der Verwachsungen und Störungen der Darmfunktion oft noch jahrelang Beschwerden. Hier sind Trinkkuren in geeigneten Bädern, wie Karlsbad, Mergentheim und Kissingen, angezeigt.

Amöben-Leberabsceß und andere Metastasen.

Die wichtigste Komplikation der Amöbenruhr ist der Leberabsceß, der durch Verschleppung von Amöben auf dem Blutwege, nach Sitsen auch auf dem Lymphwege zustande kommt. Sehr selten sind Gehirnabscesse, während Lungenabscesse meist sekundär infolge von

Durchbruch von der Leber aus entstehen. Auch in der Gallenblase und in gangränescierender Haut nach durchgebrochenen Leberabscessen werden Ruhramöben gefunden.

Leberabscesse kommen in allen Ländern vor, in denen Amöbenruhr beobachtet ist. Doch sind bestimmte Länder, so z. B. Ostasien und das tropische Afrika zweifellos bevorzugt. Europäer werden häufiger befallen als Eingeborene, und unter ihnen ganz besonders Männer. Bei Kindern sind Leberabscesse recht selten.

Klinik. Die Leberabscesse können kurze Zeit nach einer selbst leicht verlaufenden Amöbenruhr oder erst nach Jahren klinisch in Erscheinung treten. In vielen Fällen ist der Beginn ein schleichender. Die Kranken fühlen sich müde, die Hautfarbe ist grau, subikterisch, auch die Skleren zeigen einen Stich ins Gelbliche. Bei genaueren Temperaturmessungen findet man leichte Temperaturerhöhungen. Dabei bestehen oft ausstrahlende Schmerzen in die rechte Schulter, die häufig für rheumatisch gehalten werden. Auch ein eigentümlicher trockener Husten (Leberreizhusten) tritt auf. Manchmal bestehen auch lokale Schmerzen in der Lebergegend oder im ganzen Epigastrium oder oberhalb der Blinddarmgegend. Solche schleichende Fälle bleiben oft lange Zeit unerkannt, bis sich das Bild mehr akuteren Formen nähert.

In solchen ausgeprägten Fällen treten mit Schüttelfrösten kürzer oder länger dauernde remittierende Fieber auf, die direkt septischem Fieber gleichen. Die Kranken sehen verfallen aus, ihr Gang ist mühsam und charakterisiert durch die Schonung der Lebergegend. Sie gehen oft nach rechts vorne gebeugt, stützen die Lebergegend mit dem rechten Ellbogen und dem linken Unterarm, als ob sie die Leber auf dem Arme trügen (R. Koch). Der Puls ist mäßig beschleunigt, profuse Schweiße sind häufig, es kommt oft zu Übelkeit und Erbrechen. Auch Durchfälle sind nicht selten vorhanden. Der Schmerz in der Lebergegend kann sehr heftig sein und das Atmen erschweren. Auf Druck zwischen die Rippen oder auf die Rippen ist die Gegend des Abscesses oft festzustellen (Fluktuation und Schmerz). Die Leber ist häufig vergrößert, besonders die obere Lebergrenze ist nach oben gerückt; tiefe Palpation kann auch Unregelmäßigkeit der Form ergeben. Das Blutbild zeigt namentlich während der septischen Fieber eine oft hochgradige Zunahme der segmentkernigen Leukocyten und eine bedeutende Erhöhung der Gesamtzahl der weißen Blutkörper.

Der Verlauf solcher Abscesse kann sehr wechselnd sein; viele ziehen sich mit vorübergehenden Besserungen jahrelang hin, ja auch Spontanheilungen scheinen vorzukommen. Offenbar kommt es dabei zunächst zu völligen Abkapselungen. In anderen Fällen bricht der Absceß in die Bauchhöhle oder Nachbarorgane durch, wodurch häufig der Tod herbeigeführt wird. Am günstigsten ist noch der gar nicht seltene Durchbruch in die Lunge, wobei die Eitermassen ausgehustet werden und sogar Heilung eintreten kann.

Solche metastatischen Lungenabscesse im rechten Unterlappen werden leicht durch andere Mikroorganismen noch infiziert, sie sind durchaus nicht selten, doch führt in schweren Fällen meist der Leber- und nicht der Lungenabsceß zum Tode. Auch Durchbruch des Eiters in die Pleurahöhle kommt natürlich vor. Klinisch kann das Bild einer Pleuritis, ja einer Pneumonie in Erscheinung treten.

Metastatische Gehirnabscesse sind schon seltener. Vielfach werden sie als kleine nekrotische Herde erst nach Tod an Leberabsceß festgestellt. Es sind aber auch klinisch manifeste, in 6—15 Tagen tödlich verlaufene Fälle beobachtet, die die Erscheinungen einer Rindenepilepsie boten.

Von anderen Metastasen sind vereinzelt beschrieben: Milzabscesse, Mediastinalabscesse, Perikardialabscesse, Ovarialabscesse, Amöben-Salpingitis und Metastasen in Lymphdrüsen, Gallenblase, Niere, Pankreas, Prostata, Harnblase, Haut.

Die als besondere Erkrankung aufgefaßte Amöben-Bronchitis (s. S. 78) ist wahrscheinlich oft eine metastatische Erkrankung.

Die **Diagnose** des Leberabscesses wird beim Vorhandensein der geschilderten Symptome — besonders septisches Fieber oder subfebrile Temperaturen, polynucleäre Leukocytose, Schulterschmerz bzw. Leberepigastriumschmerz — durch die Anamnese einer Amöbenruhr erleichtert, oft aber ist die vorhergegangene Amöbeninfektion des Darmes unbemerkt geblieben. Zur Sicherung der Diagnose ist eine Punktion der Leber angezeigt. Man macht sie an der Stelle der äußersten Empfindlichkeit oder wenn eine solche nicht genau festzustellen ist, in der Axillarlinie im 8. oder 9. Intercostalraum. Man kann bei negativem Ergebnis ohne Gefahr noch mehrmals an anderen Stellen einstechen. Die Nadel soll ein weites Volumen haben und ziemlich tief eindringen. Die mikroskopische Untersuchung des Eiters ergibt in vielen Fällen keinen Amöbenbefund. Man kann in Fällen, wo eine Punktion aus äußeren Gründen nicht stattfinden kann, durch eine Anzahl von Probeinjektionen von Emetin (siehe unter Behandlung) durch ihre Wirksamkeit auf Fieber und Leukocytenbefund die Diagnose sichern. Auch die Röntgenuntersuchung ist angezeigt, sie wird neuerdings wieder sehr von WIRSSALADSE empfohlen.

Differentialdiagnostisch kommen Gallenblasenentzündungen, Sepsis, subphrenische Abscesse, Echinokokken der Leber in Frage. Eine Differentialzählung der Leukocyten sollte zur Diagnosestellung nie versäumt werden.

Prognose. Trotz der beobachteten Remissionen und Spontanheilungen ist die Prognose immer fraglich. Selbst schleichende milde Fälle sterben, wenn unbehandelt — häufig wegen nicht gestellter Diagnose — unter dem Bild einer fieberhaften Sepsis. Die Prognose bezüglich Dauer des Verlaufs ist stets unsicher. Handelt es sich um zahlreiche multiple Abscesse, so kann auch eine Operation oft wirkungslos bleiben.

Pathologische Anatomie. Die Leberabscesse beginnen mit einem durch Amöben verursachten Thrombus eines kleinen Gefäßes, dem eine keilförmige Nekrose folgt (KUENEN). Später kommt es außer dem Zerfall von Leberzellen zu einer eitrigen Einschmelzung, wobei im Eiter neben Resten des Lebergewebes Endothelzellen und Leukocyten, sowie rote Blutkörper gefunden werden. Der Eiter ist zähflüssig, gelblich bis schokoladebraun, je nach der Menge des Blutgehaltes. Er enthält in der Regel keine Bakterien; Amöben finden sich meistens in den Wandpartien. Die

Abscesse sind häufig multipel. Der Hauptsitz ist die Kuppe des rechten Leberlappens. Die Absceßwände bestehen aus einer fibrösen Kapsel, die besonders bei älteren Abscessen sehr dickwandig sein kann (Abb. 46).

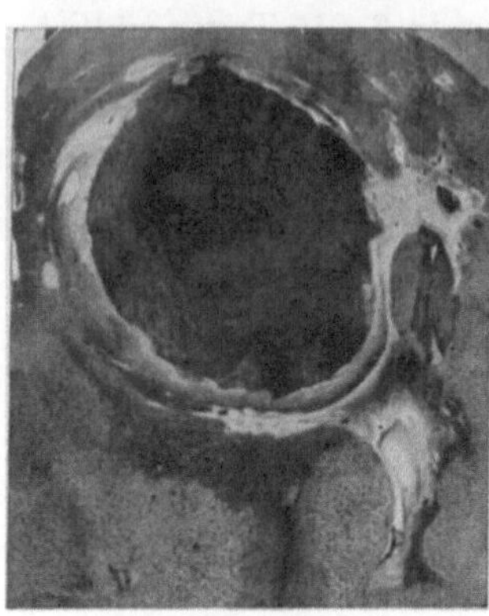

Abb. 46. Leberabsceß (stark verkleinert). (Orig. nach Präparat des Tropeninstituts.)

Einzelne Gefäße und Gewebsstränge bleiben oft noch lange innerhalb der Höhlen erhalten. Das Lebergewebe außerhalb der Abscesse zeigt oft keinerlei besondere Veränderungen. Nach Operationen oder spontanem Durchbruch in die Haut sind auch in dieser gangränöse Prozesse mit Amöben beobachtet worden.

Therapie. Nach Feststellung von Leberabscessen durch Punktion ist sofort anschließende Operation das Gegebene. Sie hat je nach dem Sitz unter den entsprechenden chirurgischen Maßnahmen, entweder durch die Brust- oder Bauchhöhle stattzufinden. Wo eine große Operation nicht angängig ist, wie oft in den Tropen unter primitiven Verhältnissen, schließt sich der Punktion eine Entleerung durch Ansaugen bzw. Drainage an.

In den letzten Jahren hat sich aber gezeigt, daß der Leberabsceß auch medikamentöser Behandlung zugängig ist. Es reagieren nämlich Leberabscesse — selbst sehr ausgedehnte — meist noch besser auf Emetin als die Amöbenerkrankung des Darmes. Besonders im Frühstadium,

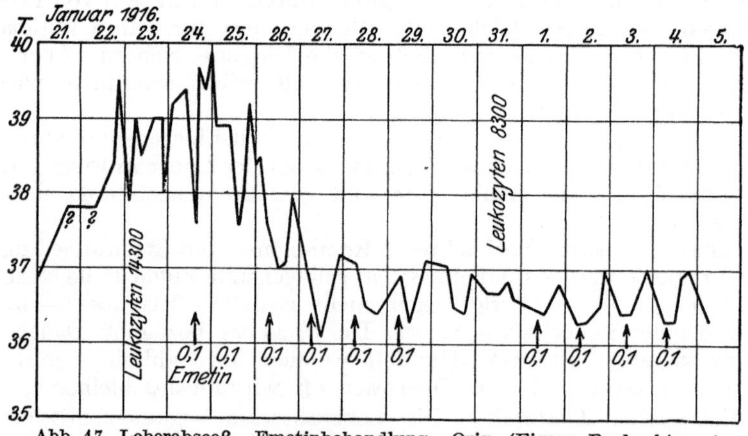

Abb. 47. Leberabsceß. Emetinbehandlung. Orig. (Eigene Beobachtung.)

wo man noch von Leberentzündung und noch nicht von Vereiterung reden kann, genügt die Behandlung oft allein. Aber selbst vorgeschrittene Abscesse können durch Emetin allein zur Heilung gebracht werden, wie vielfach beobachtet ist. Einzelne Ärzte wenden dieses daher vor chirurgischer Behandlung an. Es ist vor allem dann angezeigt, wenn eine Operation aus äußeren Gründen unmöglich ist (auf Expeditionen usw.).. Auch nach Operationen und Punktionen empfiehlt sich zur Beschleunigung des Schlusses der Absceßhöhlen eine Emetinnachbehandlung. Ich halte sie für geeigneter als Einspritzungen von Chinin- oder Emetin-Lösungen in die Absceßhöhle selbst.

Bereits nach den ersten Spritzen sinkt die Temperatur zur Norm und die Leukocytenzahl wird allmählich normal (Abb. 47). Die Behandlung und Dosierung ist genau die gleiche wie bei Amöbenruhr. Ich empfehle ungefähr 6 Spritzen zu 0,6—0,1 innerhalb einer Woche und dann mit Pausen von 2—3 Tagen noch 6 weitere (bis zu 12 im ganzen [näheres s. S. 80]), in schweren Fällen noch eine etappenweise Nachbehandlung. Die Häufigkeit der Leberabscesse hat seit der Emetinbehandlung der Ruhr zweifellos überall ganz erheblich abgenommen.

Stovarsol und Yatren versagen bei Leberabsceß nach VAN STEENIS; FISCHER sah bei Hepatitis einmal prompten Temperaturabfall nach Yatren.

Prophylaxe. Die beste Prophylaxe des Leberabscesses ist eine frühzeitige und gründliche Behandlung der Amöbenruhr. Aber auch trotz solcher kommen Abscesse vor. Wie oben erwähnt, scheint aber die frühzeitige Emetinbehandlung spezifisch vorbeugend gegen Leberabsceß zu wirken. Früher Leberabsceßkranke — auch Operierte — sollten bei den geringsten verdächtigen Erscheinungen sofort einige Emetininjektionen erhalten.

Verschiedene protozoische Darmparasiten.

Außer den pathogenen und nichtpathogenen Amöben finden sich häufig im menschlichen Darm noch andere Protozoen, deren klinische Bedeutung noch umstritten ist. Wegen der Häufigkeit ihres Befundes in den warmen Ländern müssen sie jedoch dem Tropenarzt bekannt sein.

1. Trichomonas intestinalis s. hominis.

Trichomonas intestinalis ist etwa 5—10 μ lang und 2—3 μ breit. Die Gestalt ist birnförmig, das Hinterende zugespitzt. Ein seitlich gelagerter Achsenstab ist vorhanden. An dessen Vorderende entspringen drei Geißeln, in der Nähe davon der Randfaden einer undulierenden Membran, der sich am Hinterende als freie Geißel fortsetzt. Am Vorderende hinter der undulierenden Membran liegt eine Mundöffnung (Cytostom), durch welche die Nahrung, meist Bakterien, aufgenommen wird. Der Kern liegt in der Nähe des Vorderendes. Das Nähere zeigt Abb. 48.

Außer den dreigeißeligen Formen sind vier-, fünf- und sechsgeißelige gefunden worden, es scheint sogar, daß die viergeißeligen die häufigeren sind. Namen wie Tetratrichomonas und Pentatrichomonas usw. finden sich für diese.

Es werden von Trichomonas Cysten von rundlicher Form gebildet, bei denen innerhalb einer zarten Cystenmembran der aufgerollte Achsenstab und die undulierende Membran zu sehen sind, sie werden bei der menschlichen Form jedoch gewöhnlich nicht beobachtet.

Die Parasiten sind lebhaft beweglich; färberisch sind sie in ihren Einzelheiten nach Sublimatfixierung und HEIDENHAINscher Färbung nicht leicht darstellbar, weil sie sehr rasch beim Konservieren schrumpfen.

Die Kultur des Parasiten ist in flüssigen Nährmedien (LOCKEssche Lösung mit Hühnerei oder Serum) gelungen.

Klinik. Man findet Trichomonas intestinalis (s. hominis) besonders häufig bei Diarrhöen, Dysenterien und anderen Magendarmerkrankungen. Sein Lieblingssitz sind die oberen Darmpartien; auch im Magen, sogar auch in der Mundhöhle kommt er vor.

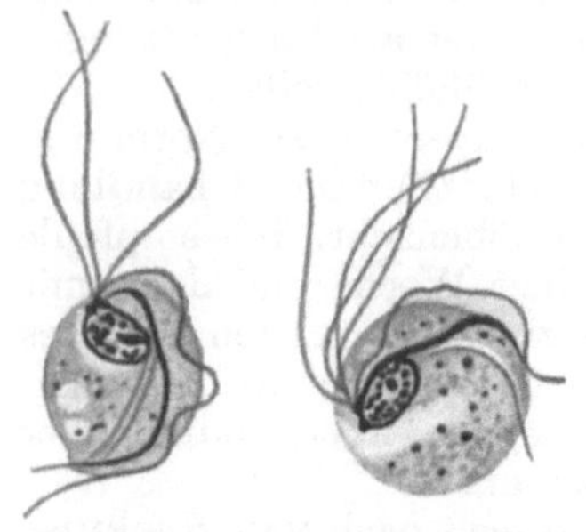

Abb. 48. Trichomonas intestinalis s. hominis. (Nach DOBELL.)

Trichomonas intestinalis ist selbst fast sicher völlig harmlos; die Veränderung der Beschaffenheit und Reaktion des Magendarminhalts dürfte die Hauptursache seiner Anreicherung sein. So werden therapeutische Erfolge auch mit den verschiedensten Mitteln erreicht. Meist genügt entsprechende Behandlung des vorhandenen Magendarmkatarrhs mit Abführmitteln, Karlsbader Salz, zweckmässiger Diät usw. Andere zum Verschwinden der Trichomonaden empfohlene Mittel sind Kalomel, Thymol, Wismut, Yatren, Stovarsol. Auch längere Verabfolgung getrockneter Ochsengalle in Kapseln wurde angewandt.

Bei Behandlung der Grundleiden schwindet meist auch dieser Parasit.

Trichomonas vaginalis ist eine verwandte, beim weiblichen Geschlecht in der Vagina sehr verbreitete Form. Sie ist größer als Trichomonas hominis und morphologisch von ihr zu unterscheiden. Sie bevorzugt saure Reaktion des Mediums und kommt daher auch in der gesunden Scheide vor, bei Scheidenkatarrhen aber häufiger. In die Harnwege der Frau, seltener des Mannes, können sie auch eindringen. Ihre pathogene Bedeutung ist noch umstritten.

2. Chilomastix mesnili.

Dieser nahe Verwandte von Trichomonas unterscheidet sich von ihm hauptsächlich durch das Fehlen eines Achsenstabes und der undulierenden Membran; er bildet kleine Cysten.

Dieser Flagellat ist in vielen warmen Ländern in diarrhöischen Stühlen gefunden worden und ist an sich wohl ebenfalls nicht pathogen.

3. Lamblia intestinalis (Giardia intestinalis).

Lamblia intestinalis ist ein bilateral gebauter Parasit von 10—20 μ Länge und 6—10 μ Breite. Er ist birnförmig, zeigt aber von der Seite gesehen eine buckelig vorgewölbte Rückenseite und eine napfartige Vertiefung der Vorderseite. Innerhalb letzterer liegen die zwei Kerne.

Es sind im ganzen vier Geißelpaare vorhanden, die Strudelbewegungen nach den verschiedensten Seiten und Vorwärtsbewegungen gestatten. Längs der Mittelachse ziehen zwei Achsenstäbe, über welche etwas unterhalb der Mitte eine plumpe Chromatinmasse gelagert ist, deren Bedeutung noch unklar ist (Abb. 49).

Lamblia intestinalis bildet längsovale Cysten, die sich häufig in den Faeces finden. Sie sind schon ungefärbt durch die Lagerung der charakteristischen Organellen der Lamblia erkennbar. In diesen Cysten findet die Zweiteilung statt (Abb. 50).

Im ungefärbten Präparat schon sind Lamblien durch ihre charakteristische Form und Bewegung leicht zu diagnostizieren. Färbung geschieht auch hier nach Sublimatfixierung mit HEIDENHAINs Eisenhämatoxylin.

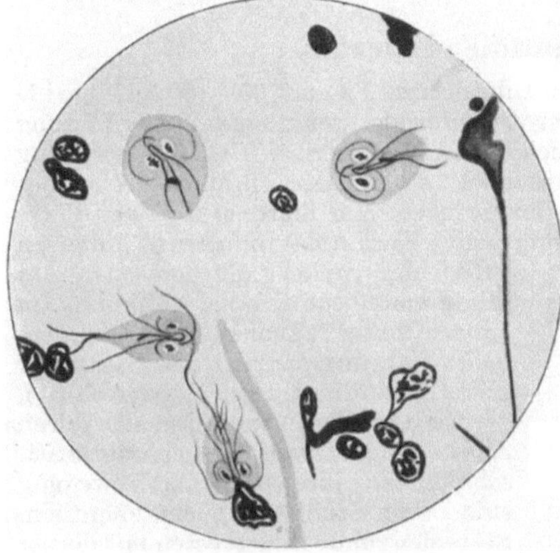

Abb. 49. Lamblia intestinalis. Vegetative Formen im Kot. (Orig. v. PROWAZEK del.)

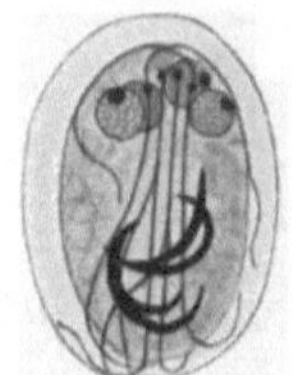

Abb. 50. Cyste von Lamblia intestinalis. (Orig. REICHENOW del. etwa 2000 fach.)

Klinik. Lamblien finden sich häufig bei anderen pathologischen Zuständen als Nebenbefund, aber auch bei scheinbar gesunden Menschen sind sie nicht selten und vor allem die Cysten sieht man recht oft in den Tropen in normalen Stuhlgängen.

Häufig aber bestehen Diarrhöen mit schleimigen Stühlen, die auch geringe Blutmengen enthalten und bei denen massenhaft vegetative Stadien der Lamblien sich finden. Manchmal sind sie mit anderen Parasiten gleichzeitig vorhanden, aber oft auch allein, so daß ihre ätiologische Bedeutung für solche Fälle angenommen werden muß. Dies um so mehr, als Anhaften von Lamblien am Darmepithel festgestellt ist, sie also direkt die Gewebe schädigen. Die Allgemeinbeschwerden sind meist gering, es bestehen lediglich Leibschmerzen.

Nach einiger Zeit verschwinden die Beschwerden oft von selbst; es finden sich dann aber noch lange Cysten im Stuhl und Rückfälle können auftreten.

In letzter Zeit ist Lamblia intestinalis häufig im Duodenalsaft gefunden worden, dabei traten Gelbsucht und spastische Schmerzen im Hypogastrium, besonders in der Gallenblasengegend auf.

Die **Therapie** ist recht schwierig, indem vielfach die Lamblien auf keinerlei Mittel reagieren. Verf. sah einmal glänzenden Erfolg bei einer mit Spirochäten kombinierten „Lamblienruhr" mit Emetin; nach wenigen Dosen verschwanden die vegetativen Formen und bald auch die Cysten, an denen man Degenerationserscheinungen wahrnahm. In anderen Fällen aber blieb der Erfolg aus. Thymol und Wismut soll auch manchmal von guter Wirkung sein, ebenso Salvarsan und Tetrachlorkohlenstoff. Versuche mit verschiedener Diät sind ratsam; DE LANGEN sah verschiedentlich guten Erfolg von Fleischdiät.

4. Balantidien-Enteritis.

Balantidium coli ist ein Infusorium. Es mißt 60—100 μ Länge bei 50—70 μ Breite. Der Körper ist eiförmig, zeigt eine Längsstreifung und an den Rändern zahlreiche feine Wimpern. Die Längsstreifung entspricht einer großen Zahl parallel verlaufender Fibrillen, die an der Mundöffnung (dem Peristom) entspringen. Im hinteren Teil des Parasiten liegt ein großer, nierenförmiger Kern (Makronucleus), daneben ein kleiner, runder (Mikronucleus). Am Hinterende liegt eine Afteröffnung. Im Innern sind Vakuolen und außerdem meist Nahrungspartikel, wie Bakterien, Fett, Blutkörperchen sichtbar (Abb. 51).

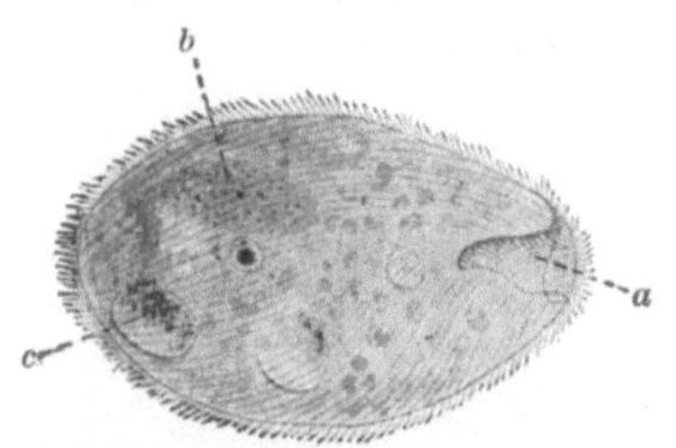

Abb. 51. Balantidium coli. *a* Peristom. *b* Kern mit rundem Nebenkern. *c* Contractile Vakuole. Etwa 250fach vergr. (Nach R. O. NEUMANN und M. MAYER.)

Die Parasiten vermehren sich durch Zweiteilung. Durch ihre charakteristische Gestalt, ihre Größe und Bewegung sind sie im Stuhl sehr leicht kenntlich. Sie bilden runde Dauercysten mit derber Membran.

Eine etwas kleinere Abart hat den Namen Balantidium minutum erhalten.

Die Kultur von Balantidium ist BARRET und JARBROUGH in physiologischer Kochsalzlösung mit inaktiviertem Menschenserum 16:1 gelungen.

Verbreitung. Der Parasit kommt beim Menschen in allen Weltteilen vor. Auch aus Europa sind bereits zahlreiche Fälle bekannt, doch scheint er in warmen Ländern, besonders in Ostasien häufiger zu sein. Es ist also überall mit dieser Infektion zu rechnen.

Ganz ähnliche Parasiten finden sich bei Schweinen und Affen, bei ersteren sogar recht häufig. Vielfach ist ein Zusammenhang menschlicher Erkrankung mit solcher von Schweinen beobachtet, indem die Befallenen Schweineschlächter, Hirten oder Züchter waren.

Klinik. Die Balantidienkolitis gleicht in manchem klinisch einer Amöbenruhr. Es treten oft heftige Koliken auf mit zahlreichen breiigen Stühlen, die Schleim und häufig Blut enthalten; nach BRENNER sind sie gelblich-braun, breiig, etwas gallertig. Der Leib ist aufgetrieben, das S Romanum ist druckempfindlich; es besteht allgemeine zunehmende Schwäche. Der Verlauf ist sehr chronisch, sich viele Jahre hinziehend, und in zahlreichen Fällen kommt es unter zunehmender Anämie und

Kachexie zum Tode. STRONG schätzt die Sterblichkeit auf 30%. Eine ganze Reihe der Fälle sind erst bei der Obduktion erkannt worden.

Die Parasiten finden sich dabei manchmal nur spärlich im Stuhl, manchmal aber auch in großen Mengen. Die Diagnose ist sehr leicht bei sorgfältiger Stuhluntersuchung (schwache Vergrößerung). Vor allem ist bei der scheinbar ziemlich großen Verbreitung an diese Infektion zu denken.

Pathologische Anatomie. Der Hauptsitz der Balantidien ist der Dickdarm. Dort finden sich schwere ulceröse Entzündungen und Nekrosen. Die Parasiten sitzen besonders unterhalb der Drüsenschläuche in der Submucosa und der Muscularis, und zwar mit Vorliebe an der Grenze des nekrotischen und entzündlich infiltrierten Gewebes. Meist dringen sie aber tief in das gesunde Gewebe ein, wo sie die Gewebsspalten der noch nicht veränderten Submucosa und Muscularis anfüllen. In den Drüsenlumina sind sie seltener. Sie zeichnen sich also durch die Tendenz, in das gesunde Gewebe vorzudringen, aus. v. PROWAZEK schreibt ihnen hiernach eine primär-pathogene Bedeutung zu. Mischinfektionen mit Bakterien kommen aber vor.

Außer im Darm ist Balantidium coli gefunden worden im Sputum, in Mesenterialdrüsen, Lymph- und Blutgefäßen.

Therapie. Die Behandlung ist eine sehr schwierige. Oft kommt es nach scheinbarem Erfolg nach kürzerer oder längerer Zeit zu Rückfällen. Immerhin scheint schon die längere Verminderung der Zahl der Parasiten von großem Wert, so daß Wiederholungen der „Abtreibungskuren" bei Balantidienkranken während mehrerer Jahre dringend anzuraten sind.

Zunächst sind vielfach lokale Behandlungen des Darmes angewandt worden mit Essigklistieren (6 g Essigsäure auf $1^1/_2$ Liter), solchen von Jodlösung 1 : 10 000 bis 1 : 5000; Höllenstein 1 : 3000 bis 1 : 2000 in Mengen von 2 Litern. MASON sah mit Einläufen von Oleum chenopodii 3,5 g (60 Minims) in Olivenöl 40, 3 mal mit 1—2 Tagen Pausen verabfolgt, Verschwinden der Parasiten und Festwerden des Stuhles für viele Wochen.

v. PROWAZEK sah mit Chinin, das in vitro sehr stark auf Balantidien wirkt, Erfolg. Er empfiehlt Vorklysmen mit Sodalösung und folgenden Chininklistieren und außerdem tägliche Verabfolgung von Natrium bicarbonicum mit nachfolgender Chiningabe von 1 g.

Auch Thymol und Emetin ist mehrfach empfohlen worden, ebenso Salvarsan, Stovarsol, Wismut. ONGKIEHONG sah bei mehreren Fällen guten Erfolg von Santonin; 3 mal 25 mg täglich in 2 aufeinanderfolgenden Tagen. Am besten scheint Ipecacuanha zu wirken, das mehrfach angewandt ist und bei dem vor allem BRENNER in vier gut beobachteten Fällen glänzende Resultate erhielt. Er gab morgens nüchtern 0,015 g Pantopon oder Kodein-Morphium āā 0,01 und $^1/_4$ Stunde danach 1 g pulverisierte Ipecacuanha-Wurzel. Es folgte 5—7 stündige Rückenlage und Nahrungsenthaltung. Bei guter Verträglichkeit gab er es bis zu 8 mal im ganzen, entweder täglich oder mit 2—3 Tagen Pausen und nach einigen weiteren Tagen nochmals 2 g. Der Stuhl wurde oft schon nach 2—3 g fest und die Balantidien verschwanden dauernd.

Prophylaxe. Der Zusammenhang mit Schweinen erscheint — trotz des Versagens experimenteller Infektion — sicher. Es ist also hierauf Bedacht zu nehmen.

5. Coccidiose des Menschen.

Coccidien sind Protozoen, die im Tierreich als Parasiten sehr verbreitet sind. Sie zeichnen sich durch einen komplizierten Entwicklungszyklus mit geschlechtlicher und ungeschlechtlicher Vermehrung aus und schmarotzen zeitweise in Körperzellen. Im Kot ihrer Wirte werden Cystenformen, sog. Oocysten ausgeschieden, die von neuen Wirten zwecks Weiterentwicklung aufgenommen werden müssen.

Solche Coccidien-Oocysten werden auch manchmal im Kot von Menschen gefunden, und zwar in den verschiedensten Weltgegenden.

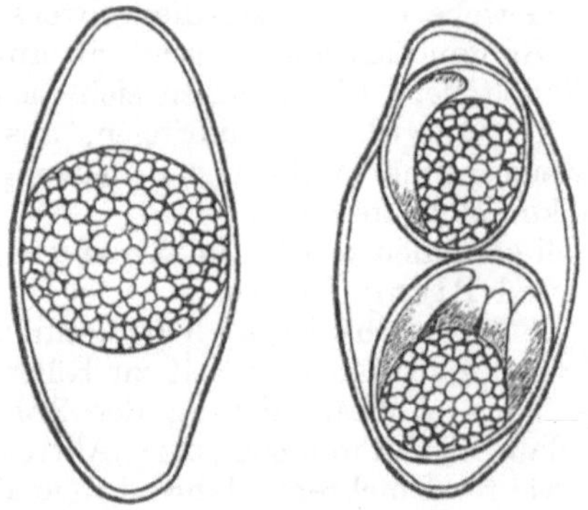

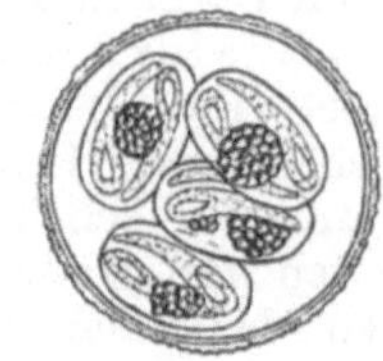

Abb. 52. Isospora belli. *a* Oocyste aus frischem Stuhl. *b* Reife Oocyste mit 2 Sporocysten. Vergr. 1600fach. (Nach J. RHODE.)

Abb. 53. Reife Oocyste von Eimeria clupearum s. wenyoni aus frischem Menschenkot. Vergr. 1000fach. (Nach WENYON.)

Es sind bisher vier verschiedene Arten beim Menschen festgestellt.

Klinische Bedeutung scheinen sie für den Menschen nicht zu haben, denn bei den meisten beobachteten Fällen sind keine krankhaften Erscheinungen aufgetreten, selbst wenn die Cysten sehr zahlreich waren. Vereinzelt wurden Durchfälle beobachtet, manchmal auch hartnäckiger Art mit Leibschmerzen. CHATRIDSE und KIPSCHIDSE sahen eine sehr starke Infektion (40—50 Oocysten im Gesichtsfeld) mit hartnäckiger Obstipation. DOBELL nimmt an, daß sie vielleicht nur transitorische Parasiten des Menschen sind und nach Bildung der Oocysten absterben.

Emetin war in einigen Fällen wirksam, in anderen nicht.

Die im menschlichen Kot gefundenen Arten können aber leicht für Wurmeier gehalten werden und seien deshalb hier abgebildet (Abb. 52, 53, 54) und kurz besprochen. In den Oocysten liegen in einer derben, doppeltkonturierten Hülle

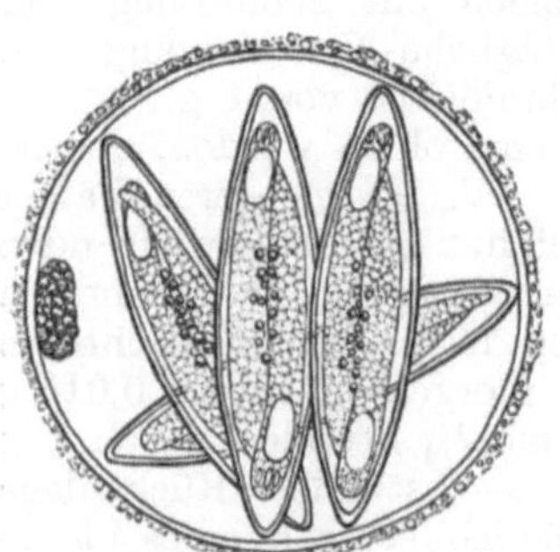

Abb. 54. Reife Oocyste von Eimeria sardinae s. oxyspora aus frischem Menschenkot. Vergr. 1000 fach. (Nach DOBELL.)

innerhalb einer klaren Schicht die Sporen. Bei der Gattung Isospora liegen in jeder reifen Oocyste zwei Sporocysten mit je 4 Sporozoiten (s. Abb. 52). Bei der Gattung Eimeria bilden sich in der Oocyste 4 Sporocysten mit je 2 Sporozoiten (siehe Abb. 53 u. 54).

1. u. 2. Isospora belli und hominis WENYON. Die reifen Oocysten von I. belli sind länglich und enthalten zwei Sporocysten; Größe der Oocysten etwa 25—33 μ zu 12,5—16,5 μ. Nach WENYON und REICHENOW ist die häufigst betroffene Art I. belli, es gibt aber nach ihnen auch eine I. hominis. Letztere entspricht möglicherweise der I. bigemina des Hundes (REICHENOW).

3. Eimeria clupearum s. wenyoni. Die reifen Oocysten sind rundlich, messen etwa 20 μ und enthalten vier ovale Sporen von etwa 10 zu 7 μ.

4. Eimeria sardinae s. oxyspora. Runde Oocysten von etwa 36 μ. Die Sporen sind wetzsteinförmig und messen etwa 31 zu 7,5 μ.

Nach Untersuchungen von THOMSON und ROBERTSON gelangen diese beiden Eimeria-Arten durch Fischnahrung in den Menschen. Die erstere stammt aus der Leber von Hering, Sardine, Sprotte und Makrele, die letztere aus dem Hoden dieser Fische.

II. Durch Spirochäten verursachte Krankheiten.

Rückfallfieber (Febris recurrens).

Definition. Das Rückfallfieber (Recurrens) ist eine akute Infektionskrankheit, die in heftigen mehrtägigen Fieberanfällen, unterbrochen von fieberfreier Intermission von mehreren Tagen, sich äußert und während der Fieberanfälle schwere allgemeine Symptome auslöst. Die Erreger sind Spirochäten.

Geschichte und geographische Verbreitung. Im 18. Jahrhundert war die Krankheit in Europa weit verbreitet. Jetzt existieren in verschiedenen Ländern endemische Herde. In Europa sind dies hauptsächlich Rußland, ferner die Balkanländer, Spanien und die Türkei. In Afrika: die nordafrikanischen Küstenländer und Ägypten; ferner Sudan, Abessinien, tropisches Afrika, Süd- und Südwestafrika. In Asien: Kleinasien, Syrien, Palästina, Arabien, Persien, Indien, asiatisches Rußland, China, Sibirien, Mandschurei, Malaiischer Archipel. In Amerika: Nordamerika, Peru, ferner Zentralamerika (Panama, Columbien, Venezuela u. a.). In Australien: Neu-Caledonien.

Die verschiedenen Recurrensherde werden von Krankheitstypen beherrscht, die lokale Unterschiede zeigen nach Klinik und Überträgern. Trotzdem sind sie sicher nur Abarten einer und derselben Krankheit.

Ätiologie. Die Erreger des Rückfallfiebers sind Spirochäten. Die Recurrensspirochäten sind bewegliche spiralförmige Mikroorganismen, die die Fähigkeit haben, vermittels ihres flexiblen Gesamtkörpers drehende, gleitende, kriechende Vor- und Rückwärtsbewegungen auszuführen und sich im Blute so zwischen den Blutkörper hin und her zu schlängeln.

Sie sind höchstens 1 μ breit und etwa 10—30 μ lang. Die Anzahl ihrer Windungen und die Breite derselben schwankt aber und ist sehr von der Bewegung abhängig. In der Regel lassen sich mehrere Windungen feststellen. Besonders zu Beginn des Anfalles lebhaft gewunden, neigen sie gegen Ende zur Einrollung, und es finden sich zu kleinen Ringen völlig eingerollte Individuen. Sie teilen sich nach jetziger Annahme durch Querteilung, so daß zwei, auch drei Individuen durch feinste Fädchen verbunden aneinanderliegen können. Sie färben sich mit allen Anilinfarben, besonders gut mit Giemsa- und Mansonlösung. Zum Auffinden besonders geeignet ist das dicke Tropfenpräparat, auch das Dunkelfeld. Man findet sie im Anfall, besonders zu Anfang, reichlich im Blut, gegen Ende des Anfalles — wie erwähnt — vielfach eingerollt oder auch in großen Klumpen agglomeriert. Aber auch in der fieberfreien Zeit sind sie bei sorgfältiger Untersuchung im Blut nachweisbar. Es ist wahrscheinlich, daß sie auch nach der Heilung noch lange Zeit in inneren Organen vorhanden sind (nach neueren Befunden von BUSCHKE und KROO an Tieren).

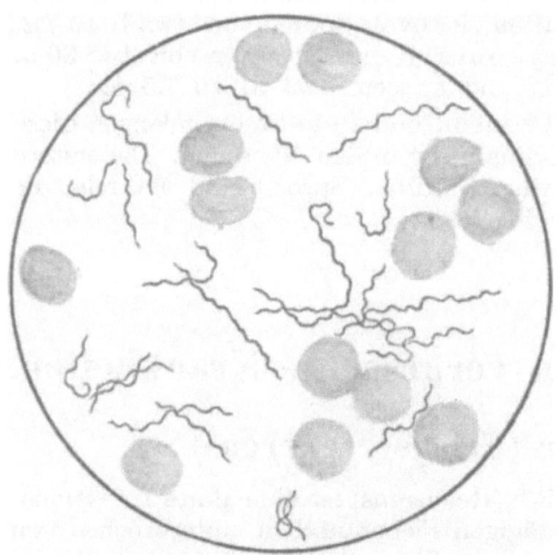

Abb. 55. Recurrens-Spirochäten im Blut (Giemsa-Färbung). Vergr. 300fach. (Nach GOTSCHLICH-SCHÜRMANN: Mikroparasitologie.)

Pathogenität für Tiere. Man kann mit Recurrensspirochäten Allgemeininfektionen bei Tieren auslösen. Bei Affen entstehen dabei der menschlichen Erkrankung ganz analoge Krankheitserscheinungen mit rekurrierenden Anfällen. Vor allem lassen sich aber auch kleinere Versuchstiere, insbesondere Ratten und Mäuse infizieren, ferner auch Meerschweinchen, Kaninchen und Hunde. Die Virulenz für die letzteren drei ist meist sehr gering, aber auch bei Ratten und Mäusen schwankt sie. Einzelne Stämme wirken tödlich; auch rasche Passagen und große Mengen Impfmaterial erhöhen die Virulenz. Auch bei Ratten und Mäusen kommt es — oft noch nach langer Zeit — zu Rezidiven, und das Auffinden von Spirochäten in inneren Organen (Gehirn) von BUSCHKE und KROO spricht dafür, daß sie — vielleicht lebenslänglich — Virusträger bleiben. (Über Immunität siehe später.)

Kultur. Die Kultur der Recurrensspirochäten ist zuerst NOGUCHI in Ascites- oder Hydrocelenflüssigkeit gelungen, die sterile Organstückchen von Kaninchen (nach TAROZZI) enthielt und mit Paraffinöl zum Luftabschluß überschichtet wurde. UNGERMANN erhielt eine Reihe von Passagen in Kulturen mit bei 58—60⁰ inaktiviertem

Kaninchenserum, das er entweder unverdünnt oder mit physiologischer Kochsalz- bzw. Ringerlösung verdünnt anwandte. Er impfte jeden zweiten Tag ab, wobei die Pathogenität erhalten blieb.

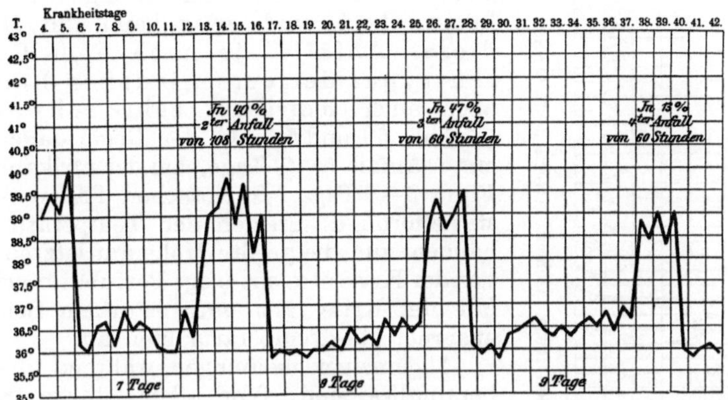

Abb. 56. Kombinationskurve aus 30 symptomatisch behandelten Recurrensfällen.
(Nach IVERSEN.)

Man hat bei den verschiedenen Recurrenstypen der einzelnen Länder verschiedene Arten der Spirochäten aufgestellt, teils nach morphologischen Gesichtspunkten, teils weil sie bei wechselseitigen Immunitätsreaktionen sich different verhalten oder verschiedene Überträger haben. Für den Arzt genügt die Bezeichnung „Recurrensspirochäte".

Die aufgestellten Arten sind:

1. Spir. recurrentis (früher obermeieri) bei Rückfallfieber Europas und der Läuserecurrens anderer Länder.
2. Spir. duttoni bei dem tropisch-afrikanischen Rückfallfieber (Zeckenfieber).
3. Spir. carteri, bei dem indischen Rückfallfieber.
4. Spir. novyi, bei dem nordamerikanischen Rückfallfieber [1].
5. Spir. berbera, bei dem nordafrikanischen Rückfallfieber. (Die Art hat nach NICOLLE und CONSEIL keine Berechtigung [2].)
6. Spir. neotropicalis und venezuelensis bei dem mittelamerikanischen Rückfallfieber.
7. Spir. hispanica beim spanischen Rückfallfieber.

Ob noch andere wenig erforschte Formen besondere Arten sind, bleibt abzuwarten. Vielleicht ergibt sich später eine logische Gruppierung nach den Überträgern (s. S. 99).

Klinik. Die Inkubationszeit beträgt 2—10 (längstens 16) Tage in der Regel [3]. Der Beginn ist dann meist ein plötzlicher mit Schüttelfrost — ähnlich wie bei Malaria — oder es gehen Prodromalerscheinungen

---

[1] Sehr wahrscheinlich Varietät von R. recurrentis.

[2] Zum Teil wahrscheinlich Varietät von A. recurrentis, zum Teil (Marokko) vielleicht mit 7 identisch.

[3] Im Hamburger Tropeninstitut (WERNER) ist einmal eine dreimonatige Latenz vielleicht infolge einer wegen Schlafkrankheit ausgeübten Atoxylbehandlung des afrikanischen Recurrens beobachtet worden.

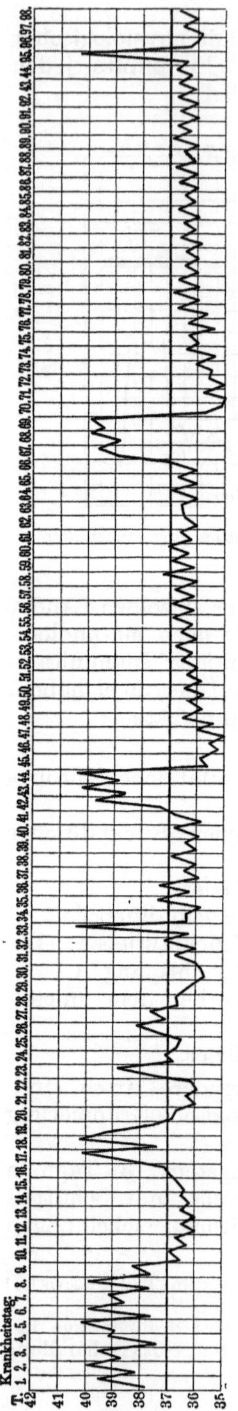

Abb. 57. Afrikanisches Rückfallfieber. Laboratoriumsinfektion. Als Komplikation Iritis. Geheilt. (Nach JOCHMANN.)

allgemeiner Art vorher. Der Schüttelfrost kann aber auch völlig fehlen. Die Temperatur steigt rasch an und erreicht Höhen bis 41°; das Fieber bleibt mit nur geringen Schwankungen hoch, und zwar kann die Dauer dieser Anfälle, je nach dem Recurrenstypus der verschiedenen Länder, aber auch individuell sehr schwanken (s. Abb. 56 und 57). In der Regel dauert der erste Anfall 5—7 Tage, bei der afrikanischen Form 3—5 Tage. In manchen Fällen ist ein staffelförmiges Steigen der Temperatur vorhanden, die die größte Höhe am letzten Tage vor der Krise erreicht (sog. Pertubatio critica). Mit der Krise fällt unter starkem Schweißausbruch die Temperatur steil ab.

Allgemeinerscheinungen während des Fieberanfalles sind: Vor allem starke Kopfschmerzen, meist im Hinterkopf und Nacken, heftige Schmerzen in den Gliedern, besonders den Schienbeinen, Knien, Waden und Kreuzschmerzen. Es besteht Übelkeit, oft Erbrechen. Stets ist ein leichter Ikterus nachzuweisen, in schweren Fällen sehr stark ausgeprägt (biliöses Typhoid GRIESINGERs aus Ägypten), auch eine Appendicitis kann vorgetäuscht werden (PAMPANA). Neigung zu Blutungen ist sehr häufig, wie leichte Hautblutungen — auch in Form hämorrhagischer Exantheme von Erbsen- bis Hanfkorngröße (MARKOFF) —, Epistaxis, Nasenbluten, aber auch solche aus Magendarmkanal und der Blase (besonders häufig bei der indischen Form) und hämorrhagische Nephritis. Nasenbluten kann auch schon im Prodromalstadium auftreten und sich später oft in solcher Stärke wiederholen, daß eine Tamponade nötig ist (in Syrien und in Mazedonien beobachtet). Herpes der Lippen und des Gesichtes kommt vor. Die Augen sind meist beteiligt; in leichten Fällen besteht Conjunctivitis, in schweren Iritis und Iritocyclitis, die oft erst nach Abklingen des Fiebers auftreten (besonders bei afrikanischer Form beobachtet). Seitens des Zentralnervensystems werden in schweren Fällen Somnolenz, Delirien und meningitische Symptome beobachtet. Auch vorübergehende Paresen kommen vor, so verursachte ein Stamm eines in Marokko erworbenen Rückfallfiebers des Tropeninstituts auch bei weiteren Infektionen häufig Facialisparesen (H. RUGE). Bronchialkatarrh ist häufig. Parotitiden sind auch mehrfach beschrieben, sogar abscedierende. Leber und Milz sind im Anfall meist geschwollen.

Nach eingetretener Krisis, die in schweren Fällen mit Kollaps einhergehen kann, erholen sich die Kranken sehr rasch und fühlen sich bis auf eine gewisse Schwäche ganz wohl. In einem großen Prozentsatz der Fälle „recurriert" aber das Fieber — und zwar bei allen Typen — nach einem Zeitraum, der von 5—14 Tagen schwankt und bei der afrikanischen Form relativ am kürzesten (etwa 5 Tage) ist, und es kommt zu einem zweiten Anfall. Dieser bietet im großen und ganzen das gleiche Bild, ist meist leichter, manchmal ,aber auch schwerer. Nach einer weiteren fieberfreien Periode, die 2 Wochen und mehr dauern kann, wird in manchen Fällen noch ein dritter Anfall beobachtet, und es kommen sogar solche mit größerer Zahl (insbesondere bei der afrikanischen Form) vor, bei der bis zu 11 Anfällen beobachtet sind. Die letzten Anfälle verlaufen bezüglich Fieberhöhe, Dauer und klinischen Erscheinungen meist milder. Aber auch bei den Fällen, die scheinbar nur einen Anfall hatten, zeigen genauere Temperaturmessungen oft leichte Relapse. Es kommen aber auch ganz leichte Fälle vor, bei denen das Fieber übersehen werden kann und bei denen oft erst nach längerer Beobachtungszeit Spirochäten im Blut gefunden wurden. So sah CATANEI bei zwei anscheinend gesunden Kindern — gelegentlich von Malariauntersuchungen — in Algier Spirochäten, die nach 54 bzw. 98 Tagen noch vorhanden waren. Auch in Polen (MATHIAS) und Palästina (MÜHLENS) sind bei je einem nicht fiebernden Kind Spirochäten gefunden worden (Parasitenträger!?). SERGENT und FOLEY beobachteten ein Kind mit 4 Anfällen in 66 Tagen.

Der Spirochätenbefund im Blute ist bald ein sehr reichlicher, bald nur ein spärlicher. Am zahlreichsten und am beweglichsten sind sie während der ersten Fiebertage, während sie gegen die Krisis sich einrollen (siehe vorne); aber auch in der fieberfreien Periode kann man mit Hilfe des dicken Tropfens und durch Tierimpfung sehr häufig Spirochäten nachweisen. Die Spirochäten bleiben aber nicht nur in der Blutbahn. Bei experimenteller Infektion des Menschen (zur Paralysebehandlung) wurden sie von PLAUT und STEINER — was auch vereinzelt vorher schon beobachtet war — in der Cerebrospinalflüssigkeit nachgewiesen.

Das Blutbild zeigt eine Vermehrung der Monocyten, im Fieberanfall selbst oft eine Polynucleose.

Nach Überstehen der Krankheit bleibt eine Immunität zurück; diese braucht keine absolute zu sein. Es ist nicht unwahrscheinlich, daß die Betroffenen während der Dauer der Immunität Virusträger sind.

Die Fieberanfälle kommen nicht, wie man früher annahm, durch eine besondere Entwicklung der Spirochäten zustande, sondern es wird ein großer Teil derselben am Ende des ersten Anfalles durch Auftreten von Immunsubstanzen vernichtet und die überlebenden können, je nachdem sie an Zahl und Virulenz den Abwehrkräften des Körpers widerstehen, noch einen oder mehrere Anfälle auslösen. Im Tierversuch

— und auch beim Menschen — ergaben Serumprüfungen, daß solche Stämme der späteren Anfälle, sog. „Rezidivstämme", eine gewisse Serumfestigkeit erworben haben gegenüber den Ausgangsstämmen der ersten Anfälle.

Mortalität und Prognose. In schweren Fällen tritt der Tod im ersten Anfall, und zwar in der sog. Krisis pertubatoria oder nach Fieberabfall im Kollaps ein. Auch Darmblutungen können die Todesursache bilden. TAUSIG und JURINAC sahen Tod durch Milzruptur. Besonders bösartig ist oft die indische Form, bei der 30—40% Todesfälle beobachtet sind; sie ähnelt dem biliösen Typhoid, da häufig schwerer Ikterus

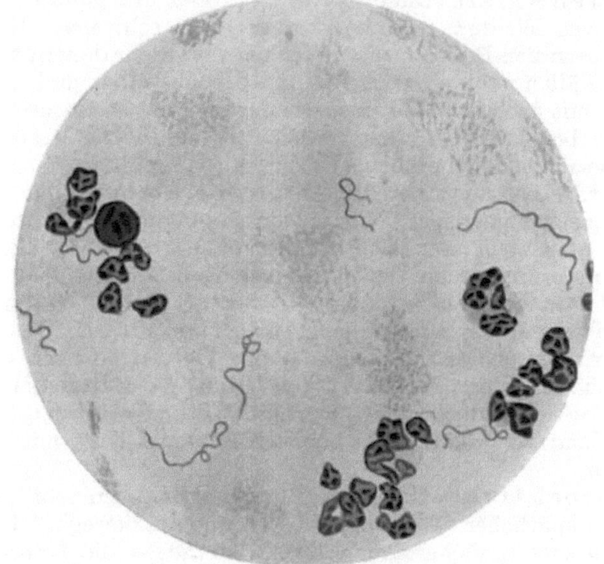

Abb. 58. Recurrens-Spirochäten im „Dicken Tropfen-Präparat" (Giemsafärbung).
Orig. 1 × 1000.

dabei besteht (in 10—20% der Fälle). Bei anderen Formen ist die Prognose günstiger, doch erhöht sich die Sterblichkeit durch Alter, allgemeine Schwäche und Mischinfektionen. Letztere sind sehr häufig, da Recurrens eine Krankheit des Elends und der Armen ist. So sind Mischinfektionen mit Typhus, Malaria, Fleckfieber, Pneumonie beobachtet. Die bei Recurrens mehrfach beschriebenen starken Ödeme sind kein typisches Symptom dieser, sondern vielfach einfach „Hungerödeme". In der Rekonvaleszenz besteht oft noch lange Hinfälligkeit, während in Ägypten monatelang dauernde Muskellähmungen beobachtet wurden.

Pathologische Anatomie. Das Charakteristische sind Hämorrhagien innerer Organe. Besonders die Milz zeigt sich von solchen durchsetzt und daneben entzündliche Fibrinausscheidungen. Auch in Leber und Nieren finden sich diffuse Hämorrhagien. Die Leber kann Zeichen parenchymatöser Degeneration aufweisen.

Spirochäten finden sich in den genannten und anderen Organen, besonders in Lunge und Knochenmark, oft in großen Mengen und sind vor allem in Levaditischnitten nachweisbar.

Diagnose. Die Diagnose erfolgt durch den Parasitennachweis. Die Blutuntersuchung im dicken Tropfenpräparat ist für den Spirochätennachweis weitaus die beste und zuverlässigste Methode; es genügt schon Mansonfärbung. Auch das Dunkelfeld läßt die Spirochäten rasch erkennen. Der günstigste Zeitpunkt ist während des Fiebers. Differentialdiagnostisch kommt besonders Malaria und Schlafkrankheit (in Afrika) in Betracht, ferner Typhus, Flecktyphus. Auch bei Sepsis, Lymphogranulomatose (HODGKINscher Krankheit) und Fünftagefieber (siehe dieses) kommen rekurrierende Fieber vor. Das Auffinden anderer Parasiten schließt wegen der häufigen Mischinfektion nicht ohne weiteres Recurrens aus, so daß bei Verdacht das Blut genau untersucht werden muß. Das Blutbild unterstützt auch hier oft die Stellung der Diagnose. Bei negativem Blutbefund — insbesondere außerhalb eines Fieberanfalls — ist, bei Verdacht auf Recurrens, eine intraperitoneale Verimpfung von je 1 ccm Blut auf mehrere Mäuse anzuraten, die mindestens eine Woche lang täglich zu untersuchen sind.

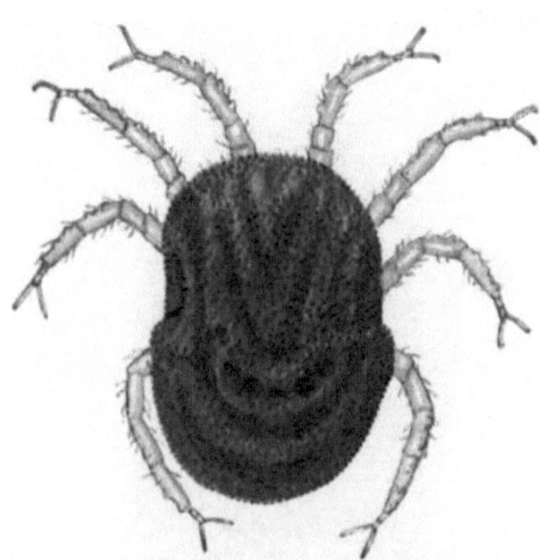

Abb. 59. Ornithodorus moubata. Rückenseite. Etwa 5mal vergr. Orig. ad nat.

Epidemiologie und Übertragungsweise. Das Rückfallfieber wird durch Arthropoden übertragen, und zwar die verschiedenen Formen durch ganz verschiedene Gattungen. Wir können die bisher genau erforschten danach in verschiedene Gruppen einteilen:

1. Durch Läuse übertragenes Rückfallfieber. In diese Gruppe gehört das europäische, das nordafrikanische, welches auch am Senegal, französischem Nigergebiet und der Goldküste beobachtet wurde, das kleinasiatische, indische (Bombay) und wahrscheinlich auch das nordamerikanische, peruanische, indochinesische und chinesische.

Die Übertragung durch Läuse ist zuerst von ED. SERGENT und FOLEY (1908) in Nordafrika und MACKIE in Indien bewiesen worden. Die Spirochäten verlassen schon in den ersten 24 Stunden größtenteils den Magendarmkanal und gelangen ins Cölom, wo sie TOYODA 1913 (im Laboratorium des Verfassers) während der ersten Woche täglich nachweisen konnte; nach etwa einer Woche vermehren sich die zunächst nur sehr fein und schwer färbbar gewordenen Spirochäten in ungeheurer Menge und halten sich dann lange Zeit in den Läusen. Die auf Angaben von NICOLLE u. a. beruhende, noch vielfach verbreitete Annahme, daß sie in der ersten Woche invisibel seien oder andere Formen annähmen, ist

7*

durch Toyodas klare Untersuchungen längst widerlegt. Die Frage, wie die Übertragung stattfindet, ist noch strittig. Die genannten französischen Autoren glaubten, daß sie beim Zerdrücken der Läuse mechanisch in die Haut bzw. Bißwunde gelangten, eine Ansicht, der sich viele Autoren anschlossen. Mackie fand sie im ausgepreßten Mundsaft und nahm daher Stichinfektion an. Rocha Lima fand die Spirochäten in Speicheldrüsen und erhielt Infektion durch den Stich von in Gazekäfigen gehaltenen Läusen. Er fand sie auch nach 8 Tagen in Schnitten im Ovidukt und in den Eiern, so daß Vererbung möglich ist, die auch Nicolle, Blaizot und Conseil in Versuchen gefunden hatten. Außer Kleiderläusen scheinen auch Kopfläuse, wenn auch seltener, übertragen zu können.

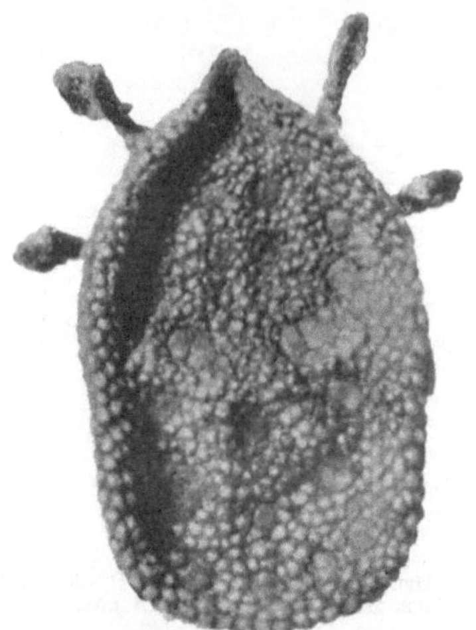 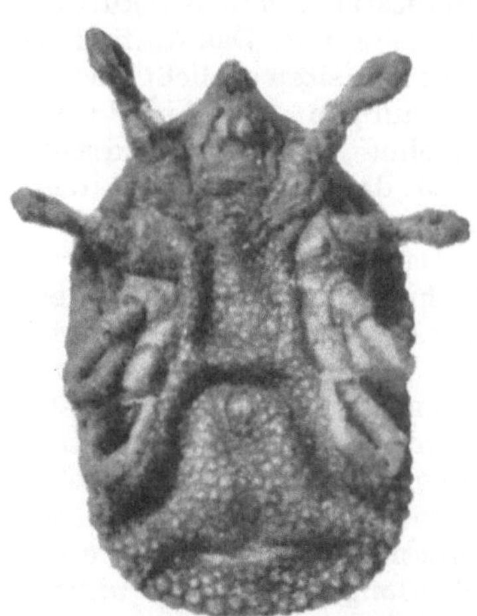

Abb. 60. Ornithodorus talaje var capensis. Rückenseite. 16mal vergr. (Nach Nuttall, Warburton, Cooper und Robinson.)

Abb. 61. Ornithodorus talaje var capensis. Bauchseite. 16mal vergr. (Nach Nuttall, Warburton, Cooper und Robinson.)

Die auch jetzt noch viel vertretene Ansicht, daß Wanzen die Überträger des europäischen Rückfallfiebers seien, konnte niemals experimentell bewiesen werden. Mackie berichtete bei der indischen Form über einen positiven Versuch an Affen.

2. Durch Zecken übertragene Rückfallfieber. Durch Zecken werden bestimmt übertragen: 1. Spir. duttoni, Erreger des tropisch-afrikanischen Rückfallfiebers. 2. Spir. venezuelense (Brumpt), Erreger des venezuelanischen und columbischen (?) Rückfallfiebers. 3. Spir. neotropicalis (Dunn, Bates und St. John), Erreger des Rückfallfiebers der Panamakanalzone und wahrscheinlich anderer mittel- und südamerikanischer Staaten, vielleicht mit 2. identisch. 4. Spir. hispanica (de Buen), Erreger des spanischen Rückfallfiebers. Hierher gehört auch zum Teil das persische und zentralasiatische Rückfallfieber[1], ferner das nordindische und nach Carter das südarabische, vielleicht auch ein Teil des nordafrikanischen (Marokko).

---

[1] Das nordpersische wird durch Läuse übertragen.

Die **Zecken,** zu der Klasse der Arachnoidea gehörend, bilden die Familie der Argasidae und der Ixodidae. Nur Gattungen der ersten kommen als Überträger von Spirochäten in Frage. (Ixodiden sind Überträger von Spotted fever, Tularämie und der Piroplasmen der Tiere.) Sie zerfallen in die Ordnung Argas und Ornithodorus. Die Argasiden haben keinen Rückenschild, die ganze Haut ist beim Saugen stark dehnbar. Die Geschlechter sind nur durch das Geschlechtsorgan deutlich zu unterscheiden. Die Mundwerkzeuge der erwachsenen Tiere sitzen unterhalb des Leibes, sind also von oben nicht sichtbar. Es werden zahlreiche Eier in Schüben abgelegt, die in 3—4 Wochen auskriechen und zunächst sechsbeinige Larven bilden, die nach mehreren Häutungen (achtbeinige Nymphenstadien) zu Geschlechtstieren werden. Beim Weibchen ist der Porus genitalis ein Querspalt, beim Männchen eine rundliche Öffnung.

Die Gattung Ornithodorus hat als Merkmale: Körper nicht scharfrandig, oft tiefe Furchen auf der Bauchseite, manchmal Augen, Haut warzig.

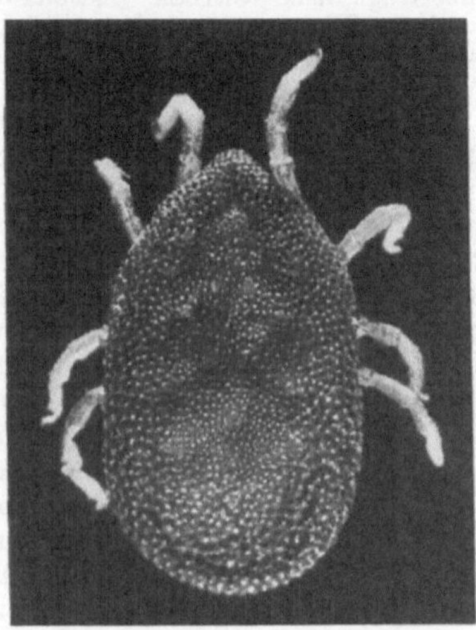

Abb. 62. Ornithodorus venezuelensis.
Rückenseite etwa 12 mal vergr.
(Nach Ruge [Plett. phot.])

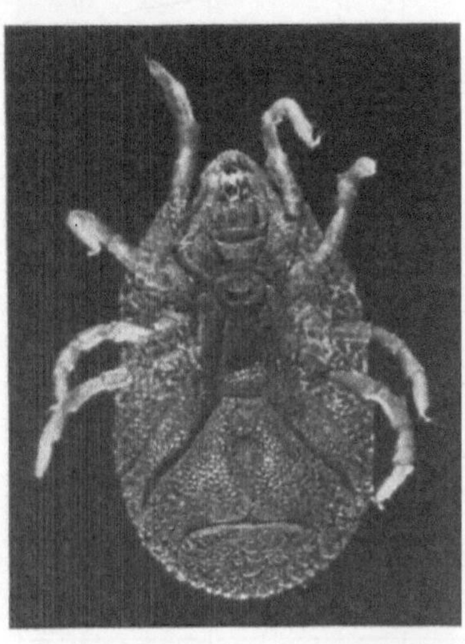

Abb. 63. Ornithodorus venezuelensis.
Bauchseite etwa 12 mal vergr.
(Nach Ruge [Plett. phot.])

Die Gattung Argas hat als Merkmale: Körper mit scharfen Rändern, keine Augen und keine tiefen Furchen auf der Bauchseite, Haut runzelig.

Ornithodorus moubata (Abb. 59) ist der Überträger des tropischafrikanischen Recurrens. Er entspricht dem Typus, hat keine Augen. Die Larven machen die erste Häutung bereits in der Eihülle durch, schlüpfen also achtbeinig aus. Ornithodorus moubata lebt besonders in Eingeborenenhütten an dunklen trockenen Stellen, in den Lehmwänden und dem Boden.

Ornithodorus savignyi, sein nächster Verwandter, hat Augen und überträgt wahrscheinlich in Südwest- (und Süd-) Afrika, Somaliland und Abessinien das Rückfallfieber.

Ornithodorus talaje (Abb. 60 u. 61) ist der Überträger des Rückfallfiebers der Panamakanalzone und wahrscheinlich ganz Mittelamerikas, neben der nächstbeschriebenen, vielleicht nur eine Varietät von O. t. darstellenden Form. Er mißt 5—6 mm bei 3—3,5 mm Breite, ist länglichoval, vorn konisch zugespitzt, von Erdfarbe bis schmutzigbrauner Färbung.

Ornithodorus venezuelensis (Abb. 62 u. 63), verwandt mit Ornithodorus talaje, ist 1921 als Überträger der Recurrens von Venezuela und Columbien erkannt worden, wo bereits Franco, Robledo, Pino Pou, Bello und Teijera die Krankheit gesehen und mit Zecken in Zusammenhang gebracht hatten.

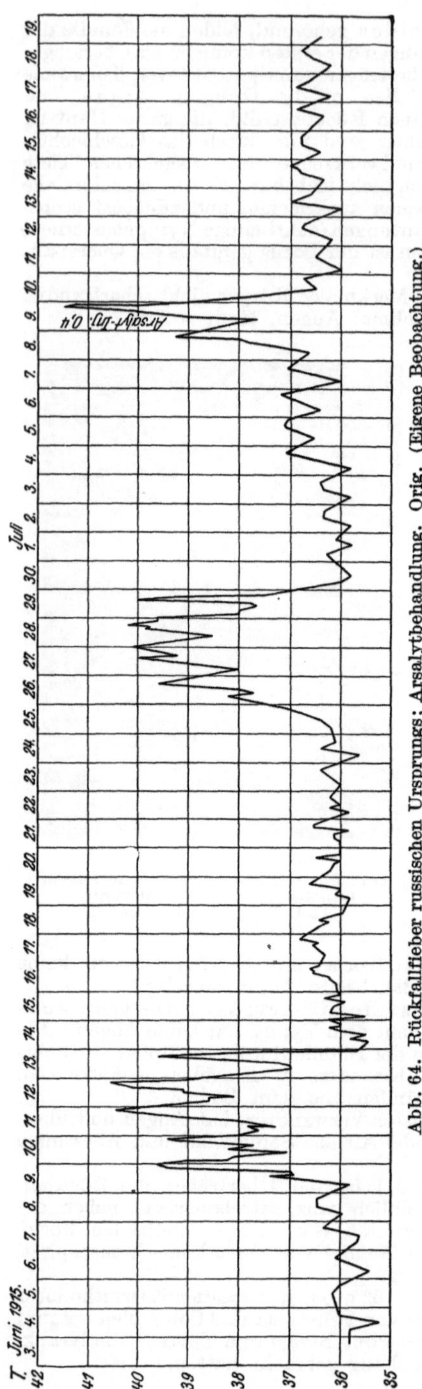

Abb. 64. Rückfallfieber russischen Ursprungs; Arsalytbehandlung. Orig. (Eigene Beobachtung.)

Ornithodorus tholozani (canestrinus?) überträgt nach DSCHUNKOWSKY und LUHS, sowie MARZINOWSKY und LATYSCHEW das Rückfallfieber von Persien und verschiedenen zentralasiatischen Republiken. Nach WRIGHT und HAROLD kommen in Ostpersien Ornithodorus lahorensis und Argas persicus als Überträger in Frage; ob es tatsächlich der Fall ist, ist experimentell nicht bewiesen, dagegen ist durch Läuse übertragenes Rückfallfieber in Persien beobachtet.

Ornithodorus marocanus überträgt nach ORTEGA, ZAMORANO und DE BUEN das spanische Rückfallfieber, ORTEGA wies Vererbung in der Zecke nach.

Ornithodorus moubata, der nach PH. ROSS und MILNE, DUTTON und TODD, und R. KOCH das afrikanische Rückfallfieber überträgt, vererbt die Infektion in der Regel; noch die dritte Generation kann infizieren (MÖLLERS). R. KOCH fand vom 4. Tage an im Darm keine Spirochäten mehr, aber konnte sie an den Ovarien in großer Zahl nachweisen. In den Eiern fand er dann große Mengen. Verf. und R. O. NEUMANN konnten dies bestätigen. Spirochäten finden sich in der Zecke in den verschiedensten Organen und im Cölomsaft und sind in jedem Stadium überimpfbar (WITTROCK, KLEINE und ECKARD). Die Annahme, daß eine Entwicklung in Form eines Zerfalls in Körnchen (LEISHMAN, FANTHAM) stattfinde, die später wieder zu Spirochäten würden, hat sich bisher nicht beweisen lassen. Ornithodorus savignyi scheint sich in Westafrika auch nach Versuchen von BRUMPT wie Ornithodorus moubata zu verhalten.

Bei dem Rückfallfieber von Panama ist durch Experimente von DUNN, BATES und ST. JOHN der Beweis der Übertragung durch Ornithodorus talaje geliefert.

Die Überträgerrolle von Ornithodorus talaje für das zentralasiatische Rückfallfieber ist durch einen Selbstversuch LATYSCHEWs endgültig bewiesen worden.

Epidemiologisch hat sich ergeben, daß alle Recurrenstypen durch blutsaugende Athropoden übertragen werden; die Anpassung an bestimmte Gattungen und Arten ist in den verschiedenen Ländern sehr streng.

Da nun das Recurrensfieber oft zu ganz bestimmten Zeiten auftritt, in der Zwischenzeit nur ganz vereinzelt oder gar nicht beobachtet wird, spielen neben der Vererbung im Überträger (z. B. Ornithodorus) vielleicht noch Parasitenträger eine Rolle. Als solche wirken wohl in erster Linie Menschen, die die Krankheit ganz leicht durchmachen oder als scheinbar Gesunde das Virus im Blut beherbergen (s. S. 97). Das lange Verweilen desselben im Körper ist ja mehrfach erwiesen; vielleicht kommen zeitweise aus inneren Organen Nachschübe ins Blut vor.

Ob auch Tiere als Parasitenträger wirken, wurde lange bezweifelt. Zahlreiche solcher können experimentell infiziert werden und bekommen monatelang Rückfälle, besonders Ratten und Mäuse. DARLING gab an, daß Nymphen von Ornithodorus talaje in Panama an Ratten gefunden wurden und daß daher die Möglichkeit besteht, daß diese als Zwischenwirte wirken. Inzwischen ist in Spanien die Parasitenträgerrolle von Schweinen, an denen Ornithodorus marocanus in der Regel parasitiert, durch DE BUEN, ORTEGA, AZNAR und ZAMORANO wahrscheinlich gemacht worden, und ebenso für Marokko durch Beobachtungen von NICOLLE und ANDERSON in Casablanca. Neuerdings bezweifeln es letztere und glauben, daß auch dort Nagetiere als Parasitenträger sich herausstellen werden.

Von großer Bedeutung für die Frage tierischer Parasitenträger ist, daß in Westafrika von A. und M. LEGER Spirochäten bei Nagetieren (Musaraigna und Crocidura) gefunden wurden, die letzterer Sp. crocidurae benannte und die im Experiment von C. MATHIS sich als menschenpathogen erwiesen. NICOLLE und ANDERSON konnten sie im Tierversuch durch Ornithodorus moubata übertragen. Neuerdings fanden NICOLLE, ANDERSON und COLAS-BELCOUR in Ornithodorus normandi, der in Nagetierhöhlen in Tunis lebt, gleichfalls tierpathogene Spirochäten vom Recurrenstyp. (Derartige Untersuchungen bei Nagetieren, besonders Ratten, wären meines Erachtens im Gebiet infizierter Ornithodorus moubata wichtig.)

Therapie. Während früher die Therapie eine rein symptomatische war, hat sich das Salvarsan als spezifisches Mittel gegen Rückfallfieber erwiesen. Dosen von 0,4 g Neosalvarsan genügen oft schon zur Heilung, besser ist, 0,5—0,6 g zu geben. Das in Lösung haltbare Arsalyt in Dosen von 0,4—0,5 g ist ihm gleichwertig (s. Kurve 64 eines von mir behandelten Falles). Je früher die Injektion noch während des Fiebers gegeben wird, desto besser wirkt sie. Als Folge tritt oft ein Schüttelfrost, manchmal mit Temperatursteigerung ein, dem kritischer Temperaturabfall folgt. In schweren Fällen empfiehlt sich Wiederholung der Dosis nach 6—7 Tagen. Es sind sowohl bei afrikanischer wie europäischer Recurrens aber auch salvarsanfeste Stämme beobachtet. Es scheint, daß besonders bei sehr geschwächten Personen solche Fälle vorkommen; in Afrika scheinen sie gar nicht selten zu sein.

Allgemeine Bekämpfung. Diese ergibt sich in der Bekämpfung
der Überträger, also bei der durch Läuse übertragenen Form Bekämpfung
dieser im einzelnen und im großen (Entlausen der Personen, Kleider,
Wohnungen), bei den durch Zecken übertragenen Arten Vermeiden des
Schlafens in Eingeborenenhütten und Rasthäusern infizierten Gebiets.
Bekämpfung in den Hütten durch Kalken der Wände, Petrolisieren
der Fußböden usw.

Weilsche Krankheit = infektiöser Ikterus.
(Infectious jaundice.)

Definition. Akute, oft gehäuft auftretende fieberhafte Erkrankung
mit Ikterus, Milztumor, Albuminurie und Hämorrhagien verlaufend.

Verbreitung. Die Krankheit ist ubiquitär, sie ist in den verschiedensten europäischen und außereuropäischen Ländern beobachtet.
Besonders häufig ist sie in gewissen Gegenden Japans. Von der Westküste des tropischen Afrikas sind in letzter Zeit auch wiederholt
Fälle beschrieben worden.

Ätiologie. Während früher die verschiedensten Mikroorganismen als
Erreger angenommen wurden und vor allem das Baden oder Trinken
von verunreinigtem Flußwasser in Zusammenhang mit der Infektion
gebracht wurde, entdeckten 1915 in Japan Inada und Ido und unabhängig von ihnen in Europa Uhlenhut und Fromme Spirochäten
als Erreger. Erstere benannten sie Spirochaeta icterohaemorrhagiae, letztere Spirochaeta icterogenes; der erstere Spezies-
Name hat zoologisch die Priorität. Sie finden sich in Blut, Organen
und Urin der Kranken, wenn auch oft nur äußerst spärlich.

Die Spirochäten sind von wechselnder Länge, im Mittel 6—9 μ;
solche bis 20 μ kommen auch vor und kurze von etwa 4 μ. Die Windungen sind sehr unregelmäßig, oft ganz flach, so daß die Parasiten
wie etwas gewundene Fäden erscheinen. Es handelt sich dabei um große
Biegungen des Körpers, während die eigentlichen Windungen regelmäßig, ganz dicht und klein und oft nicht erkennbar sind (Abb. 65
u. 66). Die Spirochäten gehören hiernach zur Gattung Leptospira. In
inneren Organen sind die Parasiten durch Versilberung nach Levaditi
leicht darstellbar.

Leptospira icterohaemorrhagiae s. icterogenes ist sehr infektiös
für Meerschweinchen. Bei frischen Fällen von Weilscher Krankheit ist die Verimpfung auf solche das sicherste diagnostische Mittel.
Am besten gelingt sie bei intrakardialer Verimpfung oder nach van de
Velde intrahepataler; bei intraperitonealer bedarf man etwas größerer
Mengen (etwa 5 ccm); auch subcutan ist sie möglich und auch durch
die unverletzte Haut und Schleimhaut.

Infizierte Meerschweinchen erkranken nach 4—5 Tagen schwer fieberhaft mit allgemeinem — besonders an Skleren und Ohren deutlichem —
Ikterus. Sie sterben fast ausnahmslos. Man findet die Spirochäten
in allen Organen, am zahlreichsten in der Leber. Passagen in beliebiger
Ausdehnung sind möglich. Auch Kaninchen sind empfänglich.

Nach Blanchard und Lefrou, sowie Schüffner und Sieburgh gelingt auch der mikroskopische Nachweis (Dunkelfeld und Färbung) durch dreimaliges Zentrifugieren von 2—4 ccm Citratblut. Man zentrifugiert zuerst nach letztgenannten Autoren 2 mal 5 Minuten bei 1500 Umdrehungen, pipettiert jedesmal das Plasma, in dem die Leptospiren zurückbleiben, ab und zentrifugiert nochmals 30 Minuten bei 3000 Umdrehungen; der Bodensatz (vorher überstehende Flüssigkeit abgießen!) enthält dann die Leptospiren.

Gewarnt sei an dieser Stelle vor den „Pseudospirochäten“, die schon häufig als Krankheitserreger beschrieben worden sind. Es sind schlaffe, leicht gewellte, zunächst an Erythrocyten anhaftende Fäden, die am Ende stumpf erscheinen. Sie flimmern und rotieren manchmal etwas. Wenn sie losgerissen werden, fehlt aber jede aktive Eigenbewegung. Sie entstammen den roten Blutkörpern und sind in anämischem Blut oft häufiger; färberisch sind sie nur schwer darstellbar, aber bei Dunkelfelduntersuchung ist Verwechslung mit Leptospiren leicht möglich. Auch im frischen Blutpräparat ausgeschleuderte, frei umherschwimmende Malariamikrogameten — besonders reife Halbmonde geißeln leicht — können mit Spirochäten, vor allem Leptospiren, verwechselt werden.

Die Spirochaeta icterohaemorrhagiae ist leicht züchtbar nach der Methode von Noguchi in mit Paraffin überschichtetem Serum

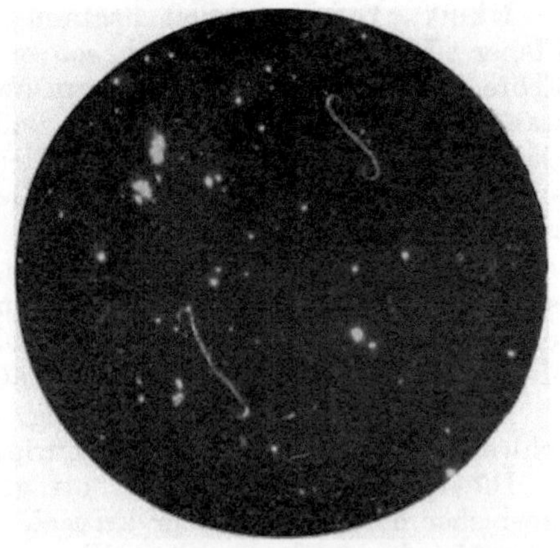

Abb. 65. Leptospira icterohaemorrhagiae s. icterogenes (Giemsafärbung). Leuchtbild stark vergr. (Orig. Rocha Lima phot.)

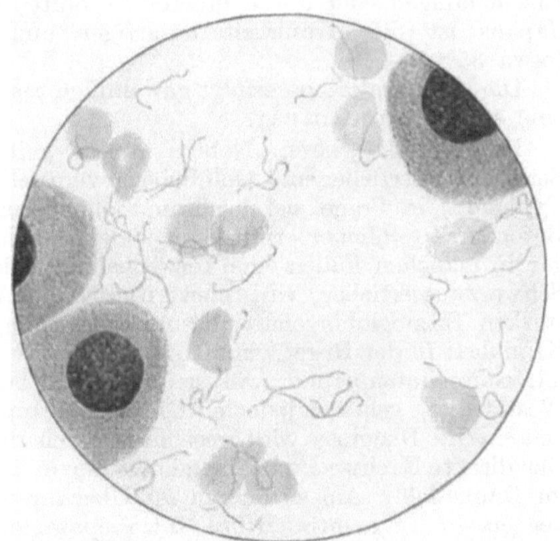

Abb. 66. Leptospira icterohaemorrhagiae s. icterogenes (Leberabstrich). Nach einem Präparat von Uhlenhut. (Aus Meyer-Lenhartz.)

oder Ascites. Uhlenhut erhielt noch mit Serum, das bis 1 : 30 mit Leitungswasser verdünnt war, üppige Kulturen. Die Kulturen sind leicht in Passagen überimpfbar und bleiben virulent.

In faulenden Organen und in Leitungswasser hielten sich die Erreger über 2 Wochen. M. Zülzer konnte saprophytische Wasserleptospiren in tierpathogene umwandeln.

Klinik. Die Krankheit beginnt plötzlich mit Schüttelfrost, hohem Fieber, Kopfschmerzen und schwerem Krankheitsgefühl, manchmal Erbrechen. Meist tritt bereits am zweiten Tage Ikterus auf, der sehr stark werden kann. Die Stühle sind hell, der Harn enthält reichlich Gallenfarbstoffe. In schweren Fällen bestehen tagelang heftige Kopfschmerzen, Schlaflosigkeit; auch Bewußtseinsstörungen und Delirien kommen vor.

Die Milz schwillt meist stark an. Der Stuhl ist dünn, Erbrechen ist häufig. Blutungen der Haut und Schleimhäute treten auf; von letzteren Nasen-, Magen- und Darmblutungen. Es bestehen sehr starke Muskelschmerzen, besonders der Waden und im Kreuz.

Der Urin ist stark eiweißhaltig, er enthält Zylinder und Blut; in schweren Fällen kann es zur Anurie kommen.

Die Dauer der Krankheit beträgt ungefähr eine Woche, dann fällt die bisher hohe Temperatur kritisch oder lytisch ab und die Symptome gehen im Laufe der zweiten Woche zurück. Manchmal rezidiviert sie dann nochmals — selten noch zweimal — in gleicher Weise.

Leichte Fälle zeigen alle Erscheinungen oft nur ganz geringgradig. Sogar der Ikterus kann fehlen. Es gehören daher wohl manche „Spirochätenfieber" (S. 108) zur Weilschen Krankheit.

Die meisten Fälle genesen, in schweren tritt der Tod unter urämischen Erscheinungen oder durch inneres Verbluten ein; in einigen Distrikten Japans ist die Krankheit bösartiger und macht mehr Todesfälle (etwa $35^0/_0$).

Die Rekonvaleszenz erfolgt gewöhnlich rasch. Die Geheilten erlangen eine starke Immunität.

Differentialdiagnose. Neben akuter gelber Leberatrophie kommt Schwarzwasserfieber und Gelbfieber, eventuell auch Recurrens („biliöses Typhoid") in Frage, bei leichten Fällen auch katarrhalischer Ikterus. Besonders Gelbfieber erinnert in vielem an das Bild und es scheint sogar in manchen Fällen eine Verwechslung beider vorgekommen zu sein. Schwarzwasserfieber wird meist durch die Anamnese und durch den starken Hämoglobingehalt auszuscheiden sein, da bei echter Weilscher Krankheit in der Regel keine Hämoglobinurie auftritt. Fälle von solcher mit Spirochätenbefund, wie sie mehrfach beschrieben sind (Sumatra, Westafrika), gehören jedoch wohl zur Gruppe der Weilschen Krankheit [1]. Die Diagnose wird gesichert durch den Nachweis der Erreger. Der direkte Nachweis im Blut gelingt nur in den ersten Tagen, am besten im Dunkelfeld. Am sichersten ist Überimpfung von etwa 2 ccm Blut der ersten Tage intrakardial, intrahepatal oder intravenös auf Meerschweinchen. Auch Immunitätsreaktionen sind anwendbar.

---

[1] Einen solchen Fall beschrieb zuerst Schüffner aus Sumatra. Er entsprach klinisch echtem Schwarzwasserfieber. Im Blut fanden sich außer spärlichen Parasiten von Malaria tertiana zahlreiche Spirochäten; nach dem Tode solche in Niere, Leber und Milz. Blanchard und Lefrou sahen zwei ganz ähnliche Fälle am Kongo. Für die Spirochäten wurde der Name Spir. icterohaemoglobinuriae vorgeschlagen.

Pathologische Anatomie. Die Leber ist in der Regel wenig verändert, sie zeigt Quellung und Nekrose einzelner Zellen im Zentrum der Acini und Erythrophagocytose der KUPFFERschen Sternzellen, sowie Gallenstauung. Nach ihr sind die Nieren am stärksten beteiligt, wie aus dem klinischen Bilde zu erwarten ist. Blutungen finden sich fast in allen Organen.

Epidemiologie. Es hat sich gezeigt, daß Ratten — besonders in den Nieren — Spirochäten beherbergen, die morphologisch, kulturell und biologisch von Spirochaeta icterohaemorrhagiae nicht zu unterscheiden sind und die sie auch im Urin ausscheiden. Solche Infektion wilder Ratten ist weitverbreitet in den verschiedensten Erdteilen nachgewiesen worden. Mit einer Kultur eines solchen Rattenstammes wurde in New York eine Laboratoriumsinfektion des Menschen beobachtet. Die Übertragung kann scheinbar durch Kontakt durch die äußere Haut stattfinden. Direkte orale Infektion ist nicht sicher; jedoch fand ZÜLZER im Berliner Leitungswasser Spirochäten, die sich morphologisch, kulturell und im Meerschweinchen klinisch gleich verhielten, was auf eine Anpassung solcher Saprophyten an pathogene Wirkung schließen läßt. Mehrfach sind Fälle beobachtet, wo nach Genuß von verunreinigtem Wasser (Flußwasser, Jauche) die Krankheit entstand. Auch sog. „Schlamm-, Wasser- oder Überschwemmungsfieber", die gehäuft in ländlichen Überschwemmungsgebieten auftreten, haben sich als zugehörig zur WEIL-Gruppe erwiesen (PRAUSNITZ und LUBINSKI; KATHE; JAKOBSTHAL; EPSTEIN und TARASSOW). Auch Übertragung durch Insekten hat man vermutet.

Therapie. Sie war im wesentlichen bisher symptomatisch. Kalomel zu Anfang wird empfohlen. Salvarsan ist wirkungslos, dagegen scheint nach verschiedenen Tierversuchen Wismut wirksam zu sein. Immunsera, gewonnen durch Vorbehandlung von Pferden mit Kulturen, scheinen nur im Anfangsstadium eine gewisse Wirkung auszuüben und müssen in großen Dosen (bis zu 200 ccm in einigen Tagen) gegeben werden. Prophylaktisch werden in Japan Impfstoffe aus Kulturen angewandt.

DA MATTA gab in Brasilien Urotropin intravenös wegen der Lokalisation des Virus in der Niere. Er gab 0,5 g in $1^0/_0$iger Lösung an vier aufeinanderfolgenden Tagen und wiederholte diese Serie mit dreitägigen Pausen 5 mal.

Japanisches Siebentagefieber = Nanukayami.

Definition. Eine in Japan beobachtete, ungefähr eine Woche dauernde fieberhafte Infektionskrankheit, verursacht durch Spirochäten.

Zuerst aus der Provinz Fukuoka beschrieben, zeigte sich dann eine weitere Verbreitung in Japan.

Ätiologie. IDO, ITO, WANI, OKUDA und HOKI fanden 1917 durch Überimpfung von Krankenblut auf Meerschweinchen bei diesen ein ähnlich verlaufendes Fieber entstehen, das bei $60^0/_0$ tödlich verlief. In ihrem Blut, Organen und Urin fanden sie eine Spirochäte, die morphologisch dem Erreger der WEILschen Krankheit vollkommen gleicht. Sie konnten sie jedoch durch Immunitätsreaktionen von diesem unterscheiden, auch zeigten nur 17% der infizierten Meerschweinchen Gelbsucht, gegenüber 99% bei WEILscher Krankheit. Sie benannten sie Spirochaeta (= Leptospira) hebdomadis. Sie findet sich auch im Blut und Urin erkrankter Menschen; im letzteren oft noch bis zu 3—4 Wochen nach Ablauf der Erkrankung.

Epidemiologie. Nur im Felde arbeitende Menschen erkranken. Virusträger ist die Feldmaus, Microtus montebelli, in deren Urin die gleiche Spirochäte gefunden wurde. Nierenaufschwemmungen dieser Tiere waren infektiös für Meerschweinchen.

Klinik. Die Krankheit beginnt plötzlich mit Fieber und verläuft mit starkem Krankheitsgefühl, Hyperämie der Conjunctiva, Muskelschmerzen, Verdauungsstörungen und Lymphdrüsenschwellung. Es besteht Leukocytose und Albuminurie. Das Fieber fällt am Ende einer Woche ab und Todesfälle sind noch nie beobachtet.

Die Krankheit erinnert an abortive Fälle WEILscher Krankheit ohne Gelbsucht.

Therapie. Auch ohne Behandlung gutartiger Verlauf.

Bei dem sog. **japanischen Herbstfieber = Akiyami,** das in der Provinz Shizuoka vorkommt und sich klinisch gleich dem Nanukayami verhält, sind von KITAMURA und HARA Spirochäten gefunden worden. KOSHINA, SHIOZAWA und KITAYAMA fanden Unterschiede einzelner Stämme in Tiervirulenz und serologischem Verhalten gegen L. icterohaemorrhagiae und hebdomadis und unterschieden danach zwei Typen. STÉFANOPOULO und HOSOYA, die dies im wesentlichen bestätigten, glaubten eine neue Art Leptospira autumnalis Typ A und B aufstellen zu müssen.

Da es unwahrscheinlich ist, daß im gleichen kleinen Bezirk 2 Arten von Leptospiren die gleiche Erkrankung erzeugen, spricht dies meines Erachtens dafür, daß vorläufig bei der Leptospirengruppe das serologische Verhalten allein zur Aufstellung neuer Arten nicht genügt. Dies kann sonst zu Irrtümern führen, wie bei der Entdeckung der Leptospira icteroides als Erreger des Gelbfiebers (Näheres s. dort).

Kurzfristige Fieber
mit Spirochäten in Niederländisch-Indien.
(Spirochaetosis febrilis.)

Wiederholt sind in Niederländisch-Indien in sorgfältigen Untersuchungen (VERVOORT, VAN DE VELDE, KOUWENAAR) recht häufig bei kurzfristigen Fiebern, die bald mit, bald ohne Ikterus verlaufen und manchmal auch rheumatische Erscheinungen verursachen, Spirochäten von gleichem Charakter wie L. hebdomadis gefunden worden, die für Meerschweinchen pathogen waren. VERVOORT nannte sie Leptospira pyrogenes. Man findet sie im Blut bis zum 6. bis 10. Tag und am besten im Urinsediment. Die Kultur gelang auf

Leptospirennährböden. (Ausführliche Zusammenstellung in der Dissertation von Kouwenaar, Amsterdam 1924.)

Klinik. Kouwenaar beschreibt als Spirochaetosis simplex leichte Fälle, die ohne Ikterus verlaufen und nie tödlich enden. Die Fieberkurve ist bald gesattelt, bald intermittierend, bald kontinuierlich; es ähnelt am meisten dem Fieber der Nanukayami. Eine Hauteruption kommt vom 4.—6. Tag bei 9% der Fälle vor. Es besteht Leukocytose mit Linksverschiebung und Leukopenie. Hämorrhagien sind selten, Drüsenschwellungen häufig. Albuminurie ist während des Fiebers häufig.

Als Spirochaetosis febrilis mit Ikterus bezeichnet Kouwenaar die schwereren Fälle. Sie zeigen ein zwischen dem 6.—12. Tag auftretendes Exanthem; Hämorrhagien der Haut und Schleimhaut sind häufig.

Pathologisch-anatomisch finden sich bei Todesfällen: Hämorrhagien, Degeneration und Entzündung in der Leber, Degeneration des Herzmuskels. Die Leptospiren fanden sich in der Niere, Leber, Milz, Mesenterialdrüsen und Herzmuskel.

Es ist wahrscheinlich, daß ähnliche Fieber auch in anderen Ländern vorkommen. Vor allem ist dabei auf Spirochäten im Urinsediment — nach Zentrifugation — zu fahnden.

Rattenbißkrankheit = Sodoku.

Definition. Durch den Biß von Ratten übertragene Infektionskrankheit mit rekurrierendem Fieber und eigenartigem Exanthem einhergehend.

Verbreitung. Die Krankheit wird besonders häufig in Japan beobachtet, wo sie den Namen Sodoku führt. Sie ist aber auch aus Europa (Frankreich, England, Spanien, Italien, Deutschland) und aus Indien, Siam, Niederländisch-Indien, Brasilien, Nordamerika, Nordafrika und anderen Gebieten beschrieben worden. Es scheint somit, daß sie ubiquitär ist. Außer Rattenbiß hat auch der Biß von Wieseln, Katzen, Frettchen und Eichhörnchen schon zur gleichen Erkrankung geführt (siehe S. 112).

Ätiologie. Während man früher an ein Gift glaubte, das beim Biß bestimmter Ratten in die Wunde gelangt, dann an ein der Lyssa verwandtes Virus, wurden später verschiedene Parasiten gefunden, denen man ätiologische Bedeutung beimaß. So fand Schottmüller einen Streptothrix muris ratti, ebenso Blake und Row. Im Jahre 1915 wurde von Futaki, Takaki, Taniguchi und Osumi in Japan der Erreger entdeckt, den sie als Spirochäte ansahen und ihm den Namen Spirochaeta morsus-muris beilegten (Abb. 67).

Sie fanden dieselbe in Hautstückchen und Lymphdrüsen kranker Menschen und konnten durch Überimpfung von Hautgewebe und Blut Affen, Meerschweinchen und weiße Ratten infizieren; Passagen waren möglich. Im Menschen fanden sie und andere längere Formen, in Tieren meist nur kürzere. Ihre Befunde wurden von zahlreichen japanischen

Forschern bestätigt und ergänzt; in Indien wurden die „Spirochäten" von Row und Parmanand, in Brasilien von Pinto (in 12 Fällen im Urin), in Sumatra von Walch nachgewiesen. Die Größe der „Spirochäten" scheint bei den einzelnen Formen wechselnd, besonders kommt

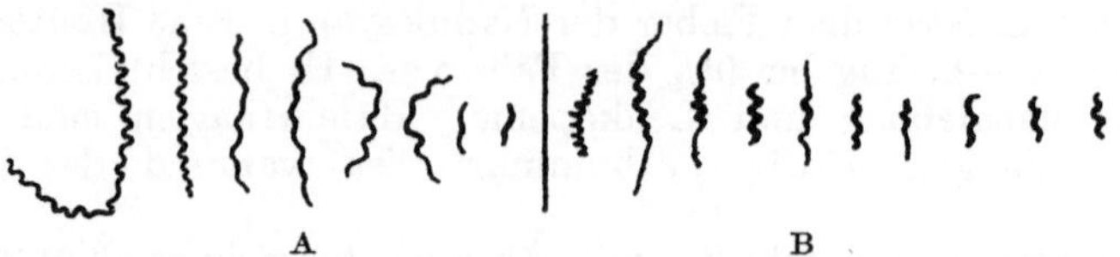

Abb. 67. Spirillum minus s. morsus-muris. A In Blut und Organen von Mensch und Tieren. B In Kultur. 1200mal. (Nach Taniguchi und Osumi [aus Brumpt: Parasitologie].)

ein größerer und ein kleinerer Typus vor (Abb. 67). Row fand nur kleinere Formen mit zwei Windungen, hielt sie für eine andere Art als die japanische und benannte sie Spirochaeta pettiti (Abb. 68).

Die in Japan gefundene „Spirochäte" mißt 1,5—6 μ Länge mit 1,5 bis 6 Windungen, die sehr eng und regelmäßig sind und hat lange feine geißelartige Enden. Sie gleicht morphologisch vollkommen dem „Spirillum minus" (Carter), das ubiquitär ist. In Kulturen wird sie länger, bis 12—19 μ, und zeigt 10—19 Windungen. Sie ist übertragbar auf Affen, Meerschweinchen, wilde und weiße Ratten und Mäuse. Sie findet sich bei den Tieren zuerst im Blut, aber nach etwa 2 Wochen in den verschiedensten Geweben. Bei Ratten findet man gegen Ende der Woche besonders zahlreiche Spirochäten im Bindegewebe, besonders dem subcutanen Gewebe der Augenbrauen und Schnauze. In den Speichel gehen sie nicht über. Im Urin fanden sie Kusama, Kobayashi und Kasai bei Versuchstieren selten. Daß es überhaupt keine Spirochäte ist, ist jetzt sicher. Ihre Bewegung, mit starrem Körper, stellt sie in eine Reihe mit Spirillen, zu denen sie Zülzer, Mesnil u. a. zählen, und sie ist danach mit Spirillum minus, Carter 1881, identisch.

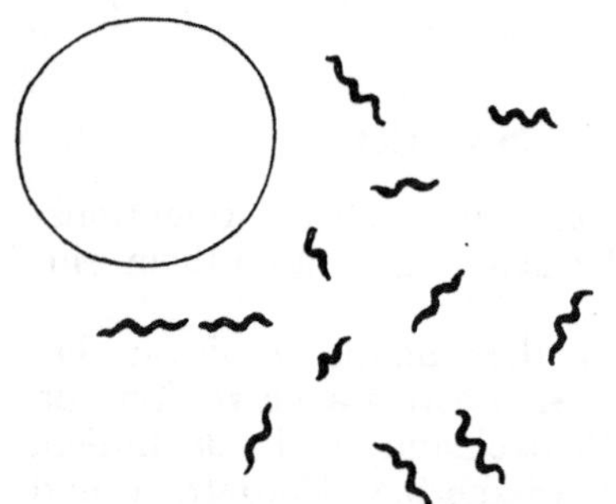

Abb. 68. Spirillen der Rattenbißkrankheit (daneben ein rotes Blutkörperchen). (Nach Row.)

Es ist wahrscheinlich, daß trotz der morphologischen Unterschiede die Spirillen der verschiedenen Gegenden identisch sind. Überstehen der Infektion macht nämlich Tiere gegen das Virus verschiedenster Herkunft immun.

Mus decumanus ist der Hauptträger des Virus, ferner in Japan Microtus montebelli.

Klinik. Nach einer Inkubation von wechselnder Länge, im Mittel von 10—27 Tagen, beginnt die Krankheit meist plötzlich mit Schüttelfrost und Einsetzen von hohem Fieber.

Zunächst zeigt die Bißstelle, die vielleicht schon verheilt war, entzündliche Reaktion, sie schwillt an, die Haut darüber und darum wird
cyanotisch und es können Blasen in ihrer Umgebung auftreten. Schließlich

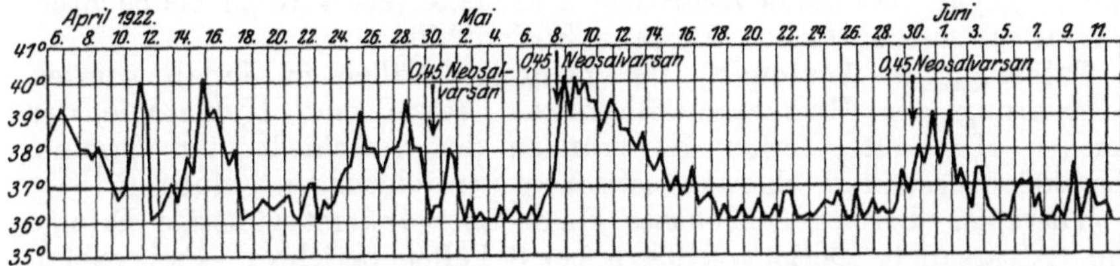

Abb. 69. Fieberkurve bei Rattenbißkrankheit. (Nach E. W. WALCH.)

kann sie gangränös werden. Nekrose des betreffenden Gliedes im
Anschluß daran ist auch mehrfach beobachtet. Die benachbarten
Lymphdrüsen schwellen an, auch Lymphangitis kann dazu kommen.

Das Fieber steigt rasch,
bleibt 3—7 Tage hoch, aber
nach einigen Tagen fällt es
wieder ab, um nach einer
Pause von einigen (2—3) Tagen wieder anzusteigen und
in diesem intermittierenden
Typus hält es sich mehrere
Wochen, in schweren Fällen
auch Monate.

Ein eigentümliches E x a n -
them tritt während der
ersten, manchmal auch der
späteren Fieberanfälle auf,
um mit dem Abfall wieder
zu verschwinden. Das Exanthem hat erythematösen und
papulösen Charakter; die
Flecken sind bläulich, rötlich,
leicht erhaben und schwanken von Erbsen- bis Hand-
tellergröße. Sie befallen gewöhnlich die Extremitäten,
Gesicht, Rumpf; zunächst
Teile, die dem gebissenen
Gliede benachbart sind. Gegen Ende der Krankheit tritt
manchmal noch ein masern-
artiges Exanthem auf.

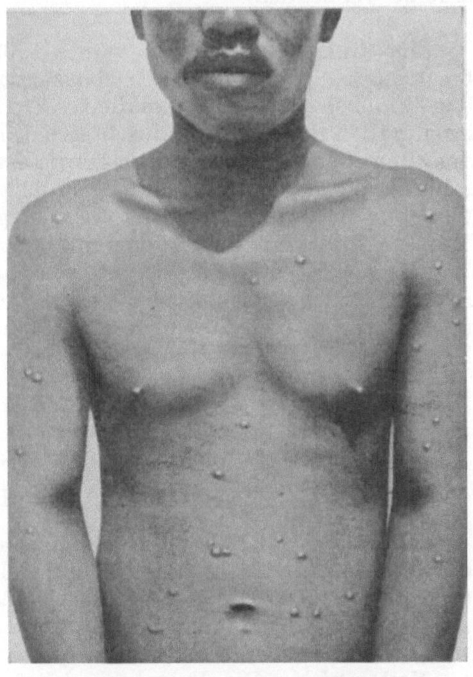

Abb. 70. Papulöser Ausschlag bei
Rattenbißkrankheit. (Nach E. W. WALCH.)

Allgemeinsymptome leichterer oder schwererer Art sind die Regel.
Hierher gehören starkes Krankheitsgefühl, Kopf- und Gliederschmerzen,
Schwindel, Magendarmstörungen. In schweren Fällen sind die Kranken oft

benommen und delirieren. Ödeme der Beine und Hände können auftreten. Nervöse Störungen der Reflexe und Motilitätsstörungen kommen auch vor.

Der Verlauf ist wechselnd und kann zwischen wenigen Wochen und vielen Monaten schwanken. Die Prognose ist relativ günstig, doch sind in Japan besonders zahlreiche Todesfälle (etwa $10^0/_0$) beobachtet. WALCH sah in der Rekonvaleszenz Eosinophilie.

Pathologische Anatomie. Bei mehreren Fällen in Japan wurden Vermehrung der Hirnkammerflüssigkeit, sowie eine Hyperämie der weichen Hirnhäute, ferner Hyperämien der verschiedensten Organe, aber keine besonders charakteristischen Veränderungen gefunden.

Therapie. Bereits 1912 hatte HATA über äußerst günstige Erfolge von Salvarsan in Dosis von 0,4 g bei 8 Fällen berichtet. Fieberabfall trat nach wenigen Stunden ein; einige Male trat später ein Rezidiv auf, das wieder prompt reagierte. Auch nach der Entdeckung der Spirillen wurden damit gute Erfolge erzielt; doch verhindert es nicht immer Rezidive des Fiebers. Daneben wurde über Wirksamkeit von Quecksilber und Atoxyl berichtet; so gab BORELLI mit gutem Erfolg 0,01 Sublimat 6 Tage lang intramuskulär. Vielleicht wäre auch Wismut zu versuchen.

Eine **Katzenbißkrankheit** wurde 1902 zuerst in Japan von FUJIDA beschrieben. IZUMI und KATO beobachteten klinisch den gleichen Verlauf wie bei Rattenbißkrankheit. FUTAKI und ISHIHARA fanden bei ihren Fällen Spirillen, die durch serologische Methoden als identisch mit dem Spirillum minus s. morsus-muris erwiesen wurden. Auch KITAGAWA sah 2 Fälle mit Spirillenbefund. MÜLLER sah einen Fall in Australien, GIGLIOLI in Britisch-Guyana. Auch nach Katzen-Kratzwunden sah YAMADA die Krankheit auftreten.

Ähnliche Krankheitsbilder wurden nach Frettchenbiß in Amerika, nach Biß eines südafrikanischen Eichhörnchens von SCHOTTMÜLLER, nach einem Wieselbiß in Nordamerika beobachtet. In letzterem Falle fanden DICK und TUNICLIFF eine Streptothrix als Ursache.

Frambösie.
(Yaws, Pian, Buba[1].)

Definition. Es handelt sich um eine der Syphilis nahe verwandte, durch Kontakt übertragene Infektionskrankheit, die zu charakteristischen Eruptionen auf der Haut mit zahlreichen Nachschüben und im Spätstadium zu ausgedehnten Ulcerationen der Haut und Schleimhäute führen kann.

Verbreitung. Die Frambösie ist überall in den Tropen weit verbreitet. In Afrika, besonders im tropischen Gebiet; in Zentral- und Südamerika; in Australien und den Südseeinseln; in Ostasien, besonders in Ceylon, Vorder- und Hinterindien und Holländisch-Indien.

---

[1] Der Name Buba wird in Südamerika aber auch für andere Affektionen gebraucht.

Ätiologie. Als Erreger wurde kurze Zeit nach der Entdeckung der Syphilisspirochäte von CASTELLANI eine Spirochäte entdeckt, die er Spir. pertenuis (Treponema pertenue) benannte. Ihr Nachweis gelingt mit den gleichen Methoden wie für die Syphilisspirochäte in Ausstrichen und Schnitten. Am besten eignen sich noch geschlossene junge Papeln, in deren durch Scarification gewonnenem Gewebssaft man sie oft massenhaft findet. Dunkelfelduntersuchung oder intensive Giemsafärbung sind die besten Darstellungsmethoden. Morphologisch unterscheidet sich die Spirochäte nicht von der Syphilisspirochäte. Die Annahme, daß sie noch feiner und schwerer färbbar sei, gilt nicht für alle Fälle.

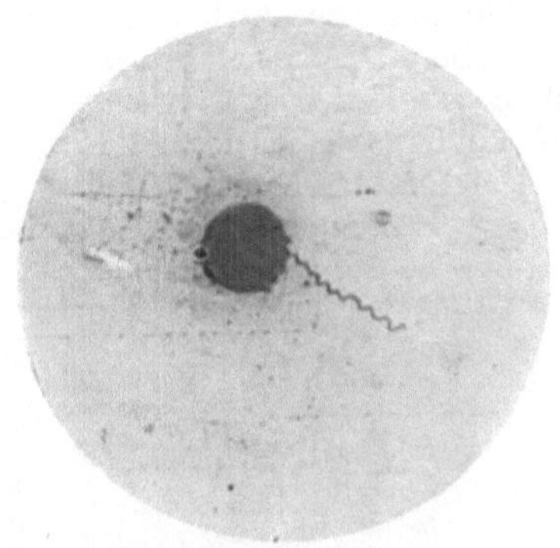

Abb. 71. Spirochaeta pertenuis (neben einem roten Blutkörper). Orig.-Phot.

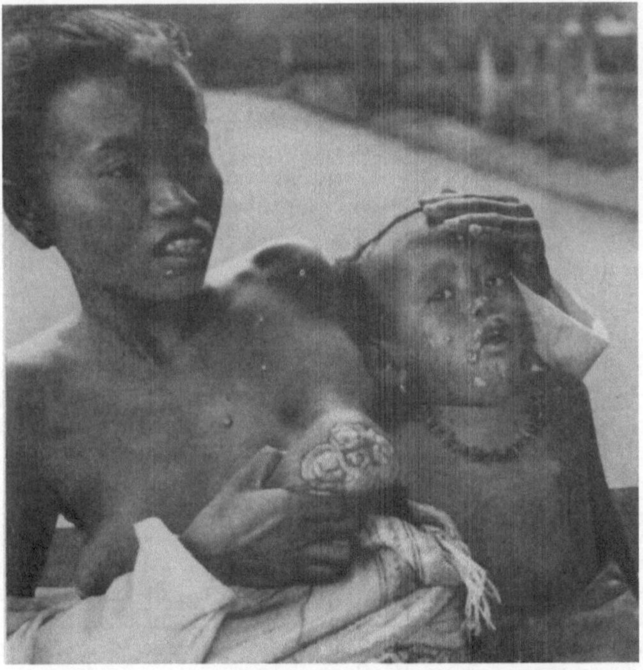

Abb. 72. Frambösie. Primäraffekt. (Nach HENGGELER.)

Es gelingt mit der Spirochäte Affen und Kaninchen zu infizieren, bei denen ähnliche Erkrankungen wie bei Syphilisimpfung auftreten. Kreuzweise Immunisierungsversuche beweisen aber die Verschiedenheit der beiden Virus. Daß sie beide ursprünglich identisch waren, ist möglich. Heute ist Frambösie sicher eine differente Krankheit und keine tropische Syphilis. Die Kultur ist auf Nährböden, auf denen der Syphiliserreger wächst, gelungen.

Klinik. Die Inkubationszeit beträgt im Durchschnitt 2 bis 6 Wochen. Angaben über längere Inkubation bis zu 6 Monaten beruhen zweifellos auf Übersehen des Primäraffektes und beziehen sich auf den Ausbruch der Allgemeinerscheinungen.

Den ersten Erscheinungen gehen nach JEANSELME u. a. unregelmäßige Prodrome, wie Magenbeschwerden, Kopfschmerzen, besonders nächtlicher Art, rheumatische Beschwerden und Schmerzen in Gelenken und Knochen voraus.

Es entsteht dann an der Stelle der Infektion, an der vorher vielleicht eine kleine Wunde bestanden hat, ein Primäraffekt. Er beginnt als eine kleine Pustel, die langsam wächst und in zahlreichen Fällen zu einer typischen Frambösiepapel wird. Vor und während des Auftretens des Primäraffektes wird manchmal ein Exanthem in Form unregelmäßiger pruriginöser Flecken beobachtet.

In manchen Fällen wird der Primäraffekt unter starker Wucherung der Granulationen und Zerfall derselben zu einem großen Geschwür in Form eines fungösen Tumors, der mäßig die Hautoberfläche überragt und dessen Ränder manchmal verhärtet sind (Abb. 73).

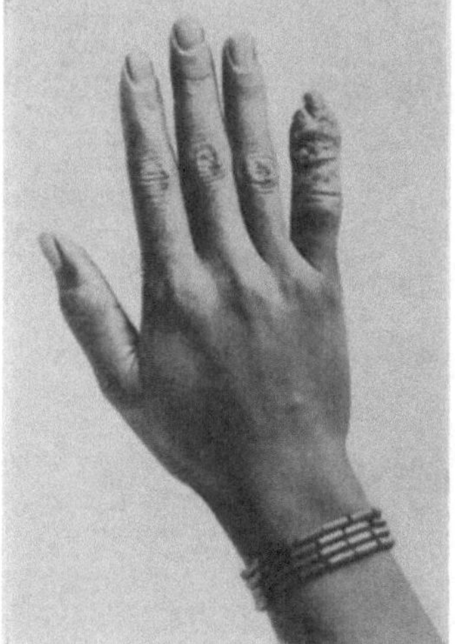

Abb. 73. Frambösie. Primäraffekt. (Orig. SCHÜFFNER phot.)

Viele Völker nennen dieses Geschwür in ihrer Sprache Muttergeschwür und die späteren Papeln Kindergeschwüre. Das Muttergeschwür sitzt häufig an den unteren Extremitäten, bei Kindern im Gesicht, besonders an Lippen oder Nasenrand, bei stillenden Frauen an der Brust (Abb. 72), bei eingeborenen Frauen auch häufig über der linken Hüfte, wo die Kinder getragen werden. Es juckt meist stark und neigt zum Bluten.

1—3 Monate nach dem Auftreten des Primäraffektes, also nach einer zweiten Inkubationszeit — ähnlich wie bei Syphilis — tritt der allgemeine Hautausschlag auf. Es ist begleitet von unbestimmten Prodromalerscheinungen, häufig auch von Fieber. Es entstehen zunächst kleine rote Flecken, die sich rasch zu Papeln entwickeln und am Anfang jucken. Die Zahl schwankt von ganz wenigen bis zu hunderten. Die Papeln wachsen einige Wochen lang heran und können sich zum Teil, ohne zu ulcerieren, zurückbilden. Die meisten aber wuchern langsam, wobei die Epidermis über den stark wachsenden Knoten zunächst erhalten bleibt und oft von durchsickerndem Sekret bedeckt ist, meist aber wird sie durchbrochen und es zeigt sich eine granulierende rote Geschwulst, die in ihrem warzenähnlichen Bau an eine Himbeere erinnert; daher der Name von dem französischen „framboise".

Die Oberfläche sezerniert seröse Flüssigkeit, die zu einer gelben Borke eintrocknet und mit austretendem Blut oft eine dunkle Kruste bildet. Wird sehr viel Sekret vor dem Platzen der Epidermis gebildet, so können direkt kleine Bläschen entstehen. Im übrigen ist das Bild der einzelnen Frambösiepapeln ungeheuer vielgestaltig, wobei es auch abhängig von der Menge der Efflorescenzen ist. Bald ist der Körper mit einer Unmenge kleiner Papeln übersät, bald sind es handtellergroße konfluierende Geschwüre, bald ringförmige Gebilde, bald runde, flache, wenig sezernierende Papeln. Bei aller Vielgestaltigkeit scheint es, daß in verschiedenen Ländern doch bestimmte Typen vorwiegen.

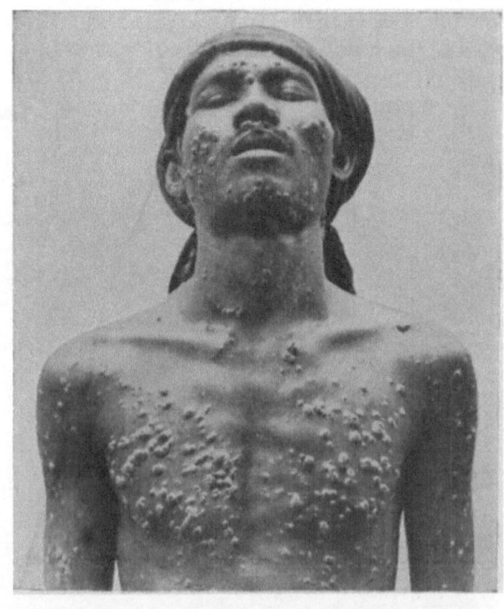

Abb. 74. Frambösie. (Orig. Dr. HALBERSTÄDTER, Phot.)

Die Papeln treten mit Nachschüben wochen- bis monatelang immer wieder auf, so daß sich neben abheilenden auch neue finden. Dabei schwellen auch die regionären Lymphdrüsen häufig an.

Der Lieblingssitz der ersten Papeln ist das Gesicht, der Hals und die Brust, erst später der übrige Körper. Bevorzugt werden Übergangsstellen von Haut und Schleimhaut, wie an Mund, Nase, After und weiblichen Genitalien. Auch behaarte Stellen werden befallen, ohne daß die Haare ausfallen. Entgegen früherer Ansicht kommen auch reine Schleimhautaffektionen vor (BÄRMANN-SCHÜFFNER), in der Mundhöhle und an den Augen, wenn letzteres auch selten. So sah LEBER frambötische Iritis und Conjunctivitis und hält auch eine frambötische Keratitis parenchymatosa für wahrscheinlich.

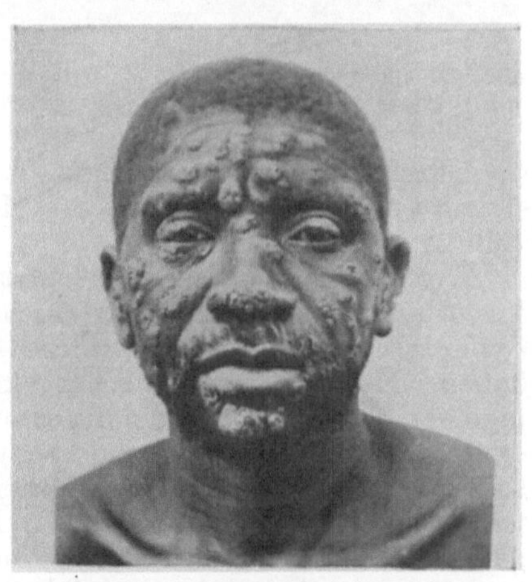

Abb. 75. Frambösie. (DA SILVA Araujo, Phot.)

Wenn die Efflorescenzen heilen, bleiben gewöhnlich keine Narben zurück, doch findet man solche nach SCHÜFFNER besonders am Mundwinkel.

8*

Von anderen Erscheinungen wird in 4% der Fälle nach Schüffner eine Roseola beobachtet, weit häufiger aber ein charakteristisches Exanthem. Es ist lichenartig und besteht aus 1—3 qcm großen helleren Flecken mit einem Kranz stecknadelkopfgroßer oder noch kleinerer Papeln, die aus Haarfollikeln hervorgehen. Dies Exanthem befällt meist Rücken, Brust und Streckseiten und Extremitäten und kann jederzeit während des Verlaufes auftreten, ist also kein initiales (Abb. 76).

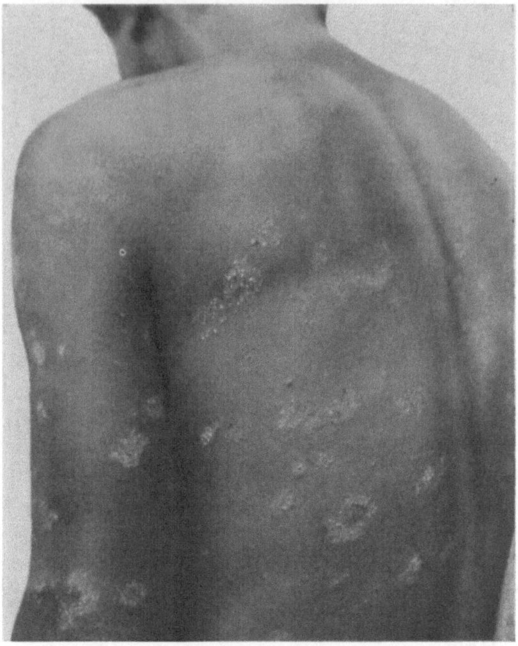

Ferner sind nach Schüffner Gelenk- und Knochenschmerzen in 20% der Fälle vorhanden und treten besonders in den ersten 6 Monaten sehr heftig auf, meist abends und nachts. Sie sitzen an Hand-, Knie- und Fußgelenken, besonders in der Insertion der Gelenkkapseln oder einzelner Gelenkbänder, ohne daß dort eine Schwellung zu finden wäre. Andererseits finden sich besonders bei Kindern schmerzlos verlaufende Verdickungen von Extremitätenknochen, die an den Händen die ersten Phalangen und den fünften Metatarsus betreffen; sie sind röntgenologisch als ossifizierende Periostitis festzustellen (s. Abb. 77 u. 78). Bei Heilung der Krankheit kommt es zu völliger Rückbildung.

Abb. 76. Charakteristisches, lichenartiges Exanthem bei Frambösie. (Orig. Schüffner phot.)

Weisen schon solche Beobachtungen auf eine Generalisation des Virus hin, so zeigen dies erst recht **Spätformen**, ähnlich der tertiären Syphilis, wie sie vor allem wieder Bärmann und Schüffner beschrieben haben. Hierher gehören scharf konturierte ulceröse oder ulcero-serpiginöse, oft weite Strecken der Haut überwuchernde Prozesse, mächtige ostitische und periostitische Verdickungen des Knochenskelets, besonders häufig der Tibia, Knochenherde mit gummös-cystischer Umwandlung, perisynoviale gummöse Prozesse an Hand-, Knie- und Fußgelenken, Erkrankungen der Sehnen und Gelenkbänder, die zu Verkrümmungen, Ankylosen und Säbelbeinbildung führen können (s. Abb. 78 u. 79).

Zerstörungen der knorpeligen und knöchernen Nasenscheidewand, des weichen und harten Gaumens, die als Rhinopharyngitis mutilans oder G a n g o s a (siehe letztere) beschrieben sind, gehören zum großen Teil zur tertiären Frambösie, wie insbesondere v. Dijke, Bakker und Hoesen auf Java — vor allem auch durch die Heilbarkeit mit Salvarsan — zeigten. Auch in Afrika ist vielfach der Zusammenhang derartiger Formen mit Frambösie bewiesen worden, aber das gehäufte Vorkommen solcher Bilder in der Südsee läßt daneben vielleicht doch das Bestehen einer besonderen Affektion möglich erscheinen. Diese ist daher unter „Gangosa" noch besonders beschrieben. Die Bilder (Abb. 221) bei Frambösie entsprechen ganz den dort abgebildeten.

Ebenso gehört die N o d o s i t a s   j u x t a - a r t i c u l a r i s (s. dort u. Abb. 240 u. 241) in tropischen Gebieten fast stets zur Frambösie. Für die sog. G u n d u (s. dort u. Abb. 244 u. 245) ist der Zusammenhang noch nicht sicher bewiesen. Besonders typisch aber sind Veränderungen an den H a n d - f l ä c h e n und den F u ß sohlen in Form z i r z i n ä r e r circumscripter, trockener, bald flach, bald mehr in die Tiefe gehender G e s c h w ü r e, die zu starker Verhornung führen können (Abb. 80).

Auch Depigmentierungen entstehen beim Abheilen solcher Formen (Abb. 81).

Alle diese Spätsymptome können $1^1/_2$—30 Jahre nach der Infektion auftreten und besonders die Erscheinungen an Händen und Füßen, die sog. chronische Spätform Schüffners, oft viele Jahre noch als einziges Symptom bestehen.

Es ist aber auch eine bösartige Form der Frambösie, eine F r a m b o e s i a   p r a e c o x von Bärmann und Schüffner beobachtet, die schon

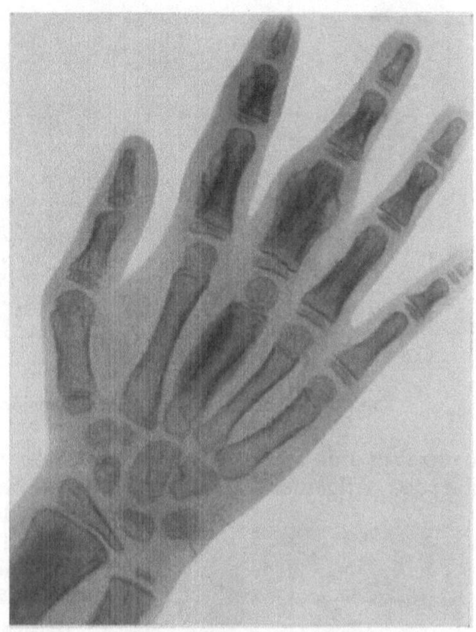

Abb. 77. Frambötische Periostitis.
(Orig. Schüffner phot.)

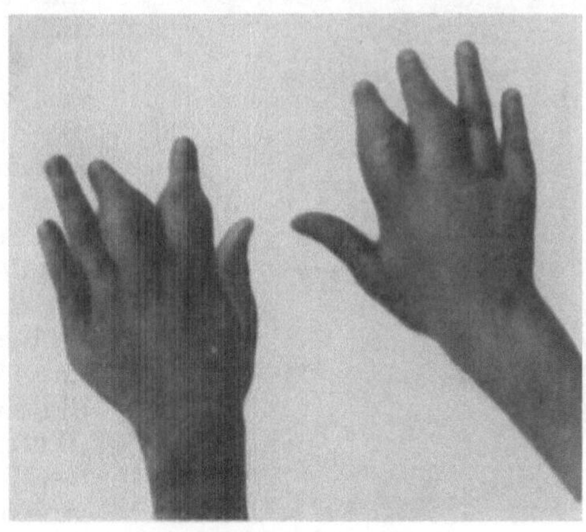

Abb. 78. Frambötische Periostitis.
(Orig. E. Maass phot.)

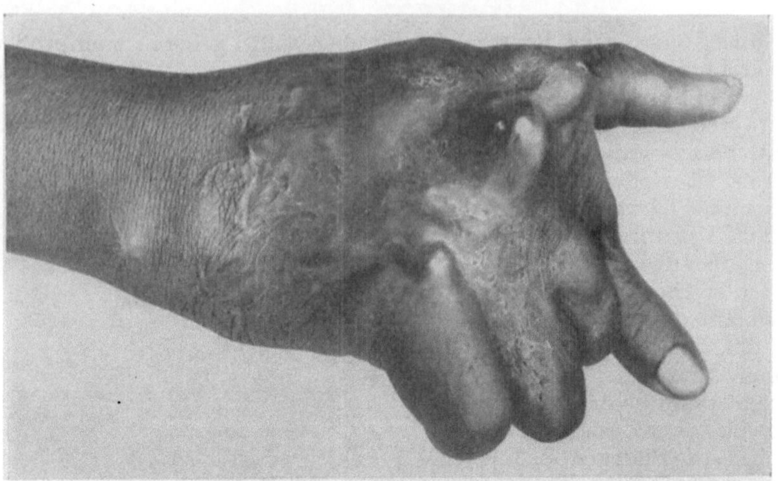

Abb. 79. Narbenkontraktion durch Frambösie. (Orig. HEINEMANN phot.)

frühzeitig mit schweren ausgebreiteten ulcerösen Prozessen einhergeht, die das Allgemeinbefinden schwer schädigen und häufig mit großen keloidalen kontrahierenden Narben abheilen. Sie dauert $^1/_2$—3 Jahre.

Die Wassermannsche Reaktion ist bei zahlreichen Fällen positiv, insbesondere auch bei Spätformen und früheren Frambötikern ohne klinische Erscheinungen (HEINEMANN); dies ist wichtig wegen der Luesfrage bei Eingeborenen.

Pathologische Anatomie. Das Charakteristische der Frambösiepapeln ist die Wucherung des Papillarkörpers; die Stachelzellenschicht, die enorm ausgezogen ist, enthält dabei Stellen, die durch reichliches Austreten von Eiterzellen, Zerfall und Einschmelzung der Stachelzellen, also Bildung miliarer Abscesse und Erweiterung der Saftkanäle gekennzeichnet ist. Besonders an diesen Stellen finden sich die Spirochäten, die jenseits der Epidermis im Gegensatz zu luetischen Sklerosen nicht nachzuweisen sind (SCHÜFFNER). Eine Veränderung der Gefäßwandungen wie bei Lues fehlt vollkommen. An den inneren Organen finden sich keine Veränderungen, doch sind in Milz, Lymphdrüsen und

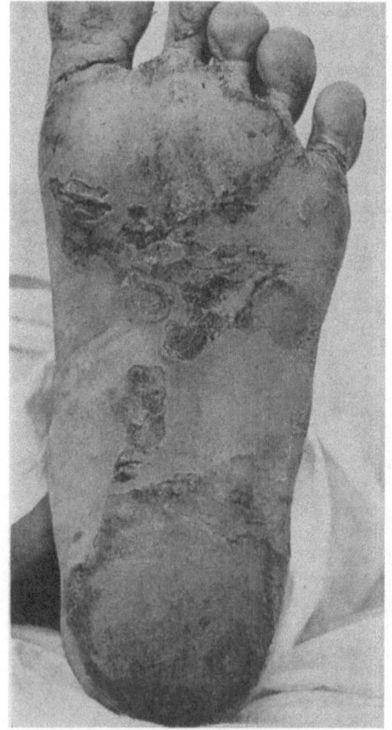

Abb. 80. Frambösie. Spätform der Fußsohle. (Nach BAERMANN.)

Knochenmark durch den Tierversuch die Erreger nachgewiesen. (Die Knochenveränderungen sind schon vorher kurz beschrieben.)

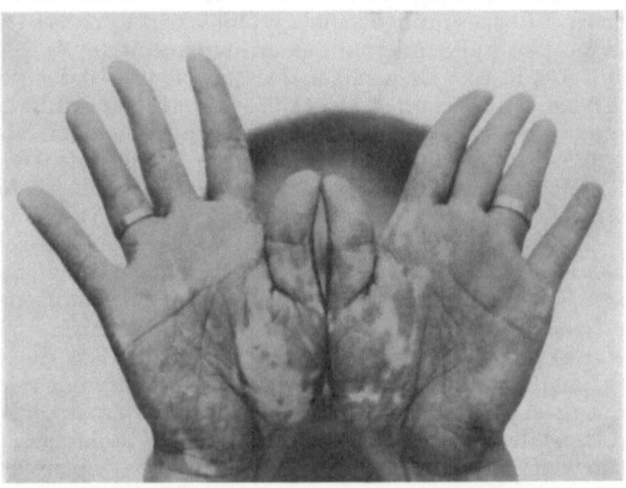

Abb. 81. Depigmentierung bei heilender Spätform der Frambösie. (Orig. SCHÜFFNER phot.)

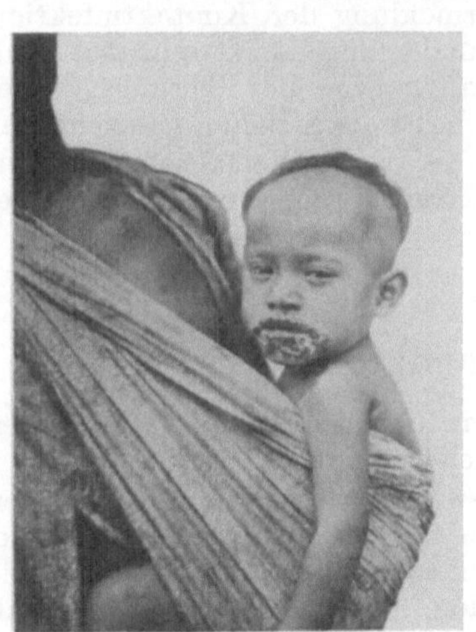
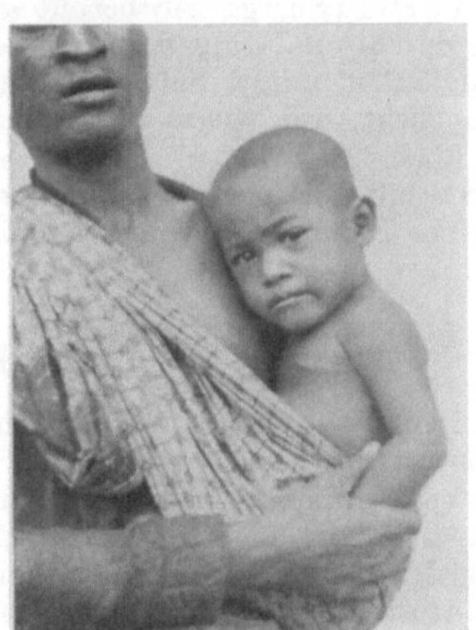

a
b
Abb. 82 a und b. Frambösie. Vor und nach der Salvarsanbehandlung.
(Orig. SCHÜFFNER phot.)

Epidemiologie. Die Krankheit wird zweifellos durch direkten Kontakt — aber nicht durch Geschlechtsverkehr — erworben. Daß auch ausnahmsweise durch stechende Insekten eine mechanische Übertragung stattfinden kann, ist möglich. Vererbung ist noch nicht bewiesen, die Infektion bei der Geburt aber häufig.

Therapie. Die nahe Verwandtschaft mit Syphilis beweist auch die Wirksamkeit der gleichen Heilmittel. Quecksilber und Jodkali leisten gute Dienste, insbesondere auch bei den Knochenaffektionen und den Spätformen. Besser noch als bei Syphilis wirkt Neosalvarsan, mit dem die meisten Fälle innerhalb ganz kurzer Zeit (etwa 2 Wochen) abheilen (Abb. 82a u. b). Es genügen Dosen von 0,4—0,6 g zweimal innerhalb 8 Tagen, doch sind 3 Injektionen sicherer. Es gibt aber auch hier vereinzelte hartnäckige salvarsanfeste Fälle. Bei Säuglingen erhielt RUBERTI-FIERA glänzende Heilerfolge durch intravenöse Behandlung der Mutter mit Neosalvarsan. Durch innerliche Behandlung mit Stovarsol (Acetyloxyaminophenylarsinsaures Natrium) haben BAERMANN, BEURNIER und CLAPIER u. a. auch Erfolg erreicht. Für Erwachsene wurden 4 Tabletten zu 0,25 g morgens nüchtern jeden zweiten Tag, im ganzen 8 mal, empfohlen. Spirocid (das die gleiche Konstitution hat) ist ihm gleichwertig.

VAN DEN BRANDEN sah rasche Abheilung in 3 Fällen durch intramuskuläre Behandlung mit Wismut. MAASS verwandte mit sehr gutem Erfolge Bismogenol in Dosen von 1,5 g 4mal mit zweitägigem Intervall bei Sekundärfällen; bei Hand- und Fußsohlenerkrankungen waren 6, für Rhinopharyngitis 9—12 Injektionen (mit Pausen) notwendig.

Aber auch ohne Behandlung heilt oft die Frambösie aus, nur die bösartigen und die Spätformen mit starken Entstellungen.

Vorbeugung: Sie beruht auf Vermeidung der Kontaktinfektion, was durch Aufklärung der Bevölkerung und genügende Durchbehandlung (mindestens mit 2 Salvarsaninjektionen) ganzer Bevölkerungsgruppen ermöglicht wird, wie es zum Teil in Niederländisch-Indien geschehen ist.

Einen spezifischen Schutz erhielt in einem Versuchsfalle BAERMANN mit 3,75 g Stovarsol, innerhalb von 4 Tagen verabfolgt, gegen spätere Einimpfung von Frambösie.

Bronchialspirochätose.

Definition. Chronische Bronchitis, manchmal mit blutig-schleimigem Auswurf, in dem sich zahlreiche Spirochäten finden.

Verbreitung. CASTELLANI hat zuerst Fälle aus Ceylon beschrieben. Inzwischen ist die Krankheit in anderen Gegenden Ostasiens, aber auch in vielen anderen warmen Ländern, besonders aus Südamerika (Venezuela, Französisch-Guyana) beobachtet worden, ebenso in Europa (Frankreich, Belgien, Spanien, England, Italien, Dalmatien) und Amerika.

Klinik. Die lediglich meist durch den Spirochätennachweis hierher gezählten Formen treten manchmal akut auf nach kurzer, 1—2 tägiger Inkubation, und dann mit Fieber bis 39° und mehr verlaufend. In anderen Fällen ist der Verlauf ein chronischer, sich wochenlang hinziehender, und dann besteht meist kein Fieber.

Das Allgemeinbefinden ist bald kaum gestört, bald sind die Kranken anämisch, schwach und machen den Eindruck von Phthisikern, besonders wenn Blutungen auftreten.

Der Auswurf soll charakteristisch sein, geballt, oft münzenförmig, gelbrot, manchmal mit feinen Blutstreifen und in der Konsistenz an Gummi erinnernd.

Im Auswurf finden sich mehr oder weniger zahlreich Spirochäten, oft vergesellschaftet mit fusiformen Bacillen.

Die **Diagnose** „Bronchialspirochätose" wird auf ihren Nachweis begründet.

Die **Prognose** ist im allgemeinen günstig, Ausheilung tritt meist von selbst — wenn auch oft nach längerer Zeit — ein.

Ätiologie. Die im Sputum gefundenen Spirochäten wechseln sehr in ihrer Größe. CASTELLANI beschrieb 1. sehr dicke, 15—30 μ lange, 2. der Spirochaeta refringens ähnliche, 3. feine mit regelmäßigen Windungen, 4. sehr feine, aber doch dickere als Spirochaeta pallida. Die mittlere Länge betrug 17—25 μ.

Da auch bei Lungengangrän häufig Spirochäten vergesellschaftet mit fusiformen Bacillen gefunden werden, glauben viele (WENYON, MÜHLENS u. a.), daß es sich nicht um die Erreger, sondern um sekundäre Ansiedlung handeln könne. Insbesondere wird betont (PONS, TROCELLO u. a.), daß es bis in die Bronchien gewucherte Mundspirochäten seien. Für die Pathogenität dieser spräche die Beobachtung eines gehäuften Vorkommens von 50 Fällen in Toulon durch VIOLLE und das von den meisten Beobachtern beschriebene charakteristische Aussehen des Auswurfes. HUIZINGA beschreibt das Vorkommen als besondere Krankheit — neben Tuberkulose — am unteren Yangtse.

Bei Einwänden gegen die Selbständigkeit des Krankheitsbildes wird oft nicht beachtet, daß ja auch bei der PLAUT-VINCENTschen Angina die gleichen, sonst saprophytisch in der Mundhöhle lebenden Parasiten virulent und zu Krankheitserregern geworden sind.

Eine weitere Erforschung der Krankheit scheint wünschenswert. Zweifellos sind zahlreiche Fälle der Krankheit eingereiht worden, bei denen die Parasiten nur eine Mischinfektion darstellen.

Therapie. Während die meisten Ärzte ein Versagen der Salvarsantherapie angeben, wollen andere damit Erfolg gehabt haben. Vor allem ist Jod, in Form von Injektion eines jodipinähnlichen Präparats, oder innerlich mit Erfolg angewandt worden. Im allgemeinen scheint eine spezifische Behandlung nicht notwendig zu sein.

Darmspirochätose.

Spirochäten sind als Darmparasiten schon lange bekannt, man kann sie besonders in dünnflüssigen Stühlen häufig finden. Sie haben die Namen Spirochaeta hachaizae KOWALSKI; Spir. microgyrata LÖWENTHAL für eine enggewordene Art und Spir. eurygyrata WERNER für eine weitgewundene Art erhalten.

In den meisten Fällen haben sie wohl keine pathogene Bedeutung. Dagegen hat zuerst LE DANTEC als Spirochätendysenterie Dysenteriefälle beschrieben, bei denen Spirochäten in enormen Mengen vorhanden

waren. Der Stuhl war schleimig. Die Spirochäten waren verschieden
eng gewunden. Es sind dann wiederholt solche Fälle beobachtet worden;
Verfasser sah einen, bei dem zugleich massenhaft Lamblien vorhanden
waren. Neuerdings beschrieben Gomes und Pessôa einen Fall, bei dem
aber Mischinfektion mit Strongyloides stercoralis bestand.

Ich bin mit anderen Autoren der Ansicht, daß es sich bloß um sekundäre Anreicherung bei durch andere Infektionen verändertem Darm-
traktus handelt.

III. Durch Bakterien verursachte Krankheiten.

Die Pest.

Definition. Meist epidemisch vorkommende bakterielle Infektionskrankheit, je nach Infektionsweise und Virulenz in zwei klinisch charakteristischen Formen auftretend. Die eine Form geht mit Lymphdrüsenschwellungen und hohem Fieber einher, die andere erscheint als schwere
Pneumonie oder Septicämie. Die Sterblichkeit ist sehr hoch.

Geschichtliches. Die Geschichte der Pest führt bis in die ersten
Jahrhunderte nach Christus zurück, mit Epidemien in Ägypten und
Syrien. Der schwarze Tod Europas im 14. Jahrhundert war vorwiegend
Lungenpest. Die moderne Geschichte der Pest beginnt mit ihrem Ausbruch in Hongkong 1893, in Bombay 1896. Von letzterem wurde zuerst
ganz Indien verseucht und durch den Schiffsverkehr andere Länder
ergriffen, so 1899 Südamerika. Auch Australien wurde damit infiziert.

Geographische Verbreitung. Unabhängig vom Klima kann die Pest
überall auftreten. Man nimmt vier endemische alte Pestherde an, nämlich in China, im Himalaya, in Arabien und Zentralafrika, von denen
die verschiedenen Ausbrüche erfolgt sind. Wir haben in allen Weltteilen neben endemischen Herden mit eingeschleppten Fällen zu
rechnen, namentlich in Hafenstädten.

In Asien sind die Hauptpestgebiete Britisch-Indien und China,
aber auch in allen anderen asiatischen Gebieten kommt sie zeitweise
vor. In Amerika tritt Pest in Süd- und Mittelamerika auf, auch Mexiko
und Kalifornien sind infiziert. Australien hat Pestherde. In Afrika
ist Ägypten und Nordafrika Pestgebiet; auch in Südafrika und im tropischen Ostafrika bestehen Herde. Außerdem tritt sie durch Verschleppung häufig auch in anderen Gegenden, besonders auch in Südeuropa,
auf, nistet sich dort ein und schafft neue endemische Herde (so wurde
1921 in Paris eine Pestepidemie festgestellt).

Ätiologie. Als Erreger der Pest wurde 1893/94 fast gleichzeitig und
unabhängig von Kitasato und Yersin ein Bacillus entdeckt. Er ist
ein kurzes, plumpes, breitovales Stäbchen, das sich wie die Erreger
der hämorrhagischen Septicämie mit gewöhnlichen Anilinfarben an den

Polenden stärker färbt (sog. bipolare Stäbchen, Pasteurellosen der Franzosen) (Abb. 83). Er mißt 1,5—1,75 μ zu 0,5—0,7 μ. Charakteristisch sind neben den typischen Formen im Gewebe und alten Kulturen auftretende Involutionsformen, die bald mehr stäbchenartig, bald kokkenförmig, bald wie Bläschen, runde Scheibchen oder Hefezellen aussehen und sich nur schwach färben.

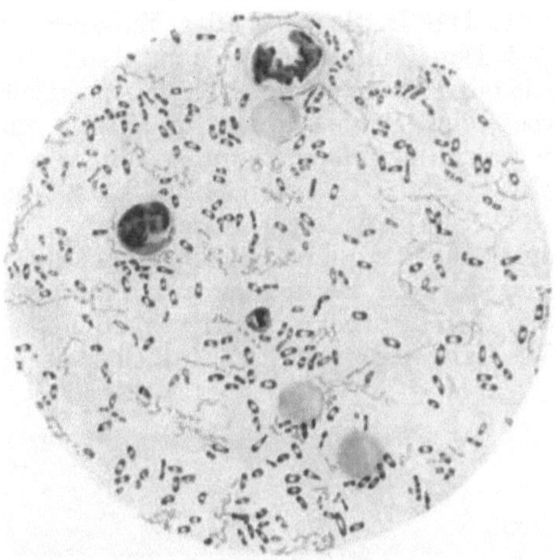

Der Pestbacillus färbt sich mit allen Anilinfarben leicht, in Gewebsschnitten besonders gut mit Carbol-Thionin, ist gramnegativ; um gute Polfärbung zu erhalten, fixiert man in Alkohol. Er ist unbeweglich und bildet keine Sporen. Die Kultur gelingt auf den gebräuchlichen Nährböden. Auf Agar-

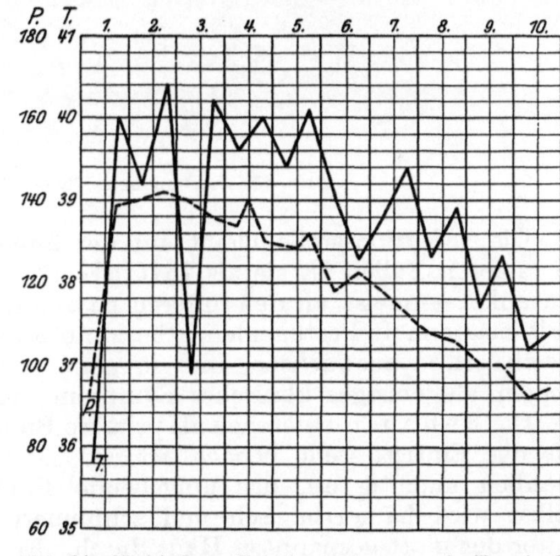

Abb. 83. Bubonen-Eiter mit Pestbacillen. Orig. (KRÜGER pinx.)

platten und Gelatineplatten sehen die oberflächlichen Kolonien am Rande fein granuliert aus und bei stärkerer Vergrößerung gewundenen Fadenschlingen ähnlich. In Agar mit $2^{1}/_{2}$—$3^0/_0$ Kochsalz werden die oben beschriebenen Involutionsformen besonders gut beobachtet. In größeren Bouillonmengen, die oberflächlich mit Öl bedeckt sind, kommt es zu stalaktitenartigem Wachstum, wobei die Zwischenräume klar bleiben.

Resistenz: Vor Eintrocknen und Licht geschützt ist der Pestbacillus monatelang haltbar. Gegen Sonnenlicht und Desinfektionsmittel ist er wenig widerstandsfähig.

Empfänglichkeit für Tiere: Besonders

Abb. 84. Nicht komplizierte Bubonenpest (Inguinalbubo). Ausgang in Heilung. (Nach SIMOND.)

Nagetiere können leicht mit Pestbacillen infiziert werden, wobei eine Drüsenerkrankung und allgemeine Hämorrhagien auftreten. Hiervon wird zu diagnostischen Zwecken Gebrauch gemacht (siehe unter Diagnose). Auch Affen und Katzen sind empfänglich.

Die Virulenz der einzelnen Kulturen schwankt sehr; es werden zweifellos echte Toxine gebildet.

Klinik. Die Pest tritt in zwei klinisch gesonderten Formen auf:

1. Die **Beulenpest** oder **Bubonenpest.** Die Inkubationszeit beträgt 2—5 Tage, eine längere Dauer als 10 Tage ist nie beobachtet. Die Krankheit beginnt meist plötzlich mit Kopfschmerzen, Schwindel und Schüttelfrost; der Schüttelfrost kann sich wiederholen. Oft tritt gleich mit Beginn Bewußtseinstrübung ein, die Sprache wird lallend, der Gang schwankend. Das Sensorium kann aber auch ganz frei bleiben.

Das Fieber steigt rasch hoch, oft am 1. Tage über 40⁰. Es macht meist morgendliche starke Remissionen, manchmal tritt am 2. Tage eine stärkere Remission auf (Abb. 84). Das Fieber dauert, falls der Tod nicht vorher eintritt, 6—10 Tage und fällt meist lytisch ab. Der Tod kann jederzeit, gewöhnlich zwischen dem 5. und 6. Tage, erfolgen.

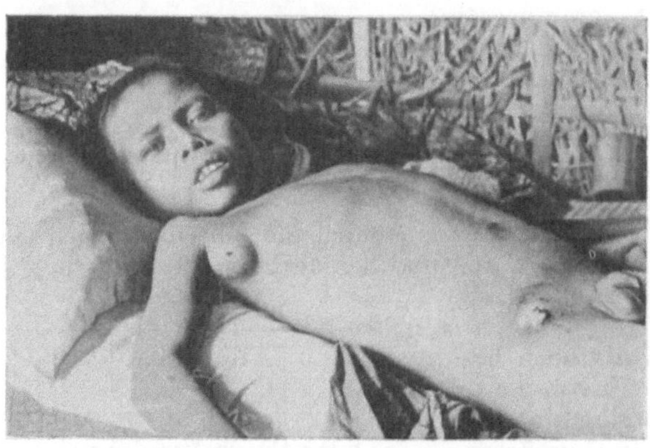

Abb. 85. Pestbubonen. (Nach DEUTMANN.)

Die Infektionsstelle bleibt auf der äußeren Haut oft unscheinbar, in anderen Fällen ist sie als initiale Pustel, ähnlich einem kleinen Furunkel — meist an den unteren Extremitäten — auffindbar und enthält massenhaft Pestbacillen. Sie kann auch zu einem größeren Pestkarbunkel auswachsen, und in ganz leichten Fällen sind solche in Indien als einziges klinisches Symptom mehrfach beobachtet worden.

Die Bubonen entstehen als primäre Bubonen in einer Drüsengruppe, die der Eintrittsstelle benachbart ist. Der primäre Bubo schwillt allmählich mächtig an, das umgebende Bindegewebe ist ödematös, er selbst wird hämorrhagisch und schimmert dunkelrot bis schwärzlich unter der glatt gespannten Haut durch. Er ist äußerst schmerzhaft bei Berührung. Die primären Bubonen sitzen am häufigsten in der Leisten- und Schenkelgegend, und zwar gewöhnlich unterhalb des POUPARTschen Bandes. Es folgen der Häufigkeit nach axilläre, cervicale Bubonen, ferner solche der Ellbogen und Kniekehlen. Die Halsbubonen, von Drüsen des Mundbodens und der Kiefernwinkel ausgehend, können ein- oder doppelseitig sein und beeinträchtigen sehr die Kopfbewegung, Atmung,

Öffnung des Mundes. Wenn Drüsen des inneren Körpers befallen sind, wird oft ein Bild der Pest ohne Bubonen vorgetäuscht; so können die retroperitonealen Drüsen betroffen sein. Durch Keimverschleppung nach anderen Drüsen entstehen sekundäre Bubonen.

Die Bubonen können sich nun zurückbilden oder vereitern; sie enthalten massenhaft Pestbacillen, besonders oft Involutionsformen.

Auf der Haut finden sich sehr häufig Petechien. Es können ferner außer primären Pusteln und Karbunkeln auch sekundäre Pestpusteln und Pestkarbunkel auftreten. Es kommen dabei pemphigusartige sowie variolaartige Blasen und Pusteln, ausgedehnte Petechien und phlegmonöse Prozesse vor. Man spricht dann von **Hautpest**. Wird frühzeitig die Blutbahn von Pestbacillen überschwemmt, so kommt es zu Pestsepticämie, die eine sehr schlechte Prognose bietet, doch kommen Pestbacillen im Blut auch bei Bubonenpest leichteren Grades vor und sind aus ihm züchtbar.

Andere Erscheinungen im Verlauf der Bubonenpest sind Conjunctivitis mit Lichtscheu, seitens der Lungen Husten mit Bronchitis. Manchmal kommt es durch Keimverschleppung zu sekundären Pestpneumonien.

Das Herz ist durch Toxinwirkung frühzeitig geschwächt, der Puls ist sehr frequent, etwa 120 in der Minute bei geringer Pulsspannung. Steigen über 140 ist prognostisch ungünstig.

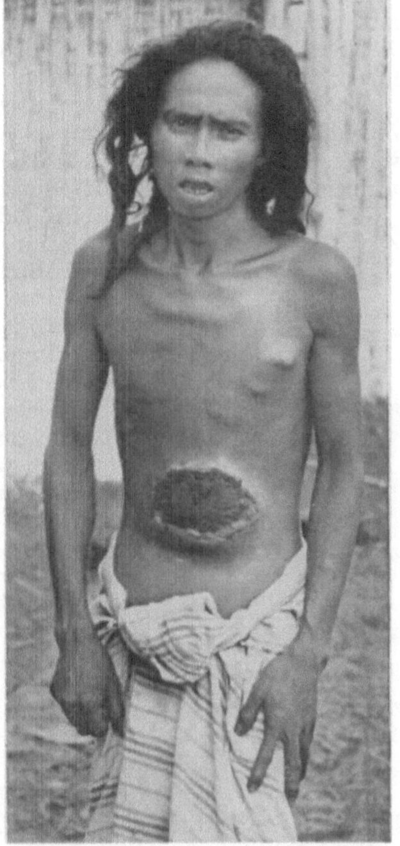

Abb. 86. Hautpest. (Orig. nach Photo des Instituts für Tropenhygiene, Amsterdam.)

Von seiten des Nervensystems treten, wie erwähnt, oft Kopfschmerzen und Schwindel, Somnolenz, auch Delirien, insbesondere Fluchtdelirien auf, auch meningitische Symptome kommen vor.

Die Urinmenge ist groß, Eiweiß ist in Spuren vorhanden.

Milz und Leber sind manchmal vergrößert.

Verdauungsorgane: Die Zunge ist weißlich belegt, Erbrechen anfangs häufig, der Stuhl wechselnd, Verstopfung vorwiegend.

Atypische Fälle kommen — wie bei allen Krankheiten — auch hier vor. Besonders sporadische Fälle, bei denen die Bubonen nicht ausgeprägt sind und nur septisches Fieber besteht, können so leicht der Diagnose entgehen.

Auch scheinbar gesunde Bacillenträger sind bei Epidemien beobachtet, die aber bei genauer Untersuchung doch leichte Lymphdrüsenschwellungen zeigen.

Verlauf und Prognose. Man unterscheidet ganz rapid verlaufende Fälle, die in einigen Stunden tödlich enden als Pestis siderans, und im Gegensatz dazu ganz leichte Fälle als Pestis minor oder ambulans. Die Sterblichkeit schwankt nach Epidemien und äußeren Verhältnissen. In Bombay betrug sie z. B. 80—90%.

Nach scheinbarer Besserung wird manchmal plötzlich eintretender Verfall, sog. Pestmarasmus beobachtet, den Choksy auf ein Freiwerden von Toxinen durch das Zugrundegehen massenhafter Pestbacillen zurückführte. Es kommt zu rapidem Muskel- und Fettschwund, Decubitus, Lähmungen, trophischen Augenstörungen mit Erblindung, Sprachverlust, skeletartiger Abmagerung. Choksy unterscheidet eine akute Form, die stets tödlich endet, und eine subakute, sechs bis acht und mehr Wochen dauernd, die in seltenen Fällen zur Heilung kommen kann.

Nach Überstehen der Pest können Rückfälle und Neuerkrankungen auftreten.

2. Die Lungenpest und primäre Pestsepticämie. Lokalisiert sich der Pestbacillus in den Atmungsorganen primär, so entsteht die Lungenpest in Form einer schweren Pneumonie. Sie beginnt mit Schüttelfrost, plötzlichem Temperaturanstieg, Husten. Der Auswurf wird oft am zweiten Tage schon rein blutig und enthält massenhaft Pestbacillen (Abb. 88). Die Atmung ist sehr erschwert, die Frequenz oft 50—75. Die pneumonischen Herde können verschiedene Lappen befallen. Bewußtseinsstörungen treten oft frühzeitig ein.

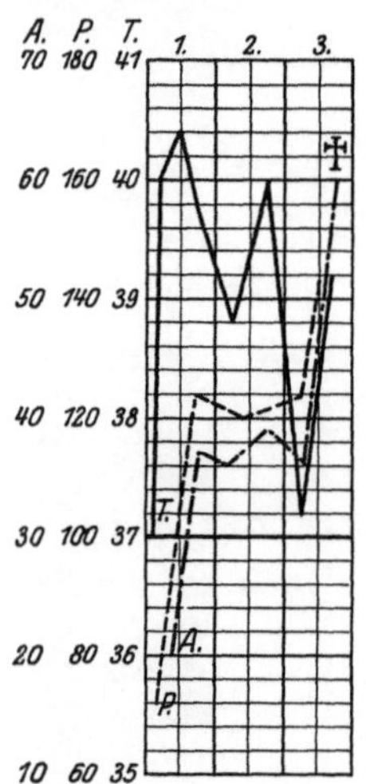

Abb. 87. Pestpneumonie (Tod am 3. Tag). (Nach Simond.)

Es gibt Übergänge, die zu ganz leichten Pestbronchitiden führen, die ganz harmlos erscheinen, aber wobei die Erkrankten als Bacillenausscheider besonders gefährlich sind. In China sind schwere Fälle von Lungenpest beobachtet, bei denen ohne vorhergehende Symptome plötzlicher Tod manchmal mit Hämoptoe eintrat, offenbar verursacht durch starke Toxinwirkung. Auch primäre Pestsepticämiefälle, die sog. „große Hitze" der Chinesen, wobei Gothein Temperaturen bis 42,7 sah und die meist in einem Tage zum Tode führten, kommen vor. Das Blut ist dabei mit Pestbacillen überschwemmt (Abb. 89). Auch schwere choleraähnliche Diarrhöen — meist ohne Pestbacillenbefund im Stuhl — werden gelegentlich von Lungenpestepidemien beobachtet.

Norman White hat die Hypothese aufgestellt, daß der Pestbacillus allein keine Lungenpest verursache, sondern dazu eine Symbiose mit einem anderen unbekannten Erreger nötig sei; nach Nicolle käme als solcher der Influenzabacillus in Frage. Meiner Ansicht nach genügt der Pestbacillus allein völlig zur Erklärung der Lungenpest.

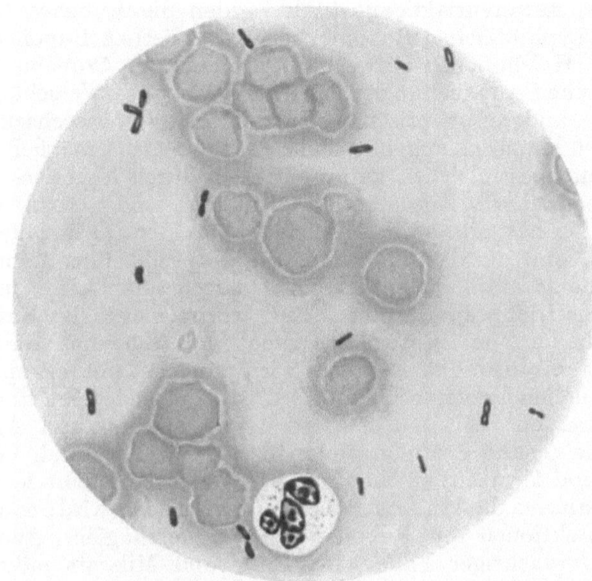

Abb. 88. Pestbacillen im Sputum bei Lungenpest. 1 × 1000. Orig. (Präparat von
Dr. SCHREYER †, Tientsin.)

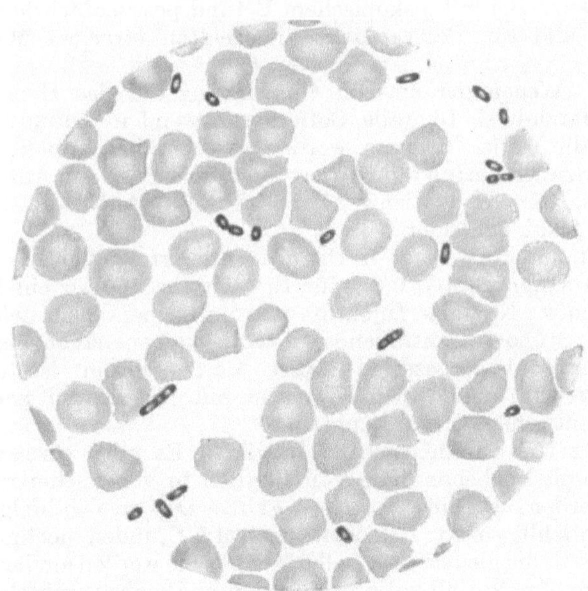

Abb. 89. Pestbacillen im Blut bei Pestsepticämie. Orig. 1 × 1000. (Präparat von
Dr. SATAKE.)

Diagnose. Differentialdiagnostisch werden die Bubonen häufig mit eitrigen und syphilitischen Bubonen sog. klimatischen Bubonen und mit Parotitis bei Halsbubonen verwechselt. Vorsichtige Probepunktion und bakteriologische Untersuchungen sichern die Diagnose. Verschleierte Fälle können mit anderen septischen Erkrankungen verwechselt werden. Vor allem ist Verwechslung mit Tularämie (s. dort) möglich, die vollkommen Beulenpest gleichen kann und auch durch Nagetiere vermittelt wird; sie kommt in Nordamerika, Rußland und Japan vor. Die Pestpneumonie hat oft große Ähnlichkeit mit der „Grippepneumonie". Erwähnt sei, daß der FRIEDLÄNDERsche Kapselbacillus auch schwere, sogar tödliche Infektionen mit Bubonen hervorrufen kann, und daß er dabei im Ausstrichpräparat aus Eiter, worin meist die Kapsel nicht gefärbt erscheint, vom Pestbacillus nicht unterschieden werden kann.

Die **bakteriologische** Diagnose wird zunächst mikroskopisch angestellt, wobei neben bipolarer Färbung auf Involutionsformen zu achten ist. Außerdem werden Kulturen, insbesondere Gelatine- und Agarplatten angelegt. Die genaue Prüfung erfolgt im Tierversuch durch Verimpfung auf Ratten und Meerschweinchen, bei welcher insbesondere letzteren das Material cutan auf die rasierte Bauchhaut verrieben wird; es kommt zu tödlichen Infektionen mit Bubonen und Hämorrhagien. Auch bei der Obduktion verdächtiger Fälle wird Eiter und Milzsaft mikroskopisch und bakteriologisch ebenso untersucht. **Leberpunktion** bei Leichen und mikroskopische Untersuchung der Punktionsflüssigkeit soll rasch zur Diagnose helfen; auch bei Lebenden soll sie zuverlässig sein nach Erfahrungen an 3500 solcher Punktionen von BOUFFARD und GIRARD auf Madagaskar. Bei mikroskopischem Befund pestverdächtiger Bacillen sind bereits alle für Pestverdacht angezeigten strengen Maßnahmen zu treffen.

Therapie. Wegen der starken Giftwirkung auf das Herz sind von vornherein Herzmittel, Digitalis, Coffein anzuwenden; CHOKSY empfiehlt auch Adrenalin. Die Bubonen werden zweckmäßig, sobald sie weich sind, breit inzidiert, **nicht** punktiert und reichlich, am Anfang mehrmals täglich, mit Kochsalzlösung ausgespült. Auch die Karbunkel werden rein lokal behandelt.

MARSHALL und RAM sahen in Uganda gute Erfolge von Neokharsivan (einem Salvarsanpräparat); 0,6 g für Erwachsene, 0,4 für ein 12jähriges Kind intravenös. Nur eine Injektion war nötig, bei einem delirierenden Fall 2 in 48 Stunden. Intravenöse Jodinjektionen haben bisher keine besondere Ergebnisse gezeigt. Auch Mercurochrom ist empfohlen worden; vielleicht lohnen sich Versuche mit Argochrom nach dessen Erfolg bei septischen Erkrankungen.

Eine **spezifische** Therapie ist möglich. Es gibt wirksame **Pestsera**, die durch Vorbehandlung von Pferden in verschiedenen Ländern gewonnen werden. Es müssen jedoch **große Dosen** verabfolgt werden. CHOKSY empfiehlt sofort 100 ccm, nach 12 Stunden nochmals; nach 24 Stunden evtl. die gleiche oder halbe Menge. Sie werden am besten intravenös gegeben. Im Notfall kann noch bedeutend mehr verabfolgt werden. **Je früher die Serumbehandlung erfolgt, desto aussichtsreicher ist sie.** Gegen Serumkrankheit wird Calciumlactat 2—3mal täglich 1 g

während der Dauer der Serumbehandlung empfohlen. (Auch vorhergehende Intracutanverimpfung von 0,1 ccm ist anzuraten.)

Pathologische Anatomie. Das charakteristische Bild der Bubonen
sind Hämorrhagien und Nekrosen, die zur Einschmelzung des Gewebes
führen können. Die Milz ist groß, weich, enthält massenhaft Pestbacillen, evtl. kleine nekrotische Herde. Das Gefäßsystem zeigt kleine
Blutungen in Gefäßwänden, Perikard und Epikard. Der Herzmuskel
ist oft degeneriert. Atmungsorgane: Blutungen auf der Pleura sind
häufig. Sekundäre pneumonische Herde sind meist klein, aber auch
größere sind beobachtet. Die primären betreffen einen oder mehrere
Lappen. Der Verdauungstrakt zeigt fast stets kleine Blutungen auf
Magen- und Darmschleimhaut. Die Leber ist oft fettig degeneriert,
zeigt manchmal kleine Abscesse. Nieren: Blutungen im Nierenbecken
sind häufig; die Nieren zeigen trübe Schwellungen und fettige Degeneration. Gehirn: Meist akutes Hirnödem.

Übertragungsweise. Die Pest ist ursprünglich eine Seuche von
Nagetieren, hauptsächlich von Ratten; in verschiedenen Gegenden
spielen daneben andere Nagetiere eine Rolle, so in der Mongolei, Trans-
baikalien Murmeltiere, die sog. Tarbaganen (Arctomys bobac), auch
Steppenhamster, Springmäuse und Ziesel, in Kalifornien Erdhörnchen
(Citellus beechyi) und Holzratte, in Südafrika bestimmte Arten von
Springmäusen, in Ostasien und Westafrika Spitzmäuse (Crocidura
murina und stampflii). Ebenso können andere Nager für lokale Epidemien verantwortlich sein. In Astrachan und anderen Orten werden
Kamele verdächtigt; in Steppen des asiatischen Rußlands konnte
NIKANOROW die Empfänglichkeit solcher experimentell beweisen und
die Übertragung von natürlich infizierten Kamelen auf den Mensch
beobachten.

Die wichtigste Gruppe von diesen Tieren sind die Ratten, die überaus empfänglich für Pest sind, und zwar ist am empfänglichsten die
schwarze Ratte (Mus rattus), die besonders in südlichen Ländern als
Hausratte und als Schiffsratte häufig ist, ferner die ihr verwandte
ägyptische Ratte (Mus alexandrinus), die auf Schiffen und in vielen
Hafenstädten vorkommt und einige andere Verwandte. In Niederländisch-
Indien sind für die Pest verantwortlich in erster Linie Mus rattus
griseiventer, die Hausratte, dann die Feldratte Mus rattus diardii, in
dritter Linie Mus concolor.

Die Wanderratte (Mus decumanus) spielt eine geringe Rolle. Die
Unterschiede der Hauptarten gehen aus der Tabelle hervor. An vielen
Orten ist nun Rattenpest endemisch, die als chronische Infektion mild
verlaufen kann, um von Zeit zu Zeit akuter zu werden. Ganz leicht
infizierte Tiere können so das Virus auf dem Land- oder Seeweg verschleppen. Pestkranke Ratten verlieren unter der Erkrankung die Scheu
vor den Menschen, laufen im Fieber umher und bieten so erst recht
Gelegenheit zur Weiterverbreitung.

Die Übertragung der Pest von Ratte zu Ratte war lange nicht aufgeklärt, bis die englische Pestkommission 1906 in Indien bewies, daß
sie durch Rattenflöhe erfolgt. Auch die Übertragung von Ratten auf
den Menschen und wahrscheinlich auch von anderen Nagetieren erfolgt

          Durch Bakterien verursachte Krankheiten.

hauptsächlich durch Flöhe. Tierflöhe gehen, wenn sie ihren gewöhnlichen Wirt nicht mehr finden, auf andere Tiere und Menschen. Von hochfiebernden Tieren und Kadavern wandern die Flöhe ab. Daher sind Häuser und Schiffe mit Pestratten für den Menschen ungeheuer gefährlich.

Rattenarten (aus KOLLE-WASSERMANN [Abschnitt DIEUDONNÉ und OTTO] entnommen).

Nr.	Name	Länge des Leibes in cm	Länge des Schwanzes in cm	Mittlerer Leibes-umfang in cm	Farbe der		Schädel-kapsel	Ohren	Vorkommen
					Oberseite	Unterseite			
1	Mus decumanus	24	18 (kürzer als der Körper)	24—25	zweifarbig bräunlich-grau	grauweiß	länglich gestaltet	klein (angedrückt nicht bis zum Auge reichend)	In Europa die häufigste Rattenart; auch sonst sehr verbreitet z. B. in Indien; in Australien und Nordamerika überwiegend. Auf Schiffen selten.
2	Mus rattus	16	19 (länger als der Körper)	18—18,5	einfarbig braunschwarz	grauschwarz, etwas heller wie oberseits	Form einer bauchigen Flasche	groß (angedrückt bis zum Auge reichend)	In Europa selten, hauptsächlich in südlichen und tropischen Ländern; in Indien häufig. Auch auf Schiffen häufig.
3	Mus alexandrinus	wie 2, nur noch etwas längerer Schwanz			zweifarbig braungrau	hellgrauweißlich	Form einer bauchigen Flasche	groß (angedrückt bis zum Auge reichend)	EhemaligeHeimat Nordafrika; verschleppt nach Südeuropa und anderen Weltgegenden. Auf Schiffen häufig.

Floharten, die insbesondere bei der Untersuchung auf pestübertragende Arten in Betracht kommen, sind[1]:

1. Pulex irritans, der menschliche Floh.
2. Ctenocephalus felis, der oft auch auf Ratten und Menschen getroffen wird.
3. Xenopsylla cheopis, der gewöhnliche Rattenfloh der Tropen, nach LISTON besonders auf Mus rattus, und nahe Verwandte desselben.
4. Ceratophyllus fasciatus, gewöhnlicher Schmarotzer von Ratten in der ganzen Welt, besonders auf Mus decumanus.
5. Ctenopsylla (Leptopsylla) musculi, gewöhnlich auf der Maus.

Der wichtigste Überträger ist Xenopsylla cheopis, der sehr ähnlich dem Menschenfloh ist.

---

[1] Ärzte, die mit der Pestbekämpfung zu tun haben, seien verwiesen auf: RONGEURS ET PUCES dans la conservation et la transmission de la Peste. Enquête de l'Offic Intern. d'Hyg. publ. 1924—1927 mit Systematik der Flöhe von ROUBAUD Paris: Masson 1928.

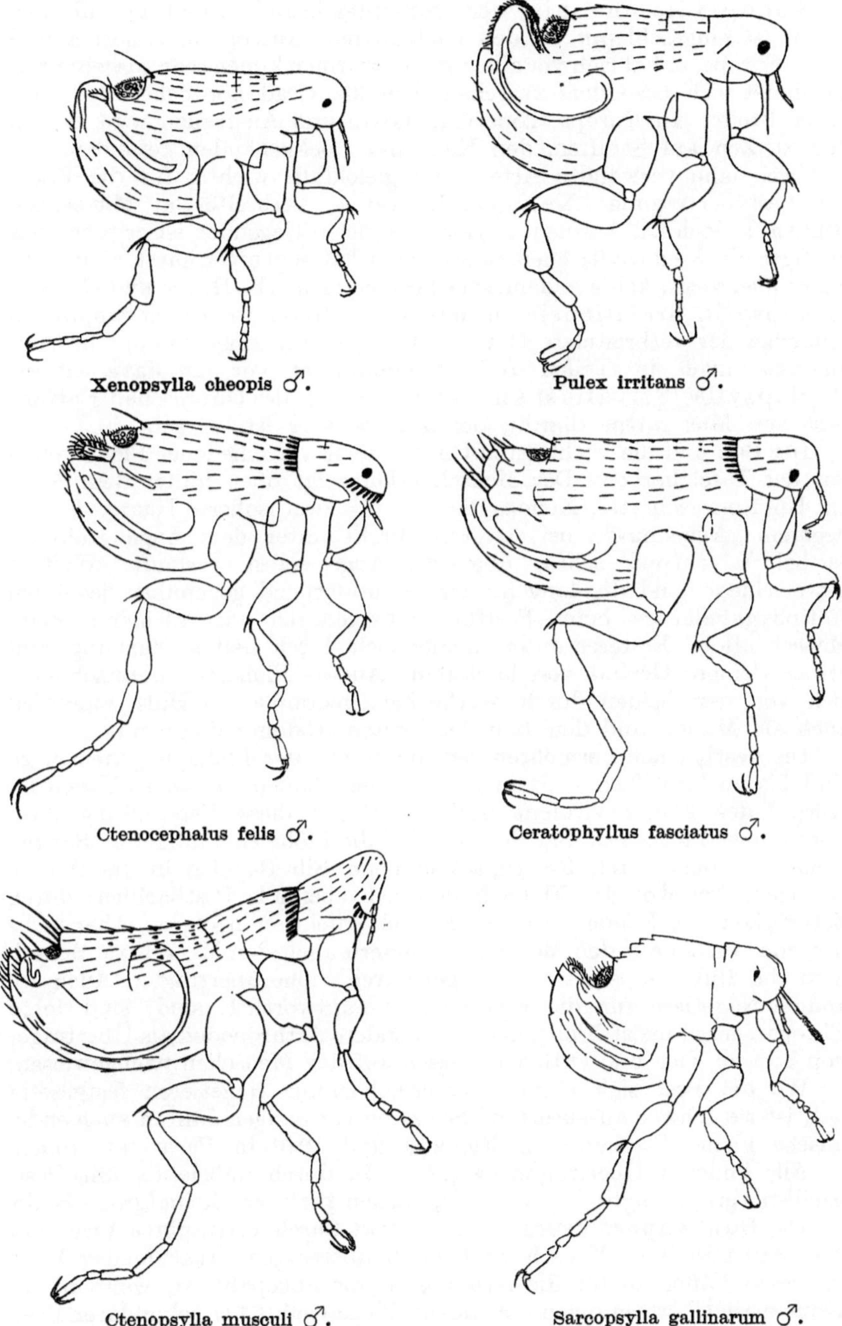

Abb. 90. Die wichtigsten Flocharten. Schematisch nach Turkhud.

Xenopsylla cheopis, weit verbreitet in Indien und dem übrigen Asien, ist eingeschleppt worden nach Afrika, Australien, Amerika und selbst Europa, er hat sich vor allem in den warmen Zonen sehr ausgebreitet. Er findet sich besonders zwischen dem 35. Grad nördlicher und südlicher Breite. In Europa, Amerika, Japan und Australien wird er von Zeit zu Zeit auf Schiffen, den Kais und Dockgebäuden gefunden.

Zwei nahe verwandte Arten sind gleichfalls wichtig für die Frage der Pestübertragung: Xenopsylla astia, verbreitet in Mittelasien (Indien, Indochina, Arabien, Ceylon); in vielen Gegenden ist er scheinbar häufiger als Xenopsylla cheopis und man hat sogar vermutet, daß dort, wo er überwiegt, keine endemische Pest herrscht (F. Hirst und Cragg). Xenopsylla brasiliensis, heimisch in Afrika, wo er im tropischen Ostafrika der verbreitetste Rattenfloh ist, wurde eingeschleppt in Südamerika, auch in Teilen Indiens kommt er vor. In Java scheint Pygiopsylla (Stivalius) ahalae Überträger der chronischen Rattenpest von Mus rattus diardii, deren Parasit er ist, zu sein.

Der Bau und die wichtigsten Unterschiede verschiedener Flöhe gehen aus der Tafel hervor. Der Menschenfloh zeigt oben hinter dem Auge am Kopf ein isoliertes, Xenopsylla cheopis zwei isolierte Haare. Ferner liegt ein „Augenhaar“ bei ersterem direkt unter dem Auge, während es bei X. cheopis schräg über das Auge selbst verläuft. Weitere Unterschiede sind die langen, der Genitalgegend gegenüber liegenden Antiphygidialhaare beim Pestfloh entgegen den viel kleineren beim Menschenfloh. Ersterer unterscheidet sich durch hellere Färbung und etwas kleinere Gestalt von letzterem. Andere Floharten unterscheiden sich von den beiden durch starke Zackenkämme am Hals, zum Teil auch am Munde und den Bau des letzten Abdominalsegments.

Die Pestbacillen vermehren sich im Magen der Flöhe ungeheuer; so sind bis zu 5000 Keime darin gezählt, sie können bis zu 15 Tagen im Körper des Flohes virulent bleiben. Durch diese Verstopfung ihres Verdauungstractus mit den Bacillen sind die Flöhe zu häufigerem Saugen genötigt, wobei durch Regurgitation beim Biß Bacillen in die Wunde gelangen. Im Kot der Flöhe finden sich ebenfalls Pestbacillen; durch Zerdrücken von Flöhen kann somit auch Infektion erfolgen. Aber nicht nur von Ratten auf den Menschen, sondern auch von Mensch zu Mensch wird die Bubonenpest in der Regel durch Flöhe übertragen. Auch wo andere Nagetiere für die Epidemien verantwortlich sind, sind deren Ektoparasiten, meist Flöhe, aber auch andere Arthropoden als Überträger von Tier zu Tier und evtl. von diesen auf den Menschen nachgewiesen.

Wo die Pest sich einmal endemisch unter Nagetieren festgesetzt hat, ist sie schwer auszurotten. So waren vor einigen Jahren auch endemische kleine Pestherde in England und 1920 in Paris entstanden.

Alle anderen Übertragungswege, z. B. durch unbelebte, mit Pestbacillen verunreinigte Gegenstände, spielen praktisch keine große Rolle.

Die Lungenpest dagegen wird direkt durch verstäubtes Virus mit dem Sputum von Mensch zu Mensch übertragen. Warum das Virus in diesen Fällen so für die Atmungsorgane angepaßt ist, während bei Beulenpest Übertragungen auf diesem Wege (selbst bei sekundärer Pestpneumonie) gewöhnlich keine große Rolle spielen, ist noch unaufgeklärt.

Nach JETTMAR entsteht in Transbaikalien die Lungenpest aber in der Regel aus Beulenpest. Von sekundärer Pestpneumonie ausgehend soll in mehreren Passagen von Mensch zu Mensch dann die Anpassung an die Lungen und somit die weitere Verbreitung als Lungenpest erreicht werden. Auch JORGE sah jüngst in Portugal aus Beulenpest eine kleine Lungenpestepidemie sich entwickeln.

Daß auch menschliche Bacillenträger eine Rolle spielen können, zeigt eine Beobachtung von DURAND und CONSEIL, die bei 2 Fällen noch 12 bzw. 2 Monate nach der Heilung Pestbacillen aus Drüsen herauszüchten konnten.

Bekämpfung und Prophylaxe der Pest. Bei Pestfällen ist zunächst nach Rattenkadavern und verdächtigen Ratten zu fahnden, die bakteriologisch auf Pestinfektion untersucht werden (Bubonen- und Bacillennachweis). Die Ratten werden bekämpft je nach der Örtlichkeit durch Fallen, Gift, rattenjagende Tiere (Hunde), rattentötende Bacillen (recht unsicher) und giftige Gase auf Schiffen (Kohlenoxyd, schweflige Säure, Cyanwasserstoff; letztere beiden töten auch die Flöhe). Die nächsten Maßnahmen sind Zerstörung ihrer Schlupfwinkel, Sicherung der Häuser und Schiffe gegen Eindringen von Ratten. So sind in Eingeborenenhäusern vor allem Wände, Bambusträger und Dachstützen gegen Rattenfraß zu sichern. Gegen Flöhe empfiehlt sich in Pesthäusern Petrolisieren der Böden und Wände, das sich in Indien bewährt hat.

Kommen andere Tiere als Ratten in Frage, so ist nach solchen zu fahnden, und der Kampf, ihren Lebensgewohnheiten angepaßt, gegen diese zu richten. Vor allem untersuche man in der Nähe endemischer Pestausbrüche alle tot aufgefundenen Tiere — insbesondere Nagetiere — auf Pestbacillen. Dabei ist stets Vorsicht wegen der infizierten, die Kadaver gern verlassenden Flöhe am Platze.

Die Lungenpest wird lediglich durch Tröpfcheninfektion mit dem verstäubten Sputum übertragen. Bis jetzt ist der einzig wirksame Schutz eine dicht anschließende Gesichtsmaske die Augen, Nase und Mund schützt. Sie besteht zweckmäßig aus doppelter Gaze mit dünner Watteeinlage und Augengläsern; bei direkter Berührung mit Lungenpestkranken kann dabei über Nase und Mund noch ein mit desinfizierender Flüssigkeit getränktes Gazestück gebreitet werden. Auch fertige Masken mit Vorrichtungen für Einlagen sind käuflich. Die Verwendung von Masken hat sich bereits den alten Pestärzten und neuerdings bei den ostasiatischen Lungenpestepidemien sehr bewährt.

Schutzimpfung gegen Pest. Eine Schutzimpfung des Menschen gegen Pest wurde zuerst von HAFFKINE ausgeführt, der sechs Wochen alte, bei 65° abgetötete Bacillenkulturen benutzte. Wie bei anderen Krankheiten werden aber jetzt meist Agarkulturen verwendet, die in Kochsalzlösung aufgeschwemmt und mit 0,5% Phenol versetzt werden. Mit 1—2maliger Impfung sind bei Pestepidemien vielfach größere Mengen von Menschen geimpft worden, deren Morbidität und Mortalität dann geringer war. Der Schutz soll gewöhnlich höchstens sechs Monate dauern. Neuerdings ist auch die Schutzimpfung per os nach Tierversuchen empfohlen, aber noch nicht im großen angewendet worden.

In einzelnen Fällen hat auch eine prophylaktische Impfung mit 10—20 ccm Pestserum (bei Ärzten und Pflegepersonal) Erfolg gehabt. Man rechnet ihr jedoch nur einen Schutz von kurzer Dauer, höchstens 3—4 Wochen zu.

Cholera asiatica.

Krankheitsbegriff. Es handelt sich um eine infektiöse Darmerkrankung, deren Hauptsymptom charakteristische Durchfälle, verbunden mit Krämpfen der Muskulatur sind, die einen starken Wasserverlust aller Organe bedingen und, mit schweren Nierenschädigungen einhergehend, oft zum Tode führen.

Geschichte und geographische Verbreitung. Seit dem Anfang des 19. Jahrhunderts sind aus Asien, insbesondere Indien, zahlreiche Epidemien der Krankheit bekannt geworden. Sie hat sich von dort auf andere Weltteile ausgebreitet und häufige Ausbrüche verursacht. Endemisch herrscht sie zur Zeit außer in Asien und Kleinasien vor allem auch in Rußland und einzelnen Teilen von Nordafrika.

Ätiologie. 1883 wurde von Robert Koch in Ägypten als Erreger ein Bacillus entdeckt, der zu den Vibrionen gehört, Vibrio cholerae. Vibrionen

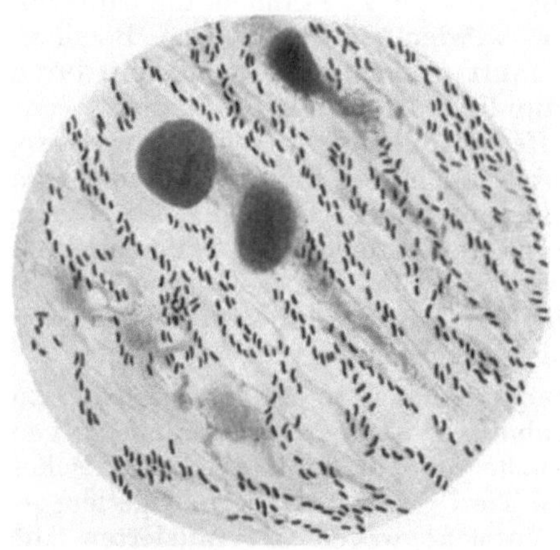

Abb. 91. Choleravibrionen im direkten Stuhlausstrich (gefärbt mit Carbolfuchsin) Öl. Imm. (Nach Jochmann: Infektionskrankheiten.)

sind gekrümmte Stäbchen, deren Enden in verschiedenen Ebenen liegen, also Teilen von Schraubenwindungen entsprechend. Der Choleravibrio ist etwa 2 μ lang und 0,4 μ breit. Er besitzt eine lange endständige Geißel, vermittels derer er sich sehr lebhaft bewegt. In Kulturen finden sich oft mehrere Vibrionen, spirochätenähnlich aneinander gelagert. In älteren Kulturen sieht man manchmal stäbchenartige Formen und kleine kugelartige Involutionsformen, die vielleicht resistenter sind als die Vibrionenformen; echte Sporen sind aber nicht bekannt. Die Choleravibrionen zeigen, wie alle Vibrionen, einerseits ein sehr starkes Sauerstoffbedürfnis und sind andererseits sehr anspruchslos in Beziehung auf Nährstoff, zwei Punkte, die epidemiologisch sehr wichtig sind. Sie färben sich leicht mit allen Anilinfarben und sind gramnegativ. Die Kultur gelingt, besonders bei alkalischer Reaktion, leicht. Gelatine wird verflüssigt, und zwar entstehen bei Stichkulturen lochförmige trichterartige Einsenkungen. Auf Gelatineplatten sind die oberflächlichen Kolonien nach 24—36 Stunden bei schwacher Vergrößerung grob granuliert und wie mit Glassplittern bestreut. In Bouillon erfolgt Oberflächenwachstum, meist mit Häutchenbildung. Zur

Anreicherung verwendet man $1^0/_0$ Peptonlösung mit $^1/_2^0/_0$ Kochsalz, die etwas alkalisch ist, an deren Oberfläche man schon nach wenigen Stunden die Vibrionen findet[1]. Ein von DIEUDONNÉ angegebener Spezialnährboden, der die Darmflora, besonders Colibacillen, hemmt und auf dem die Kolonien der Choleravibrionen in 12—48 Stunden üppig wachsen, besteht aus defibriniertem Rinderblut und Normalkalilauge zu gleichen Teilen, vermengt mit zwei Teilen $3^0/_0$igem Agar. Auch ähnliche, etwas andersartige Alkalinährböden sind in Gebrauch.

Die Choleravibrionen sind wenig widerstandsfähig gegen Austrocknung und Desinfizienzien; ihre Lebensdauer im Stuhl, in Wasser und Nahrungsmitteln hängt von Reaktion, Temperatur und Überwuchern anderer Erreger ab. Im Stuhl leben sie durchschnittlich 1—3 Tage, selten bis zu einem Monat, in Wasser je nach seiner Beschaffenheit wenige Tage bis zu einem Jahr. Auch Überwintern in Eis und im Schlamm von Wasserläufen ist beobachtet; manche Wasserläufe, wie der Ganges, wirken dagegen abtötend. In roher Milch ist der Bacillus bis zu 3 Tagen, in vorher gekochter bis zu 60 Tagen lebend gefunden worden. Fliegen scheiden sie nach Fütterung mit cholerabacillenhaltigem Material bis zu 24—36 Stunden aus.

Die Choleravibrionen bilden Toxine, über deren Natur noch nichts Näheres bekannt ist.

Bei Tieren lassen sich nur bei jungen Meerschweinchen und Kaninchen der menschlichen Erkrankung ähnliche Erscheinungen hervorrufen; sonst kommt es bei Meerschweinchen nur zu einer Septicämie.

Als „Paracholerabacillen" werden solche bezeichnet, die durch Cholerasera nicht agglutiniert werden. Solche Erkrankungen durch andere pathogene Vibrionen sind wiederholt beobachtet, erst jüngst beschrieb TRENSZ eine derartige schwere Epidemie mit dysenterieartigen Erscheinungen aus Französisch-Westafrika.

Klinik. Die Inkubationszeit: Sie beträgt manchmal wenige, meist aber über 24 Stunden; nach den Selbstversuchen PETTENKOFERs u. a. $2^1/_2$—8 Tage. Klinisch kann man je nach der Schwere verschiedene Krankheitsbilder unterscheiden.

1. Die Choleradiarrhöe: Sie ist die leichteste Form und verläuft unter dem Bild einer fäkulenten Diarrhöe ohne besondere Leibschmerzen mit leichten Allgemeinstörungen wie Magendruck, Übelbefinden, belegter Zunge. Die Zahl der Stühle schwankt zwischen 1—10 und mehr im Tag, sie sind leicht gelblich schleimig.

Die Erkrankung dauert oft nur wenige Tage, manchmal auch einige Wochen, um auszuheilen oder in eine schwerere Form überzugehen. Auch Rezidive kommen vor.

2. Die Cholerine: Sie ist eine etwas schwerere Form als die erstere und entsteht aus dieser oder selbständig. Nach allgemeinem Übelbefinden treten heftige Diarrhöen auf, die bald reiswasserartige Beschaffenheit zeigen. Dazu kommt Erbrechen von Speiseresten mit Galle. Bei dieser Form besteht meist Fieber, die Urinmenge ist vermindert und er enthält Eiweiß. Leichte Wadenkrämpfe kommen vor.

---

[1] Nach KABESHIMA sind manche Peptone sauer; solche, die mehr als 10 Grad Phenolphthalein oder $1,4^0/_0$ Soda zur Neutralisation gebrauchen, seien unbrauchbar.

Auch hier kommt es nach einer Dauer von 1—14 Tagen entweder zu langsamer Erholung oder zum Übergang in die schwere Form.

3. Typische schwere Cholera: Entweder aus den ersten beiden Formen entstehend oder ganz plötzlich treten unter Übelkeit sehr schwere Durchfälle auf, die sehr bald reiswasserähnlich werden und begleitet sind von ziehenden Schmerzen in den Schenkeln. Dazu gesellt sich Erbrechen, das bald gallig, bald mehr reiswasserähnlich ist. Es kommt zu einem rapiden Kräfteverfall, bedingt durch den starken Wasserverlust. Die Haut wird graublau, schlaff, Gesicht und Extremitäten sind cyanotisch; meist treten heftige Wadenkrämpfe, aber auch solche der Rumpf- und Armmuskulatur auf. Kalte Schweißausbrüche, besonders des Gesichtes, sind häufig.

Die Temperatur sinkt unter die Norm, oft bis 35⁰ herab. Der Puls ist beschleunigt, sehr klein; die Herztöne sind sehr leise. Die Respirationsorgane zeigen keine charakteristischen Symptome, nur ist die Stimme rauh und heiser (Austrocknung). Das Sensorium ist meist frei, es besteht starke motorische Unruhe, in schweren Fällen Somnolenz. Das Durstgefühl ist natürlich sehr stark. Die Urinmenge ist — oft bis zu völliger Anurie — vermindert; wird solcher ausgeschieden, so enthält er Eiweiß und hyaline Zylinder. Die Haut kann in schweren Fällen eigenartige Exantheme, Petechien und Nekrosen zeigen. Als Mischinfektion kommen nicht selten Pneumonien vor.

Kommt es zu Besserung, so tritt eine Reaktion ein, indem die Stühle spärlicher und allmählich fäkulent werden. Die Krämpfe und Unruhe lassen nach. Die Temperatur steigt, und zwar tritt jetzt häufig Fieber auf. Rogers nimmt an — auf Grund von Rectalmessungen —, daß die Cholera eine fieberhafte Erkrankung sei, bei der durch den Kollaps die Fiebertemperatur zurückgedrängt werde.

Dies Bild kann ungeheuer wechseln. Oft tritt der Tod schon innerhalb weniger Stunden ein; in solchen Fällen, die wohl durch starke Toxinbildung der Vibrionen verursacht sind, fehlen gelegentlich die Durchfälle, man spricht dann von Cholera sicca. Manchmal tritt nach scheinbarer Besserung ein komatöses Stadium auf, früher Choleratyphoid genannt.

Der Blutbefund bei Cholera zeigt infolge der Eindickung eine relative Vermehrung der weißen und roten Blutkörperchen, das spezifische Gewicht des Blutes ist erhöht.

Die **Mortalität** schwankt bei den einzelnen Epidemien, sie beträgt im Mittel 50—60%. Auf der Höhe der Epidemien ist der Verlauf der Fälle am rapidesten.

Die **Prognose** ist stets sehr schwer zu stellen, da auch leichte Formen jederzeit bösartig werden können. Bei der langsam eintretenden Erholung verschwindet auch allmählich das Eiweiß aus dem Urin.

Die **Diagnose** wird bakteriologisch gestellt. Bei ausgeprägten Fällen findet man schon mikroskopisch in Ausstrichen des Stuhles in großen Mengen die Vibrionen in fischzugähnlicher Anordnung hintereinander liegend (s. Abb. 91). Zur Sicherung der Diagnose erfolgt Anreicherung in Peptonwasser, Anlegen von Kulturen auf Gelatineplatten und Spezialnährböden, Identifizieren der Reinkulturen durch Agglutination mittels spezifischer Sera oder Auflösung solcher nach Einverleibung mit wirksamem Serum in die Bauchhöhle von Meerschweinchen (sog. PFEIFFERscher Versuch). Solche spezifische Sera lassen sich leicht durch Vorbehandlung von Kaninchen mit abgetöteten Kulturen gewinnen, wobei gerade bei Cholera sehr hohe Titer des Serums (bis 1:25000) erhalten werden können.

Differentialdiagnostisch sind besonders bei Einzelfällen ähnliche klinische Bilder wichtig, wie sie durch Paratyphus- und Enteritisinfektion (Fleischvergiftung) ausgelöst werden können.

Auch andere Vibrionen können bei Durchfällen gefunden werden, die oft nur schwer durch die bakteriologische Untersuchung von Cholera zu trennen sind (s. S. 135).

Therapie. Auch die leichtesten Fälle bedürfen dringend der Bettruhe, um Übergang in schwerere Formen zu verhindern. Die Diät muß flüssig sein und der starke Wasserverlust durch reichliche Getränkezufuhr ersetzt werden, die zweckmäßig wegen der niederen Körpertemperatur heiß verabfolgt werden. Zur Anregung der Herztätigkeit empfiehlt CHOKSY insbesondere heißen Kaffee. Eine allgemeine Behandlung mit heißen Bädern und kalten Abreibungen wird vielfach angewandt. Gegen Herzschwäche ist Campher bei schwereren Fällen geboten.

Von symptomatischen Mitteln werden Opiumtherapie und Abführmittel von ROGERS verworfen; insbesondere Opium soll Anurie begünstigen. Innerliche Antiseptica wie Jodtinktur, tropfenweise oder auch in Pillen, ebenso Kalium permanganicum in keratinierten Pillen à 0,12 sind empfohlen worden. Letzteres kann nach ROGERS in akuten Fällen die ersten 2 Stunden viertelstündlich und dann halbstündlich, bis der Stuhl gelb oder grünlich wird, gegeben werden. TOMB empfiehlt Behandlung mit ätherischen Ölen, die in Ostasien (Indien, China) häufiger mit angeblich sehr gutem Erfolg angewandt wird. Sein Rezept lautet: Spirit. Äther 1,8 ccm, Ol. caryophyllorum, Ol. cajuput., Ol. juniperi āā 0,3 ccm, Acid. sulfuric.-aromat. 1,0 ccm. Davon gibt er 4 g auf 15 ccm Wasser alle $^1/_2$ Stunde bis Brechreiz und Durchfälle aufhören, was meist nach 5—6 Dosen eintreten soll. Zur Prophylaxe gibt er der Umgebung des Kranken 1—2mal 4 ccm für 1—2 Tage. Auch Bolus alba und Kaolin mit Wasser angerührt in größeren Mengen wird noch viel gegeben. Tanninklistiere (1—2 Liter 1%ige Gerbsäure) wurden früher viel angewandt. Gegen das Erbrechen muß manchmal zu Morphium gegriffen werden. Kochsalzeinläufe, auch in Form von Tropfklistieren, sind sehr zweckmäßig; es müssen jedoch große Mengen — öfters wiederholt — verabfolgt werden.

Am besten bewährt und in erster Linie anzuwenden sind Infusionen hypertonischer Kochsalzlösungen nach ROGERS. Er begründet sie mit dem Wasserverlust und gleichzeitigen Kochsalzverlust der Organe. Indiziert sind die Infusionen nach ihm, wenn die Pulsspannung und der Blutdruck gering sind und vor allem wenn das spezifische Gewicht des Blutes hoch, und zwar höher als 1063 sei.

Bei einem systolischen Blutdruck unter 70 mm bei Eingeborenen und unter 80 mm beim Europäer ist nach ihm sofortige Infusion geboten.

Ebenso erfordert Steigen des spezifischen Blutgewichtes auf 1063 und mehr Infusion. Er bestimmt das Gewicht sehr rasch, indem er sich eine Serie Mischungen von Glycerin und Wasser mit bestimmter Gewichtskonzentration von 1040—1070 von je zwei zu zwei Grad Steigerung vorrätig hält. In diese läßt er aus der Fingerbeere mit einer Capillare entnommene Blutstropfen hereinfallen; sinken sie, so ist das Blutgewicht höher, steigen sie, so ist es geringer als die Vergleichsflüssigkeit. Der ganze Vorgang der Prüfung dauert einige Minuten.

SELLARDS, ROGERS und SHORTEN erkannten, daß die Alkalinität des Blutes durch das Choleratoxin stark herabgesetzt ist; es entsteht eine „Acidosis" und die Herabsetzung der Urinmenge bis zur Anurie steht hiermit in Zusammenhang. Infolgedessen wurde außer der hypertonischen Kochsalzlösung die Zufuhr von Alkali als notwendig erkannt.

ROGERS verwendet daher jetzt folgende zwei Lösungen:

1. Hypertonische Kochsalzlösung:

Natriumchlorid	8,00 g
Calciumchlorid	0,25 g
dest. Wasser	568 ccm.

2. Alkalilösung:

Natrium bicarbonicum	10,0 g
Natriumchlorid	4,0 g
Aq. dest.	568 g[1].

Am besten sind intravenöse Injektionen mit langsamem Einlaufenlassen. Man bindet die Kanüle nach Freilegen der Vene durch Hautschnitt in der Vene fest. ROGERS gibt jetzt zuerst 500 ccm der Alkalilösung und anschließend bis zur beabsichtigten Gesamtmenge von der hypertonischen Salzlösung. Er empfiehlt für kollabierte Erwachsene als erste Dosis bei einem spezifischen Blutgewicht von 1058—1063 = 1,7 Liter, von 1064 = 2,25 Liter, von 1065 = 2,8 Liter. Frauen und Kinder erhalten entsprechend weniger. Kinder über fünf Jahre vertragen $1/_2$ Liter. Die Temperatur der Lösung soll 37,2 betragen. Wiederholungen der Injektion sind in schweren Fällen notwendig; so können bis zu zehn Injektionen nötig sein. 14 Liter im ganzen wurden von ROGERS häufig verabfolgt, vereinzelt bis zu 17 Liter. Ist der Urin alkalisch geworden, so bleibt die Alkalilösung weg. Blutdruck, spezifisches Gewicht, Puls und klinischer Befund bestimmen die neuen Injektionen.

Im Notfalle können auch subcutane und intraperitoneale Injektionen, außerdem rectale Infusionen oder Tropfeinläufe angewandt werden. Auch 1,8%ige Kochsalzlösungen ohne andere Zusätze werden verwendet, was vor allem bei Massenerkrankungen in Frage kommt.

Ferner empfiehlt ROGERS Atropin in Dosis von 0,0006 subcutan morgens und abends.

Neuerdings sind Versuche mit einem von HAHN und HIRSCH gewonnenen antitoxischen Serum (Behringwerke, Marburg) in Indien in Gang und ebenda mit Cholera-Bakteriophagen D'HERELLEs.

---

[1] Das trocken sterilisierte Natr. bicarb. löst er in der vorher sterilisierten Kochsalzlösung. Die Zahlen sind nach englischen Maßen umgerechnet.

Pathologische Anatomie. Das makroskopische Bild der Choleraleiche ist charakterisiert durch die starke Austrocknung. Die Totenstarre ist sehr ausgeprägt, die Leiche fault langsam, die Haut ist livide. Der Befund der Organe ist nicht sehr charakteristisch, doch finden sich vielfach Hyperämien und Hämorrhagien. Am charakteristischsten ist die Darmveränderung, die alle Grade von Entzündung bis zu schwerer Nekrose zeigt. Die Follikel sind geschwollen, oft hämorrhagisch, die Schleimhaut zeigt in weiten Strecken, besonders im Dünndarm, diphtherische und nekrotische, schwärzlich aussehende Veränderungen, die zur Abstoßung ganzer Epithelpartien führen. Cholerabacillen findet man in allen Schichten und in den Darmdrüsen; GREIG sowie CROWELL-JOHNSTON fanden sie auch in einem großen Prozentsatz ihrer Fälle in der Gallenblase. Die Milz und Leber zeigen keine charakteristischen Veränderungen, vor allem enthalten sie, wie die anderen Organe — außer dem Darm — keine Cholerabacillen. Die Nieren sind dem klinischen Bild entsprechend stark verändert. Mikroskopisch finden sich von trüber Schwellung bis zu weitgehenden parenchymatösen Veränderungen alle Übergänge. Die Kanälchen sind oft prall mit grobkörnigen und hyalinen Zylindern gefüllt.

Die Cholera ist somit eine rein lokale Infektion des Darmes mit Cholerabacillen, die nach allgemeiner Annahme an Ort und Stelle starke Toxine bilden, die die Krankheitserscheinungen auslösen. Über das Verhalten der Choleravibrionen im Tierkörper, insbesondere ihren „Enterotropismus", liegen ausgedehnte Versuche von SANARELLI vor. Eine besondere Anschauung vertritt EMMERICH; er glaubt, daß die Choleravibrionen, die mehr als alle anderen Bakterien die Fähigkeit haben, Nitrate zu Nitriten zu reduzieren und durch gleichzeitige Milchsäurebildung salpetrige Säure daraus abzuspalten (PETRI 1893), auf diese Weise wirken und das eigentliche Choleragift also salpetrige Säure ist, die die Verätzungen des Darmes verursache. Auch andere Nitritbildner, wie Paratyphus B, Proteus usw. würden sich ebenso verhalten und so choleraähnliche Krankheitsbilder (Cholera nostras) hervorrufen können. Bei Bacterium coli käme eine Giftwirkung nicht zustande, weil die Nitrate nur in Spuren an seinen Hauptsitz, den Dickdarm, gelangen. (Er empfiehlt daher bei Cholera nitratfreie Nahrung, also keine Vegetabilien.)

Epidemiologie. Die Cholerainfektion kommt nur durch Infektion auf dem Verdauungswege zustande. Die Infektionsvermittler sind die Faeces der Kranken, die zu direkten Kontaktinfektionen bei der Umgebung führen und die Infektion von Wasser und Nahrungsmitteln veranlassen. Die wichtigste Infektionsquelle ist von diesen das Trinkwasser: Durch die Anspruchslosigkeit des Choleravibrio gegenüber Nährstoffen kann er sich in verseuchten Brunnen, Flußläufen, Wasserleitungen (z. B. Hamburg 1892) lange Zeit halten. Nahrungsmittel, wie Gemüse und Milch, können in zweiter Linie die Infektion vermitteln.

Namentlich durch PETTENKOFER und seine Schüler ist aber in ausgedehnten Studien vieler Epidemien festgestellt worden, daß neben dem Choleravibrio allein und einer individuellen Disposition noch eine örtliche und zeitliche eine gewisse Rolle spielt. In den gemäßigten Breiten ist Spätsommer und Herbst die Hauptsaison für Choleraepidemien, denen gewöhnlich im Frühjahr noch leichte epidemische Nachschübe folgen. (PETTENKOFER hat dies mit den Grundwasserverhältnissen in Beziehung gebracht. EMMERICH hat diese Ansicht derart modifiziert, daß er annimmt, daß Choleravibrionen aus den Faeces nur milde Erkrankungen machen, und daß eine Virulenzsteigerung der Vibrionen nur dadurch zustande kommt, daß sie einen Boden passiert haben, der längere Zeit trocken war, wodurch größere Mengen Nährstoffe durch Capillarwirkung an die Oberfläche gelangt sind.)

Wovon die großen periodischen Schwankungen im Auftreten und Ausbleiben heftiger Choleraepidemien abhängen, wissen wir ebensowenig, wie dies bei anderen Seuchen der Fall ist.

Von der Infektionsquelle hängt die Art des Ausbruches einer Epidemie ab; bei Kontaktinfektionen ein allmähliches, zunächst nur auf wenig Fälle beschränktes Umsichgreifen, bei Trinkwasserinfektion ein explosionsartiger Ausbruch der Epidemie. Der erstere Fall ist häufig bei Auswanderern, wandernden Arbeitskräften und auf Schiffen.

Die **Bekämpfung** der Cholera liegt in der Verstopfung der Infektionsquelle. Daher sind vereinzelte Fälle, die choleraverdächtig sind, stets sofort zu isolieren, ihre Umgebung zu überwachen und durch bakteriologische Untersuchung die Diagnose zu sichern. Hier kann auch der praktische Arzt durch mikroskopischen Nachweis massenhafter Kommaformen im Stuhlgang ohne weitere bakteriologische Hilfsmittel die Wahrscheinlichkeitsdiagnose stellen und seine Maßnahmen treffen. Für die Quarantäne Choleraverdächtiger und mit Cholerakranken zusammen Lebender ist eine Mindestzeit von fünf Tagen international vorgeschrieben. Die Desinfektion der Stuhlgänge geschieht am besten mit Kalkmilch, das ist ein Teil Chlorkalk auf vier Teile Wasser. Wäsche wird ausgekocht, Hände usw. werden mit beliebigen Desinfektionsmitteln gereinigt.

Die Verseuchung des Trinkwassers muß natürlich bakteriologisch festgestellt werden (Anreicherung in großen Mengen Peptonwasser); bis zur Feststellung ist nur abgekochtes Wasser zu Trink-, Reinigungs- und Spülzwecken zu verwenden.

Spezifische Prophylaxe. Eine Immunisierung bedrohter Bevölkerungskreise mit Choleraimpfstoffen hat sich sehr bewährt, nachdem R. PFEIFFER durch Vorbehandlung von Tieren mit Cholera-Vibrionen die Entstehung von Agglutininen und Bakteriolysinen („PFEIFFERscher Versuch") nachweisen konnte. KOLLE hat diese Versuche auf Menschen übertragen, wobei er die Kulturen zuerst durch 3 Minuten langes Kochen abtötete. HAFFKINE hatte schon Schutzimpfungen mit Bouillonkulturen versucht. Jetzt werden fast allgemein nur solche aus abgeschwemmten Agarkulturen in physiologischer Kochsalzlösung angewandt, die bei 58^0 abgetötet und meist mit $0,5\%$ Phenol versetzt sind. Solche Impfstoffe werden in vielen Ländern hergestellt und sind kühl aufbewahrt ungefähr ein halbes Jahr haltbar. Man injiziert gewöhnlich zuerst einen halben und nach 6—8 Tagen einer ganzen Kubikzentimeter, Zählung der Keime ist meist überflüssig. Verwendung sensibilisierter Bakterien ist von SHIGA u. a. empfohlen worden. Auch mit lebenden Vibrionen sind schon mehrfach Immunisierungsversuche angestellt worden (FERRAN, HAFFKINE); NICOLLE und seine Mitarbeiter empfahlen eine intravenöse Impfung mit solchen.

Nachdem neuerdings BESREDKA Immunisierung mit abgetöteten Bakterien durch orale Einverleibung auf Grund ausgedehnter Tierversuche empfohlen hat, ist dies Verfahren bei Cholera bereits mehrfach angewandt worden, so in Rußland. Es werden in verschiedenen Ländern derartige Tabletten hergestellt und im Handel abgegeben. Über den Erfolg kann noch nicht endgültig geurteilt werden. Als Prophylaxeversuch kann auch ein in Indien von D'HERELLE ausgeführter Versuch bezeichnet werden, verseuchte Trinkstellen mit Cholerabakteriophagen zu versetzen. Es soll danach die Infektiosität erloschen sein. Eine Nachprüfung ist in Indien eingeleitet.

Bacilläre Dysenterie.
(Bacillenruhr.)

Definition. Akute durch bestimmte sich im Darmkanal ansiedelnde Bakterien verursachte Erkrankung, die im akuten Stadium mit Tenesmen, blutig-schleimigen Entleerungen, oft mit Fieber und schweren Allgemein-Erscheinungen verläuft und zu toxischen Nachkrankheiten des Gefäß- und Nervensystems führen kann.

Verbreitung. Die bacilläre Dysenterie ist ubiquitär. Jedoch ist sie in warmen Ländern besonders stark verbreitet; insbesondere spielt sie neben der Amöbenruhr in Ostasien eine sehr große Rolle.

Ätiologie. Die Dysenteriebacillen umfassen eine Gruppe eng verwandter Bakterien. Es sind kurze plumpe, unbewegliche Stäbchen, die sich mit allen Anilinfarben leicht färben, gramnegativ sind. Sie sind leicht züchtbar. Sie sind aus frischem Kot am besten auf den für Typhusdiagnose angegebenen Lackmusmilchzuckeragarplatten nach DRIGALSKI zu isolieren, doch ohne Zusatz von Krystallviolett. (Man legt am besten Serien mit und ohne solches her.) Sie bilden kein Gas. Als verschiedene Typen unterscheidet man hauptsächlich Bacillus SHIGA-KRUSE, den Vertreter der starke Toxine bildenden Gruppe und die Typen FLEXNER, Y und STRONG, die KRUSE als „Pseudodysenteriebacillen" zusammenfaßt. Kulturell kann man diese durch das verschiedene Verhalten auf Zuckernährböden und durch Agglutination mit hochwertigen Immunseren unterscheiden. Aus folgender Tabelle von LENTZ gehen die kulturellen Unterschiede hervor, die aber durchaus nicht konstant sind.

Unterscheidung der Dysenteriebacillen nach LENTZ.

Lackmusagar oder Lackmusmolke mit:	erscheint in der Kultur des Bacillus			
	SHIGA-KRUSE	Y	FLEXNER	STRONG
Mannit	blau	rot	rot	rot
Maltose	blau	blau	rot	blau
Saccharose	blau	blau	blau	rot

Bei Versuchstieren gelingt es nicht eine echte Ruhrinfektion zu erzeugen, jedoch gehen selbst bei Verimpfung kleiner Bakterienmengen die Tiere häufig durch Toxinwirkung zugrunde, insbesondere gelingt dies mit Bacillus SHIGA-KRUSE, von dem auch Kulturfiltrate die Toxine enthalten. Beim Menschen findet man die Ruhrbacillen nur im Darm, nicht in Blut und Urin wie die Erreger der Typhusgruppe.

Klinik. Die Inkubation schwankt zwischen 2—7 Tagen, im Mittel ist sie 3 Tage. Prodromalerscheinungen allgemeiner Art, wie Kopfschmerzen, Mattigkeit gehen oft dem Ausbruch vorher. Dem Auftreten der echten „Ruhrstühle" gehen häufig einige Tage vorher leichtere Durchfälle voraus, auf die besonders BRAUER und THEYS hinweisen, und die manchmal Ursachen des Klimas oder veränderter Lebensweise zugeschrieben werden. Die Symptome der akuten Bacillenruhr sind schweres allgemeines Krankheitsgefühl, Übelkeit, manchmal auch Erbrechen, Leibschmerzen und Auftreten blutig-schleimiger Stühle. Die Stühle sehen bald eitrig-schleimig-weißlich aus, durchsetzt mit mehr oder weniger Blut, bald sind es nekrotische Massen, oder fäkulente Teile mit kleinen Schleimbeimengungen, bald diarrhöisch-blutige Stühle; zuweilen findet sich auch reines Blut. Das Aussehen kann in weiten Grenzen sehr variieren. Die Zahl der Stühle ist im akuten Stadium oft bis 50 und mehr am Tag. Dabei können große Kotmassen in nicht erkrankten Darmteilen zurückgehalten werden und zu Gärungserscheinungen (Gurren, Auftreibung) führen.

Die Leibschmerzen mit Tenesmen können das Bild schwerer Koliken darbieten, wobei auch Schmerzen in den Oberschenkeln und Waden nicht selten sind. Das Allgemeinbefinden ist durch Toxinwirkung oft sehr gestört. Es bestehen erregte, unregelmäßige Herztätigkeit, Kopfschmerzen, hochgradige Schwäche. In seltenen Fällen kommt es zu Darmperforation und Peritonitis. Fieber ist — im Gegensatz zu Amöbenruhr — in der Regel vorhanden, am ausgeprägtesten bei Shigaruhr, es kann Höhen bis 40° erreichen und fällt meist nach einigen Tagen lytisch ab, auch bei tödlichen Fällen braucht das Fieber nicht hoch zu bleiben.

Bei Besserung, die sich durch Aussehen und Zahl der Stühle kontrollieren läßt, lassen die allgemeinen Erscheinungen auch rasch nach. Schwere Fälle können schon in wenigen Tagen durch Wirkung der Toxine zugrunde gehen oder auch erst im Verlauf der zweiten Krankheitswoche oder noch später. Es gibt aber chronischer verlaufende, sich über einige Wochen hinausziehende Fälle, die auch das Bild einer Colitis membranacea bieten können, und ganz leichte, chronische Fälle, die scheinbar rezidivieren und akut werden können.

In den Tropen ist die Bacillenruhr besonders häufig bei kleinen Kindern, selbst Säuglingen. Die Hauptsymptome bei diesen sind Schläfrigkeit, Diarrhöen, Schwäche und Abmagerung. Das Fieber kann bei Kindern sehr hoch sein, die Leibschmerzen, meist in der Nabelgegend, sehr heftig. Der Stuhl ist nicht immer blutig-schleimig, er kann auch choleraähnlich sein. Die Prognose ist immer vorsichtig zu stellen.

Komplikationen und Nachkrankheiten. Störungen seitens der Herztätigkeit sind häufig und können noch längere Zeit bestehen bleiben.

Vor allem aber tritt mit Ablauf oder nach dem Überstehen bacillärer Dysenterie nicht selten Gelenkrheumatismus auf, der ein oder mehrere Gelenke betrifft. Auch Conjunctivitiden kommen vor. Seitens des Nervensystems kommen als Nachkrankheiten Paraplegien und Nervenlähmungen manchmal vor; vor allem aber sind polyneuritische Erscheinungen beobachtet, die dem Symptomenkomplex einer Beriberi entsprechen.

Prognose. Die Prognose hängt zum Teil von der Art der Erreger ab; SHIGA-KRUSE-Bacillen führen zu schwerer Erkrankung, die anderen oft nicht. Doch können auch diese sog. Pseudodysenteriebacillen schwere, ja tödlich endende Fälle verursachen. Besonders häufig ist das Verhalten in einer ganzen Epidemie gleich, so sind stets schwer verlaufende Y-Dysenterien in Anstalten öfters beobachtet worden. Plötzlicher Tod durch Toxinwirkung auf das Herz wird beobachtet.

Differentialdiagnose. Die beste Sicherung der Diagnose bildet die Kultur; doch gelingt sie häufig nur aus ganz frischen Stühlen. Auch die Agglutination, wobei alle Typen verwendet werden müssen, mit hochwertigen Immunseren kann herangezogen werden, doch sind wegen häufiger unspezifischer Agglutination stets Kontrollen mit anderen Seren anzustellen.

Gegenüber Amöbenruhr ist diagnostisch wichtig das Fieber bei Bacillenruhr und das meist gehäufte Vorkommen in Form kleinerer (auf Schiffen) oder größerer Epidemien, während akute Amöbenruhren sehr selten stets gleichzeitig aufzutreten pflegen. Der Nachweis von Amöben in den Stühlen, deren Aussehen bei Amöbenruhr auch meist ein anderes ist (s. S. 76), sichert bei letzterer die Diagnose.

Differentialdiagnostisch kommen zunächst Fälle von Typhus und Paratyphus, Fleischvergiftung (Enteritisgruppe) in Betracht. Bei der Verwandtschaft der Erreger kann auch das klinische Bild ähnlich sein; selbst Cholerafälle und andere Vibrionendiarrhöen können „ruhrartig" verlaufen. Auch mit Schistosomiasis und selbst mit Rectumcarcinomen kann Verwechslung vorkommen.

Pathologische Anatomie. Die Ruhrbacillen verursachen im Rectum, S Romanum und Dickdarm, manchmal auch im Ileum entzündlichgeschwürige Veränderungen. Die Geschwüre konfluieren meist sehr schnell, so daß der ganze betroffene Darmteil eine Geschwürsfläche bildet. Es kommt zu weitgehenden, diphtherieähnlichen Nekrosen des Epithels mit hämorrhagischer Infiltration von Mucosa und Submucosa. Einzelne Geschwüre sind unregelmäßig mit gezackten Rändern. In schweren Fällen ist der Darmteil verdickt und von schwarzen nekrotischen Massen bedeckt.

Therapie. Bettruhe ist in akuten Stadien angezeigt, dazu warme Leibumschläge. Die Diät muß in den ersten Tagen sehr mild sein, am besten gibt man zunächst nur wenig und flüssige Nahrung in Suppenform. HAUSMANN insbesondere rät dringend zu einigen Hungertagen neben kräftiger abführender Behandlung. Dann gibt man Zulagen vitaminreicher, nicht reizender Kost, deren Zusammensetzung sich aus dem Zustand des Kranken ergibt. Kalte Getränke sind zu vermeiden. Einfetten der Aftergegend wirkt gegen Wundwerden.

Die medikamentöse Therapie beginnt am besten mit einem kräftigen Abführmittel, entweder Calomel 0,2 g 2—3mal täglich, oder Ol. ricini, oder Magnesium und Natrium sulfuricum in gleicher Dosis kombiniert. Dies kann auch an 2—3 Tagen wiederholt werden. Später wird vielfach Wismut, Bolus alba, Tierkohle, Adsorgan, Silargen empfohlen. Erst wenn das Abführmittel genügend gewirkt hat, dürfen Opiate gegen noch bestehende Leibschmerzen gegeben werden. Ebenso sind hohe Einläufe von $4\,^0/_{00}$ Jodoformlösungen oder von $0,25\,^0/_0$igen Argentum nitricum bzw. Kollargollösungen in Gebrauch. Auch Yatren ist bei Bacillenruhr zu Anfang innerlich (wegen der abführenden Wirkung), dann als Klysma (s. unter Amöbenruhr) empfohlen worden, ohne daß ihm aber hierbei eine spezifische Wirkung, wie bei Amöbenruhr zukommt. Kindern gibt man entsprechend geringe Dosen.

Am besten bewährt hat sich die Serumtherapie. Es gelingt, insbesondere mit den giftigen SHIGA-KRUSE-Bacillen, wirksame antitoxische Sera herzustellen, aber auch von den anderen Stämmen. Meist werden jetzt polyvalente, hochwertige Sera verwendet. Es müssen möglichst frühzeitig große Dosen injiziert werden. Man gibt subcutan am ersten Tag bis 50 ccm, evtl. am nächsten Tag die gleiche Dosis. Ich habe auch mit intravenöser Injektion von je 20 ccm an 2 Tagen bei Shigaruhr glänzende Erfolge erhalten. Bakteriophagentherapie bei Ruhr hat FLETCHER u. a. vollkommen versagt, andere wollen günstige Wirkung gesehen haben; endgültige Schlüsse lassen sich noch nicht ziehen.

Gegen Herzschwäche sind oft Herzmittel (Digitalis, Coffein, Campher) angezeigt.

Epidemiologie. Die Infektion mit Ruhrbacillen erfolgt stets durch den Mund. Meist sind verunreinigtes Wasser, Milch, mit Kot verunreinigte Nahrungsmittel (Gemüse, Salat, Obst) die Infektionsquelle. Durch Kontakt mit Kot von Kranken erfolgt dann häufig die Ausbreitung der Epidemie. So sind Ruhrepidemien in Gefängnissen, Irrenanstalten, Kasernen, Gefangenenlagern, Trägerkarawanen usw. häufig beobachtet. In warmen Ländern geschieht dabei zweifellos die Übertragung oft indirekt durch Keimverschleppung durch Fliegen, wie auch experimentell gezeigt werden konnte.

Prophylaxe. Die Anlage der Wasserversorgung ist stets in den Tropen genau zu überwachen, vor allem sollen Brunnen möglichst entfernt von Kotgruben, Abwasserleitungen usw. angelegt werden. Abortanlagen sind gegen die Möglichkeit einer Verschmutzung zu sichern. Gemüse, Salat und Obst sind gut abzuwaschen (heißes Wasser) und vor Fliegen geschützt aufzubewahren; am besten meidet man den Genuß in rohem Zustande bei Gefahr ganz. Die Kindermilch ist vor allem peinlich sauber zu bewahren (Vorsicht mit dem Spülwasser zur Reinigung der Gefäße). Bei Ausbruch von Bacillenruhr sind alle Maßnahmen zur Desinfektion der Stühle und Vorsicht vor Kontakt mit infizierter Wäsche geboten.

Erkrankungen der Typhus- und Enteritisgruppe in den Tropen.

Typhus abdominalis ist auch in warmen Ländern durchaus nicht selten, ja in manchen Gegenden (Kleinasien, Ostasien, Südamerika) recht häufig und befällt besonders auch Europäer. Außer dem durch Bacterium typhi verursachten Abdominaltyphus kommen aber vor allem Paratyphusfälle in den Tropen vielfach vor. Von den beiden klassischen Formen der Erreger Bacterium paratyphi A und B ist der erstere in den warmen Ländern beheimatet und oft überwiegend, er kam früher in gemäßigten Zonen nur eingeschleppt vor.

Die verschiedenen Typen der Typhus- und Paratyphuserreger sind bekanntlich kulturell und vor allem durch spezifische Agglutinationsreaktion zu unterscheiden.

Neben der Typhusgruppe spielen auch bakterielle Erkrankungen, verursacht durch sog. Enteritisbakterien und Verwandte eine Rolle. Von diesen sei namentlich angeführt das Bacterium Erzindjan (NEUKIRCH), auch Paratyphus β und C genannt. Dies dem Schweinepesterreger nahestehende Bakterium der Salmonellagruppe ist in Kleinasien, Osteuropa und Niederländisch-Indien wiederholt als Erreger paratyphoider Erkrankungen, auch epidemisch auftretend, aufgefunden worden.

Klinisch kommen alle Formenbilder der Typhus- und Paratyphusgruppe, wie sie in Europa gesehen werden, in den Tropen vor, auch mit Komplikationen seitens verschiedener Organe. Das Bild variiert bekanntlich sehr stark und es können daher Verwechslungen mit anderen fieberhaften Erkrankungen eintreten, namentlich wenn genauere ätiologische Untersuchungen nicht möglich sind. Die Paratyphus- und Enteritisgruppe verläuft sehr häufig cholera- und dysenterieähnlich. Zur Diagnose empfehle ich, wenn keine bakteriologische Spezialuntersuchung möglich ist, die Agglutination von haltbaren Bakteriengemischen (z. B. FICKERs Diagnostikum von E. Merck, Darmstadt) mit Krankenserum. Auch das Blutbild kann diagnostisch verwertet werden. Bei Typhus besteht meist Hypoleukocytose und Neutropenie mit Linksverschiebung.

Eine spezifische Prophylaxe gegen diese Krankheitsformen ist für Europäer in bedrohten Gegenden (Ostasien, Kleinasien, Mittel- und Südamerika) dringend anzuraten. Man nimmt die Schutzimpfung schon vor Beginn oder während der Ausreise vor und wiederholt sie im stark verseuchten Gebiet ungefähr alle halbe Jahre. Man sollte dazu aber nicht nur Typhusimpfstoffe sondern polyvalente, auch gegen Paratyphus A und B schützende anwenden. Neben der subcutanen Impfung kommt neuerdings auch orale Prophylaxe nach BESREDKA in Betracht, wofür Tabletten in verschiedenen Ländern hergestellt werden. Ob sie gleich gut wirkt, wie die subcutane Impfung, ist noch nicht sicher bewiesen.

Undulierendes Fieber.
(Maltafieber oder Mittelmeerfieber.)

Krankheitsbezeichnung. Eine Infektionskrankheit, charakterisiert durch Fieber von remittierendem Typus, bei dem Perioden von an- und absteigenden Fieberwellen mit fieberfreien Intervallen abwechseln. Von körperlichen Erscheinungen gesellen sich dazu vor allem Gelenkaffektionen und nervöse Störungen.

Geschichte und Geographie. Seit Mitte des vorigen Jahrhunderts bekannt, vor allem als Seuche der englischen Mittelmeertruppen. 1887 entdeckte BRUCE einen Bacillus als Erreger, dessen Zusammenhang mit einer Infektion der Ziegen und Ausscheidung in deren Milch von der englischen Mittelmeerfieberkommission 1905—1907 aufgeklärt wurde.

Verbreitet ist die Krankheit endemisch auf verschiedenen Mittelmeerinseln und in den Mittelmeergebieten. In Europa findet sie sich außer in den Mittelmeerländern auch in Südfrankreich (überaus verbreitet), Donauuferstaaten und Rußland. In Asien sind vor allem Kleinasien, Arabien, Transkaukasien, Turkestan, Britisch-Indien und China infiziert. In Afrika herrscht es außer in ganz Nordafrika in Südwest- und Südafrika und vereinzelt auch im übrigen tropischen Afrika. Amerika hat die Krankheit sowohl in den Vereinigten Staaten (Mississippital, Texas), Mexiko, sowie Südamerika (Venezuela, Peru, Uruguay, Brasilien). Auch in Westindien, Fidschi-Inseln und Philippinen ist es beobachtet.

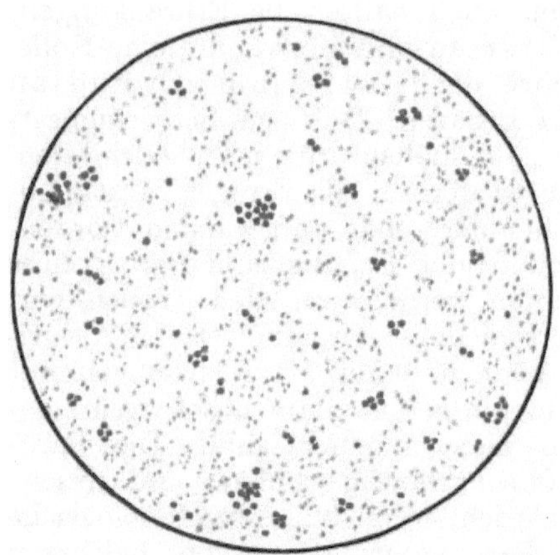

Abb. 92. Maltafieberbacillen (und Staphylokokken). Gramfärbung. Vergr. 1 : 500. (Nach GOTSCHLICH-SCHÜRMANN: Mikroparasitologie.)

Ätiologie. Der 1887 von BRUCE entdeckte Erreger ist ein rundlich-ovales, kokkenähnliches Stäbchen und führt den Namen Microbacillus melitensis, früher fälschlich als Mikrokokkus bezeichnet; er mißt 0,33 μ; die einzelnen Individuen liegen oft paarweise oder in kurzen Ketten zusammen (Abb. 92). Der Bacillus ist unbeweglich und bildet keine Dauerformen; er färbt sich leicht mit allen Anilinfarben und ist gramnegativ. Er wächst leicht auf den gebräuchlichen Nährböden, aber stets nur langsam und bildet auf Agaroberflächen zunächst nur zarte Kolonien. In Bouillon tritt gewöhnlich erst am zweiten Tage Trübung ein, später bildet sich ein bröckeliger Bodensatz. Zur Züchtung aus Urin eignen sich besonders Platten aus Glucose-Lackmus-Nutrose-Agar, auf dem er tiefblaue Kolonien bildet.

Der Bacillus ist sehr resistent gegen Austrocknung und kann auch wochenlang in feuchten Medien (Wasser) leben.

Er ist pathogen für verschiedene Tiere. Bei Affen verursacht er, auf den verschiedensten Wegen eingeführt, ein der menschlichen Erkrankung ähnliches Fieber. Auch Meerschweinchen und Kaninchen sind empfänglich (andere Tiere siehe später unter natürlicher Infektion).

Klinik. Die Inkubationszeit scheint, nach Laboratoriumsinfektionen zu schließen, im Mittel 14 Tage zu betragen, doch sind Zeiten von 5—40 Tagen beobachtet.

Die Krankheit beginnt meist mit unbestimmten Symptomen, wie Kopfschmerzen, allgemeiner Müdigkeit, Appetitlosigkeit. Bald setzt

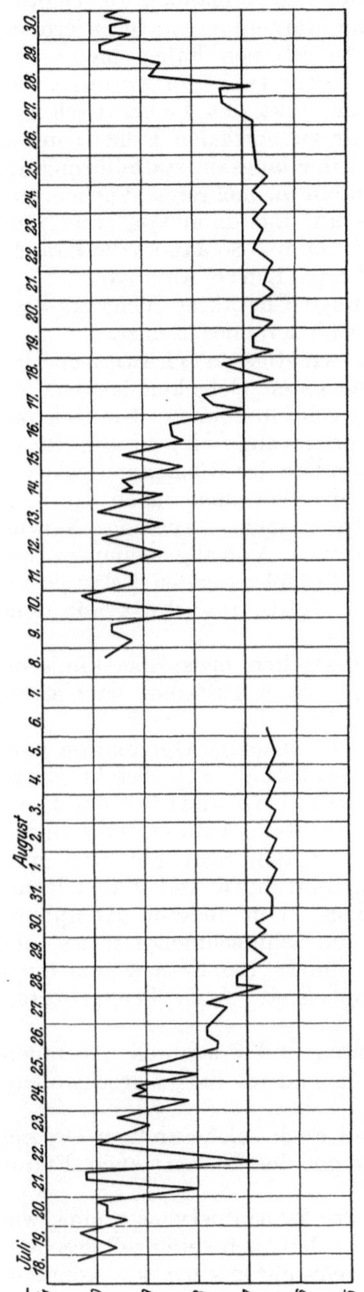
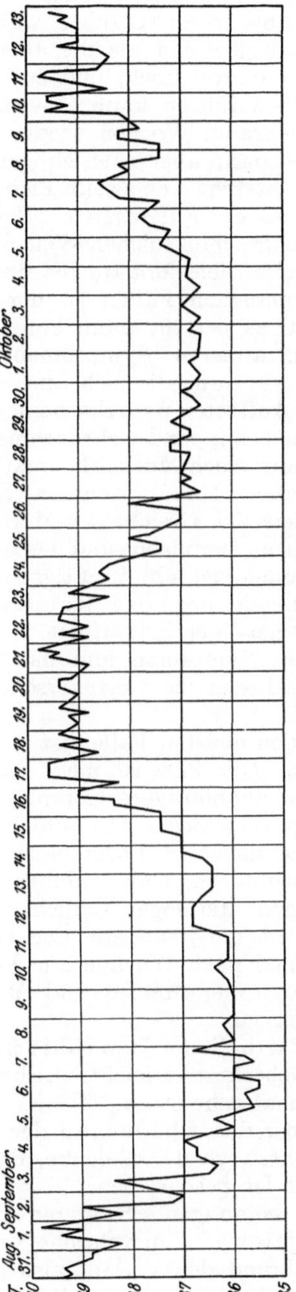

Abb. 93. Maltafieber: Teil einer Kurve eines seit Monaten bestehenden Falles. Orig.

Fieber von remittierendem Charakter ein, das allmählich zu Temperaturen bis zu 40° C führt, wobei stets die Morgentemperaturen erheblich niedriger sind als die abendlichen. In seltenen Fällen bleibt das Fieber dauernd hoch, und es kommt zu einem typhösen Zustand, der zum Tode führen kann. Gewöhnlich aber sinkt das Fieber nach ein oder mehreren Wochen wieder langsam bis zu normalen Höhen; meist steigt es dann aber nach einigen Tagen wieder langsam staffelförmig an und es entsteht eine zweite Fieberwelle von ein bis mehreren Wochen, die wieder zu einer fieberfreien Periode abklingt und dann von einer und noch zahlreichen solchen Wellen gefolgt sein kann. So dauert die Krankheit meist viele Monate bis über ein Jahr (s. Kurve Abb. 93).

In manchen Fällen ist der wellenförmige Charakter nicht so ausgeprägt, es besteht dann konstantes intermittierendes Fieber.

Von anderen Symptomen sind am wichtigsten rheumatische Beschwerden, die sich an den verschiedensten Gelenken lokalisieren und in Auftreten und Erscheinen vielfach wechseln können. Die Gelenke schwellen an, sind sehr schmerzhaft, Vereiterung tritt in der Regel nicht ein. Auch Muskelrheumatismus, besonders der Rückenmuskulatur, ist häufig. Hinzu kommen Neuralgien der verschiedensten Nerven, besonders des Gesichtes und Hinterhauptneuralgien, ferner des Nervus ischiadicus, peronaeus und der Intercostalnerven. Von allgemein nervösen Symptomen ist am wichtigsten eine mit fortschreitender Erkrankung zunehmende nervöse Reizbarkeit und Schlaflosigkeit mit dem Gefühl geistiger Schlaffheit.

Diese Symptome und das Fieber beherrschen meist das klinische Bild, während die Gelenkerscheinungen in späteren Stadien nachlassen können.

In den meisten Fällen ist langdauernde hartnäckige Obstipation vorhanden. Der Puls ist meist klein und beschleunigt, oft besteht Herzklopfen; als häufigere Komplikation werden Hämorrhagien der Haut und der verschiedensten Schleimhäute beobachtet. Auf der Haut findet man sie meist in Form einer Purpura; von den Schleimhäuten sind es Nasenbluten, Gaumenblutungen, Blasenblutungen und Magendarmblutungen, die sogar tödlich enden können. Von anderen Komplikationen ist die häufigste eine Orchitis, die sehr schmerzhaft ist und manchmal nach Wochen zur Vereiterung führt. Bei Frauen sind auch Störungen der Menses und Mastitis beobachtet. Auch Frühgeburten kommen vor.

Katarrhalische Bronchitis ist nicht selten und Pneumonien befallen Maltafieberkranke leicht. Leber und Milz sind im Fieber geschwollen, manchmal sehr stark.

Außer den Abscessen der Hoden sind auch solche anderer Organe beobachtet, so der Gelenke, der Gallenwege, der Nieren; auch Endokarditis ist beschrieben.

Erscheinungen schwererer Art seitens des Zentralnervensystems, wie meningitische und psychische Symptome, werden auch vereinzelt gesehen.

Während der Verlauf also meist ein sehr chronischer ist, kommen andererseits auch ganz milde Fälle vor (ambulante Form), die zum Teil nur bakteriologisch festgestellt werden konnten.

Bei Kindern sind meningitische Symptome scheinbar häufiger, ferner besonders Hüftgelenkentzündungen.

Das Blutbild des Maltafiebers ist gekennzeichnet durch eine Anämie mit Abnahme des Hämoglobingehaltes und der Zahl der roten Blutkörper. Die Leukocyten sind in der Gesamtzahl vermindert, in seltenen Fällen auch vermehrt. Es besteht eine Lymphocytose mit relativer Abnahme der Neutrophilen.

Die **Prognose** des Maltafiebers ist bezüglich der Mortalität günstig, letztere wird im Mittel auf $2^0/_0$ geschätzt. Die Prognose bezüglich der eintretenden Heilung ist sehr schwer zu stellen, da Fieberwellen immer wieder auftreten können. Eine Dauer der fieberfreien Periode von mindestens zehn Tagen, Besserung von Puls und Allgemeinbefinden hält Bassett-Smith für prognostisch günstig; wir sahen dagegen noch nach mehrwöchiger Pause Rezidive. Solange noch abendliche Temperatursteigerungen auftreten, besteht auch noch Rückfallgefahr. Eine Dauer der Erkrankung von zwei Jahren ist wiederholt beobachtet und noch nach eingetretener Genesung bleibt oft eine hochgradigeNeurasthenie und Schlaflosigkeit für lange Zeit zurück.

Diagnose. Die Differentialdiagnose ist manchmal schwierig gegenüber Typhus und Paratyphus und besonders Infektion mit Bacillus abortus (Bang) (s. S. 151); hier entscheidet der bakteriologische und serologische Befund. Auch Gelenkrheumatismus kann vorgetäuscht werden, bei dem aber das Blutbild meist Leukocytose und Vermehrung der Polynucleären ergibt. Auch Malaria, Leberabsceß, Tuberkulose, syphilitisches Fieber können zu Verwechslungen Anlaß geben, ebenso Kala-Azar. Gesichert wird die Diagnose durch den bakteriologischen Nachweis des Erregers. Die Züchtung aus dem Blut geschieht entweder durch Anlage von Blutagarplatten oder besser durch Vorkultur von je 5 ccm Blut in 50—100 ccm Nährbouillon. Die Bouillonkölbchen müssen manchmal 1—2 Wochen beobachtet werden; bei Trübung wird auf Agarröhrchen oder Lackmus-Glucose-Nutrose-Platten (s. oben) abgeimpft. Ebenso gelingt oft die Kultur aus dem Urin, der natürlich steril entnommen werden muß. Zahlreiche Kranke, ebenso ambulante Fälle und Rekonvaleszenten scheiden oft monatelang, manchmal in periodischen Schüben, den Erreger im Urin aus.

Bei Obduktionen ist der Erreger in Blut, Urin, Milz und anderen Organen sowie in etwaigen Abscessen oft in großen Mengen nachweisbar.

Wichtiger als die Züchtung ist die Diagnose durch Agglutination des Erregers durch Krankenserum. Als Fehlerquelle wurde dabei eine häufige unspezifische Agglutination durch Sera gesunder oder anderer Kranken gefunden; Nègre und Raynaud entdeckten, daß diese Fehlerquelle durch halbstündiges Erhitzen der Sera auf 56^0 ausgeschaltet wird. Ein Titer von 1:50 gilt bei erhitztem Serum bereits als positiv, doch werden auch sehr hohe Werte beobachtet. Auftreten hoher Agglutinationstiter nach vorher niederen Werten gelten als prognostisch günstig; umgekehrtes Verhalten als ungünstig. Die verwendeten Kulturen sollen höchstens je drei Tage alt sein, auch abgetötete formalinisierte Kulturen sind brauchbar; es ist auch ein haltbares Maltafieberdiagnostikum, ähnlich dem Typhusdiagnostikum von Ficker im Handel (Merck-Darmstadt). Andere serologische Methoden spielen praktisch keine Rolle.

Manche Stämme zeigen bei der Agglutination ein abweichendes Verhalten und wurden als Microbacillus paramelitensis bezeichnet.
Sie reagieren nur mit dem Serum von Kranken, die mit dieser Abart
infiziert sind. Der Bacillus abortus (BANG) der nahe verwandt mit
M. melitensis ist, wird oft sehr stark mitagglutiniert; man muß stets
auch an eine Infektion mit diesem denken (s. S. 151).

Eine Diagnose durch Intracutanimpfung mit 0,1 ccm Filtrat von
vierzehntägigen Bouillonkulturen hat BURNET versucht und empfohlen
(Melitinprobe). TRENTI u. a. haben die Spezifität bestätigt, andere dagegen hielten die Reaktion nicht für spezifisch. SDRODOWSKI fand sie
auch bei einer Meerschweinchen-Epizootie positiv; bei chronischen Fällen
des Menschen wandte er auch Komplementbindung mit bestem Erfolg an.

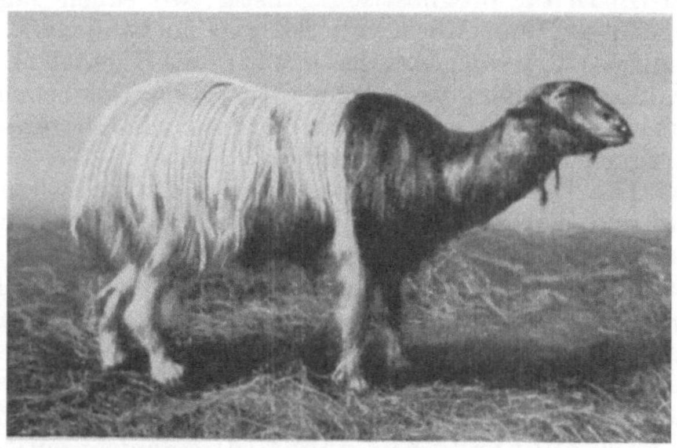

Abb. 94. Maltaziege. (Nach ZAMMIT.)

Pathologische Anatomie. Der Befund bietet nicht viel Charakteristisches. Milz und Leber sind geschwollen und hyperämisch. Hämorrhagien verschiedener Schleimhäute sind häufig, Abscesse einzelner
Organe können vorhanden sein. An den Nieren sind oft interstitielle
Veränderungen erkennbar. Mischinfektionen mit Pneumonien, Endokarditis usw. bilden oft die Todesursache.

Übertragungsweise. Nachdem man alle möglichen Infektionswege,
besonders Staub und Stechmücken verdächtigt hatte, fanden ZAMMIT
und HORROCKS von der Britischen Maltafieberexpedition 1905, daß
zahlreiche Maltaziegen (Abb. 94) in Blut, Urin und Milch den Microbacillus melitensis oft in großen Mengen beherbergen.

Die Ziegenmilch ist die wichtigste Infektionsquelle. Die
befallenen Ziegen zeigen oft gar keine Allgemeinerscheinungen, meist
besteht nur eine lokale Erkrankung der Milchdrüsen, bei der monatelang die Bacillen ausgeschieden werden können. In Fällen von Allgemeininfektion der Ziegen ist seuchenhaftes Verwerfen beobachtet. Die
Diagnose der Ziegeninfektion kann durch Züchtung aus Milch und Urin,
leichter aber durch die Agglutination mit Serum oder Milch gestellt
werden. Letztere, die sog. Lactoreaktion gilt in Verdünnungen von
1:20 und 1:40 als positiv.

Daß auch an Ziegenfellen der Erreger in infektiöser Form haften kann, beweist ein von COURCOUX, LELONG und CORDEY in Paris beobachteter Fall, wo ein mit dem Transport solcher Felle beschäftigter Arbeiter an Maltafieber erkrankte.

Auch andere Tiere können als Überträger wirken, insbesondere Schafe (Frankreich), ferner Kühe, Pferde, Esel, Hunde, Katzen, Kaninchen, Meerschweinchen, angeblich auch Enten und Hühner.

Kühe scheinen, auch ohne infiziert zu sein, häufig positive Agglutination zu zeigen; dies ist wichtig, weil der **Bacillus abortus**, der Erreger des seuchenhaften Verwerfens der Rinder, sich morphologisch, serologisch und biologisch als nahe verwandt mit dem Microbacillus melitensis erwiesen hat. Er ist für Menschen auch pathogen. Es sind in den letzten Jahren aus den verschiedensten Weltgegenden, so aus Amerika, England, Frankreich, Italien, Dänemark, Deutschland und anderen Ländern dem Maltafieber klinisch gleichende fieberhafte Erkrankungen beschrieben worden, die nicht durch Microbacillus melitensis, sondern durch Bacillus abortus verursacht werden (besonders bei Rinderpflegern, Schlachtern, Tierärzten ist hieran zu denken und bei rohe oder wenig gekochte Milch trinkenden Menschen).

Auch Milchprodukte, wie frischer Käse, Speiseeis usw., können die Infektion vermitteln; Kontaktinfektionen sind bei Melkern und von Mensch zu Mensch (Urin) beobachtet. Hier spielen ambulante Fälle und Bacillenträger eine Rolle. Auch Übertragung durch Geschlechtsverkehr scheint vorzukommen. Wenn Übertragung durch Steckmücken auch im Experiment gelang und die Bacillen einige Zeit in solchen leben können, so kommt sie doch praktisch kaum in Frage.

Prophylaxe. Die Erkennung der Übertragungsweise durch Ziegenmilch führte sehr rasch zu wirksamem Schutz. Verbot des Genusses ungekochter Ziegenmilch ließ die vorher unter den britischen Mittelmeertruppen stark wütende Seuche seit 1906 fast verschwinden. Ein solches Verbot in Ländern endemischer Verbreitung, Aufklärung der Bevölkerung, Aufsuchen der infizierten Tiere (durch Kultur und Lactoreaktion), evtl. Abschlachten derselben sind die wichtigsten Maßnahmen. Bei Auftreten von einzelnen Fällen ist stets nach einer solchen Quelle zu suchen; also vor allem Untersuchung von milch- und käseliefernden Tieren. Beim Arbeiten mit Reinkulturen ist äußerste Vorsicht nötig, da zahlreiche Laboratoriumsinfektionen beobachtet sind.

Ein spezifischer Schutz durch Impfung mit abgetöteten Kulturen ist mehrfach empfohlen worden, ihr Wert aber noch strittig. Auch bei Ziegen hat man sie ohne eindeutige Ergebnisse angewandt.

NICOLLE und CONSEIL haben jedoch mit abgetöteten Kulturen subcutan sowie per os vorbehandelte Personen nach 14 Tagen mit lebenden Bakterien geimpft, ohne daß sie — im Gegensatz zu den Kontrollen — erkrankten.

Therapie. Gegen das Fieber, die rheumatischen und neuralgischen Beschwerden werden symptomatische Mittel, also Antipyretica und Antineuralgica gegeben. Von großem Wert sind sie oft nicht. Die Schlaflosigkeit muß durch Schlafmittel — am besten milde wie Adalin usw. — bekämpft werden.

Günstig scheinen, intravenös angewendet, kolloidale Metalle zu wirken; so wandten REICH, SUMMA und ZIEMANN erfolgreich Kollargol an, und zwar intravenös in Dosen von 0,2 g in 10—20%iger Lösung. MÜHLENS sah einen guten Erfolg mit Argochrom intravenös in Dosis von 0,2; IZAR ebenso mit Trypaflavin 0,01 pro Kilo Gewicht intravenös und zwar mit 2—3 Injektionen hiervon.

Eine spezifische Serum- bzw. Vaccinebehandlung (auch Autovaccine) ist auch mehrfach empfohlen worden, doch sind die Erfolge bisher nicht eindeutig.

Lepra.

Krankheitsbegriff. Die Lepra ist eine Infektionskrankheit, bei der die Erreger, bestimmte Bacillen, sich in den Geweben, zunächst besonders der Haut oder dem Nervengewebe, ungeheuer vermehren, dort entzündliche und nekrotische Veränderungen hervorrufen und nach meist jahrzehntelanger Dauer zum Tode führen.

Geschichte und Geographie. Die Lepra ist seit Jahrtausenden den Völkern bekannt und in ägyptischen, jüdischen und griechischen Urkunden vielfach beschrieben. Im Mittelalter war sie in Europa weit verbreitet, um dann mit dem Seeverkehr nach anderen Weltteilen verschleppt zu werden. Das heutige Verbreitungsgebiet ist ungefähr folgendes:

In Europa die Mittelmeer- und unteren Donauländer, die nordischen Länder und das russische Ostseegebiet. Vereinzelte Herde auch in Frankreich. In Asien ist ungefähr das ganze Gebiet zwischen Äquator und dem 40. Breitegrad verseucht. Ostsibirien ist sehr stark infiziert, auch die Inselgruppen zwischen Indien und Australien haben Lepra. Australien selbst und die Südseeinseln haben Lepragebiete; in Afrika ist der Süden schon lange befallen, ferner Nordafrika und auch das ganze tropische Afrika. In Amerika sind besonders Mittelamerika, Mexiko und die Antillen beteiligt, in Südamerika der ganze Norden und besonders die Ostküste.

Ätiologie. Der Erreger der Lepra ist ein von ARMAUER HANSEN bereits 1872 ungefärbt gesehener und später von ihm und NEISSER in gefärbten Präparaten nachgewiesener Bacillus. Er ist 4—6 μ lang, 0,3—0,5 μ breit und unbeweglich, an den Enden meist fein zugespitzt, oft auch an einem angeschwollen. Er ist nahe verwandt mit dem Tuberkelbacillus und wie er säurefest. Jedoch nimmt er die Färbung leichter an, entfärbt sich aber auch leichter bei zu starker Säure- und Alkoholeinwirkung (praktisch wichtig!). Im gefärbten Präparat zeigen die einzelnen Bacillen, ähnlich den Tuberkelbacillen, öfters unterbrochene Stellen. In den erkrankten Gewebsteilen liegen die Bacillen in ungeheuren Mengen bündelförmig zusammen. Oft lassen sich schon makroskopisch oder mit ganz schwacher Vergrößerung solche Stellen als kleine braune oder gelbe Punkte erkennen. Diese sog. Leprazellen oder Globi bestehen hauptsächlich aus entarteten Bacillen und ihren zu einer homogenen Masse verschmolzenen Wachshüllen; auch im gefärbten Schnittpräparat lassen sich diese Stellen leicht auffinden.

Die Frage der gelungenen Züchtung der Leprabacillen erscheint jetzt gelöst. Es sind von einigen Forschern (KEDROWSKY, BAYON, CLEGG, DUVAL, HOLLMANN, REENSTJERNA u. a.) Kulturen gewonnen worden, die scheinbar echte Leprabacillen sind. Von anderer Seite wird wieder geltend gemacht, daß diese und früher gelungene Kulturen zur Gruppe der Pseudodiphtherie gehören, die in ulcerierenden Geschwüren häufig gefunden werden.

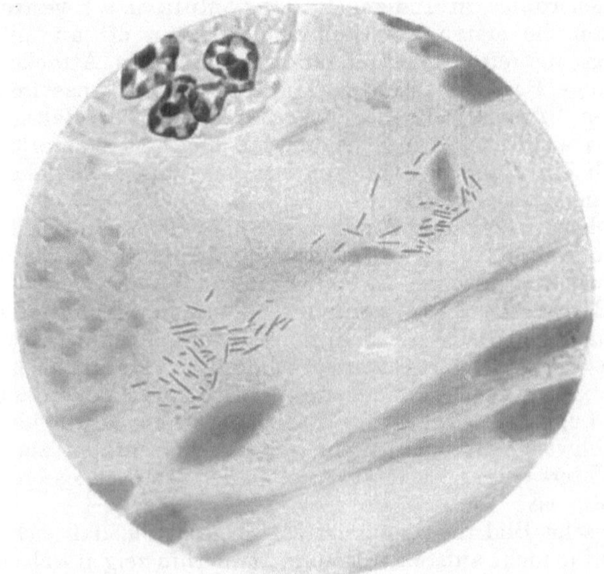

Abb. 95. Leprabacillen im Nasenschleim (beginnende Nervenlepra). Orig. 1 × 1000.

Die Übertragung auf Tiere scheint entgegen früherer Annahme mehrfach gelungen zu sein, zuerst SUGAI bei japanischen Tanzmäusen, denen er Material aus Lepraknoten intraperitoneal einspritzte. Die Tiere zeigten nach einigen Wochen miliare Knötchen der verschiedensten Organe mit charakteristischen Bacillen. Auch bei Meerschweinchen, Affen (NICOLLE, REENSTJERNA, FRANCHINI) und Ratten gelangen einige Versuche.

Ein natürliches Vorkommen von Leprabacillen bei Tieren ist noch strittig; es ist aber zuerst in Kalifornien, später auch anderenorts (Rußland, Deutschland, England, Japan, Westindien) eine Rattenlepra mit morphologisch gleichen Bacillen gefunden worden. Während die meisten Forscher glaubten, daß sie mit der menschlichen Form nichts zu tun habe, nimmt BAYON eine Verwandtschaft ähnlich der menschlichen und tierischen Tuberkulose an. MARCHOUX sah eine lepraähnliche Erkrankung beim Menschen, deren Erreger für Ratten sehr pathogen waren und vielleicht mit den Rattenleprabacillen identisch sind.

Klinik. Die Inkubation der Lepra dauert zweifellos mehrere Jahre. Es werden Zeiten bis zum Erkennen der ersten klinischen Symptome von 3—30 Jahren angegeben. Im Mittel beträgt diese Latenzzeit 2 bis 5 Jahre.

Über die Eintrittspforte der Leprabacillen in den Körper sind die Ansichten noch geteilt. Vielfach glaubt man, daß, entsprechend den ersten Erscheinungen auf der Haut, auch in diese die Keime eindringen und daß isolierte, zuerst auftretende Flecken oder Knoten den Primäraffekt darstellen. Diese Ansicht wird auf Grund statistischen Materials besonders neuerdings in Indien (ROGERS, MUIR u. a.) vertreten. Besonders sollen die ersten anästhetischen Flecken oft an unbedeckten Körperstellen auftreten. Während der periodischen Attacken würden dann unzählige Bacillen von der Haut und der Oro-nasalschleimhaut ausgeschieden. Andererseits hat STICKER in sehr sorgfältigen Untersuchungen es wahrscheinlich gemacht, daß die Eintrittspforte die Nase ist (die auch ein Hauptausscheidungsort ist), und zahlreiche Forscher haben sich ihm angeschlossen.

Die Erscheinungen einer inneren Nasenlepra sind nach STICKER in vielen Fällen festzustellen, wo äußere Erscheinungen ganz fehlen. Der Sitz ist meist unmittelbar an der hinteren Grenze des Vestibulum narium im Bereich der Plica vestibuli. Die verschiedenen Stadien führen von einer einfachen Sekretvermehrung, Hyperämie und Schwellung zu flacher oder tiefgreifender Geschwürsbildung und schließlich zu weitgehenden Zerstörungen des Nasengerüstes, wie man sie in vorgeschrittenen Fällen von Lepra meist sieht. Es sei hier schon darauf hingewiesen, daß der Nachweis von Bacillen im hinteren Nasenraum zur Diagnose und zur Untersuchung scheinbar gesunder Hausgenossen Lepröser höchst wichtig ist.

Das klinische Bild der Lepra ist so vielgestaltig, daß sich genauere Schemata dafür nicht aufstellen lassen. Immerhin zeigen sich bestimmte Symptomenkomplexe, je nachdem der Hauptsitz der Infektion — besonders in den ersten Jahren — die Haut oder das Nervensystem ist.

1. Hautlepra oder Knotenlepra. Prodromalerscheinungen scheinen den ersten klinischen Affektionen meistens vorauszugehen. Insbesondere hat STICKER auf örtliche Störungen in der Nase, wie Gefühl von Trockenheit, Niesreiz, Nasenbluten, Schnupfen, Kältegefühl an der Nasenspitze neben allgemeinen Erscheinungen, wie Kopf- und Gliederschmerzen, Schweißausbrüchen, Kältegefühl in den Gliedern aufmerksam gemacht. Die ersten klinischen Erscheinungen auf der Haut machen sich meist im Gesicht bemerkbar in Form fleckiger, zunächst flüchtiger Röte oder juckender Knötchen, besonders in der Umgebung der Nase; es entstehen hier lupusähnliche Bilder. Allmählich treten an verschiedenen Stellen flache Infiltrate oder umschriebene Knoten auf, die bald in der Cutis, bald im subcutanen Gewebe sitzen. Ihr Auftreten oder ihre periodischen Verschlimmerungen, die plötzlich schubweise eintreten können, sind von Fieberanfällen, heftigen Schmerzen und Anschwellungen der regionären Lymphdrüsen begleitet. Sitzen die Knoten dicht, so konfluieren sie und die ganze Partie erscheint verdickt. Lieblingsstellen der ersten Knoten sind außer dem Gesicht (wo die Nasenumgebung bevorzugt wird) die Ohren, bei denen die Knötchen oft im Ohrläppchen fühlbar sind, ferner die Handrücken und überhaupt die Streckseiten der Extremitäten. Sehr frühzeitig wird meist die Haut der Augenbrauen und Barthaare befallen, wodurch diese ausfallen; ein wichtiges Frühsymptom der Krankheit. Allmählich werden natürlich auch andere Körperstellen ergriffen, wobei relativ spät und selten die Beugeseiten der Extremitäten, der Rücken, Bauch, die Innenflächen der Hände, Fußsohlen und behaarte Kopfhaut betroffen werden.

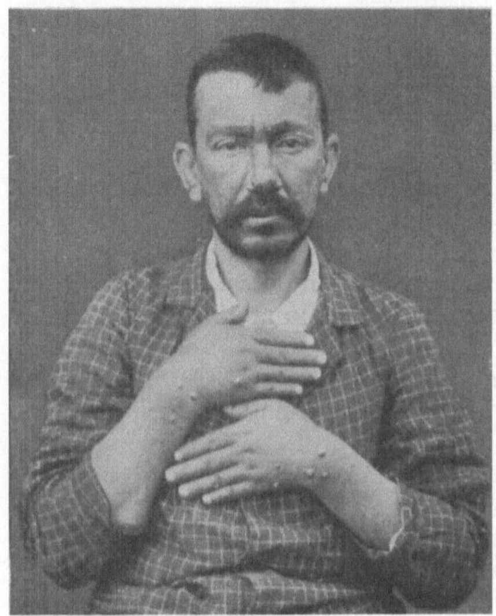

Abb. 96. Beginnende Lepra nodosa. Nach einer Kopie[1].

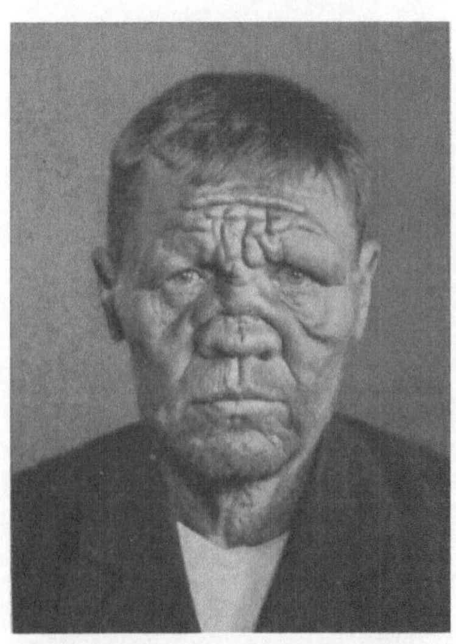

Abb. 97. Lepra (Facies leonina). (Nach NOCHT: Vorlesungen für Schiffsärzte.)

Mit dem Wachstum der Knoten und Infiltrate wird die Haut erheblich verdickt, unelastisch, starr; sie wird auch grau oder blaurot verfärbt und neigt zu Verwundungen, auch viele Knoten ulcerieren. Typisch ist dann vor allem das Gesicht, das mit seiner breiten, dicken, zerklüfteten Haut, den durch Knötchen grob vergrößerten Lippen, Ohren und Nase ein Bild zeigt, das man mit Facies leonina bezeichnet hat (Abb. 97).

An den verdickten Extremitäten entstehen leicht Verletzungen, es kommt an ihnen zu Geschwürsbildungen und allmählich zu Nekrosen, die zu Verstümmlungen führen.

Auf diese Weise ist das Bild der Knotenlepra, die sich jahrzehntelang hinstrecken kann und nach der Anzahl und Wucherungstendenz der einzelnen Knoten sehr variiert, recht vielgestaltig. Oft bilden sich Knoten vollkommen zurück, während an anderen Stellen, stets wieder von Fieber begleitet, neue Ausbrüche auftreten. Selbst zum Stillstand und völliger Rückbildung aller Erscheinungen kann es für längere Zeit kommen.

---

[1] Den Autor konnte ich leider nicht feststellen.

Ähnlich wie die äußere Haut werden auch die verschiedensten Schleimhäute ergriffen. Die Nasenlepra geht auf die Mundhöhle, die Wangenschleimhaut, den Rachen über, die Zunge ist oft derb infiltriert und wulstig, schwer beweglich. Auch der Kehlkopf, die Luftröhre und in seltenen Fällen die Lunge selbst werden ergriffen, wodurch in letzterem Fall eine lepröse Phthise entsteht. Auch der Darmtractus und das Urogenitalsystem, letzteres oft frühzeitig, werden befallen.

Die Augen zeigen von Erkrankung der Bindehaut bis zu solcher der Iris, Hornhaut und Erkrankung des inneren Auges, die zu Erblindungen führen kann, alle Übergänge.

2. **Nervenlepra** (Lepra maculosa, anaesthetica, mutilans). Die Bezeichnungen dieser Form geben bereits ihre Hauptmerkmale wieder. Die ersten Allgemeinerscheinungen können genau die gleichen sein wie diejenigen bei Beginn der Knotenlepra. Es treten aber bald Erscheinungen nervöser Natur in den Vordergrund, wie lanzinierende Schmerzen im Gebiet des Trigeminus, Ulnaris und anderer Nerven; Kopfschmerzen, Gefühl des Absterbens und Taubwerdens der Finger, Zehen, Unterschenkel und Vorderarme. Auch Gehirnstörungen in Form von Erregungszuständen, wechselnd mit melancholischen, können vorübergehend auftreten. Solche Prodromalerscheinungen können in uncharakteristischer Form jahrelang bestehen.

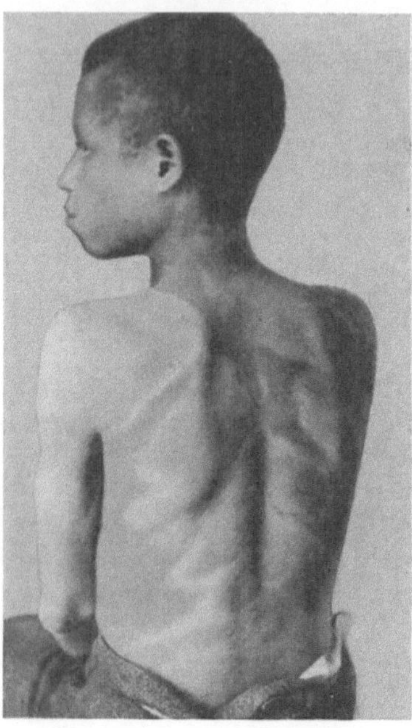

Abb. 98. Lepra maculosa. (Orig. nach Photo von Flu.)

Allmählich entstehen manchmal herpesartige und pemphigusartige Eruptionen im Gesicht und am Rumpf, daneben unter leichtem Brennen oder Jucken Flecken auf der Haut, zunächst in Form von Erythemen. Der Lieblingssitz dieser Flecken sind Rücken, Gesäß, Brust und Streckseiten der Extremitäten. Nach längerer Zeit, oft wieder erst nach Jahren, werden diese Flecken deutlich sichtbar, die Haut ist dort etwas rauh und die Flecken auf heller Haut, also bei Europäern, bräunlich, bei Dunkelfarbigen weiß, vitiligoartig. Sie können in ihrer Ausdehnung sehr wechseln und sind manchmal symmetrisch (Abb. 98). Im Bereich der Flecken besteht oft zu Anfang Hyperästhesie, meist aber ist in ihnen die Sensibilität herabgesetzt oder völlig erloschen für Schmerz und Temperaturunterschiede. Später werden auch andere Stellen, besonders der Rachen und auch die tieferen Schichten der Extremitäten gefühllos.

Dazu treten allmählich bald stärkere oder schwächere Atrophien der Muskulatur; vor allem werden frühzeitig ergriffen die Fuß- und Daumenballen und kleinen Zwischenmuskeln der Hände und Füße. Auch

die Haare werden trocken und fallen aus, die Nägel werden rissig, miß-
gestaltet und sterben allmählich ab. Die Extremitäten zeigen starke
Contracturen, es schwinden Finger und Zehenglieder, wobei die Nägel
oft scheinbar direkt am Handstummel sitzen (Abb. 99); tiefgehende
trophische Geschwüre entstehen an den unempfindlichen Gliedmaßen,
und es kommt so häufig zu Gangrän und Abstoßung einzelner Glieder
(Lepra mutilans).

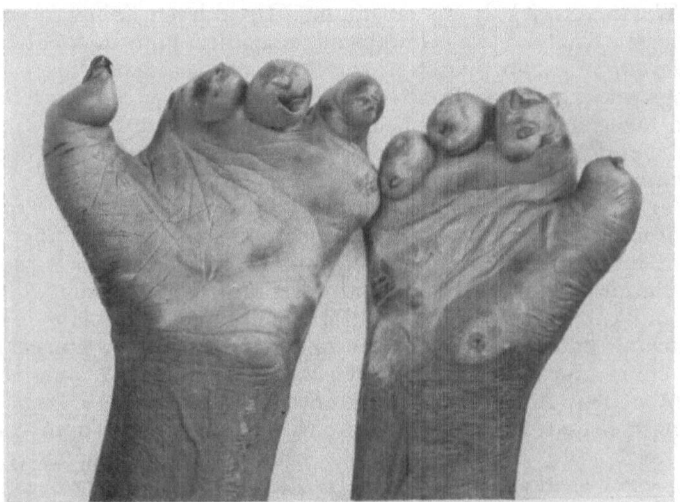

Abb. 99. Lepra. Verstümmelung der Hände.
(Orig. nach Photo des Instituts O. CRUZ in Rio de Janeiro.)

Im Gesicht treten Nervenlähmungen und Paresen der Muskulatur
mit ähnlicher Atrophie, wovon auch die Augenlider betroffen werden,
auf, auch das innere Auge kann erkranken. Schließlich kommt es auch
bei dieser Form zu Zerstörungen des Nasen-Rachenraumes.

Bei der Nervenlepra können auch manchmal Bilder nervöser Zentral-
erkrankungen vorgetäuscht werden, wie Tabes, ferner auch Sklerodermie,
RAYNAUDsche Krankheit. Von seiten der inneren Organe sind gastrische
Krisen und krampfartige Leibschmerzen nicht selten. So kann auch
das Bild dieser Form äußerst vielgestaltig sein.

Für die frühzeitige Erkennung derselben ist charakteristisch eine
Verdickung der peripheren Nerven, an denen oft auch außer der allgemeinen strangartigen Verdickung einzelne Knoten durchzufühlen sind.
Am besten fühlt man dies gewöhnlich am Nervus ulnaris in der Ell-
bogenbeuge. Nach BÄLZ soll besonders der Nervus auricularis magnus,
von der Mitte des Schlüsselbeines senkrecht zum Ohr verlaufend, frühzeitig diese Verdickung zeigen.

Die **Diagnose** der Lepra ist in ausgeprägten Fällen nicht schwer,
doch werden vor allem Fälle von Nervenlepra, insbesondere bei Europäern, im Anfang leicht verkannt. Man kann die Flecken für beginnende
Vitiligo halten; hier ist die Sensibilität zu prüfen und die obengenannten

Nerven abzutasten. Man muß an die Krankheit vor allem in Süd- und Mittelamerika denken, wo oft Leute der besten Stände ergriffen sind. Verwechslung mit Syphilis kommt auch vor, um so mehr als in einem großen Prozentsatz der Fälle von Lepra die Wassermannsche Reaktion positiv ist. Die Angaben schwanken von 53 $^0/_0$ (CANAAN) bis 95 $^0/_0$ (ARIAZZI und PICO). Am sichersten ist die Diagnose durch den Bacillennachweis. Er gelingt bei beiden Formen entsprechend STICKERs Befunden meist frühzeitig im Schleim der hinteren Nasenregion, den man mit feiner Pinzette, die mit Watte umwickelt ist, entnimmt. In anderen Fällen kratzt man aus ulcerierten Knoten etwas Gewebe oder exzidiert unter Lokalanästhesie kleine Gewebsteile von Knoten zur bakteriologischen Untersuchung. Neuerdings ist es aber auch wiederholt gelungen aus Flecken Bacillen in großen Mengen nachzuweisen, indem man nahe dem Rande ein Stück zwischen den Fingern hochquetscht und durch Scarification Gewebssaft gewann.

Die Färbung der Ausstrichpräparate erfolgt genau wie bei Tuberkelbacillen durch Färben mit Carbolfuchsin, 1—2 Minuten lang, unter Erwärmen bis zum Aufsteigen von Dämpfen, Abgießen der Farbe, ganz kurzem Eintauchen in verdünnte Salpetersäure, Entfärben in 70 $^0/_0$igem Alkohol und ganz schwachem Nachfärben mit Methylenblau. Gewebsstücke müssen natürlich eingebettet und entsprechend weiterbehandelt werden; einen Teil kann man auch zerquetschen und ausstreichen. Die Leprabacillen finden sich in ihrer charakteristischen Gestalt und Anordnung meist so zahlreich im Gewebe, daß sie leicht erkannt werden.

Erleichtert wird die Diagnose in schwierigen Fällen durch Verabfolgung einer starken Dosis Jodkali, die Rötung und Verdickung der Knoten, Fieber und vermehrte Ausscheidung der Bacillen im Nasenschleim auslöst.

Prognose und Dauer der Erkrankung. Wie bereits erwähnt, verläuft die Krankheit äußerst chronisch, um in den meisten Fällen tödlich zu enden. Nach jahrelanger Latenz nimmt man im Mittel 8—10 Jahre für die Knotenlepra und 15—20 Jahre für die Nervenlepra an. Natürlich hängt die Dauer von dem Kräftezustand, den äußeren Lebensverhältnissen und Gefahren von Mischinfektionen ab. Zu letzteren gehören insbesondere Lungenkrankheiten, septische Infektionen und solche des Magendarmkanals. Bei beiden Formen kommen langdauernde Besserungen unter Rückbildung der Erscheinungen vor und in einzelnen Fällen sind sogar spontane Heilungen beschrieben.

Pathologische Anatomie. Das Typische ist die massenhafte Infiltration der befallenen Gewebe mit Leprabacillen. Die Herde dieser sind, wie oben erwähnt, als gelblich-braune Knötchen oft schon makroskopisch sichtbar. Wo sie dichter liegen und zu größeren Infiltraten führen, spricht man von Lepromen. Das Gewebe reagiert mit Entzündung und Wucherung, die in der Haut zur Knotenbildung, an den Nerven zu den spindeligen Verdickungen und sekundär zur Degeneration der Nervenfasern führen; die Entzündungen können bald in der Wurzelregion, bald peripher beginnen und so das wechselnde klinische Bild erklären. Die Verschleppung der Leprabacillen erfolgt auf dem Lymph- und Blutwege; die Lymphdrüsen enthalten oft große Mengen und auch im strömenden Blut sind sie wiederholt (DE BEURMANN) gefunden. Schließlich kommt es zu weitgehenden Gewebseinschmelzungen.

Epidemiologie der Lepra. Die Lepra ist zweifellos fast ausschließlich durch direkten innigsten Kontakt von Mensch zu Mensch infektiös. Ob dabei die Eintrittspforte in der Regel die äußere Haut ist, wird nach STICKERs Befunden höchst unwahrscheinlich und der Eintritt durch den Nasen-Rachenraum sehr wahrscheinlich gemacht, andererseits betonen ROGERS, MUIR u. a. neuerdings wieder, daß die äußere Haut die Eintrittspforte bildet. Eine Übertragung durch Vererbung scheint nach neueren Feststellungen sehr selten vorzukommen; es handelt sich fast sicher meist dabei um eine Infektion der Neugeborenen nach der Geburt; jedoch konnte PINEDA in zahlreichen Fällen in der Placenta und dem Nabelschnurblut Leprabacillen nachweisen. Eine Übertragung durch unbelebte, mit Leprabacillen beschmierte Gegenstände ist natürlich möglich, aber sicher sehr selten. Eine Übertragung durch Insekten wird vielfach angenommen. Nach Versuchen von CURRY könnten Fliegen als mechanische Überträger in Frage kommen. Milben finden sich häufig in ulcerierten Knoten und die Bataker Niederländisch-Indiens sollen Wanzen für Überträger halten und solche aus feindlichen Gründen an Leprösen und dann an Gesunden saugen lassen. SANDER fand in Wanzen noch 10 Tage nach dem Saugen Leprabacillen. Die Fischtheorie HUT-CHINSONs ist längst verlassen. Ein Zusammenhang mit der Rattenlepra ist nicht erwiesen und unwahrscheinlich.

Ausgeschieden werden Leprabacillen vom Menschen — außer im Nasenschleim — in Speichel, Conjunctivalsekret, Urethralsekret, in Sperma und Vaginalschleim und in den Faeces; in allen diesen aber relativ selten. In großen Mengen finden sie sich dagegen oft in den ulcerierten Knoten; besonders während der Attacken akuter Verschlimmerung (s. oben). MUIR hält vorgeschrittene Fälle mit anästhetischen Flecken nicht für sehr infektiös, da ihre atrophische Haut keine Bacillen ausscheide.

Die Weiterverbreitung im Körper beim Eintritt durch die Nase, die einmal zur Form der Knotenlepra, das andere Mal zu derjenigen der Nervenlepra führt, erklärt STICKER damit, daß von der Nase zwei Lymphcapillarnetze ausgehen, von denen eines unter der Oberfläche der Haut und Schleimhäute ein zusammenhängendes Kanalsystem bildet, während ein zweites von hier zu den Subarachnoidalräumen des Gehirnes führt und sich von dort bis zu den perineuralen Hüllen der peripheren Nerven verfolgen läßt.

Therapie. Den Erscheinungen auf der äußeren Haut entsprechend werden vielfach in erster Linie lokale Behandlungen der Knoten und Flecken vorgenommen. Besonders UNNA hat diese ausgearbeitet und empfiehlt vor allem Resorcin, Ichthyol, Pyrogallussäure, mit denen er die Eruptionen verödet und dabei natürlich zahllose Bakterien vernichtet. Daß ulcerierte Knoten mit Verbänden usw. behandelt werden müssen, ist selbstverständlich. Auch desinfizierende Mittel werden hierbei verwendet, von denen HOFFMANN das Rivanol empfahl. Eine Verödung der Nasengeschwüre durch Kauterisation, und zwar möglichst frühzeitig, empfiehlt STICKER.

Von allgemeiner Behandlung ist solche mit heißen Bädern in Japan (Kusatsu) seit langem üblich. DEYKE hat aus einem von ihm aus Leprösen gezüchteten Streptothrix eine Fettsubstanz, das Nastin, dargestellt, das zu Injektionskuren angewandt wurde. Besserungen und Stillstand sind damit erreicht, aber sichere Heilungen nicht erzielt worden, so daß es jetzt nur noch wenig verwendet wird. Ähnliche Erfolge sind mit unspezifischer Reiztherapie wiederholt beobachtet worden.

Am wirksamsten hat sich ein in Indien seit langem angewandtes pflanzliches Öl, das Chaulmoograöl, erwiesen; es wird aus verschiedenen Pflanzen dargestellt, und zwar gilt dasjenige aus Taraktogenos kurzii als das beste, jedoch soll das Öl aus Hydnocarpus wightiana ebenso wirksam sein. Chaulmoograöl wurde lange Zeit gewöhnlich innerlich gegeben, wird aber häufig schlecht vertragen. Man beginnt mit 2—4 Tropfen täglich und steigt um wenige Tropfen bis zu 2mal täglich 50 Tropfen und mehr bei guter Verträglichkeit. Man gibt es zweckmäßig in Milch und fügt Geschmackskorrigentien bei. Ein von einem Kranken eigener Beobachtung sehr gut vertragenes Rezept der Hautklinik in Bern lautete: Chaulmoograöl 10 g, Natrium bicarbonicum 3 g, Pfefferminzöl 12 Tropfen, Melissenwasser 22 Tropfen, Zimttinktur 22 Tropfen, Orangensirup 21. Er begann mit 1 g Öl, Steigerung um 1 g alle 8—14 Tage je nach Verträglichkeit bis zu einer noch gut vertragenen Menge. Die Darstellung eines gereinigten Präparates Antileprol, das der Alkylester des Öles ist, hat ENGEL 1907 angeregt (Hersteller: I. G. Farbenindustrie, Leverkusen). Man beginnt mit 0,5—1 g in Gelatinekapseln und steigt bis auf 5 g täglich; man gibt es unmittelbar nach der Mahlzeit und hält während der Kur eine gewisse Diät ein, die Konserven, ältere Gemüse und alten Käse vermeidet.

Natürlich wurde wegen der schlechten Verträglichkeit auch der Versuch subcutaner und intramuskulärer Anwendung des Öles gemacht, doch zeigten sich dabei starke lokale Reizerscheinungen. Am meisten angewandt wurde es durch HEISER u. a. in folgender von MERCADO angegebenen Form: Chaulmoograöl 60 ccm, Campheröl 60 ccm, Resorcin 4 g (im Wasserbad gelöst und dann filtriert). Begonnen wird mit 2 ccm 2mal wöchentlich, unter Steigerung bis zu 10 ccm. SCHWEITZER löste es nach GIEMSAs und KESSLERs Vorschlägen zu 4 Teilen in 5 Teilen Erdnußöl und sterilisierte dann; $^1/_2$—2 ccm hiervon täglich subkutan wurden schmerzlos vertragen.

Während des Krieges wurden dann dem Antileprol analoge Ester des Öles von DEAN dargestellt und bald diese gereinigten Derivate der Fettsäuren des Chaulmoograöles auch in vielen Laboratorien gewonnen. Es zeigte sich, daß das Antileprol und die anderen Ester auch intramuskulär angewandt werden können und nach längerer Behandlung damit weitgehende Besserungen und Rückbildungen der Erscheinungen erreicht werden. Man beginnt mit 1 Ampulle Antileprol zu 1,5 ccm und kann je nach Verträglichkeit bis zu 3—5 ccm wöchentlich steigen. In der Regel kommt es bei derartiger Behandlung zunächst zu einer Reaktion in Form von entzündlichen Erscheinungen an den Lepraknoten und Flecken, häufig mit Fieber, bald darauf setzt die Rückbildung ein. Nervenlepra ist hartnäckiger als Knotenlepra und bedarf anscheinend intensiverer Behandlung. Die Behandlung muß stets sehr lange dauern.

Man injiziert auf den Philippinen, wo die Ester in großem Maße verwendet werden, gewöhnlich 1 mal wöchentlich, beginnt mit 0,5 ccm, steigend bis zu 4—5 ccm. Wenn starke Reaktion eintritt, wird pausiert oder die Dosis reduziert. Je nach der Schwere des Falles sollen nach 3—6 Monaten die ersten Erscheinungen der Rückbildung auftreten. MUIR empfiehlt zu den Estern Zusatz der gleichen Menge Olivenöl zur Milderung der lokalen Beschwerden. In Indien wird nach MUIRs Angaben zur intramuskulären Injektion verwendet: Äthylester der Fettsäuren des Öls von Hydnocarpus wightiana 1,0 ccm; Campher 1,0; Kreosot (doppelt destilliert) 1,0; Olivenöl 2,5 (als E.C.C.O. bezeichnet).

Von anderen Derivaten empfahl ROGERS das Natriumsalz von Acidum hydnocarpicum und gynocardicum (ungesättigte Fettsäuren des Chaulmoograöles), die intravenös und per os gegeben werden können und die bereits ROUX vor Jahrzehnten anwandte; auch ein solches Produkt aus Lebertran (Morrhuat) verwendete er. ROSE fand es wirkungslos. Die von ROGERS u. a. empfohlenen Natriumsalze, die leicht zur Obstruktion der Venen führten, sind nach MUIR reizlos, wenn man zuerst die gleiche Menge Blut in die Spritze aufsaugt, durch Rotieren mischt und erst dann injiziert.

Zur intravenösen Injektion wurde ebenfalls versucht, gereinigte Präparate oder besondere Emulsionen des Öles zu verwenden; solche benutzte STÉVENEL mit Erfolg. HARPER, der zuerst Gemische mit Äther verwandte, spritzte dann in der großen Leproserie Makogai (Fidji-Inseln) das rohe Öl ein. Er sterilisierte dasselbe, das bei Zimmertemperatur zur Hälfte erstarrt, durch Erhitzen und injizierte das auf Körpertemperatur gebrachte Öl intravenös in Dosen von 0,3—0,9 g 1-, 2- bis 3 mal täglich. Nach vier Wochen machte er eine 14 tägige Pause. Ebenso wenn eine „Behandlungsreaktion" eintritt — was nach HARPER nach Wochen bis Monaten geschehen kann — bis zum Abklingen dieser. Die Erscheinungen entsprechen den oben angegebenen.

Antileprol ist intravenös vorzüglich anzuwenden; man gibt es mit 1% Campher und beginnt mit 2 mal wöchentlich 1 Ampulle zu 1,5 ccm, um bei guter Verträglichkeit auf 2 mal wöchentlich 2 ccm, evtl. mehr, zu steigen. Man muß ganz langsam, tropfenweise injizieren. Aus Süd- und Mittelamerika wurden damit ausgezeichnete Erfolge berichtet.

Die Ergebnisse mit den einzelnen Präparaten und Methoden sind zum Teil widersprechend, doch ist das Chaulmoograöl zweifellos das zur Zeit wirksamste Mittel.

Das Chaulmoograöl muß, um Erfolge zu erzielen, jedenfalls jahrelang gegeben werden, wenn auch Unterbrechungen und Wiederbeginn mit kleineren Dosen erlaubt sind.

Das von HAMZAH empfohlene Thymol, sowie das von HASSON und GOUGEROT verwendete Eparseno hielten exakten Nachprüfungen nicht stand.

Jod, das früher zu diagnostischen Zwecken wegen der Auslösung einer Reaktion, mit Fieber und Entzündung der Knoten und Nervenschmerzen, benutzt wurde, wird von AOKI und MUIR zur Behandlung empfohlen.

Jedoch muß jede stärkere Reaktion vermieden werden. Muir gibt Kalium jodatum per os mit 0,06 g gewöhnlich beginnend, und steigt langsam täglich bis eine Reaktion eintritt, dann pausiert er. Bei Reaktion wartet er einige Tage und gibt die gleiche Dosis dann 1—2mal wöchentlich. Er steigt dann vorsichtig weiter, wobei er auf 10 g und mehr in einigen Wochen kam. Bei starker Reaktion gibt er zunächst 0,02 g Antimonylkaliumtartrat in 2 ccm Kochsalzlösung jeden 2. Tag intravenös bis zum Abklingen der Reaktion. Ephedrinum sulfuricum 0,1 g per os lindert die Nervenschmerzen. Aoki gibt 1 ccm einer 5%igen Jodnatriumlösung mit Pausen von 5 Tagen vorsichtig steigend.

Goldpräparate sind bereits früher angewandt. Schnaudigel fand vor allem eine spezifische rasche Wirkung bei Augenlepra, Hoffmann und Kupffer bestätigten es, sie verwendeten Krysolgan; Paldrock gibt Solganal (beide von Schering-Kahlbaum). Man beginnt mit kleinsten Dosen intravenös; nach Kupffer mit 0,001, allmählich steigernd auf 0,01 und dann 0,02 einmal wöchentlich.

Das von Cawston empfohlene Antimon wird hauptsächlich als Adjuvans neben Chaulmoogratherapie verwendet.

Der lokalen Behandlung mit Kohlensäureschnee spricht Paldrock auch eine allgemeine Wirkung zu, die er durch Goldbehandlung unterstützt. Er drückt ein 5 mm dickes CO_2-Stäbchen 3—4 Sekunden auf noch kleinere Leprome auf und behandelt in einer Sitzung nur 5 bis 10 Leprome. Nur alle 3—4 Wochen soll man die CO_2-Behandlung vornehmen, die durch ihren Reiz die Antikörperwirkung auslösen soll.

Prophylaxe. Seit Jahrhunderten hat die Erfahrung gezeigt, daß der beste Schutz gegen Weiterverbreitung der Lepra eine strenge Isolierung der erkrankten Menschen ist. So ist sie in vielen Ländern verschwunden, wo eine solche Isolierung durchgeführt werden konnte. Leider stehen in anderen Ländern Hindernisse seitens der Bevölkerung solchen Maßnahmen gegenüber; daher kommt es z. B., daß in manchen Staaten Mittel- und Südamerikas die Lepra mehr und mehr an Ausdehnung gewann und häufiger auch gutgestellte Kreise erfaßte.

Die Maßnahmen der Isolierung sind natürlich dem jeweiligen Volkscharakter anzupassen. Auch unter primitiven Verhältnissen lassen sich Leproserien einrichten. Andererseits genügt bei gebildeten Kranken, solange sie keine offenen Geschwüre haben und der Nasenschleim keine Bacillen enthält, vielfach eine strenge Überwachung, eine Isolierung in der eigenen Wohnung in Form getrennter Schlafräume, eigener Eß- und Trinkgeschirre usw. In vielen Ländern bestehen strenge Gesetze, die je nach dem Fall Milderungen erlauben. Da die Landung Leprakranker in vielen Staaten verboten ist, haben vor allem auch Schiffsärzte unter den Kajütspassagieren auf solche zu achten.

Die Gefahr für Pflegepersonal ist bei entsprechender Vorsicht nicht sehr groß, da nur ein inniger Kontakt die Übertragung zustande bringt. Neugeborene Kinder von Leprösen sind möglichst sofort nach der Geburt von ihnen zu entfernen.

Tularämie.

Definition. Bakterielle Erkrankung von Kaninchen und anderen Nagetieren, übertragen durch Insekten und Kontakt mit infizierten Tieren, die zu schwerer fieberhafter Erkrankung führt.

Verbreitung. Die Krankheit ist beim Menschen bereits in 27 Staaten Nordamerikas beobachtet und kommt nach Befunden von OHARA auch in Japan vor. Neuerdings ist sie auch in verschiedenen Gouvernements Rußlands (Astrachan, Ural, Orenburg, Riasan) festgestellt, wo über 1000 Fälle beobachtet wurden (NIKANOROW; SUWOROW, WOLFERZ und WORONKOWA; GOLOW und Mitarbeiter). Es ist nicht unwahrscheinlich, daß sie noch weitere Verbreitung hat. Die eingehende Erforschung der Erkrankung ist durch EDWARD FRANCIS erfolgt.

Ätiologie. MC COY und CHAPIN fanden 1911 bei kranken Erdhörnchen einen Bacillus, den sie Bacterium tularense benannten. Bei Erkrankungen von Menschen wurde dann derselbe Bacillus festgestellt. Bacterium tularense ist klein, unbeweglich, gramnegativ. Er ist in jungen Kulturen bald kokken-, bald stäbchenartig, während in älteren Kul-

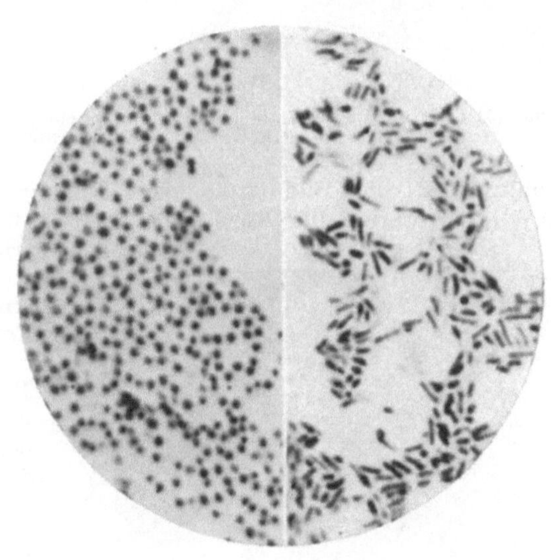

a   b

Abb. 100. Ausstrich einer Kultur von Bact. tularense vor (a) und nach (b) Überimpfung auf neuen Nährboden. Übergang von Kokken- in Bacillenform. (Nach FRANCIS.)

turen schließlich nur die kokkenartigen Formen vorhanden sind (s. Abb. 100). Als besten Nährboden fand FRANCIS einen Traubenzucker-Blut-Cystin-Agar (mit 0,1 % Cystin und 1 % Glucose). Von Tieren sind Meerschweinchen, Kaninchen, Mäuse durch cutane Verreibung, conjunctivale und orale Infektion leicht infizierbar.

Klinik. Nach Inkubation von 24 Stunden bis 9 Tagen (im Mittel 3 Tagen) tritt die Krankheit in verschiedenen Formen auf. Meist ist der Beginn plötzlich mit Kopfschmerzen, Erbrechen, Schüttelfrost und Fieber.

Als ulceroglandulären Typus bezeichnet nun FRANCIS diejenige Form, in der die regionären Lymphdrüsen schmerzhaft anschwellen. An der Infektionsstelle bildet sich eine Pustel, die sich zu einem Geschwür weiter entwickelt, das unter Narbenbildung allmählich abheilt. Die Form dauert 2—3 Wochen, wobei allgemeine Schwäche, häufige Schüttelfröste, Schweißausbrüche, Benommenheit auftreten können.

11*

Oculoglandulären Typus nennt FRANCIS eine Form, bei der die Conjunctiva der primäre Sitz der Infektion ist. Es kommt zu schwerer

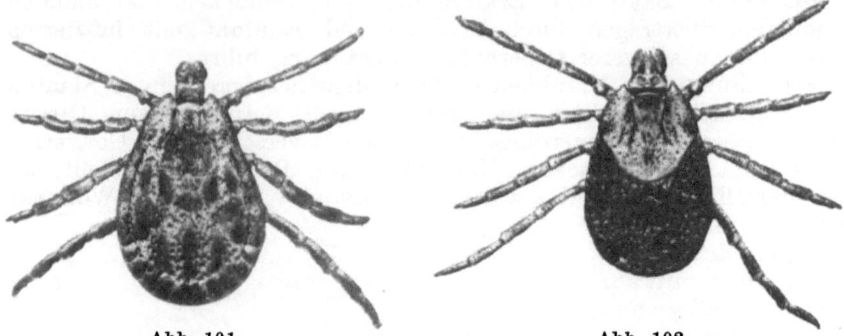

Abb. 101. Abb. 102.

Abb. 101 und 102. Dermacentor andersoni. Männchen (Abb. 101) u. Weibchen (Abb. 102) etwa 6 fach. Überträger der Tularämie. (Nach COOLEY aus FRANCIS.)

Conjunctivitis mit Bildung kleiner Geschwüre, wobei einmal Erblindung durch Perforation der Cornea beobachtet wurde. Die Lymphdrüsenerkrankung und die allgemeinen Erscheinungen sind ähnlich, wie bei der ersten Form.

Bei dem typhusartigen Typus fehlen alle lokale Erscheinungen der ersten beiden Formen, so daß häufig die Fälle für Typhus gehalten werden.

Das Fieber dauert bei allen Formen 2—3 Wochen. Charakteristisch scheint ein Temperaturabfall zu Beginn des Fiebers und eine zweite Remission nach 2—3 Tagen zu sein.

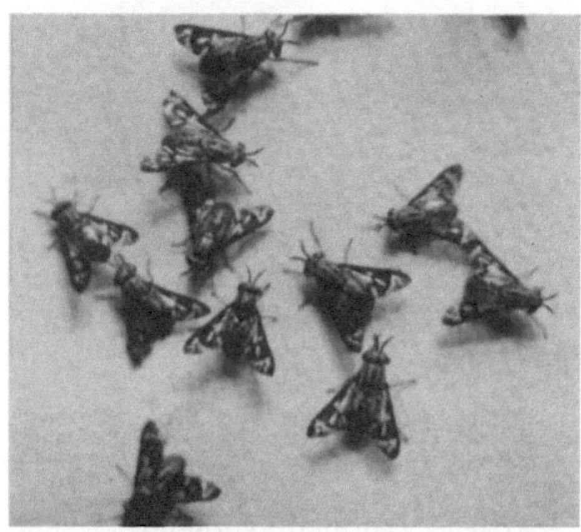

Abb. 103. Pferdefliege (Chrysops discalis), der Überträger der Tularämie. (Nach E. FRANCIS.)

Es besteht eine Leukocytose. Hautausschlag wurde nur bei wenigen Fällen beobachtet. Die Rekonvaleszenz ist eine langsame. Todesfälle sind selten. Überstehen der Krankheit bewirkt dauernde Immunität.

Bei der in Rußland beobachteten zur Tularämie gerechneten Erkrankung standen Lymphdrüsenschwellungen im Vordergrund, die Bubonen vereiterten manchmal, die Milz war geschwollen. Die Dauer der Erkrankung schwankte von zwei Wochen bis zu drei Monaten.

Die **Therapie** ist bisher rein symptomatisch. Wirksame Immunsera konnten noch nicht hergestellt werden.

Die **Diagnose** wird gesichert durch bakteriologisch-serologische Methoden, Kultur des Erregers und Agglutination, die in der 2. Woche positiv ist. Den Hauptanhalt gibt häufig die Anamnese, nämlich Beschäftigung mit wilden Kaninchen und anderen Nagetieren oder Angaben über Fliegenstich oder Zeckenbiß. Die Kultur des Erregers vom Menschen ist direkt bisher nicht gelungen, sondern indirekt nach subcutaner Übertragung von Eiter der Infektionsstelle oder eine Drüse bzw. Milz oder Leber auf Kaninchen oder Meerschweinchen, oder intraperitonealer Verimpfung von 4—8 ccm Venenblut auf Meerschweinchen. Die Tiere gehen in etwa einer Woche ein.

Differentialdiagnostisch kommen Bubonenpest, Typhus und septische Erkrankungen in Betracht.

Epidemiologie. Die Krankheit ist in vielen Gebieten sehr verbreitet unter Nagetieren, insbesondere auch unter verschiedenen wilden Kaninchenarten und Hasen; auch bei Erdhörnchen und wilden Ratten ist sie beobachtet. Außerhalb Amerikas ist sie von OHARA in Japan bei wilden Kaninchen festgestellt. In Rußland sind die Virusträger Wasserratten (Arvicola amphibius), deren Fall gesammelt wird.

Die Infektion des Menschen geschieht häufig beim Abbalgen wilder Kaninchen und beim Zerlegen des Fleisches. So werden Jäger, Händler, Schlachter, Hauspersonal am häufigsten befallen.

Eine indirekte Übertragung ist festgestellt: 1. durch den Stich der Pferdefliege Chrysops discalis, die auch an Kaninchen und Menschen Blut saugt. 2. Durch den Biß der Zecke Dermacentor andersoni. Nach FRANCIS kommt es in infizierten Zecken zu einer sehr starken Allgemeininfektion und Vermehrung der Bakterien in den Zellen der Darmwand. Die Zecken bleiben zeitlebens infiziert und vererben die Infektion auf die nächste Generation.

Laboratoriumsinfektionen mit dem Bacillus tularense sind sehr häufig beobachtet worden.

Prophylaxe. Eine solche ist nur möglich durch Vorsicht bei Handhabung wilder Kaninchen und anderer Nagetiere in den befallenen Distrikten.

Pyomyositis tropica.
(Myositis purulenta tropica.)

Definition. Muskelentzündung mit Fieber und Bildung eitriger Abscesse in den Muskeln.

Verbreitung. In Westafrika sind zuerst von ZIEMANN und KÜLZ, später auch von französischen Autoren, fieberhafte Muskelentzündungen beschrieben worden. Ähnliche Fälle werden in Zentralafrika, Fernando Póo, Tonkin, Britisch-Guyana, Samoa und Java beobachtet. Auch ein Teil der von englischen und amerikanischen Ärzten als Filarienabscesse beschriebenen Fälle gehört wahrscheinlich hierher.

Klinik. Die Krankheit beginnt nach einer Verletzung oder auch ohne eine solche meist plötzlich mit Fieber; Erscheinungen wie bei einem Muskelrheumatismus gesellen sich oft bald dazu. Die Befallenen fühlen sich schwer krank, der Urin enthält oft Eiweiß. Meist besteht an bestimmten Stellen ein heftiger Muskelschmerz und man kann bei Betasten entzündliche Muskelstellen feststellen. In leichten Fällen kann das Fieber und die Schwellung in einigen Tagen verschwinden, bei anderen entwickeln sich einige oder mehrere Muskelabscesse, die unter Kachexie zum Durchbruch kommen können. In schweren Fällen kommt eine Pyämie, die wochenlang dauern kann, dazu.

Ätiologie. Es sind verschiedene Bakterien beschuldigt worden. Am häufigsten finden sich Staphylokokken, die auch APPEL als Erreger anspricht, der 65 Fälle auf Fernando Póo sorgfältig beobachtet hat. BOUFFARD und COMMES züchteten einen kleinen Kokkobacillus, den sie zu den Pasteurellosen stellen, auch VAN STEENIS fand in Java einen solchen, der aber im Eiter oft von Staphylokokken überwuchert wurde. Dafür, daß in vielen Fällen Filarien die Grundlage bilden, auf der die Abscesse entstehen, spricht die Verbreitung in Filariagebieten, wie auch FÜLLEBORN anführt. So fanden WISE und MINNETH in Britisch-Guyana bei 22 von 28 Abscessen Filarien, aber in 25 davon Eiterkokken. BUXTON, der auf Samoa, wo Filariasis ungeheuer verbreitet ist, häufig Myositis beobachtete, fand oft Staphylokokken und lehnt Zusammenhang mit Filarien ab.

Therapie. Chirurgische Öffnung der Abscesse und deren Ausspülung evtl. mit Drainrohr sind die beste Behandlungsmethode, oft ist man genötigt nacheinander zahlreiche Abscesse zu öffnen. Daneben wäre Behandlung mit Autovaccine bei schwereren Fällen zu versuchen.

Rhinosklerom.

Definition. Eine von den Nasenschleimhäuten ausgehende, unter Geschwulstbildung und Sklerotisierung des Gewebes zur Entstehung charakeristischer Tumoren führende bakterielle Infektionskrankheit.

Verbreitung. Die Krankheit hat verschiedene endemische Herde. Sie hat in Osteuropa ihren Hauptherd; ferner sind kleinere Herde beschrieben aus Italien und der Schweiz. Von tropischen und subtropischen Gebieten ist besonders Mittelamerika (von Mexiko bis Columbien) betroffen, auch aus Brasilien und Nordamerika sind Fälle bekannt. In Afrika ist Ägypten stark befallen, ferner sind Fälle in Algier und Marokko beschrieben. In Asien ist es beobachtet in Vorderindien (besonders Bengalen) und neuerdings in Sumatra.

Ätiologie. Der Erreger, Bacillus rhinoscleromatis ist ein Kapselbacillus, der mit dem FRIEDLÄNDERschen Pneumobacillus und dem Ozaenabacillus nahe verwandt ist. Er ist dick und plump, wächst auf gewöhnlichen Nährböden als schleimig aussehender Belag und ist gramnegativ (SNIJDERS). Tierimpfungen sollen zum Teil gelungen sein.

Klinik. Die Erkrankung beginnt von der Nasenschleimhaut des Septums oder der Nasenflügel aus. Es entstehen Verdickungen derselben durch Ausbildung elastischer Geschwülste. Diese treiben bei dem Weiterwachstum die Nasenflügel auseinander. Das Septum wird auch geschwulstartig verdickt. Allmählich verlegen die Geschwülste zum Teil die Nasenöffnungen und die eigenartige Tumorbildung bietet ein für Rhinosklerom charakteristisches Bild. Die breite verdickte Nase kann schließlich rüsselartig vergrößert erscheinen. (Abb. 104 u. 105.)

Die elastischen Tumoren können von den hinteren Nasengängen aus sich auch auf den weichen Gaumen, die Gaumenbögen und den Pharynx fortsetzen, ja auch Larynx, Trachea und Bronchien ergreifen.

Charakteristisch ist, daß — abgesehen von sekundären Ulcerationen des Naseneingangs — die **harten Geschwülste keine** Geschwürbildung und Gewebzelleinschmelzung zeigen, sondern von intakter Haut und Schleimhaut bedeckt sind. Dies erleichtert die Differentialdiagnose gegen Leishmaniose, Blastomykose, Gangrän und Lues. Nur bei Ergreifung der hinteren Rachenpartien können auch Ulcera dort auftreten.

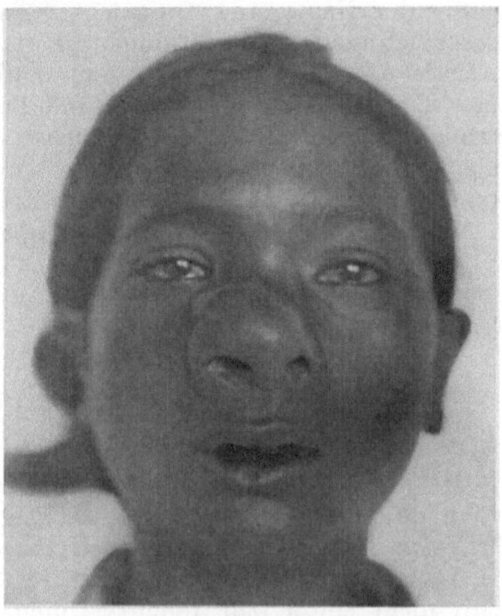

Abb. 104. Rhinosklerom von Sumatra. (Nach SNIJDERS.)

Der Verlauf ist sehr chronisch, dauert viele Jahre, bis es schließlich zu schweren sekundären Komplikationen kommen kann.

Die **Prognose** ist ungünstig, da spontaner Stillstand kaum vorkommt; durch die Wucherung und narbige Schrumpfung bilden sich Stenosen, die zum Tode führen können.

Pathologie. Das Charakteristische des Rhinoskleromgewebes ist die Infiltration mit zahlreichen Rundzellen. In solche Zellen dringt der Rhinosklerombacillus ein, vermehrt sich in ihnen und umgibt sich dabei mit Zoogloeamassen; der Kern wird zur Seite gedrängt und im Protoplasma findet man oft hyaline Kugeln, sog. RUSSELsche Körperchen (solche Zellen heißen auch MIKULICZsche Zellen). Daneben bildet sich neues Bindegewebe, das bei längerem Bestehen die Grundlage der sklerotisierten harten Tumormasse darstellt.

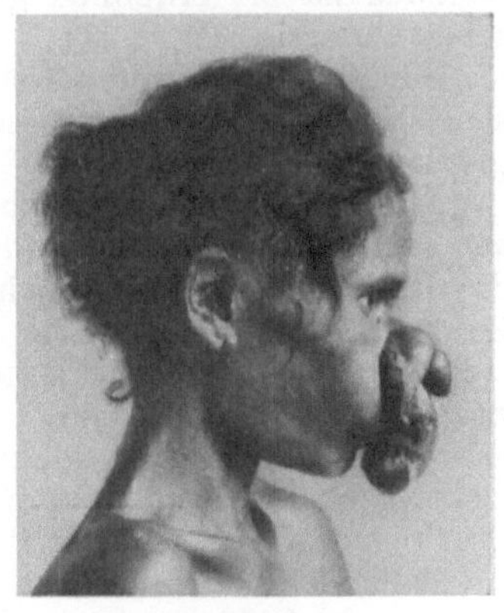

Abb. 105. Rhinosklerom von Sumatra. (Nach SNIJDERS.)

Epidemiologie. Genaues über den Infektionsweg ist nicht bekannt, es handelt sich wohl sicher um Kontakt, doch scheint das Virus im allgemeinen nicht sehr infektiös zu sein. Vielleicht gehört außer dem Bacillus noch eine Noxe dazu; so hat man Beschäftigung mit Indigo beschuldigt.

Therapie. Durch chirurgische Eingriffe mit Entfernung von Tumormassen muß häufig der Nasengang freigelegt werden. Teils sind Excisionen, teils Auskratzungen, teils Ätzungen je nach Ausdehnung des Tumors vorzunehmen. In vorgeschrittenen Fällen kann Intubation zur Erweiterung des Luftröhreneingangs und Tracheotomie nötig sein. Die besten Erfolge werden mit — möglichst frühzeitiger — Röntgenbestrahlung erreicht. Bei einigen Fällen wurde über gute Erfolge mit Brechweinstein berichtet (KABELIK); der Erfolg von Antimon beim venerischen Granulom, das ja auch durch Kapselbakterien verursacht wird, regt zu weiteren Versuchen an. PEÑA CHAVARRIA und NAUCK kombinierten Brechweinstein mit gutem Erfolg mit Röntgenbestrahlung.

Pemphigus tropicus contagiosus.
(Pyosis mansoni, CASTELLANI.)

Definition. Hauterkrankung, die mit Blasen und Pustelbildung, gewöhnlich in Achsel- und Inguinalgegend, beginnt und zu allgemeiner Eruption mit Bildung flacher Geschwüre führen kann.

Verbreitung. Das zuerst von MANSON beschriebene Krankheitsbild wird nicht selten zur feuchtwarmen Jahreszeit besonders in Ostasien (Südindien, China, Malay-States, Sunda-Inseln, Ceylon), aber auch in anderen tropischen Ländern (West-Afrika) beobachtet.

Klinik. Die Eruption beginnt meist in der Inguinal- oder Achselgegend als kleine Bläschen, die rasch größer werden und von einem entzündlichen Hof umgeben sind. Sie verbreiten sich häufig über den ganzen Körper und können auch die Conjunctiven und Mundhöhle (Zunge) befallen (LEBER).

Die Blasen, die an Pemphigus erinnern, haben zuerst einen klaren Inhalt, der sich aber später eitrig trübt; nach Anstechen kollabieren sie. Anfangs kann leichtes Fieber auftreten, später aber sind die Betroffenen fieberfrei. Das Leiden kann — besonders wenn die klimatischen Verhältnisse ungünstig bleiben — wochenlang bestehen. Das Allgemeinbefinden ist oft erheblich gestört; die Kranken fühlen sich matt und arbeitsunlustig.

Die Krankheit gilt als sehr infektiös. Nach CASTELLANI verbreitet sie sich leicht bei Schiffsbesatzungen und in Bureaus. Das Blut zeigte in einem Falle von Leber neutrophile Leukopenie und Monocytose.

Ätiologie. DE HAAN züchtete als erster einen Staphylococcus aureus aus den Blasen, ein Befund, der häufig bestätigt wurde. Daher wird die Krankheit fast allgemein als bakterielle Infektion angesehen, was CASTELLANI veranlaßte, sie als Pyosis mansoni zur Impetigogruppe zu stellen. Andere, zuletzt LEBER, halten die ätiologische Bedeutung des Staphylokokkus noch nicht für gesichert. LEBER fand junge Blasen sehr häufig steril und denkt daran, daß die Staphylokokken nur eine elektive Symbiose bedeuten könnten.

Prognose. Die Krankheit kann sich sehr lange hinziehen, doch heilt sie schließlich ab, besonders bei Eintreten kühlerer oder trockener Jahreszeit, sowie Klimawechsel. Manchmal aber bilden sich noch Furunkel auf Basis der früheren Eruption.

Therapie. Castellani empfahl nach Reinigung der Haut die Pusteln zu öffnen und mit desinfizierenden Mitteln, wie Dermatol oder Xeroform trocken zu behandeln oder auch Salben anzuwenden. Leber erhielt bei einem Fall mit Zungenaffektion einen raschen therapeutischen Erfolg mit intravenösen Stibenylinjektionen (0,1—0,3 g) und bittet um Nachprüfung.

IV. Infektionskrankheiten noch nicht ganz sicherer Ätiologie[1].

Gelbfieber.

Definition. Eine akute Infektionskrankheit mit kurzem Fieberverlauf, einhergehend mit Gelbsucht und Harnverminderung auf Grund von schweren Leber- und Nierenschädigungen, sowie mit Hämorrhagien, vor allem des Magendarmkanals, übertragen durch bestimmte Stechmücken.

Geschichte und Geographie. Aus Mittelamerika und Westindien waren seit einigen Jahrhunderten schwere Endemien der Krankheit bekannt, wo sie besonders in der Küstengegend auftrat und durch den Schiffsverkehr nach anderen Gegenden verschleppt wurde. So gelangte das Gelbfieber von Westindien nach Mexiko, den Südstaaten von Nordamerika, der Ostküste Südamerikas. Mitte des 18. Jahrhunderts wurden neue Herde an der Küste des tropischen Westafrikas bekannt, die sich bald ausbreiteten und vielleicht schon lange unerkannt bestanden haben.

Seitdem sind auch in Europa gelegentlich Epidemien aufgetreten (Spanien, Portugal). In Südamerika sind besonders die schweren Epidemien in Brasilien bekannt. In Westafrika (Sierra Léone, Gambia, Goldküste, Elfenbeinküste, Französisch-Guinea, Liberia, Togo, Kamerun u. a.) treten von Zeit zu Zeit auch noch kleinere Epidemien auf; neuerdings ist es dort wieder in stärkerem Maße in Erscheinung getreten und hat sogar bedrohliche Formen angenommen.

In verschiedenen mittelamerikanischen Staaten und solchen Südamerikas (Ecuador, Columbien, Guatemala, Venezuela, Honduras, Nord-Peru, Brasilien u. a.), wo es fast erloschen schien, ist noch mit Gelbfieber zu rechnen. In Rio de Janeiro wurden 1928 über 50 Fälle beobachtet.

Ätiologie. Im Laufe der Jahre wurde vergebens nach dem Erreger gefahndet. Die verschiedensten Parasiten wurden als solche angesprochen, vor allem ein Bacillus icteroides von Sanarelli. An Spirochäten war wiederholt gedacht worden und Stimson hat 1905 einmal in der Niere spirochätenähnliche Gebilde von 14 μ Länge nach Versilberung nach Levaditi gefunden, die vornehmlich die Gestalt eines Fragezeichens hatten und die er Spirochaeta interrogans nannte. 1919 fand nun Noguchi in verschiedenen südamerikanischen Staaten beim Studium

---

[1] Hier sind auch Krankheiten eingereiht, deren Erreger inzwischen bekannt, aber noch nicht genau klassifiziert sind.

von Fällen, die ihm von dortigen Klinikern als echte Gelbfieberfälle bezeichnet worden waren, sowohl im Überträger (!) als auch in infizierten Tieren und dem Menschen charakteristische Spirochäten, die wahrscheinlich mit den von STIMSON gesehenen identisch sind. Er nannte sie Leptospira icteroides.

Das Serum von Gelbfieberrekonvaleszenten löste im PFEIFFERschen Versuch die Spirochäten auf. Die ätiologische Bedeutung der Leptospira icteroides für das Gelbfieber wurde trotz der sorgfältigen Versuche NOGUCHIs, dem die Kultur und Übertragung auf Meerschweinchen gelang, vielfach bezweifelt und nachgewiesen, daß sie sich genau wie Leptospira icterhaemorrhagiae, der Erreger der WEILschen Krankheit verhält. Durch die neueren Versuche in Westafrika und Bestätigungen dieser in Brasilien ist endgültig bewiesen, daß die Leptospira icteroides nicht der Erreger des Gelbfiebers ist und jene Fälle NOGUCHIs, voraussichtlich atypische Fälle WEILscher Krankheit waren.

Bei der Epidemie in Westafrika konnten STOKES, BAUER und HUDSON zeigen, daß Gelbfieber sich sehr leicht auf Macacus rhesus übertragen läßt, und zwar mit Blut von den ersten Tagen der Krankheit (s. dazu unter Übertragungsweise S. 172). Die Affen erkranken an typischem Gelbfieber; Passagen gelingen. Das Virus ist in der Leber der Tiere vorhanden und man kann nach HINDLE mit Verdünnungen von 0,0001 g Lebersubstanz Tiere tödlich infizieren. SELLARDS und HINDLE zeigten, daß in eingefrorener Leber und Blut das Virus sich mindestens 2 Wochen hält und so zu Versuchen nach Europa verschickt werden konnte. Blut, das durch Berkefeldfilter V und N, sowie Seitzfilter filtriert war, war infektiös. Berkefeld-W-Filter hielten das Virus zurück. Es dringt nach BAUER und HUDSON durch die unverletzte Haut. Auch Macacus sinicus war empfänglich, aber weniger stark, andere Affen und Meerschweinchen waren refraktär. Auch die Übertragung durch Stegomyien gelang (näheres s. S. 172).

Irgendwelche Erreger, besonders Leptospiren konnten bisher weder bei Menschen, Affen noch Stegomyien festgestellt werden.

Kürzlich berichteten KUCZYNSKI und HOHENADEL, daß ihnen Kultur eines Bacteriums auf komplizierten „physiologischen Nährböden" gelungen sei; sie nannten es Bacillus hepatodystrophicans; sie fanden bis zur 11. Passage „relative Virulenz" für Affen. Die Versuche bedürfen noch der Bestätigung.

Klinik. Die Inkubation beträgt nach experimentellen Übertragungen und natürlichen Beobachtungen im Mittel 3—5 Tage, kann aber auch 12 Tage dauern.

Der Beginn der Erkrankung ist gewöhnlich ein plötzlicher, indem meist mitten aus vollem Wohlsein mit einem mehr oder weniger heftigen Schüttelfrost die Temperatur rasch ansteigt, um sofort oder in den nächsten Tagen den Höhepunkt von 40° und mehr zu erreichen. Selten gehen unbestimmte Prodromalerscheinungen voraus. Die ersten Krankheitserscheinungen sind vor allem heftiger Stirnkopfschmerz, epigastrisches Angstgefühl und starke Lendenschmerzen, manchmal auch solche in den Extremitäten. Man unterscheidet nun eine erste Periode von 3 Tagen, in der das Fieber hochansteigt, manchmal auch kleine

Intermissionen macht. Während dieser Periode ist der Puls stark beschleunigt, 90—120 und mehr.

Die zweite Periode wird durch den Fieberabfall eingeleitet; die Temperatur fällt meist allmählich ab, die Pulsfrequenz sinkt. Nun zeigen sich besonders die schwereren klinischen Erscheinungen. In schweren Fällen entwickelt sich die charakteristische Gelbfärbung der Haut, auch die Skleren werden ikterisch, ferner treten nun Hämorrhagien auf. Hierhin gehören Nasenbluten, solches der Zunge und Mundschleimhaut, Darmblutungen mit Entleerung schwarzer diarrhöischer Stühle und vor allem Erbrechen, wobei zunächst gelblicher Schleim, dann aber schwärzliche, kaffeesatzartige Massen (Vomito negro) erbrochen werden. Es handelt sich dabei um durch den Magensaft veränderte Blutfarbstoffe.

Der Urin ist schon von Anfang an etwas vermindert, zeigt zunächst wenig Eiweiß, wird aber nach einigen Tagen spärlicher und enthält sehr starke Mengen Eiweiß. Harnblutungen sind sehr selten. Die Leber ist äußerst schmerzempfindlich, ebenso die Magengegend. Eine stärkere Leberschwellung ist klinisch nicht festzustellen. Auch die Milz ist nicht vergrößert.

In ausgeprägten Fällen ist am 6. und 7. Tag das oben geschilderte Bild am charakteristischsten. Das Sensorium ist

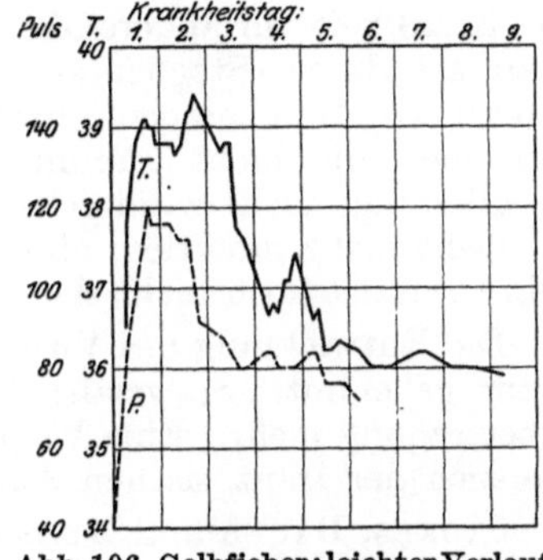

Abb. 106. Gelbfieber; leichter Verlauf. (Nach OTTO.)

gewöhnlich frei. Der Kräfteverfall schreitet rasch fort, der Tod tritt meist zwischen dem 5. und 9. Tage ein. Kurz vor dem Tode treten Delirien und Krämpfe auf. Kommt es zur Genesung, so steigt zunächst die Urinmenge, das Erbrechen läßt nach, die Temperatur wird normal. Die Rekonvaleszenz zieht sich aber stets wochenlang hin. Als weiteres Symptom der Erkrankung wird ein charakteristischer Geruch der Kranken nach fauligem Fleische angegeben.

In leichten Fällen ist das Bild wenig ausgeprägt, zumal die Fieberkurve sehr wechseln kann und sie erscheinen einfach als leichte gastrische Fieber, vielleicht mit geringgradigem Ikterus. Solche Formen führen über zu abortiven, vielleicht ganz unbemerkt bleibenden Fällen, die für die Erhaltung und Weiterverschleppung der Keime epidemiologisch sehr wichtig sind.

Es scheint, daß in Ländern, in denen Gelbfieber endemisch ist, solche abortiven Fälle nicht selten sind und daß vor allem auch Kinder unter solchen leichten Symptomen erkranken können.

Differentialdiagnostisch kommen in Frage Schwarzwasserfieber nach dem Aussehen der Kranken, das aber, sobald dabei hämoglobinurischer Urin entleert wird, sich von Gelbfieber unterscheidet; nur abortive Fälle oder sog. larvierte können ihm gleichen. Auch Denguefieber, besonders schwere Fälle davon, können dem Gelbfieber ähnlich sein. Die Ähnlichkeit leichter Fälle mit Magendarmkatarrhen oder anderen leichten fieberhaften Erkrankungen ist oben bereits erwähnt. Vor allem mit Weilscher Krankheit ist aber eine Verwechslung möglich und es ist jetzt so gut wie sicher, daß die Fälle Noguchis mit positivem Spirochätenbefund dieser Krankheitsgruppe zugehörten.

Übertragungsweise. Finlay hat bereits anfangs der 80er Jahre gezeigt, daß die Übertragung durch eine Stechmücke Stegomyia calopus erfolgt. Durch die Arbeit der amerikanischen Gelbfieberkommission auf Cuba, der französischen in Brasilien und anderer Untersucher ist bezüglich der Übertragung folgendes festgestellt worden:

Während der ersten drei Krankheitstage kreist das Virus im Blute. Man kann während dieser Zeit durch Vollblut, durch Serum, auch durch solches, das Berkefeld- und Chamberlandfilter passiert hat, die Krankheit auf andere Menschen überimpfen. Vor allem aber konnte man sie durch Stegomyien übertragen, die während dieser Periode infektiöses Blut gesogen hatten und frühestens 12 Tage später Personen, die nicht immun waren, angesetzt wurden. Nach einigen — allerdings nicht zahlreichen — Versuchen ist das Blut vom 4. Tage an nicht mehr infektiös; ob es während der Inkubation schon infektiös sein kann, ist noch nicht sicher erwiesen; einige Versuche waren negativ.

Die Entwicklung des Virus in der Mücke wird durch niedere Temperatur gehemmt. So gelang Marchoux und Simond bei 20° C keine Übertragung mehr. Eine Vererbung im Zwischenwirt ist nur in einem Versuch der französischen Autoren gelungen.

Stokes, Bauer und Hudson konnten auch bei der westafrikanischen Epidemie 1928 durch Stegomyien, die an Menschen oder Affen gesogen hatten, das Virus übertragen, einmal infizierte Mücken bleiben für ihr ganzes Leben — in den Versuchen mehr als 3 Monate — infektiös, Vererbung fanden sie nicht. Das Virus aus zerquetschten Mücken ging im Gegensatz zu dem Virus aus Blut nicht durch Filter. Die Versuche wurden von Mathis, Sellards und Laigret bestätigt, und in Brasilien von Aragão.

Eine Übertragung durch infizierte Se- und Excrete, Wäsche, Kontakt kommt nach allen Versuchen nicht vor, doch scheint Blut und Leber sehr infektiös zu sein.

Der **Überträger, Aëdes aegypti = Stegomyia calopus** = Stegomyia fasciata [1] gehört zu den Culiciden, er ist klein, zierlich, dunkelgraubraun; auf dem Rücken zeigt er eine silberweiße lyraförmige Zeichnung. Die einzelnen Beinglieder sind am Beginn weiß, so daß sie im ganzen geringelt erscheinen. Die Stegomyien sind in allen warmen Ländern weit verbreitet und bereits in Südeuropa vorkommend. Sie bedürfen zu ihrem Fortkommen Temperaturen, die gewöhnlich nicht unter 22° C sinken. Mit Vorliebe halten sie sich in Städten und Häusern auf und nur die Weibchen saugen Blut. Dabei konnte von der französischen Gelbfieberexpedition festgestellt werden, daß nur die jungen Mücken, vor der etwa am 4.—5. Tage erfolgenden ersten Eiablage zu jeder beliebigen Tageszeit Blut saugen, später aber nur noch die Nachtstunden bevorzugt werden. Dies erklärt auch den in Rio beobachteten Schutz der am mückenfreien Höhenort (Petropolis) übernachtenden Personen, da ja die jungen Mücken noch nicht übertragungsfähig sein können. Auch in den Verbreitungsgegenden fehlen die temperaturempfindlichen Mücken schon in größeren Höhen, von etwa 500 m an.

---

[1] Medizinisch spricht man wegen der Labilität der zoologischen Benennung am besten von „Stegomyien".

Die Lebensgewohnheiten gleichen denen von Culex. Wie diese legen sie selbst in kleinsten Wasseransammlungen ihre Eier ab. Diese werden einzeln dicht beieinander auf die Wasseroberfläche abgelegt und entwickeln sich je nach der Temperatur in 2—3 Wochen zu reifen Mücken. Eier, Larven und Puppen vertragen jedoch Temperaturerniedrigungen sehr gut und namentlich erstere können auch Austrocknung für mehrere Monate überleben.

Unterschiede zwischen den Stegomyien der verschiedenen Weltgegenden bestehen nicht.

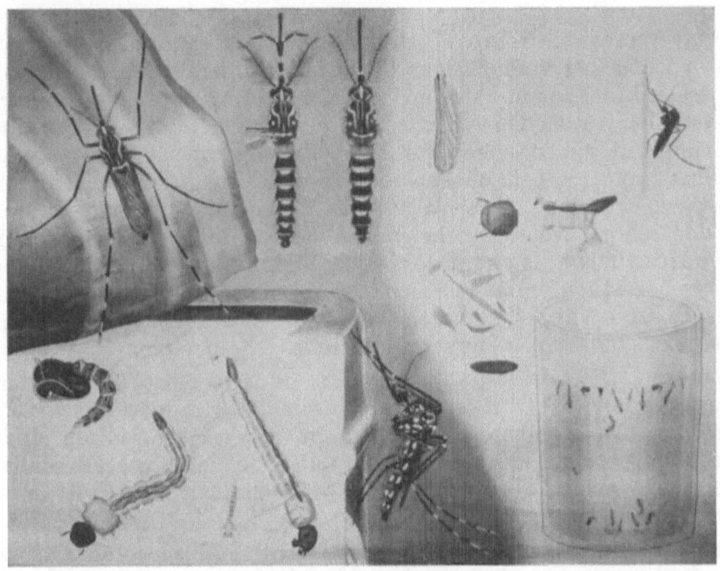

Abb. 107. Aëdes aegypti (Stegomyia calopus). Der Überträger des Gelbfiebers. Nach einer Tafel des Tropeninstituts (Dr. MARTINI comp., H. SIKORA pinx.).

Epidemiologisch wichtig ist, daß gegen das Gelbfieber eine angeborene Immunität bestehen kann. Wichtiger ist aber, daß das Überstehen der Krankheit eine Immunität erwerben läßt, die zwar keine absolute ist, aber Erkrankungen sog. „immuner Eingeborener" verlaufen milder. Vor allem erkranken Kinder — wie oben erwähnt — meist relativ leicht und sind dann später immun. Daß immun gewordene Individuen Parasitenträger bleiben und so für Erhaltung des Virus in einer Gegend verantwortlich sind, ist nach dem festgestellten raschen Verschwinden des Virus aus der Blutbahn unwahrscheinlich; ebenso ist bisher kein Anhaltspunkt dafür vorhanden, daß Tiere als Virusträger (wie bei WEILscher Krankheit die Ratten) wirken. Auch Vererbung in der Mücke dürfte in der Regel nicht vorkommen. So ist in Ländern, wo immer nur zeitweise Gelbfieber plötzlich aufflackert, an leichte, abortive Fälle unter relativ immunen Eingeborenen, durch die das Virus erhalten bleibt, als Ursache zu denken (BRYCE, Westafrika).

Pathologische Anatomie. Charakteristisch ist die nach dem Tode noch zunehmende gelbe Verfärbung der Haut mit starken bläulichen Totenflecken. Magen- und Darmtractus zeigen Gefäßinjektion und mehr

oder weniger stark ausgeprägte Hämorrhagien. Die Leber zeigt starke
Gelbfärbung und mikroskopisch starke Fettablagerung. Nach Rocha
Lima finden sich überall verstreut, b e s o n d e r s in den intermediären
Zonen der Acini, nekrotische Zellen (v e r s p r e n g t e N e k r o s e n), während
verfettete und gut erhaltene Zellen in der peripheren und zentralen
Zone überwiegen. Auch die anderen Organe zeigen Fettablagerung,
auch häufig Herz und Niere, aber nicht fettige Degeneration (Rocha
Lima).

Die „versprengte Nekrose" Rocha Limas ist jetzt als diagnostisch
überaus wichtig bei verdächtigen Todesfällen überall anerkannt worden
und in erster Linie zu untersuchen; sie ist in Hämatoxylineosinpräparaten
gut feststellbar; auch bei Affen ist sie charakteristisch. Eine s c h a r f e
Begrenzung auf die intermediäre Zone, die aber meist bevorzugt wird,
hat Rocha Lima nie behauptet. Diese Veränderung kommt differentialdiagnostisch vor allem gegen Weilsche Krankheit in Frage. Das Auftreten der schon früher beschriebenen Kalkzylinder in den Nieren bezeichnet Hoffmann als charakteristisch. Torres fand in den Zellkernen
der Leber künstlich infizierter Affen ähnliche Veränderungen, wie sie
bei Herpes und Varicellen beschrieben sind, nämlich acidophile intra-
nucleäre Einschlüsse sog. oxychromatische Degeneration.

Prognose. Die Mortalität schwankt in den einzelnen Epidemien
zwischen 20 und 96%. Besonders bei nicht Ortseingesessenen ist sie
stets größer. Temperaturen über 39,5 in dem Fieberstadium sind bereits ungünstig, solche über 41° lassen auf tödlichen Ausgang schließen.
Ebenso sind im 2. Stadium der Eiweißgehalt und die Urinmenge
prognostisch zu verwerten.

Therapie. Eine spezifische Therapie gibt es bisher nicht, sondern
man muß sich mit symptomatischen Mitteln behelfen. Außer Bettruhe,
auch in leichten Fällen, wird während des 1. Stadiums flüssige Diät
empfohlen, ferner Diuretica, Herztonica. Bekämpfung des Brechreizes
erfolgt durch Eispillen u. dgl. Alkalien sind vielfach angewandt worden,
insbesondere Natrium bicarbonicum als Getränk und als Einlauf.

Salvarsan hat sich im allgemeinen als unwirksam erwiesen, nur
Aragão gibt an, mit Neosalvarsan in den ersten 3 Tagen Erfolg gehabt
zu haben; die erste Dosis müsse aber sehr stark (= 0,9 g) sein.

Jungmann empfiehlt gegen die Glykogen- und Zuckerverarmung,
die bei Gelbfieber eintritt, Kohlenhydrate in großer Menge zuzuführen;
Fettzufuhr würde die Verfettungsprozesse fördern und die Acidose vermehren. Er gab bei 2 Laboratoriumsinfektionen Traubenzuckerklysmen
und Traubenzuckerinfusionen mit kleinen Insulindosen nach F. P.
Richter. Er warnt vor Alkohol und Morphium und verwendete als
Herzmittel Ephetonin.

Versuche durch Vorbehandlung von Tieren mit Leber oder Blut
erkrankter Affen wirksame Heilsera zu erhalten, sind an verschiedenen
Stellen im Gange.

Prophylaxe. Glänzende Ergebnisse im Kampf gegen das Gelbfieber
sind durch die systematische Bekämpfung der Stegomyia und durch
die Verhinderung ihrer Infektion bei Epidemien erreicht worden. Aus

Havanna und Rio de Janeiro, später auch anderen Gebieten war es dadurch rasch gänzlich verschwunden.

Da das Virus nur die ersten 3 Tage im Blut kreist, werden die Kranken bei Epidemien sofort in entsprechend eingerichtete Krankenhäuser gebracht, oder es wird an Ort und Stelle ein Moskitoschutz um das Bett und Zimmer des Kranken angebracht. Sodann wird das „Gelbfieberhaus" ausgeräuchert, nachdem es im ganzen abgedichtet wurde. So wird zunächst während der Epidemie selbst in jedem einzelnen Fall der Schutz bzw. die Vernichtung der Mücken vorgenommen. Dann muß aber in der betreffenden Stadt der allgemeine Kampf gegen die Stegomyien durchgeführt werden. Es werden die Brutplätze, soweit möglich, unbrauchbar gemacht oder geschützt, z. B. Zisternen, Regentonnen durch Drahtschutz, kleine Teiche durch Besiedlung mit Mückenfeinden, Petrolisieren usw.; auch die Kanäle werden von Zeit zu Zeit mit schwefliger Säure durchgast. Besondere „Moskitobrigaden" allein für diese Tätigkeit müssen an Plätzen mit endemischem Gelbfieber unterhalten werden. Auch auf die Verschleppung von Stegomyia mit Schiffen — auf die manche frühere Epidemien zurückgeführt werden müssen — und Eisenbahn ist Bedacht zu nehmen.

Auf diese Weise sind Havanna, Rio, Panama und andere Gebiete völlig gelbfieberfrei geworden.

Eine spezifische Prophylaxe hat große Aussicht. Zunächst fanden STOKES, BAUER und HINDLE, daß sie mit 0,1 ccm Rekonvaleszentenserum Affen gegen Infektion mit tödlichen Mengen von Gelbfieberblut sowohl, wie gegen den Stich infizierter Stegomyien schützen konnten. HINDLE stellte aus Leber und Milz kranker Affen zuerst einen Impfstoff dar, indem er mit Organbrei eine $1^0/_{00}$ Formaldehydaufschwemmung herstellte. Außerdem fertigte er einen Phenolglycerinimpfstoff an; er setzte zu 1 Teil Leber- und Milzbrei 4 Teile einer Mischung von 600 Glycerin, 100 ccm $5^0/_0$ Phenol und 300 ccm destilliertes Wasser. Nach Filtrieren durch Gaze wurde der Impfstoff 1 Woche bei Zimmertemperatur, dann im Eisschrank aufbewahrt. Er konnte damit Affen gegen tödliche Infektionen schützen. ARAGÃO machte wegen der Schmerzhaftigkeit des Glycerinimpfstoffes beim Menschen einen solchen mit $2^0/_{00}$ Formol und $0,5^0/_0$ Phenol, den er zuerst bei Meerschweinchen auf bakterielle Sterilität prüft. Es sind bereits Versuche beim Menschen in Brasilien in Gang.

PETTIT, STEFANOPOULO und FRASEY mischten Virus mit Immunserum, das sie durch Vorbehandlung eines Pferdes mit Virus erhielten, hielten es 30 Minuten mit ihm in Kontakt und injizierten dann Affen; scheinbar erhielten sie auch so Schutzwirkung (nur ein Kontrollversuch).

KUCZYNSKI und HOHENADEL glauben, daß eine Schutzimpfung mit Serum und Kultur von ihrem Bacillus möglich sein wird.

Dengue.

Definition. Eine epidemisch auftretende Infektionskrankheit von meist gutartigem Verlauf mit mehrtägigem Fieber, Gelenk- und Muskelaffektionen und Exanthemen.

Die Krankheit hat eine große Anzahl lokaler Bezeichnungen in Kultur- und Eingeborenensprachen. Der Name Dengue kam während den Epidemien in Mittelamerika im 18. Jahrhundert auf, er stammt aus dem Spanischen und entspricht dem englischen dandy (wegen der merkwürdigen Körperhaltung der Befallenen). Sog. Drei-, Fünf-[1], Siebentagefieber[2] gehören zur Denguegruppe, auch Sandfliegenfieber, Sommerfieber, Klimafieber.

Geschichte und Geographie. Seit Ende des 18. Jahrhunderts sind eine Reihe von Dengueepidemien genauer beschrieben worden. Es tritt in tropischen und subtropischen Gegenden auf, wobei es oft erst nach vielen Jahren am gleichen Ort wieder schwere Epidemien verursacht. Solche Ausbrüche kommen besonders in Hafenstädten und Küstengegenden, aber doch auch im Binnenland vor. In Asien, Afrika, Australien, Amerika, Südeuropa sind solche Epidemien häufig beobachtet. (Freilich sind einige davon wohl das verwandte Pappatacifieber.) In Ägypten und Kleinasien tritt die Seuche in manchen Orten alljährlich zu bestimmten Zeiten auf. In heißen Sommern gelangt sie auch nördlicher und ist so an der Ostküste Nordamerikas und Südspaniens erschienen; eine schwere Epidemie herrschte 1928 in Griechenland.

Ätiologie. Während früher die verschiedensten Formen, wie plasmodienartige Gebilde in den Blutkörpern und Bakterien als Erreger angesehen wurden, die aber nicht als solche bestätigt werden konnten, hat 1920 Couvy in Beirut während der Inkubation Spirochäten im Blut gefunden. Sie waren äußerst fein mit 2—3 Windungen. Er fand sie 1921 auch 3 und 24 Stunden nach Beginn des Fiebers wieder und ebenso im beginnenden Fieberanfall eines Kaninchens, das er mit sechs zerquetschten Phlebotomen(?) infiziert hatte und das nach 9 Tagen Fieber bekam. Gomes de Faria fand bei einem Denguefall in Brasilien 1923 zu Beginn der Erkrankung im gefärbten Blutpräparat einige Spirochäten. Sie zeigten 2—3 grobe Windungen, die Enden waren hakenförmig umgebogen, der ganze Mittelteil schien aus ganz dichten Windungen zu bestehen. Sie messen 6—9 μ. Sie entsprachen also im Bau einer Leptospira. Ohne über die ätiologische Bedeutung Bestimmtes sagen zu können, schlägt er den Namen Leptospira couvyi vor. Carbo-Noboa fand 1924 in Guayaquil auf Meerschweinchen überimpfbare Leptospiren und nannte sie Leptospira asthenoalgiae.

Schon früher hatten Ashburn und Craig in Manila vergebens nach Spirochäten gefahndet. Sie konnten mit Blut infizieren, das Filter passiert hatte, die Microbacillus melitensis zurückhielten. Bei der schweren Epidemie in Griechenland 1928 wurden keine Leptospiren gefunden. Knowles und das Gupta machten mit Bezug auf die verschiedenen Leptospirenbefunde darauf aufmerksam, daß die als Pseudospirochäten bekannten Gebilde (s. S. 105) besonders im Dunkelfeld leicht für Leptospiren gehalten werden können.

Sellards und Siler fanden 1928 in Stegomyien, die an Kranken gesogen hatten, Rickettsien im Hinterdarm, meist frei, aber auch spär-

---

[1] Außerdem auch für eine ganz andere Krankheit mit fünftägiger Intermission angewandt (Febris quintana).
[2] Aber nicht das „Japanische Siebentagefieber".

lich in Epithelzellen, nicht in Speicheldrüsen oder außerhalb des Darmes. In Kontrollen fehlten sie. DUVAL gelang 1924 in der Golfregion von Nordamerika die Übertragung auf Meerschweinchen, die fieberhaft erkrankten, Passagen waren möglich, er fand aber keine Erreger im Dunkelfeld. Er beschrieb mit HARRIS Endothelwucherungen im lymphatischen System. Aus dem Blut von Menschen und Meerschweinen gelang ihnen auf Noguchinährböden die Kultur von rundlichen Körpern von 1—3 μ Durchmesser, die Berkefeldfilter-N und V passierten. KLIGLER und ASHNER fanden keine Leptospiren, konnten dagegen die Filtrierbarkeit durch Berkefeldfilter bestätigen. ASHBURN und CRAIG hatten bereits in Manila die Filtrierbarkeit bewiesen.

CLELAND und BRADLEY fanden 1916 in Australien in 32 experimentellen Infektionen, daß das Virus in Vollblut, Serum und Citratplasma enthalten sei. Von drei Infektionsversuchen mit gewaschenen Blutkörperchen gab einer ein positives Resultat. Chamberlandfiltrat war einmal in 5 Versuchen positiv. Im Eisschrank blieb der Erreger im Blut mindestens 7 Tage virulent. Durch Aufbringen von Blut auf die scarifizierte Haut, in die Nase und den Mund konnte keine Infektion erreicht werden. Sie hielten Dengue und Gelbfieber für eng verwandt mit mutiertem Erreger. BLANC, CAMINOPETROS und MANOUSSAKIS fanden Serum bei Zimmertemperatur dunkel aufbewahrt noch nach 54 Tagen virulent.

Übertragungsweise. Schon lange waren Insekten als Überträger verdächtigt worden. Außer Culex wurde vor allem Stegomyia calopus (Aëdes aegypti) beschuldigt. Die ersten Beweise für ihre Überträgernatur brachten CLELAND und BRADLEY 1916 in Australien. Von 7 Personen ihrer Stegomyiaversuche erkrankten 4 mit einer Inkubation von 5—9 Tagen, 2 Culexversuche blieben negativ. SILER, HALL und HITCHENS bewiesen in Manila endgültig, daß nur Stegomyia der Überträger ist. Das Blut der Kranken war für die Mücken nur an den ersten 3 Tagen infektiös, 11 Tage später waren die Mücken übertragungsfähig und blieben es, bis zu 66 Tagen, wahrscheinlich für die ganze Lebensdauer; Vererbung fand nicht statt. Alle Culexversuche blieben negativ. SCHULE bestätigte es und fand Übertragungsmöglichkeit nach 8 und mehr Tagen.

Klinik. Die Inkubation, von 1—5 Tagen schwankend, beträgt nach Versuchen fast stets $3^1/_2$ Tage. Eigentliche Prodromalerscheinungen kommen meist nicht vor, eventuell für einige Stunden Übelbefinden und rheumatische Schmerzen in den Gliedern.

Meist ist der Beginn ein ganz plötzlicher mit heftigen Schmerzen in einem oder mehreren Gelenken oder schmerzhafter Steifigkeit des Kreuzes, Rückens oder Genickes, die durch jede Bewegung verstärkt werden und fast völlige Unbeweglichkeit und Hilflosigkeit verursachen können. Oft wird besonders das Kniegelenk betroffen. Zugleich tritt rasch bis 39—40—41° steigendes Fieber ein. Der Puls soll anfangs beschleunigt sein, doch betont PONTANO, daß von Beginn an Bradykardie — wie bei Pappatacifieber — bestehe. Conjunctivitis, dunkle Röte des Gesichts und ein allgemeines Erythem am 1. Tag sind dabei sehr häufig; auch andere katarrhalische Erscheinungen treten im Verlauf des Fiebers auf. Die Haut ist heiß und trocken, plötzliche Schweißausbrüche kommen aber vor.

Das Fieber fällt meist nach 24—36 Stunden kritisch ab und
macht dann einige Tage nur noch kleine Erhebungen, steigt aber
am 3. oder 4. Tage nochmals höher, um dann am 6. oder 7. Tage
endgültig abzufallen. Manchmal fällt das Fieber auch langsam in 3 bis
4 Tagen. So kann der Typus der einzelnen Fälle in einer Epidemie sehr
schwanken. (Daher die verschiedenen Bezeichnungen Drei-, Fünfund Siebentagefieber.)

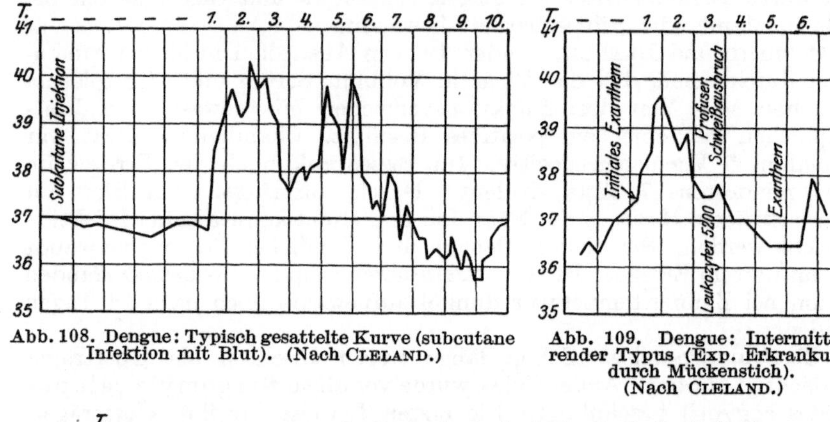

Abb. 108. Dengue: Typisch gesattelte Kurve (subcutane
Infektion mit Blut). (Nach CLELAND.)

Abb. 109. Dengue: Intermittierender Typus (Exp. Erkrankung
durch Mückenstich).
(Nach CLELAND.)

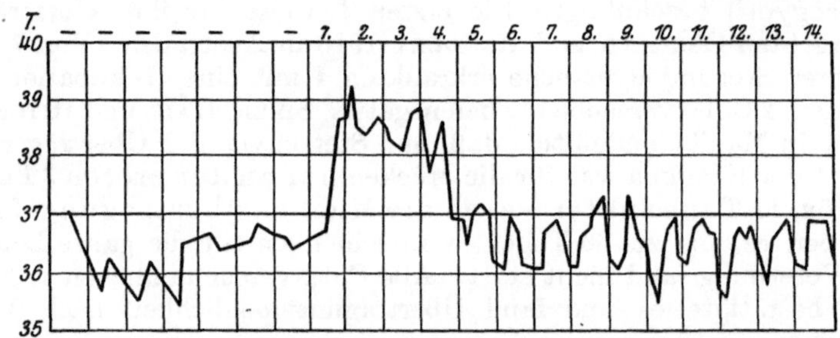

Abb. 110. Dengue: Kurzer kontinuierlicher Typus (subcutane Infektion mit Blut).
(Nach CLELAND.)

Der erste, kritische Fieberabfall ist oft begleitet von profusem
Schweißausbruch mit süßlich faulem Geruch, der dem der Weinraute
(Ruta graveolans) ähnlich sein soll. Ferner kommt es dabei manchmal
zu Diarrhöen, starker Diurese und zu Epistaxis. Das Erythem schwindet
sofort bei Fieberabfall.

Der zweite Fieberanfall kann manchmal ganz leicht sein. Schon
vor ihm oder mit ihm tritt ein Exanthem auf, das durch seine Vielgestaltigkeit ausgezeichnet ist; bald gleicht es einer Roseola, bald Masern,
Scharlach oder sogar Urticaria. Es bleibt meist 24—48 Stunden bestehen und schuppt dann in kleienartigen kleinen Schuppen ab, was sich
bis zu 2—3 Wochen hinziehen kann. Das Exanthem beginnt mit Vorliebe an den Handflächen, Handrücken und dann auf die Vorderarme

übergehend; später sind Brust und Rücken besonders befallen. Die Flecken verschwinden auf Druck und werden sehr selten hämorrhagisch. Das Exanthem ist besonders zu Beginn oft von starkem Juckreiz begleitet. In ganz leichten Fällen kann das Exanthem auch fehlen.

Während dieses Verlaufes besteht Appetitlosigkeit und meist sehr starkes Krankheitsgefühl.

Manchmal kommt es nach 8—10 Tagen nochmals zu Fieber und einem 2. Exanthem.

Bei Heilung tritt bisweilen rasch Erholung ein, meist aber besteht noch wochenlang Schlaflosigkeit, Verstopfung und nervöse Schwäche. Auch rheumatische Beschwerden einzelner Muskelgruppen oder Gelenke können noch längere Zeit bestehen oder nach Wochen plötzlich auftreten. Die Schwere schwankt etwas in den verschiedenen Epidemien.

So wurde 1911 in Beirut eine durch schwere Komplikationen gekennzeichnete Epidemie beobachtet mit Blutungen in die Haut und Schleimhäute, Hämo- und Metrorrhagien, Aborten, schweren Darmerscheinungen, Myokarditis, Conjunctivitis, Ödemen, langem, sich über 2—3 Wochen hinziehendem Verlauf mit unregelmäßigem Fieber und Rezidiven in 15% der Fälle.

Bei der Epidemie in Athen 1928 konnten eine Reihe wichtiger klinischer Erscheinungen beobachtet werden. So traten sehr oft an den ersten Tagen schwere gastrointestinale Störungen auf; z. B. Erbrechen mit heftigen Schmerzen im Epigastrium, die längere Zeit anhalten konnten und zu hochgradiger Schwäche führten; ferner Durchfälle von einfachen diarrhoischen bis zu schleimig-sanguinolenten Stühlen (sog. gastrointestinale Form), auch unstillbarer Singultus. Hämorrhagien der Haut und Schleimhaut waren häufig. Vor allem wurden schwere nervöse Symptome beobachtet, wie Delirien, Meningitis, Encephalitis, Myelitis, Polyneuritis und postinfektiöse Psychosen. In schweren Fällen trat Albuminurie und Nephritis auf. Von Komplikationen wurden Parotitiden, Otitis, diffuse Furunculose und Bronchopneumonie gesehen. (Nach PONTANO.)

In Columbien sah TASCON auch „schwarzes Erbrechen", wie bei Gelbfieber, und andere schwere Symptome; auch EDINGTON sah in Südafrika Blutbrechen.

Andererseits kommen in allen Epidemien auch ganz leichte Fälle vor, die ohne Fieber verlaufen können, nur allgemeine Schlappheit für einige Tage fühlen.

Einen charakteristischen Befund zeigt das Blut, den KIEWIET DE JONGE zuerst erkannte, nämlich eine starke Leukopenie mit Abnahme der Segmentkernigen bis zu 40% und einer relativen Zunahme der Lymphocyten und der Monocyten. Die roten Blutkörperchen zeigen keine Veränderung.

Die **Diagnose** ist meist nicht schwer, da die Krankheit stets in Epidemien auftritt. Bei plötzlichem Auftreten auf Schiffen unter der Besatzung nach Anlaufen eines Hafens südlicher Breite ist sofort an Dengue zu denken. Influenza, Grippe und das verwandte Pappatacifieber können noch am ehesten damit verwechselt werden. In schweren Fällen erinnert es auch manchmal an Gelbfieber.

Die **Prognose** ist günstig, Todesfälle durch Dengue allein kommen selten vor; Komplikationen bei alten und kranken Leuten sind bei schweren Epidemien häufig. Nachkrankheiten kommen vor, unter solchen sind auch Keratitiden beschrieben.

Therapie. Die Therapie ist bisher rein symptomatisch. Bettruhe, Fiebermittel und Antirheumatica.

Epidemiologie. Die Dengueepidemien treten immer zu bestimmten Jahreszeiten, meist zur heißen Zeit auf; die Dauer der Epidemie beträgt dann meist mehrere Monate; eine Bevorzugung bestimmter Rassen, Alter oder Klassen besteht nicht. Schwärmen der Stegomyien fällt stets mit der „Denguesaison" zusammen.

Vielfach sind Phlebotomen die Überträger einer Krankheit der Denguegruppe, die aber — wie im folgenden Kapitel ausgeführt — wenn auch naheverwandt, so doch nicht damit identisch zu sein scheint, wie von französischer Seite (SARRAILHE) angenommen wurde, der sie als „Mittelmeer-Dengue" bezeichnete. Eine Reihe als Dengue angesehener Epidemien sind demnach wahrscheinlich „Pappatacifieber".

Immunität kommt durch Überstehen der Erkrankung zustande, wie Infektionsversuche und epidemiologische Erfahrungen ergeben haben. Mehrfache Erkrankungen der gleichen Personen in der gleichen Epidemie kommen jedoch vor; andererseits sind Personen beobachtet, die gegen natürliche Ansteckung und experimentelle Blutinfektion völlig refraktär waren (ASHBURN und CRAIG).

Die **Bekämpfung** liegt in Maßnahmen gegen die Stechmücken und allein Moskitoschutz bzw. energische Mückenbekämpfung hat sich mehrfach bei Epidemien als ausreichend erwiesen, wie z. B. in Port Said.

Pappatacifieber.
(Phlebotomusfieber, Dreitagefieber. Hundsfieber Dalmatiens.)

Definition. Eine epidemisch auftretende akute Infektionskrankheit von gutartiger Prognose mit hohem, etwa 3 Tage dauerndem Fieber mit starken Allgemeinstörungen.

Geschichte und Geographie. In Dalmatien war den österreichischen Ärzten seit langem eine in der heißen Jahreszeit auftretende, zahlreiche Soldaten befallende Krankheit bekannt, deren Klinik durch PICK und TAUSSIG klargestellt und deren Übertragungsweise durch Phlebotomen, die TAUSSIG als Überträger erkannt hatte, von DÖRR experimentell bewiesen wurde. Seitdem zeigte sich, daß die von ihnen „Pappataci-fieber" genannte Krankheit weit verbreitet ist. Es ist beobachtet auf dem Balkan, in Italien, Portugal, in den anderen europäischen sowie den afrikanischen und asiatischen Mittelmeerküstenländern und -inseln (z. B. Cypern, Malta, Kreta, Kleinasien, Syrien, Palästina, Türkei, Ägypten), in Südfrankreich, in Vorderindien, China (Tientsin, Peking, Hongkong), Südamerika, Ostafrika. Wahrscheinlich ist es aber noch viel weiter verbreitet und bisher zur Dengue gestellt worden, mit der es nahe verwandt ist.

Klinik. Die Inkubation beträgt 3—7 Tage. Leichte Prodromalerscheinungen von kurzer Dauer, wie mehrstündiges Unbehagen kommen vor. Meist ist aber der Beginn ein plötzlicher mit steilem Temperaturanstieg, bei dem in etwa 6 Stunden 40—41° erreicht werden.

Das Fieber beginnt mit leichtem Frösteln. Am 1. Tag bleibt es hoch mit geringen Schwankungen, um am 2. und 3. Tag mit kleinen Remissionen lytisch abzufallen. Bei ganz leichten Fällen kann es 48 Stunden und selbst nur 24 Stunden dauern, manchmal hält es auch 4—5 Tage an, wobei am Ende des 2. Tages meist ein Absinken und am 3. oder 4. eine neue Steigerung auftritt.

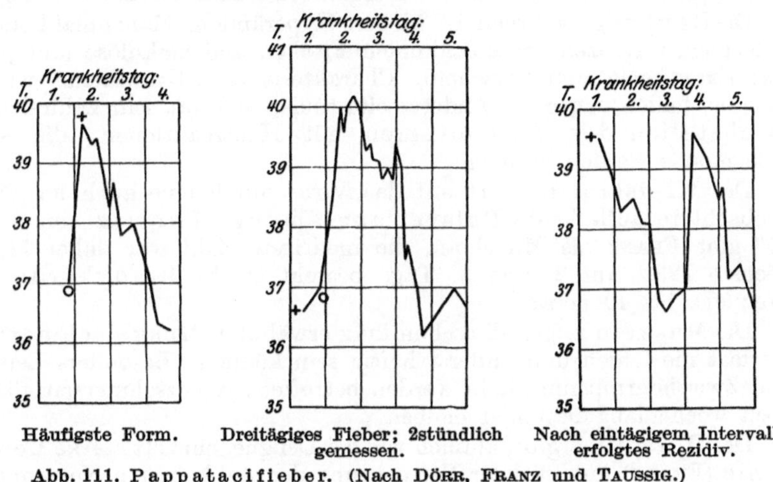

Abb. 111. Pappatacifieber. (Nach Dörr, Franz und Taussig.)

Von Organen ist das Nervensystem am intensivsten beteiligt. Es besteht heftiger Kopfschmerz, besonders in der Stirn, den Schläfen und Augenhöhlen. Die Augen brennen als ob Pfeffer darin wäre (Weinberg). Sehr starkes Krankheitsgefühl ist meist vorhanden und kann sich bis zu Apathie, schweren Depressionen, Erregungszuständen, Delirien, Krämpfen und Ohnmachten steigern. In Kreuz, Rücken, Waden können heftige rheumatische Schmerzen auftreten. Auch andere Muskelgruppen werden befallen, und man kann im Verlauf der sie versorgenden Nervenstämme Druckpunkte feststellen. Diese plötzlich auftretenden Schmerzen verschwinden meist mit dem Fieber. Im Anfall besteht fast völlige Schlaflosigkeit. Nach Abfall des Fiebers bleibt oft noch für Wochen eine hochgradige Neurasthenie, geistige Schwäche und allgemeine Schlaffheit zurück.

Charakteristisch ist das Verhalten der Augen. Es besteht starke Schmerzhaftigkeit der Bulbi auf Druck, Schmerzhaftigkeit bei Bewegung der Augenmuskeln und ferner eine eigentümlich lokalisierte Injektion der Conjunctiva, und zwar entweder als diffuse Rötung oder als keilförmige, in der Form eines Dreieckes auftretende Injektion, die im äußeren Augenwinkel mit der Spitze gegen die Cornea zum Vorschein kommt oder als eine streifenförmig vom Hornhautrande nach den Augenwinkeln ziehende der dortigen Blutgefäßstränge.

Die Schleimhaut des Rachens ist oft intensiv gerötet; Hämorrhagien der Mund- und Nasenhöhle, auch heftiges Nasenbluten sind nicht selten; auch Metrorrhagien und Hämaturie sind beobachtet (SCHAPIRA).

Der Appetit liegt darnieder, starkes Erbrechen ist häufig. Der Stuhl ist meist angehalten, bei und nach der Entfieberung kommen auch Durchfälle vor, die sogar von Schleim und Blut begleitet sein können; auch choleraähnliche und dysenterische Stühle sind beobachtet. WEINBERG sah in der Türkei auch Durchfälle mit Blut als Initialsymptom.

Die Haut zeigt während des Fiebers Hyperämien. Manchmal kommen Petechien, vereinzelte roseolaähnliche Flecken und makulöse und papulöse Exantheme zum Vorschein. Charakteristische Exantheme, wie bei Dengue, fehlen dagegen. Andererseits finden sich oft sehr zahlreich die Stichstellen der Phlebotomen mit Hautreaktionen, die sogar phlegmonös werden können.

Der Kreislauf reagiert auf das Virus durch eine auch im Fieber beobachtete auffallende Pulsverlangsamung. Frequenz von 92 bei 40° gibt FRANZ als Mittel an, die niedrigste Zahl war dabei 74, die höchste 123. Am 2. und 3. Tage besteht starke Bradykardie mit Frequenz bis 40 herab.

Die Muskeln zeigen die schon kurz erwähnten Muskelschmerzen, die fast nie fehlen und äußerst heftig sein können. Besonders Lenden- und Zwischenrippenmuskeln werden betroffen; Kreuzschmerzen können noch wochenlang bestehen bleiben.

Das Blutbild ergibt, ähnlich wie bei Dengue, eine oft starke Leukopenie (FRANZ) mit initialer Vermehrung der stabkernigen Neutrophilen bei allgemeiner Neutropenie, Lymphocytose und Monocytose (V. SCHILLING). Auch Aneosinophilie (PELLECK und v. MÜLLERN, V. SCHILLING) ist beobachtet.

Rückfälle treten innerhalb 2—6 Wochen nicht selten auf und sind den ersten Anfällen ähnlich, vielleicht handelt es sich auch um Neuinfektion. BRACK sah sie in 33% der Fälle in der Türkei. ADELMANN sah in den Dardanellen nach 60 Tagen solche Wiedererkrankungen, SCHAPIRA in Haifa noch nach 4—5 Monaten. Später scheint häufig eine Immunität zu entstehen, die vielleicht für Lebenszeit bestehen bleibt.

Die **Prognose** ist — wie bei Dengue — stets günstig; doch dauert die Rekonvaleszenz oft viele Wochen lang.

Die **Diagnose** wird erleichtert durch das epidemische Auftreten. Differentialdiagnostisch kommt natürlich vor allem Dengue in Frage, mit der das Pappatacifieber noch oft identifiziert wird. Ihr gegenüber wird vielfach das Verhalten des Pulses und das Fehlen des charakteristischen Exanthems angeführt; vor allem zeigten auch klinische Beobachtungen an den Dardanellen (GÄRTNER, ADELMANN) und in Kleinasien (V. SCHILLING) während des Krieges, wo nach Dengueepidemien solche von Pappatacifieber auftraten, die Verschiedenheit der Erkrankung.

Epidemiologie und Übertragungsweise. DÖRR gelang es, den Beweis der von TAUSSIG vermuteten Überträgernatur von Phlebotomus papatasii zu erbringen und das Verhalten des Virus im Blut festzustellen.

Er fand, daß das Virus am 1. Krankheitstag im Blut zirkuliert und auch im Serum enthalten ist und daß es Berkefeld- und Reicheltfilter passierte, während Pukallfilter es zurückhielt. Blut vom Ende des 2. Tages war bereits avirulent. Mit Phlebotomen aus dem Endemiegebiet, und zwar mit natürlich und künstlich infizierten, gelang die Übertragung. Sie waren erst infektiös, wenn 8 Tage nach dem Saugen vergangen waren.

Das Virus ist in den Phlebotomen wahrscheinlich auf die Nachkommenschaft vererblich, da alle Phlebotomen im Winter sterben; so erklärt sich vielleicht auch der leichte Verlauf der ersten Fälle im Anfang der Epidemie (DÖRR und RUSS). Die Versuche DÖRRs konnten von BIRT in Malta bestätigt werden, der vor allem auch erst 7—10 Tage nach der Infektion der Phlebotomen wieder übertragen konnte, sowie von NAPOLITANI und TEDESCHI in Italien.

Die **Phlebotomen** gehören zur Ordnung der Dipteren, Familie Psychodiden, Genus Phlebotomus. Der Hauptüberträger scheint Phlebotomus papatasii, nach dem Vulgärnamen Pappataci (italienisch, etwa = stiller Fresser). Sie kommen in Südeuropa, Afrika, Asien, Kleinasien, Mittel- und Südamerika vor und sind sicher noch weiter verbreitet.

Sie sind etwa 2 mm lang. Ihr Körper ist ziemlich durchsichtig, nur das Weibchen saugt Blut, und zwar an Menschen und Tieren und erscheint dann rötlich durchscheinend, später mit fortschreitender Verdauung schwärzlich. Charakteristisch ist die starke Rückenkrümmung des Thorax, an dem der Kopf unbeweglich starr ansitzt. Letzterer ist klein mit großen vorstehenden Augen. Der Rüssel ist fast so lange wie der Kopf. Der Körper ist mit feinen Haaren bedeckt. Typisch ist die Stellung der Flügel, die beim Sitzen nach aufwärts gehalten werden mit gesenkten Rändern („Engelstellung" nach GRASSI).

Die Phlebotomen stechen besonders gern in der Dämmerung und nachts. Bei Tage im Freien an ihren Brutplätzen sitzend, suchen sie erst nach Sonnenuntergang die Wohnräume auf oder sitzen tagsüber in dunklen Ecken solcher. Die Eier werden dicht nebeneinander abgelegt; in wenigen Tagen schlüpfen Larven aus. Brutplätze sind nach MARETT Schutt, Gemäuer, Gewölbe usw., die dunkel und feucht sind. Die Larven häuten sich mehrmals und verpuppen sich scheinbar erst nach längerer Zeit. Wahrscheinlich überwintern die Larven im Herbst, um sich erst im Frühjahr bei Beginn der heißen Jahreszeit zu verpuppen und in einigen Tagen auszuschlüpfen.

Die Epidemien sind eng mit dem Auftreten der Phlebotomenschwärme verknüpft. Daß das Virus wahrscheinlich vererbt wird, ist — wie erwähnt — anzunehmen. Es wird vermutet, daß auch Tiere an Pappatacifieber erkranken und also als Virusträger wirken können. So gibt WACKELING aus Ägypten an, daß bei Rindern Dreitagefieber vorkomme und sie ein Virusreservoir seien, während BRACK bei einer Epidemie in

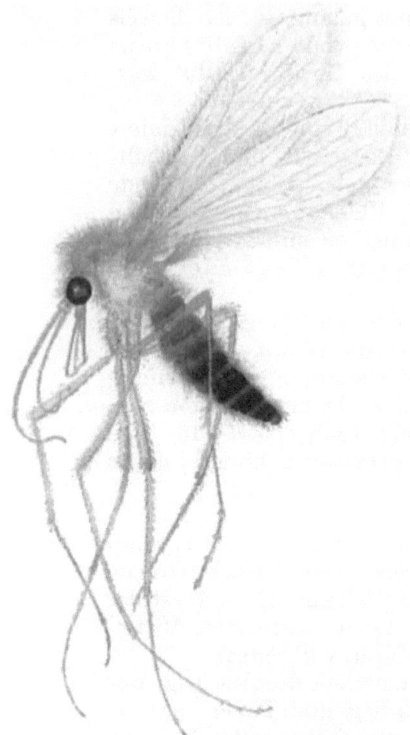

Abb. 112. Phlebotomus papatasii. Etwa 17fach. (Nach NEUMANN u. MAYER: Tierische Parasiten.)

der Türkei bei Pferden 2tägiges Fieber mit Schwächeerscheinungen beobachtete.

Die **Bekämpfung und Prophylaxe** beruht im Kampf gegen die Phlebotomen. Moskitonetze schützen bei der Gewohnheit der Phlebotomen, in der Dämmerung und nachts zu stechen, aber nur, wenn sie engmaschig (Maschenweite höchstens 1,5 mm) sind. Da die Mücken in den Zimmern an Wänden und Decken sich aufhalten, hat man auch dort sie zu bekämpfen versucht. Von allen Mitteln scheint sich das von NEWSTEAD empfohlene Formalin in 1%iger Lösung bewährt zu haben, das verstäubt wird. V. SCHILLING und SCHIFF fanden es auch in der Türkei erfolgreich. Eine Bekämpfung der Brut an den Überwinterungsplätzen ist bisher noch nicht gelungen.

Die **Ätiologie** ist noch nicht geklärt. WHITTINGHAM konnte 1922 auf Malta in 6 von 22 Fällen von „Sandfly fever" Spirochäten züchten. V. SCHILLING sah einmal in einem Phlebotomus 8 Tage nach dem Saugen an einem Kranken rickettsiaähnliche Körperchen massenhaft im Darmausstrich.

Kedani-Krankheit, Tsutsugamushi-Krankheit.
(Japanisches Überschwemmungsfieber.)

Definition. Eine in Japan und Formosa endemische Infektionskrankheit, die mit Fieber und Exanthem verläuft und durch Milben übertragen wird.

Geschichte und Geographie. Schon lange war in Japan eine in bestimmten Gegenden stets zur heißen Jahreszeit in Überschwemmungsgebieten auftretende typhusähnliche Krankheit bekannt. BÄLZ und KAWAKAMI benannten sie 1879 als „Überschwemmungsfieber". KITASATO schloß sich der Ansicht der Einwohner an, daß der Stich der „roten Milbe", Akamushi, die Krankheit vermittle.

Die Krankheit kommt in den Regierungsbezirken Niigata und Akita Japans, sowie in Gebieten Formosas vor. Anscheinend kommt sie auch in China vor. Ähnliche Krankheiten sind in anderen Gegenden beobachtet, besonders Sumatra, Indien, Malay States, Indochina, Australien, Philippinen (s. auch S. 187).

Ätiologie. Eine ganze Reihe angeblicher Erreger sind im Laufe der Jahre beschrieben worden. Das Virus kann von Menschen auf Affen übertragen werden, die von der typischen Krankheit befallen werden; ebenso auf Meerschweinchen und Feldmäuse, bei denen man es durch 3—5 Generationen weiterimpfen kann, ohne daß sie selbst erkranken (KITASHIMA und MIYAJIMA). Durch 15 Minuten langes Erhitzen auf 45° oder Zusatz von Wasser und Glycerin wird das Virus vernichtet. Durch Berkefeldfilter ist es nicht filtrierbar. In Ausstrichen der übertragenden Milben und deren Larven fanden KITASHIMA und MIYAJIMA Sproßpilze und schlugen den Namen Chlamydomyces akamushi vor. Ein anderer angeblicher Erreger ist von HAYASHI beschrieben worden = Theileria tsutsugamushi; FAUST glaubt ihn auch im Jangtsetal bei hierher gehörigen Krankheitsfällen gesehen zu haben. Auch ISHIWARA und OGATA beschrieben einen kokkenähnlichen Erreger. SELLARDS glaubt rickettsiaähnliche Körperchen gezüchtet zu haben, die er Rickettsia nipponica benannte. NAGAYO und seine Mitarbeiter beschrieben rickettsia-

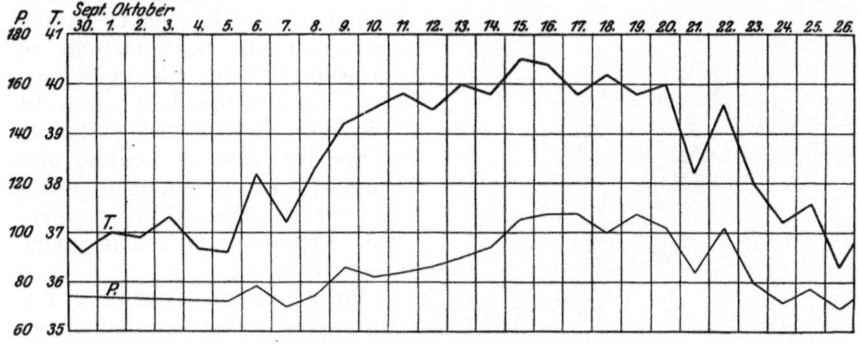

Abb. 113. Kedanikrankheit. Fieberkurve. Am 29. Sept. von Milbe gestochener 47jähr. Mann. (Nach KITASHIMA und MIYAJIMA.)

ähnliche Einschlüsse in Lymphdrüsen, Milz, Haut und Blut — teils frei, teils in Histiocyten —, sie färbten sich nur mit Azur II. KAWAMURA, der die Krankheit eingehend erforschte, konnte alle diese Befunde nicht bestätigen. In seinen Versuchen schien das Virus an den Leukocyten zu haften, auch in der Flüssigkeit von künstlichem Ascites bei infizierten Affen war es enthalten.

Klinik. Die Inkubation beträgt 5—12 Tage, im Mittel 8. Nach allgemeinen Prodromalerscheinungen setzt mit ein- oder mehrmaligem Frösteln, Fieber ein, das nach 3—4 Tagen sein Maximum von 40—41° C erreicht und eine hohe Kontinua bildet. Nach 1—3 Wochen sinkt das Fieber langsam lytisch ab.

· An der Infektionsstelle, nämlich der Milbenbißstelle, entsteht eine umschriebene Hautnekrose. Ihr Lieblingssitz sind Achselhöhle, Genitalien und Leistengegend. Die Stichstelle kann sich auch zu einem Geschwür umwandeln. Die der Stichstelle zunächstgelegene Lymphdrüse schwillt schmerzhaft an, während die zuführenden Lymphgefäße frei bleiben; sekundär können auch weitere Lymphdrüsen anschwellen. Es kommt nie zur Vereiterung, sondern zu allmählicher Rückbildung.

Am 3.—5. Tage kommt es auf dem Höhestadium der Erkrankung zur Ausbildung eines **Exanthems** in Form roter oder bräunlich roter Flecken oder kleiner Papeln, das nicht juckt. Es beginnt im Gesicht oder am Rumpf und breitet sich rasch über den Rumpf und die Extremitäten aus. Nach etwa einer Woche, in leichten Fällen schon nach einigen Tagen, verschwindet es ohne Abschuppung. Von anderen Symptomen besteht manchmal Stuhlverstopfung, manchmal Diarrhöe, seltener kommt es zu Darmblutungen. Die Milz ist häufig geschwollen. Bronchitis ist häufig.

Das Blut zeigt auf der Höhe des Fiebers eine hochgradige Leukopenie, später manchmal eine kurzdauernde Leukocytose. Die Gerinnungsfähigkeit soll herabgesetzt sein. Der Urin enthält Spuren von Eiweiß. Die Dauer der Krankheit schwankt je nach der Schwere; in günstigen Fällen kommt es in 4—5 Wochen zur Heilung. Schwere Fälle sterben meist zwischen dem 10. und 20. Tag. Der Tod erfolgt dabei durch Herzlähmung. Die Prognose ist in den verschiedenen Gegenden wechselnd, da die Krankheit an manchen Plätzen bösartiger verläuft. Die Sterblichkeit schwankt zwischen 25 und 30%. Sie ist größer bei älteren Leuten und Frauen; bei Personen über 60 Jahren soll sie über 50% betragen. Die Erkrankung macht keine absolute Immunität.

Pathologische Anatomie. Die Stichwunde zeigt eine umschriebene Koagulationsnekrose; die Umgebung ist mit Leukocyten infiltriert. In den benachbarten Lymphdrüsen findet man Rundzelleninfiltration und Nekrosen.

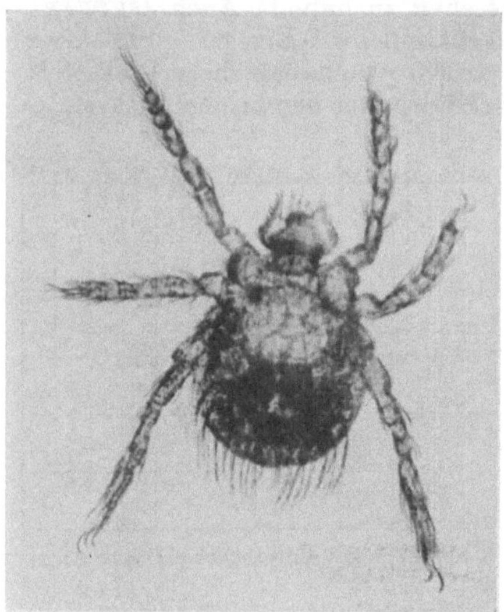

Abb. 114. Akamushi-Milbe, kurz nach dem Anhaften entnommen. 175mal vergr. (Nach Kitashima und Miyajima.)

Die Leber zeigt trübe Schwellung, die Nieren parenchymatöse Veränderungen, die Milz ist weich. Sonst zeigen sich keine typischen Organveränderungen.

Therapie. Man kennt bisher nur symptomatische Mittel.

Epidemiologie. Die Erkrankung tritt in den befallenen Gegenden im Sommer zur Zeit der größten Hitze und Feuchtigkeit auf, gewöhnlich in Überschwemmungsgebieten. Als Krankheitsvermittler wirkt eine dann dort massenhaft auftretende rote Milbe = Tsutsugamushi, Akamushi oder Kedani. Sie ist die sechsbeinige Larve einer **Trombidium**-art = **Trombidium akamushi** (Brumpt), [Leptotrombidium akamushi (Nagayo, Miyagawa, Mitamura, Inamura) oder Leptus akamushi (Miyajima und Okumura)]. Die natürlichen Wirte des Larvenstadiums dieser Milben sind **Feldmäuse** (Microtus montebellii), bei denen sie hauptsächlich in der Umgebung der Augen und an den Ohrmuscheln schmarotzen. Nach Hatori sowie Kawamura und Yamaguchi findet man sie in Formosa auch bei Ratten, Hunden, Katzen, Affen, Büffeln und Vögeln. Bei erkrankten Menschen kann man sie häufig noch in den Stichwunden nachweisen. Wie oben erwähnt, haben KITASHIMA und MIYAJIMA nachgewiesen, daß diese Feldmäuse als Virusträger wirken, ohne selbst zu erkranken. Die Milben selbst scheinen das Virus zu vererben und im Larvenstadium zu übertragen. Wenigstens gelang MIYAJIMA und OKUMURA mit im Laboratorium gezüchteten Larven die Infektion eines Affen. Ob auch ältere Stadien übertragungsfähig sind, ist praktisch nicht wichtig, da sie keine tierischen Schmarotzer mehr sind, doch konnten mit zerquetschten erwachsenen Milben Affen infiziert werden.

Prophylaxe. Durch systematische Bekämpfung der Feldmäuse, Kultivierung der Überschwemmungsgebiete und persönlichen Schutz gegen Milbenbisse (Schutzkleidung, Waschungen, Einreibungen) sind gute Erfolge erzielt worden. Die Milben im Boden können nach KAWAMURA durch Besprengen des Bodens mit Petroleumderivaten vernichtet werden.

Der Pseudotyphus von Sumatra.
(Eine Abart der Kedanikrankheit; „Milbenfieber" VAN DRIELS.)

Definition. Eine fieberhafte, akute Infektionskrankheit mit geschwürigem Primäraffekt, Lymphdrüsenschwellungen und Exanthem; der Kedanikrankheit nahe verwandt.

Verbreitung und Geschichte. 1909 berichteten SCHÜFFNER und WACHSMUTH über auf Sumatra beobachtete typhusähnliche Erkrankungen und gaben später an, daß die Krankheit häufiger sei und außer Eingeborenen auch Europäer befallen kann; eine besondere Saison besteht nicht.

Durch die Veröffentlichung SCHÜFFNERS wurde auf den Zusammenhang in anderen

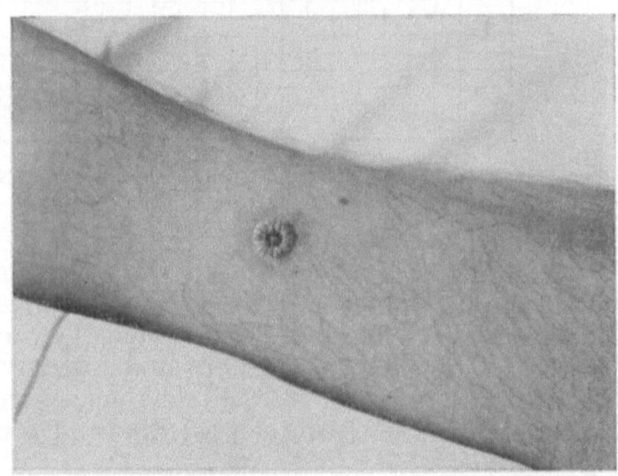

Abb. 115. Pseudotyphus (Kedani) von Sumatra. Nekrotische Bißstelle am Bein. (Orig. SCHÜFFNER phot.)

Ländern beobachteter rätselhafter Erkrankungen mit der Kedani- bzw. Pseudotyphusgruppe aufmerksam gemacht. So berichten über ähnliche Fälle YERSIN und VASSAL von einer Epidemie in Annam, NOC und GAUTRON sowie LAGRANGE sahen Fälle in Französisch-Indochina, WEIR in Korea, ASHBURN und CRAIG auf den Philippinen, DOWDEN in den Straits settlements, BREINL, PRISTLEY und FIELDING in North-Queensland (Mosman-Fieber). Von MEGAW sind vielleicht hierher gehörige Fälle in Britisch-Indien (Punjab) beschrieben; insbesondere aber beschrieben FLETCHER und FIELD das Vorkommen der Tsutsugamushikrankheit aus den Federated Malay States.

Ätiologie. Die Ursache ist unbekannt, jedoch scheint es so gut wie sicher, daß der Überträger ein Arthropode ist, nämlich auch eine Milben- oder Zeckenlarve, wie bei der Kedanikrankheit. In den Endemiebezirken Sumatras leiden die Arbeiter unter den Bissen kleinster roter Acarinen, die als Larven von zwei Gattungen: Trombidium und Cheyletus, bestimmt wurden. Einige der Kranken waren auch von größeren Acarinen gebissen worden. Inzwischen hat WALCH dort

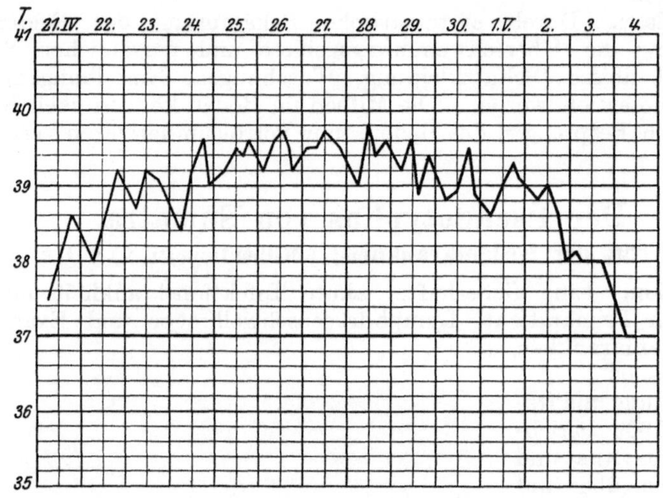

Abb. 116. Fieberkurve bei Pseudotyphus. (Nach SCHÜFFNER.)

7 Trombiculaarten festgestellt, von denen 3 Menschen befallen. Eine davon ähnelt sehr Tr. akamushi; WALCH glaubt, daß sie der Überträger sei und benannte sie Trombicula deliense. Auch in den Malay States ist diese Milbe bei kranken Menschen und Ratten der befallenen Bezirke von FLETCHER, LESSLAR und LEWTHWAITE festgestellt worden.

Daß, wie bei der Kedanikrankheit, Virusträger vorhanden sein müssen, beweist der Ausbruch bei Einwanderern in vorher unbewohnten Gegenden.

Klinik. Der Primäraffekt wurde in $39^0/_0$ der Fälle gefunden und stellt ein Geschwür dar, das als kleine, 3—4 mm große, von einem roten Hof umgebene Papel beginnt. Die Papel platzt bald und es bildet sich eine kleine nekrotische Stelle der Haut. Nach 5—10 Tagen fällt der nekrotische Schorf ab und es bleibt ein kleines Geschwür. Es ist nicht schmerzhaft und heilt langsam.

Die Drüsen in der Nachbarschaft des Geschwürs sind vergrößert; SCHÜFFNER sah solche bis Taubeneigröße.

Ein zweites charakteristisches Symptom ist ein Exanthem, das am 2. oder 3. Krankheitstage auftritt und am 6.—8. Tage den Höhepunkt erreicht. Es erscheint als Roseola mit hanfkorn- bis pfenniggroßen Flecken und ähnelt einer syphilitischen Roseola. Besonders am Rumpf ist das Exanthem am stärksten ausgeprägt. Nach 8—10 Tagen verschwindet es allmählich. In manchen Fällen, besonders bei Eingeborenen, kann das Exanthem nur schwach ausgebildet sein.

Das Fieber ähnelt sehr dem Typhus. In schweren Fällen erreicht die Temperatur in 4—5 Tagen den Höhepunkt, hält sich einige Zeit darauf und sinkt dann lytisch ab. Remissionen kommen manchmal vor und bei schweren Fällen kann auf Fieberabfall nach ungefähr 10 Tagen nochmals Fieber für eine solche Periode eintreten.

Das Nervensystem ist stark in Mitleidenschaft gezogen, wie bei Typhus. In leichten Fällen besteht starker Kopfschmerz, in schweren Benommenheit bis zu Koma oder Delirien. Es kann, besonders nachts heftige Unruhe auftreten, mit Versuchen, das Bett zu verlassen. Besonders, wenn das Fieber seine volle Höhe erreicht hat, setzen diese nervösen Symptome ein und bleiben auch noch beim Abfall der Temperatur bestehen. Auch Muskelzuckungen sind beobachtet, und van Driel sah einen Fall, bei dem schwerste allgemeine klonische Krämpfe im Vordergrund standen. Auch Gehörstörungen und Störungen der Sehorgane (Iridocyclitis, Keratitis und Neuroretinitis) kommen vor.

Das Blut zeigt eine mäßige Leukocytose mit starker relativer Vermehrung der Lymphocyten bis zu 86%.

Von Komplikationen besteht manchmal Bronchitis, häufiger Rheumatismus in den kleinen Gelenken.

Die Prognose ist günstig, nur 3% Todesfälle wurden beobachtet.

Scharabeule.

Definition und Vorkommen. Eine klinisch der Kedanikrankheit ganz ähnliche Erkrankung, die während des Krieges 1917 von Rissom am Schara, im russischen westlichen Grenzgebiet, beobachtet wurde.

Sie trat in diesen sumpfigen Niederungen im Spätsommer und Herbst unter den Truppen auf; 72 Fälle wurden gezählt.

Klinik. Die Krankheit begann meist plötzlich mit Schüttelfrost, Fieber, Kreuzschmerzen, Kopfschmerzen, oft auch Erbrechen. Gleichzeitig schwillt eine Lymphdrüsengruppe schmerzhaft an und erreicht Gänseeigröße. Der Sitz ist meist eine Halsseite oder Oberschlüsselbeingrube, seltener Achselhöhlen oder Inguinalgegend. Die Haut darüber ist geschwollen und gerötet.

Im Bereich dieser Drüsengruppe zeigt sich eine umschriebene Hautnekrose; am häufigsten am unbehaarten Kopf und Hals, seltener an Händen, Unterarmen, Knöcheln. Sie ist meist länglich und es bildet sich ein kleiner schwarzer Schorf, nach dessen Abstoßen ein Geschwür von 2—3 mm Tiefe entsteht. Dieses vergrößert sich auf 6—8 mm Durchmesser, wird kraterförmig und bekommt verdickte Ränder. In seiner Umgebung schießen eine Anzahl kleiner Papeln auf. Es heilt nach 4—5 Wochen unter entsprechender Narbenbildung.

Ein charakteristisches **Exanthem** tritt in den meisten Fällen am 8.—12. Krankheitstage dazu. Es kommt vorwiegend an den Handrücken, Streckseiten der Unterarme, Gesicht und Nacken heraus und besteht aus dichtstehenden, derben, stark erhabenen, bis Erbsengröße heranwachsenden Papeln, die zuerst blaß, später bläulich bis bläulichrot aussehen. Sie jucken anfangs etwas. Manchmal kommt es zu Bläschenbildung. Auch am Rumpf wurde einige Male ein rötelähnlicher Ausschlag beobachtet; er verschwindet in wenigen Tagen, während der erstbeschriebene Ausschlag sich in 2—4 Tagen entwickelt und in 6—8 Tagen zurückbildet.

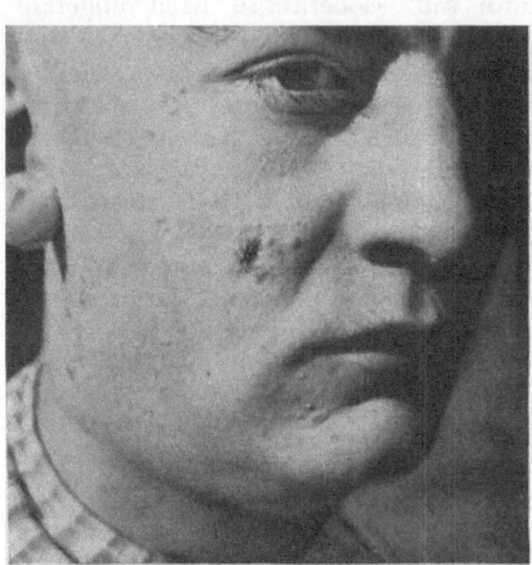

Abb. 117. Scharabeule. (Nach Rissom.)

Die Lymphdrüsenentzündung kommt in den meisten Fällen nach 2—3 Wochen zur Vereiterung und macht chirurgischen Eingriff nötig; dadurch, daß die einzelnen Drüsen nacheinander vereitern, zieht sich der Verlauf im Durchschnitt bis zur Heilung 61 Tage hin. Auch die übrigen Lymphdrüsen schwellen mäßig an und bleiben so noch monatelang. Rheumatische Erscheinungen der Gelenke wurden einige Male beobachtet.

Das **Fieber** steigt nach initialem Schüttelfrost rasch an, sinkt nach wenigen Stunden wieder ab, um nach erneutem Frösteln am nächsten Tage wieder anzusteigen. Es behält dann einen unregelmäßigen remittierenden Charakter. Meist fällt es nach 4—5 Tagen unter allmählichem Absinken zur Norm zurück, in anderen Fällen hält es 8—10 Tage an. Mit dem Ausbruch des Exanthems ist es in der Regel vorüber.

Die **Prognose** ist günstig, Todesfälle wurden nicht beobachtet. Das Krankheitsbild ähnelt also der Kedanikrankheit in sehr vielen Punkten.

Ätiologisch wurde nichts gefunden. Die Leute gaben zum Teil Insektenstiche an. Milben wurden in den Geschwüren nicht nachgewiesen, dagegen waren die daraufhin untersuchten Feldmäuse mit zahlreichen roten Milben an den Ohrmuscheln besetzt, die 6 Beine hatten und stark behaart waren.

Fleckfieber, Typhus exanthematicus.

(Flecktyphus. Englisch = Typhus. Tarbadillo. Brills disease[1].)

Definition. Durch Läuse übertragene Infektionskrankheit, einhergehend mit etwa 14tägigem Fieber, petechialem Exanthem, schweren nervösen Erscheinungen, mit hoher Mortalität.

---

[1] Für eine mildverlaufende Form in U.S.-Amerika gebraucht.

Geschichte und Geographie. Seit Jahrhunderten als Kriegs- und Hungerseuche bekannt. Endemisch in vielen Ländern der gemäßigten Zone, besonders Europas, dort besonders als Winterkrankheit auftretend; aber auch in warmen Ländern nicht selten. In Asien verbreitet in Kleinasien, Syrien, Mesopotamien, Persien, asiatischem Rußland u. a., ferner vorkommend in Indien, Indochina, China, seltener in Japan. Im tropischen Amerika ist besonders Mexiko ergriffen, in Nordamerika kommt es in Texas und Alabama vor, auch in Zentralamerika beobachtet,

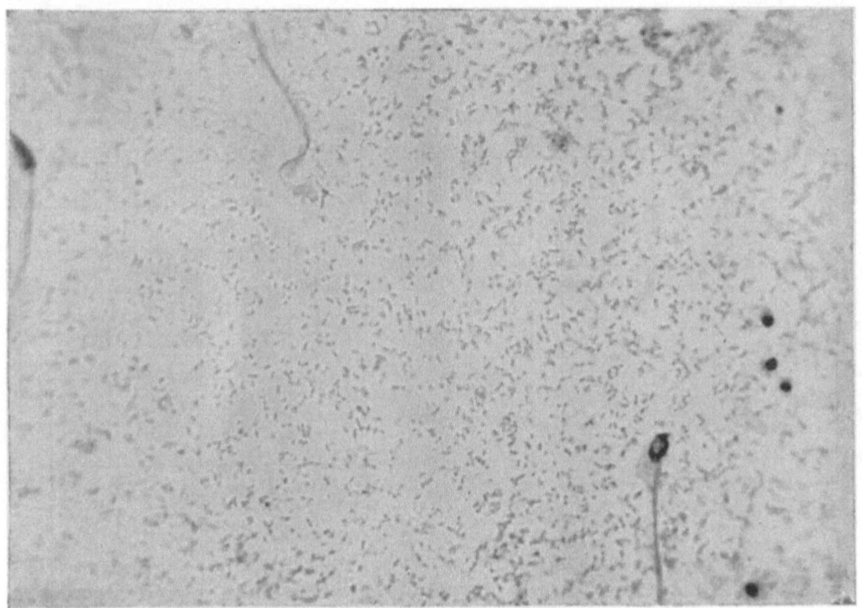

Abb. 118. Rickettsia prowazeki. Ausstrichpräparat einer infizierten Laus. 1 × 1000. (Orig. Phot. von Rocha Lima.)

ferner in Chile, Peru, Argentinien. In Afrika ist besonders Nordafrika und Ägypten davon befallen. Vereinzelte Fälle werden auch in anderen Ländern beobachtet. In Australien sahen Hone und Moore eine kleine Epidemie Flecktyphus gleichenden Fiebers.

Ätiologie. Nachdem lange die verschiedensten Erreger beschrieben worden waren, ist es jetzt sicher, daß in infizierten Läusen gefundene Parasiten die Erreger sind. Diese zuerst von Ricketts und Wilder beschriebenen Mikroorganismen, die auch Sergent und seine Mitarbeiter und v. Prowazek sahen, sind erst durch die Untersuchungen Rocha Limas, als die Erreger sichergestellt worden, was von Wolbach, Todd, Arkwright u. a. bestätigt wurde.

Es handelt sich um kleinste, diplokokkenähnliche Gebilde, die sich am besten nach Giemsa färben. Sie vermehren sich nach Saugen an Fleckfieberkranken in erheblichen Mengen im Läusemagen, wo sie nach Rocha Lima in die Epithelzellen eindringen, diese prall füllen

und zerstören, im Gegensatz zu verwandten Erregern, die sich diesen
nur auflagern. Er benannte sie Rickettsia prowazeki. Die Parasiten
gelangen auch in die Speicheldrüse der Läuse und sind durch Stich
übertragbar. Mit geringen Mengen parasitenhaltigen Läusemageninhalts
lassen sich Meerschweinchen infizieren.

Meerschweinchen sind für Flecktyphus sehr empfänglich und erkranken mit vorübergehendem Fieber; Passagen durch lange Reihen
sind möglich. Auch durch Blutüberimpfung und Impfen mit Gehirnbrei
sind sie infizierbar, ebenso Affen, welch letztere sogar Exanthem zeigen
können. Nach MOOSER zeigen mit dem mexikanischen Virus (Tarbadillo) geimpfte Meerschweinchen vor allem charakteristische Entzündungen und Hämorrhagien, so daß dieses Virus wahrscheinlich eine
Varietät darstellt.

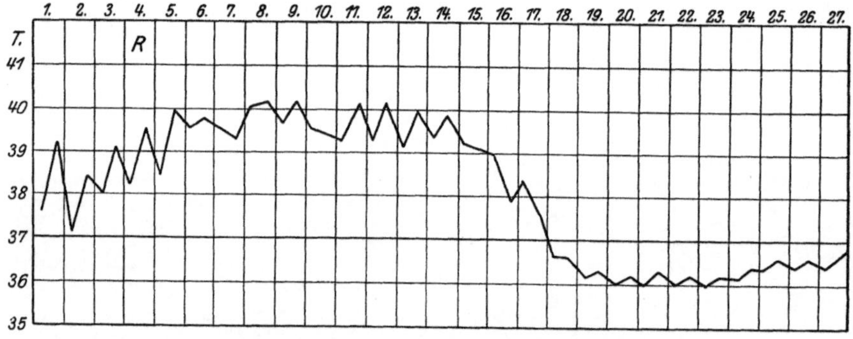

Abb. 119. Typische Fleckfieberkurve (charakteristisch die Sattelung am 2. Tag).
(R Roseola.) (Nach JÜRGENS.)

Auch in den erkrankten Gewebsteilen des Menschen, besonders dem
periarteriitischen Gewebe sind die Gebilde inzwischen gefunden worden
(WOLBACH und TODD), so daß an ihrer Erregernatur kaum zu zweifeln ist.

Kulturen gibt KUCZYNSKI an, erhalten zu haben; Nachprüfungen
von ABE auf KUCZYNSKIs Originalnährböden hatten ein negatives
Ergebnis. In Rußland haben BARYKIN und KRITSCH ein Microbium
typhi exanthematici in Läusen gesehen und gezüchtet, das mit Rickettsia
identisch sein dürfte. WOLBACH und SCHLESINGER erhielten in Meerschweinchenplasma mit Gehirn in Zellen endothelialen Ursprungs Vermehrung, Subkulturen gelangen.

Klinik. Die Inkubation dauert 4—14 Tage; über 2 Wochen ist
nur ausnahmsweise beobachtet. Die Krankheit beginnt mit rasch an-
steigender Temperatur, die bereits am 2. Tag meist 40⁰ und mehr erreicht.
Auf dieser Höhe bleibt sie nun mit morgendlichen Remissionen gewöhnlich bis zum 14.—15. Tage. Ein Schüttelfrost zu Beginn kommt
auch nicht selten vor.

Von allgemeinen Symptomen sind gleich zu Anfang heftige Kopfschmerzen, starkes Krankheitsgefühl mit Kreuzschmerzen, Übelkeit und
allgemeine Mattigkeit vorhanden. Conjunctivitis tritt frühzeitig auf,
das Gesicht ist gerötet, es besteht Unruhe und starke Schlaflosigkeit.

Das charakteristische **Exanthem** entsteht am 4.—6. Tage. Es bilden sich unregelmäßige, stecknadelkopf- bis linsengroße Flecke von blaßroter Farbe, zunächst auf Fingerdruck verschwindend. Zuerst sind sie an Bauch, Brust und Schulter deutlich, aber dann bedecken sie den ganzen Körper, außer gewöhnlich Hals und Gesicht. Nach 2 bis 3 Tagen werden die Flecke **hämorrhagisch**. In der Mitte ist die Blutung deutlich, während die Peripherie noch hellrot bis hellbräunlich bleibt. Je nach der Menge der Flecken, die sich auch nicht alle petechial umzuwandeln brauchen, bietet sich ein verschiedenes Bild des Exanthems. Die Flecken selbst erscheinen aber alle ungefähr gleichzeitig und nicht etwa in Schüben. Am Ende der 2. Woche bilden sich die Petechien zurück und es bleiben zunächst noch bräunliche Pigmentierungen an ihrer Stelle, die allmählich verschwinden.

Mit Auftreten des Exanthems verschlimmern sich meist die Allgemeinerscheinungen, die Atmung ist erschwert, es besteht Cyanose. starke Unruhe und bald tritt schwere Trübung des Sensoriums dazu, Der Kranke deliriert. Lebhafte Muskelzuckungen der Extremitäten und des Gesichtes sind sehr häufig. Der Puls ist sehr beschleunigt. Der Urin ist dunkel und enthält nicht selten Eiweiß. Von seiten der Verdauungsorgane besteht oft starke Obstipation. Die Haut bleibt trocken.

In schweren Fällen bildet sich Koma aus, in dem die Kranken meist gegen Ende der 2. Woche zugrunde gehen.

In anderen Fällen setzt zwischen dem 10. und 14. Tage eine **Krisis** ein. Das Fieber fällt kritisch — meist innerhalb 2—3 Tagen — ab; der Kranke verfällt in tiefen Schlaf, aus dem er mit klarem Bewußtsein erwacht. Er fängt an zu schwitzen, der Puls wird voller. Vor dem Temperaturabfalle kommt es oft zu einer präkritischen Fiebersteigerung. Auch Pseudokrisen kommen vor.

Der Tod kann auch während oder nach der Krise an Herzschwäche eintreten. Bei Rekonvaleszenz kommt es oft zu subnormalen Temperaturen; der Puls wird langsam, aber ist noch leicht erregbar. Die Erholung erfolgt relativ rasch.

Als **Komplikationen** treten Lungenerkrankungen und vor allem **Gangrän** der Extremitäten auf.

Es kommen auch leichte, **abortive** Fälle vor, bei denen alle Erscheinungen nur geringgradig sind, auch das Exanthem soll dabei ausbleiben können.

Die **Prognose** ist bei den verschiedenen Epidemien wechselnd. Kranke über 30 Jahre sind gefährdeter. Im Mittel beträgt die Sterblichkeit $15—20\,\%$. Überstehen der Krankheit läßt eine scheinbar fürs ganze Leben bestehenbleibende Immunität zurück.

Die **Differentialdiagnose** ist besonders oft bei einzelnen, verschleppten Fällen nicht leicht. Am häufigsten erfolgt Verwechslung mit Typhus. Hier wird klinisch der Temperaturverlauf und das Exanthem, serologisch der Ausfall der spezifischen Reaktion den Ausschlag geben.

REMLINGER gibt als charakteristisches Frühsymptom an, daß die Zunge nur mit äußerster Schwierigkeit herausgestreckt werden kann, offenbar verursacht durch Muskelcontractur („signe de la langue").

Wir besitzen nun eine spezifische Reaktion auch für den Flecktyphus. Es gelang WEIL und FELIX aus dem Urin Flecktyphuskranker bestimmte Bakterien der Proteusgruppe zu isolieren, die die Eigenschaft besitzen, vom Serum Flecktyphuskranker in starken Verdünnungen agglutiniert zu werden. Sie benannten den Stamm „X 19“. Er ist inzwischen auch mehrfach aus dem Blut gezüchtet worden, doch ist die Annahme mehrerer Forscher, daß er ätiologische Bedeutung für die Krankheit habe, nicht erwiesen und höchst unwahrscheinlich.

Der Proteusstamm wächst leicht auf Agar bei Bruttemperatur und behält seine Agglutinabilität in Passagen. Es sind stets nur 18 stündige Kulturen zu verwenden. Positive Reaktion von 1:100 spricht schon für Flecktyphus. Meist werden in der 2. Woche viel höhere Werte, evtl. bis 10000—20000 erreicht. Bei anderen fieberhaften Erkrankungen findet eine Agglutination nicht statt. Vom 6. Tage an ist bei Fleckfieber die Reaktion in fast 100 % der Fälle positiv. Auch bei Fällen in Australien und den Malay States war die Reaktion positiv.

Eine histologische Untersuchung und Diagnose ist an exzidierten Roseolen möglich, in denen EUGEN FRAENKEL eine eigenartige Gefäßwandnekrose feststellte.

Therapie. Dieselbe ist in der Hauptsache symptomatisch. Alle Angaben von spezifischer Wirkung chemischer Mittel haben sich nicht bestätigt. Vielleicht haben in Frühstadien kolloidale Metalle eine gewisse Wirkung. Gut durchlüftete, helle Räume wirken günstig, auch starke Besonnung wird empfohlen. Frühzeitige und dauernd gründliche Darmentleerung ist wichtig. Herzmittel und Sedativa — zur Bekämpfung der motorischen Unruhe — sind ratsam.

Eine spezifische Therapie ist auch versucht worden. Zunächst wurde Behandlung mit Rekonvaleszentenserum mehrfach angeraten, eine günstige Einwirkung hat sich bei verschiedenen Nachprüfungen jedoch nicht ergeben.

Eine Gewinnung von Immunserum zu Heilzwecken durch Vorbehandlung von Pferden mit dem Virus aus Läusen hat ROCHA LIMA empfohlen und experimentell begonnen, WEIGL und ROSENBERGER haben diese Versuche fortgesetzt. Eine solche Therapie scheint nicht aussichtlos.

Pathologische Anatomie. Das Charakteristische des Flecktyphus ist eine Erkrankung der Gefäße, insbesondere der Capillaren. Deren Wandungen zeigen in den verschiedensten Organen, besonders in den Roseolen und im Gehirn, eine typische kleinzellige Infiltration von Lymphocyten und Plasmazellen in der Adventitia mit Nekrose.

Epidemiologie. Die schon lange vermutete Übertragung durch Läuse ist zuerst durch Versuche von NICOLLE und seinen Mitarbeitern an Affen bewiesen worden und später gesichert durch zahlreiche Arbeiten.

Läuse, die an Fleckfieberkranken gesogen haben, werden vom 4. bis 7. Tage nach der Infektion selbst infektiös; sie bleiben es lange Zeit, vielleicht für ihr Leben. Vererbung scheint nur ausnahmsweise vorzukommen. Der Kranke selbst beherbergt das Virus in übertragbarer Form vor allem in der ersten Fieberwoche. Nach der Entfieberung bleibt er nicht mehr Virusträger. Es ist somit noch nicht ganz klar, wie sich das Virus außerhalb der Epidemiezeiten erhält. Vielleicht spielen auch hier scheinbar gesunde Virusträger eine Rolle. Tierische Wirte, außer dem Menschen, kommen nicht in Frage, da die Läuse freiwillig nur am Menschen saugen. Überträger sind fast nur Kleiderläuse. Kopfläuse können ausnahmsweise auch übertragen.

Die Kleiderlaus, Pediculus vestimenti, gehört zur Familie der Pediculiden.

Die Pediculiden sind von länglicher Gestalt, in nüchternem Zustande flach, flügellos, der Kopf ist deutlich abgesetzt, die Mundteile haben einen gut ausgebildeten Saugapparat. Die Zahl der Bauchsegmente schwankt von 6—9. Die Beine sind kurz und mit Krallen bewaffnet. Der Darm zerfällt in Vorder-, Mittel- und Hinterdarm, wobei der Mitteldarm besondere Ausladungen in Form von zwei Blindsäcken zeigt. Es sind zwei Paar Speicheldrüsen vorhanden. Die Eier (sog. Nissen) werden in großer Zahl an Fasern der Kleidungsstücke (Kleiderlaus) oder Haaren (Kopflaus) fest angekittet; nach wenigen Tagen kriechen die Larven aus, die sich 3 mal häuten, bis sie in etwa 3 Wochen erwachsen sind.

Die Kleiderlaus schwankt in ihrer Entwicklungsdauer je nach der Temperatur. Die Eier kriechen bei 32⁰ nach 8 Tagen, bei niedrigerer Temperatur später (bis nach 5 Wochen) aus. Alle Stadien saugen Blut. Es werden von reifen Weibchen täglich 8—12 Eier abgelegt. Die Tiere müssen mindestens 2 mal täglich Blut, und zwar Menschenblut, saugen (Tierblut eignet sich nur ausnahmsweise und schlecht) und bedürfen der Wärme (Kleider), um längere Zeit am Leben zu bleiben.

Die Kopfläuse unterscheiden sich nur wenig von den Kleiderläusen.

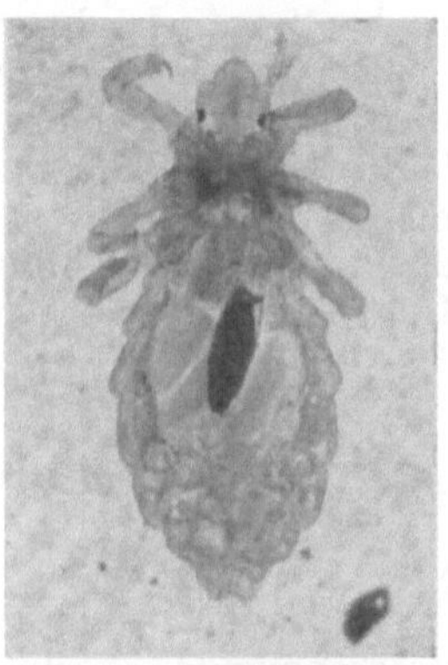

Abb. 120. Kleiderlaus.
Etwa 14fach.

Die Läuse übertragen den Flecktyphus zweifellos durch den Stich, was durch einwandfreie Versuche mit in Gazekäfigen gehaltenen Läusen bewiesen wurde. Daneben kann sicherlich auch durch Einreiben des im Läusekot massenhaft vorhandenen Virus ein Eindringen desselben in die Wunde erfolgen.

MEGAW beschrieb aus Indien (Himalayagegend) eine fleckfieberähnliche endemische Krankheit, von der er Übertragung durch Zecken annimmt (s. auch Anmerkung auf S. 187).

In den Malay States sah FLETCHER solche Fälle mit positivem Weil-Felix. Auch aus anderen Gegenden sind flecktyphusähnliche Erkrankungen beschrieben, bei denen ein Zusammenhang mit Läusen nicht erwiesen werden konnte, zum Teil gehören sie zur Kedanigruppe (s. S. 188).

Bekämpfung und Prophylaxe. Die Bekämpfung des Flecktyphus beruht in systematischer Läusevernichtung. Die Läuse und Nissen sterben bereits bei mäßigen Hitzegraden ab. Trockene Hitze von 55⁰ tötet sie schon in 5 Minuten. Gewöhnlich bringt man die Kleider und Wäschestücke für ¹/₂ Stunde in trockene Hitze von 70⁰. Solche Entlausungsöfen können ganz primitiv improvisiert werden aus leeren Tonnen, in Backöfen usw.

Die Fleckfieberkranken selbst müssen sorgfältig entlaust werden (Entfernen der Haare mit Enthaarungsmitteln [Strontiumsulfid]); das

13*

Pflegepersonal trägt zweckmäßig läusesichere Kleidung, d. h. solche, die an den Knöcheln und am Hals fest anschließt, und hohe Stiefel.

Für das Entlausen von Wohnungen und Eisenbahnwagen usw. hat sich Vergasung mit Blausäure sehr bewährt. Die Blausäure wird entwickelt dadurch, daß man zu 60 Teilen Wasser und 30 Teilen Schwefelsäure (von 60° Bé) 25 Teile Cyannatrium in ein irdenes glasiertes Gefäß zufügt. Ungefähr 25 g reines Cyannatrium geben ein Volumprozent Blausäure. Diese Menge genügt pro 1 cbm zur Abtötung von Läusen bei einer Einwirkungsdauer von 3 Stunden (Lebensgefahr).

Zum persönlichen Schutz gegen Läuse werden vielfach Mittel, die sie abschrecken sollen, angewendet, z. B. Paradichlorbenzol in Säckchen unter der Kleidung getragen, und ähnliche Mittel. Viele davon „verriechen" zu schnell, andere reizen die Haut.

Eine spezifische Prophylaxe gegen Fleckfieber ist durch Schutzimpfung versucht worden. Hierzu ist vielfach defibriniertes, avirulentes Rekonvaleszentenblut verwendet worden. Ein endgültiges Ergebnis ist damit bis jetzt nicht erreicht. Schutzimpfung mit Pferdeserum, das durch Vorbehandlung mit Läusevirus gewonnen wird (nach Rocha Lima), ist vielleicht aussichtsreicher.

Amerikanisches Fleckfieber der Rocky Mountains = Spotted fever.

Definition. Eine nur in einigen Staaten Nordamerikas endemisch vorkommende Infektionskrankheit, die mit einem hämorrhagischen Exanthem einhergeht und durch Zecken übertragen wird.

Verbreitung. Die Krankheit ist beobachtet in den Staaten Idaho, Montana, Nevada, Oregon, Wyoming, Utah, Californien, Colorada und Washington. In dem Bitter root Valley in Montana war sie zuerst bekannt. In den betreffenden Staaten kommt sie nur in bestimmten Gegenden vor, besonders in Flußtälern und den Vorgebirgen. Die Gebiete liegen zwischen 40 und 47° nördl. Breite und in Höhen von 3000—4000 Fuß [1].

Ätiologie. Als Erreger wurde längere Zeit von amerikanischen Forschern ein Piroplasma angesehen. Ricketts gelang es zuerst, die Krankheit auf Affen und Meerschweinchen durch Blut zu übertragen, bei denen ein Krankheitsbild ähnlich dem menschlichen entstehen kann. Endlose Passagen sind möglich. Er konnte auch die Übertragbarkeit durch bestimmte Zecken der Gattung Dermacentor, die früher schon als Überträger angenommen worden waren, experimentell beweisen. Larven und Nymphen, die sich infizieren, sind im nächsten Entwicklungsstadium übertragungsfähig. Weibliche Zecken vererben die Infektion auf die junge Brut. Er fand auch in der Natur gefangene Zecken infektionsfähig. Ricketts beschrieb auch bipolare, kleine Stäbchen, die er in den Zecken fand und für die Erreger hielt.

---

[1] Megaw sah in Indien (Himalaya, Kumaon-Bezirk) eine Epidemie von Fieber, das er dem Spotted fever und Fleckfieber angliedert und von dem er Übertragung durch Zecken annimmt [Ind. med. Gaz. **56,** 361 (1921), s. a. S. 187].

WOLBACH hat die ätiologische Forschung weiter verfolgt und fand sowohl in den Zecken wie in den Eiern und Spermatozoen kleine Körperchen, bald mehr oval, bald mehr stäbchenförmig, die sich nach GIEMSA gut färben. Er fand dieselben Gebilde in Organen von Kranken, insbesondere in den Gefäßwänden. Da er glaubte, daß sie von Rickettsien verschieden sind, nannte er sie Dermacentroxenus rickettsii.

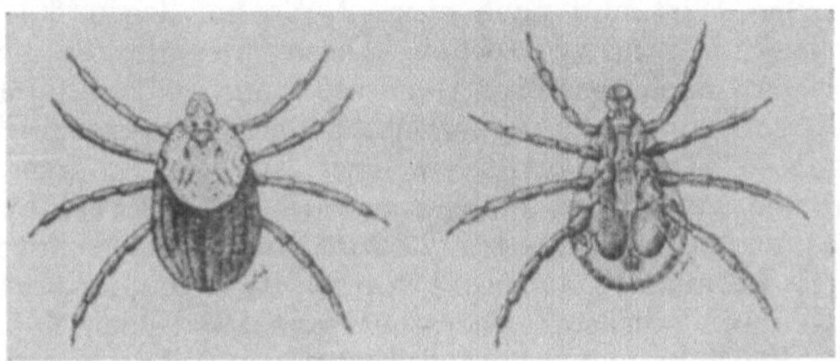

Abb. 121. Dermacentor venustus ♀. Rücken- und Bauchseite. Etwa 6mal vergr. (Nach BRUMPT.)

BRUMPT hielt die Gebilde für den Rickettsien so ähnlich, daß er sie als eine Rickettsia, demnach = Rickettsia rickettsii ansieht. NOGUCHI konnte aus Zecken (Dermacentor andersoni) rickettsiaähnliche Körperchen züchten, die aber apathogen waren. SPENCER und PARKER konnten das Virus, am besten in Meerschweinchenhoden - Glycerinaufschwemmung, bei —10° über 10 Monate lebend erhalten; im Vakuum

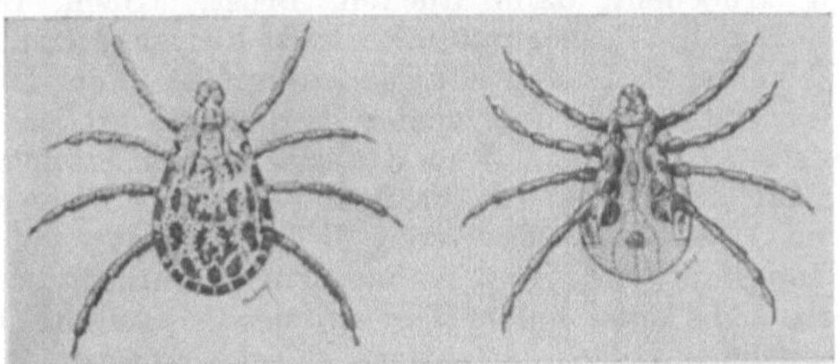

Abb. 122. Dermacentor venustus ♂. Rücken- und Bauchseite. Etwa 6mal vergr. (Nach BRUMPT.)

getrocknet hielt es sich bei —10° über 2 Monate. WOLBACH und SCHLESINGER gelang die Kultur des Virus in Plasmazellkulturen des Meerschweinchenhoden in Meerschweinchenplasma, Subkulturen gelangen.

Der Überträger ist Dermacentor venustus[1]. Er gehört zu den Ixodiden. Aus den an der Erde abgelegten Eiern schlüpfen je nach den Temperaturverhältnissen nach 2 Wochen bis 2 Monaten, bei ungünstigen Bedingungen sogar erst nach mehreren Monaten die Larven aus. Sie sind hellbraun, sechsbeinig und nagen an kleinen Säugetieren während 3—8 Tagen. Dann fallen sie ab und häuten sich nach 2 Wochen

---

[1] Jetzt meist als identisch mit D. andersoni (s. S. 165) angesehen.

bis 2 Monaten zu achtbeinigen Nymphen. Diese hängen 3—9 Tage
an einem Wirt, fallen dann ab und entwickeln sich an einem geschützten
Orte zum Imago, was wieder etwa 2 Monate dauert. Die erwachsenen
Männchen haben ein den ganzen Rücken, die weiblichen ein nur den
vorderen Teil deckendes Rückenschild, während der übrige Teil des
Körpers sich beim Blutsaugen ausdehnen kann (s. Abb. 121 und 122).
Auf neuen Säugetieren findet die Begattung statt. Nach 5—17 Tagen
verlassen sie den Wirt und nach etwa 2 Wochen legen die Weibchen
700—3000 Eier, um dann zu sterben. Diese Frist gilt für die wärmere
Jahreszeit, so daß höchstens eine Generation im Jahr entsteht. Unter
ungünstigen Bedingungen bezüglich Wirt und Temperatur dauert die
Entwicklung 2—3 Jahre. Nymphen und Imagines können ein Jahr
hungern und überwintern im Hungerzustand, um im Frühjahr Blut zu
saugen. Dies bedeutet dann den Beginn der Spotted fever‑Saison.

Klinik. Die Inkubation schwankt von 2—10 Tagen, im Mittel beträgt
sie 7 Tage. Während dieser Zeit besteht manchmal leichtes Unbehagen
mit Übelkeit, Frösteln und erhöhter Temperatur. Die Krankheit setzt
dann gewöhnlich mit Schüttelfrost und hohem Fieber ein, begleitet
von heftigen Kopf-, Rücken- und Gliederschmerzen.

Das Fieber steigt rasch auf 39—40° und bleibt remittierend bis zum
Ende der 2. Woche hoch. In tödlichen Fällen erreicht es Höhen
über 41° bis zum Tode. In anderen Fällen fällt die Temperatur am
Ende der 2. Woche lytisch ab und ist am Ende der 3. Woche normal.
Die Kurve hat im übrigen nichts Charakteristisches.

Puls und Respiration sind stark beschleunigt.

Das Exanthem beginnt zwischen dem 3. und 5. Tag zuerst an
Handgelenken, Knöcheln; dann Rücken, Brust, Armen, Beinen und
Stirne, zuletzt Bauch. Es beginnt mit einem kleinfleckigen Ausschlag.
Die dicht beieinander stehenden Eruptionen von 1—5 mm Durchmesser
verschwinden zuerst auf Druck, später werden sie größer, purpurrot
und konfluieren, so daß die Haut wie marmoriert erscheinen kann.
Vom 6.—10. Tag an werden die Flecken petechial und verschwinden
nicht mehr auf Druck. In schwereren Fällen kommt es zu stärkeren
Haut- und Unterhautblutungen. Außer dem Exanthem besteht noch
leichter Ikterus. Mit abfallendem Fieber verschwindet das Exanthem,
aber es bleiben noch lange pigmentierte Flecke zurück. In schweren
Fällen sind Hautnekrosen an Scrotum, Penis, Fingern, Zehen, Ohrläppchen und sogar dem weichen Gaumen beobachtet. Das Nervensystem zeigt Schlaflosigkeit, Unruhe und oft sehr starke Hyperästhesien.
In schweren Fällen kommen Delirien vor.

Es besteht meist Verstopfung und Appetitlosigkeit. Die Harnmenge
ist vermindert und man findet geringe Eiweißausscheidung oft mit
granulierten und blutigen Zylindern. Das Blut zeigt leichte Leukocytose und Verminderung der Zahl der roten Blutkörper. Die Mononucleären sind vermehrt.

Als Komplikation sind Bronchitiden und Pneumonien beobachtet.

Die **Prognose** ist in Montana ungünstig, da dort die Mortalität fast
70% beträgt. In Idaho und anderen Staaten ist sie geringer. Genesene
erwerben eine starke Immunität.

Differentialdiagnostisch ist wichtig, daß KELLY die Weil-Felix-reaktion bei Spotted fever in 9 Fällen negativ fand.

Epidemiologie. Die Krankheit tritt nur im Frühjahr und Frühsommer auf, zuerst kurz nach der Schneeschmelze, und die Zahl der Fälle nimmt mit der Zahl erwachsener Zecken zu, so daß im Mai und Juni die Höhe der Morbidität erreicht ist. Es werden hauptsächlich Leute befallen, die im Freien arbeiten und Zeckenbissen ausgesetzt sind, wie Farmer, Holzfäller, Hirten usw. Die Zecken befallen außer Menschen auch Tiere, und zwar die Larven und Nymphen kleine Nagetiere, die sich experimentell infizieren lassen. Die reifen Zecken saugen auch an Rindern, Pferden und Schafen, die gleichfalls empfänglich sind. An Kaninchen saugen alle Stadien. PARKER glaubt, daß die Wildkaninchen in Montana hauptsächliche Virusträger seien; er konnte zeigen, daß die Kaninchenzecke Haemaphysalis leporispalustris die Infektion von Kaninchen zu Kaninchen übertragen kann.

Pathologische Anatomie. Charakteristisch sind herdweise Veränderungen der peripheren Blutgefäße und eine starke Vermehrung der Endothelien in den Capillaren der verschiedensten Organe.

Die **Therapie** ist bisher rein symptomatisch. Nach ANDERSON sollen starke Chinindosen günstig wirken. WOLBACH riet zu Versuchen mit Immunserum; NOGUCHI stellte bei Kaninchen solches her und glaubt, daß es in der Inkubation Schutz verleihe.

Prophylaxe. Diese beruht in der Bekämpfung der Zecken. In Montana erfolgte diese einesteils durch Bekämpfung der kleinen Säugetiere, die als Wirte der Zecken dienen, andererseits in dem Befreien des Viehes von Zecken in Zeckenbädern. Man läßt auch Schafherden, jeweils 10 Tage, als „natürliche Zeckenfallen" in infizierten Gebieten weiden und schickt sie dann durch Zeckenbäder (FRICKS).

Ferner ist persönlicher Schutz gegen Zeckenbisse (gut schließende Kleidung) zu empfehlen. Nach erfolgten Bissen wird Ausschneiden und Ausbrennen der Bißstelle empfohlen.

NOGUCHI versuchte Schutzimpfung und glaubt, daß eine Mischung von Virus und hochwertigem Kaninchenimmunserum nach Erhitzen auf 56^{0} wirksam sei und daß zwei Dosen von je 1 ccm genügen würden.

Fünftagefieber[1], Wolhynisches Fieber, Febris quintana, Trench fever.

Definition. Eine durch Läuse übertragene Infektionskrankheit, gekennzeichnet durch ein intermittierendes, oft in 5tägigem Turnus wiederkehrendes Fieber, begleitet von Allgemeinsymptomen, wie heftigen Schmerzen in Kopf, Muskeln, Knochen.

Verbreitung. Die scheinbar polnischen und russischen Ärzten schon bekannte Erkrankung wurde als selbständige Krankheit während des Krieges von WERNER und HIS unabhängig voneinander erkannt, und zwar in den Gebieten der russisch-polnischen Grenze, Wolhynien. Bald

---

[1] Der Name wurde vorher schon für ein Fieber der Denguegruppe angewandt.

darauf trat in Frankreich eine klinisch ganz gleiche Seuche auf, die als „trench fever" bezeichnet wurde. Die derzeitige genaue Verbreitung ist noch nicht genauer umschrieben.

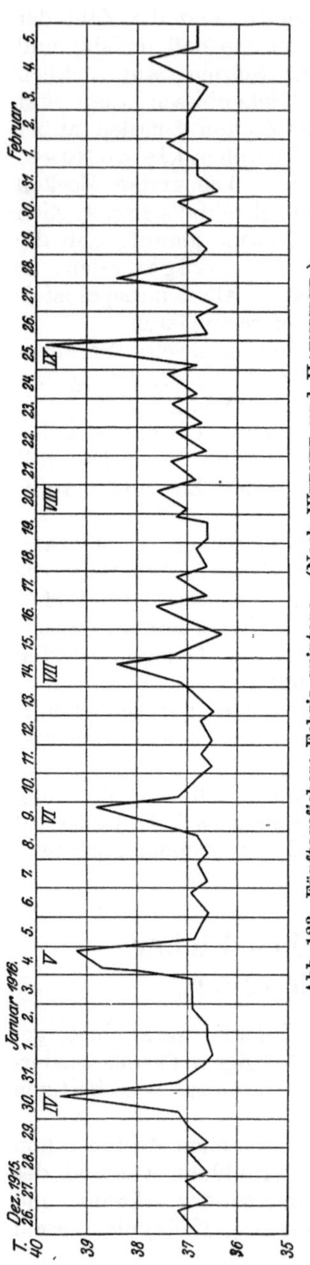

Abb. 123. Fünftagefieber; Febris quintana. (Nach Werner und Haenssler.)

Ätiologie. Als Erreger werden jetzt von Töpfer, Rocha Lima, Arkwright u. a. in den Läusen gefundene rickettsiaähnliche Parasiten angesehen. Dieselben liegen im Gegensatz zu den Flecktyphuserregern, wie Rocha Lima feststellte, nicht in den Epithelzellen des Läusedarms, sondern vornehmlich auf der Oberfläche der Magenzellen. Schon vom 5. Tage nach dem Saugen findet man sie im Magen. Sie werden Rickettsia quintana s. wolhynica benannt. Ganz ähnliche Rickettsien sind aber auch bei Läusen von scheinbar Gesunden (R. pediculi) gesehen. Jungmann und Kuczynski beschrieben auch im Blut diplokokkenartige Gebilde von $1-2\,\mu$ Größe, die sie mit den Rickettsien in Beziehung bringen. Verschiedene Befunde von Spirochäten und anderen Organismen wurden nicht bestätigt.

Klinik. Die Inkubation beträgt nach experimenteller Infektion mit Läusekot 7—9 Tage. Das Fieber zeigt gewöhnlich einen 5tägigen Turnus. Die Fieberhöhe der einzelnen Zacken schwankt zwischen 38 und 40°. In der Zwischenzeit besteht entweder gar kein Fieber oder nur leichte Temperaturerhöhung. Wie bei Malaria kommen auch hier ante- oder postponierende Fieber vor; es kann auch ein Anfall ausbleiben und der nächste zum richtigen Zeitpunkt einsetzen. Der einzelne Anfall dauert 24—28 Stunden.

In anderen Fällen — die aus der Ähnlichkeit der klinischen Symptome während der Epidemien als dazugehörig erkannt wurden — ist dieser Fiebertypus nicht so ausgeprägt, das Fieber mehr undulierend. Oft schließen sich auch an regelrechte Anfälle solche unregelmäßigen remittierenden Fiebers an. Jungmann beschrieb auch eine typhöse Form.

Der Anfall beginnt mit Frost, dem ein Hitze- und Schweißstadium, ähnlich wie bei Malaria, folgt.

Andere Symptome sind: Heftiger Kopfschmerz, vor allem in der Stirn, ferner Gliederschmerzen in den Muskeln und besonders Knochenschmerzen in der Tibia; auch Gelenkschmerzen kommen vor. Während der Anfälle sind die Beschwerden gesteigert. Die Milz schwillt an und ist schmerzempfindlich.

Gastrointestinale Störungen kommen auch vor und nicht selten besteht Harndrang. Auch Roseolen sind vereinzelt beobachtet. Das Blutbild zeigt eine starke Leukocytose mit Vermehrung der Segmentkernigen.

Beim Abheilen erholen sich die Kranken langsam und die Rekonvaleszenz nimmt längere Zeit in Anspruch. Die Zahl der Anfälle wechselt sehr, es sind solche von 1 bis zu einem Dutzend und mehr beobachtet. So kann die Erkrankung zwischen 1—2 und vielen Wochen schwanken.

Die Prognose ist günstig. Todesfälle sind nicht beschrieben. Dagegen besteht oft noch monatelang allgemeine Schwäche. Überstehen der Krankheit scheint eine gewisse Immunität zu verleihen.

Die Differentialdiagnose ist nicht immer leicht. Malaria, Recurrens, Dengue, Rheumatismus, Flecktyphus, Grippe und andere Infektionskrankheiten können ähnlich verlaufen.

Therapie. Eine spezifische Therapie ist noch nicht gefunden. Symptomatische Mittel, wie Antipyretica und Antirheumatica werden angewandt. Kollargol intravenös wurde von englischer Seite in Dosis von 10 ccm einer 1⁰/₀igen Lösung empfohlen; Jungmann sah davon keine Wirkung.

Epidemiologie. Die Krankheit, als „Läusekrankheit", ist dort gehäuft beobachtet, wo starke Verlausung, besonders nicht ortsangesessener Personen erfolgte. Es ist wahrscheinlich, daß sie in bestimmten Gegenden Polens und Rußlands endemisch ist und vielleicht in milder Form auftritt, oder scheinbar Gesunde Virusträger sind. Es kommt dazu vielleicht noch eine Vererbung der Erreger in der Laus vor.

Bekämpfung und Prophylaxe. Sie liegt im persönlichen Schutz gegen Verlausung.

Verruga peruviana, Oroyafieber, Carrionsche Krankheit.

Definition. Unter diesen Namen ist eine örtlich engbegrenzte Krankheit bekannt, die einerseits in Form einer schweren fieberhaften Anämie, andrerseits als ein durch warzenartige Eruptionen auf der Haut gekennzeichneter Ausschlag verläuft und oft tödlich endet.

Geschichte und Geographie. Die Krankheit soll bereits die Eroberer Perus unter Pizarro befallen haben. Anfangs des 19. Jahrhunderts wurde sie erst genauer beschrieben und beim Bau der Andenbahn fielen ihr Tausende Arbeiter zum Opfer (Oroyafieber).

Die Krankheit kommt nur in Peru in einigen engen Tälern, die sich von 400—3000 m in den Anden erstrecken, vor. In diesen tief eingeschnittenen Tälern herrscht tropisch feuchtes Klima. Die betreffenden Herde liegen in den drei Departements Libertad, Ancachs und Lima.

Es wird behauptet, daß auch in den angrenzenden Gebieten von Chile, Bolivien und Ecuador die Krankheit vorkomme; doch ist der Beweis dafür nicht geliefert. Ein von WEISS in Honduras beobachteter Fall ist nach ROCHA LIMA ätiologisch und histologisch nahe verwandt. Auch das von v. BASSEWITZ in Südbrasilien beobachtete Angiofibroma cutis contagiosa ist mit der Verruga in Beziehung gebracht worden.

Klinik. Die Annahme, daß die beiden Stadien, das Oroyafieber, auch CARRIONsche Krankheit genannt, und die Verruga zwei verschiedene Krankheiten seien[1], glaubte eine amerikanische Expedition unter STRONG experimentell stützen zu können. Hundertjährige praktische Erfahrung von Volk und Ärzten sprachen für die Einheitlichkeit, wie sie auch gegenüber der amerikanischen Expedition Professor ARCE (Peru) aufrecht erhielt und die durch die Arbeiten von NOGUCHI, sowie MAYER und KIKUTH endgültig erwiesen wurde.

1. Das Oroyafieber.

Die Inkubation soll 15—40 Tage betragen. Das Fieber beginnt mit unbestimmten Prodromalerscheinungen, wie Übelkeit, Mattigkeit, Kopfschmerzen. Dann treten auch Gelenkschmerzen, besonders in Knien, Zehen und Fingern auf, die sehr heftig sein können. Unter Schüttelfrösten kommt es bald zu Temperaturen über 40°, und es bildet sich ein schwerer Krankheitszustand mit starken Gelenk- und Muskelschmerzen, auch mit Knochenschmerzen aus. Es besteht ferner Schlaflosigkeit und heftiger Stirnkopfschmerz. Das Fieber ist bald remittierend, bald intermittierend, und kann malariaähnlich sein. Bei schweren Fällen bleibt die Temperatur hoch und die Fieberkurve ähnelt der des Typhus. Von anderen Symptomen bestehen oft Hämorrhagien, besonders Petechien der Haut, ferner

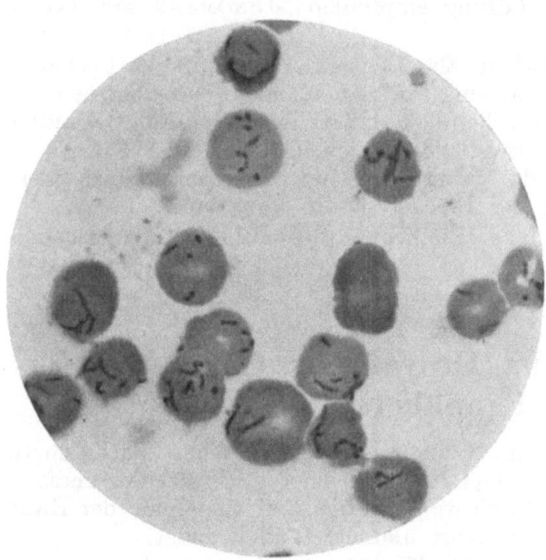

Abb. 124. Bartonella bacilliformis im Blut. Orig. Phot.

Zahnfleischblutungen. Ödeme der Beine sind oft vorhanden. Die Verdauung ist unregelmäßig, Diarrhöen, auch dysenterieartige, sind häufig. Der Urin ist dunkel und enthält manchmal Eiweiß.

---

[1] Der Student der Medizin CARRION impfte sich „Verruga" ein und starb an Oroyafieber, was als Beweis des Zusammenhanges beider gilt.

Das Blut zeigt das Bild einer hochgradigen Anämie, die sich sehr rasch entwickelt. Die Zahl der roten Blutkörper sinkt sehr schnell auf eine Million oder weniger, das Blutbild zeigt schwere perniziöse Veränderungen, man findet Normoblasten und Megaloblasten in großer Zahl, ferner Polychromatophilie. Auch Poikilocyten, ferner Blutkörper mit CABOTschen Reifen und Halbmondkörper kommen vor.

Vor allem aber finden sich in den Blutkörpern charakteristische Gebilde, die bereits 1903 BIFFI und GASTIABURU gesehen haben und 1905 BARTON zuerst als Protozoen und die Erreger ansprach. Diese Körperchen sind im gefärbten Präparate bald kokkenartige, bald stäbchenartige Gebilde, die etwas gebogen sein können, manchmal in Ketten hintereinander oder parallel nebeneinander liegen. Sie sind oft in großer Zahl in einem Blutkörper enthalten und färben sich leuchtend chromatinrot (Abb. 124). STRONG, TYZZER, BRUES, SELLARDS und GASTIABURU (amerikanische Expedition) nehmen die Parasitennatur an. Sie sahen Bewegung im ungefärbten Präparat. Sie nannten die Gebilde Bartonella bacilliformis (siehe auch unter Ätiologie).

Prognose. In schweren Fällen nimmt die Anämie zu; Leber, Milz und Lymphdrüsen schwellen an und der Tod tritt nach einigen Wochen unter Delirien im Koma ein. In anderen Fällen sinkt das Fieber allmählich, die Anämie bessert sich, wobei die Einschlüsse in den roten Blutkörpern auch verschwinden, und es kommt zur Genesung.

2. Die eigentliche Verruga peruviana.

Klinik. Mehrere Wochen bis viele Monate nach Überstehen des Oroyafiebers oder auch ohne daß dieses vorausgegangen ist, tritt die exanthematöse Erkrankung auf. Sie

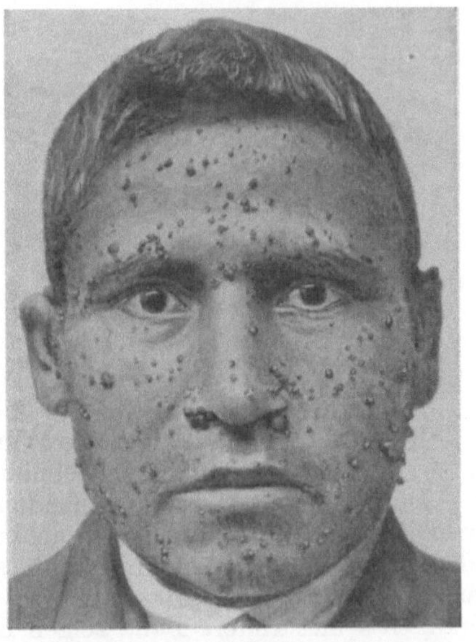

Abb. 125. Verruga peruviana. Miliare Form. (Nach ODRIOZOLA.)

beginnt mit allgemeinen Symptomen, wie leichter Anämie und abendlichen Temperatursteigerungen, auch Gelenkschmerzen. Die Exantheme erscheinen in sehr wechselnder Form, indem sie von einem papulösen miliaren Ausschlag bis zu größeren isolierten Knoten (sog. Form mulaire) schwanken können. Die kleinen Eruptionen treten mit Vorliebe auf den Beinen und im Gesicht auf. Es entstehen zuerst rote Fleckchen, die sich bald zu Papeln entwickeln, die bis Erbsengröße und mehr heranwachsen und eine glatte Oberfläche zeigen, unter der der blutige Inhalt dunkelrot durchschimmert. Die Haut der Umgebung ist nicht verändert. Größere Papeln können gestielt werden und leicht ulcerieren. Bei Heilung der einzelnen Eruptionen kommt es bei den kleinen Papeln meist unter allmählicher Abblassung zu einer Rückbildung, wobei keine Narbe zurückbleibt. Größere Knoten können ulcerieren und dann eintrocknen oder unter Stielbildung abfallen. Auch subkutane Papeln und Knoten kommen vor. Die Papeln kommen nicht gleichzeitig, sondern in häufigen Schüben, wobei jedesmal wieder kleinere Fieberattacken auftreten. So kann sich die Erkrankung monatelang hinziehen.

Auch auf Schleimhäuten des Mundes und der Augenbindehaut sind Verrugen nicht selten. Auch auf den Schleimhäuten der inneren Organe sind sie gefunden, so im Magen, Darm, Peritoneum, Pleura. In den verschiedensten inneren Organen selbst, wie Leber, Milz, Niere, Lunge, seltener auch im Gehirn, an den Meningen und im Knochenmark kommen sie vor. Durch Blutungen können solche innere Eruptionen zum Tode führen.

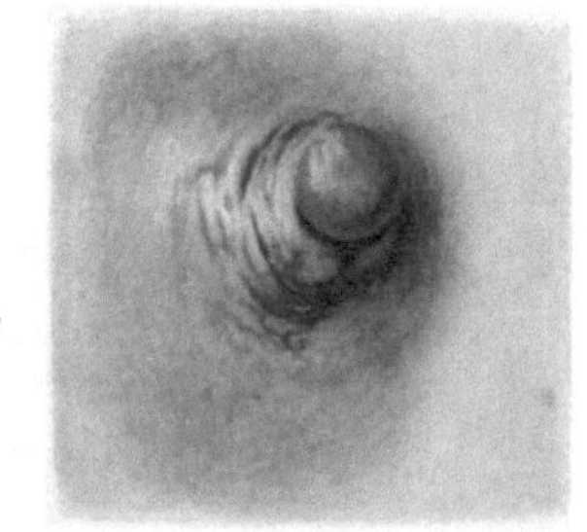
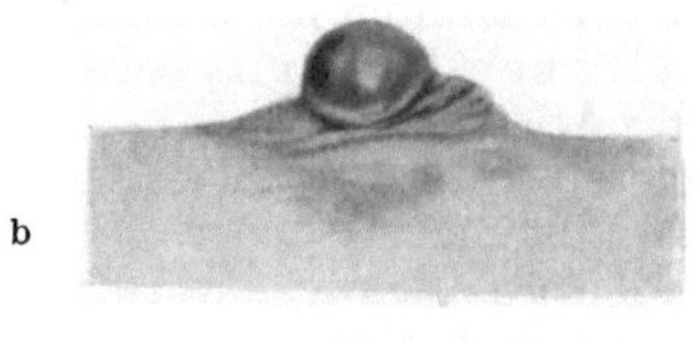

Abb. 126. Verruga peruviana. Einzelne Papel am Bein (a von oben, b seitlich). Fall des Tropeninstituts Hamburg. (Nach WERNER.)

Im Durchschnitt dauert das Warzenstadium 4—6 Monate, kann sich aber auch über 2 Jahre ausdehnen.

Die Anämie kann auch bei dieser Form beträchtlich sein und ein perniziöses Blutbild zeigen; auch bei fiebernden Verrugakranken sollen die oben beschriebenen Einschlüsse in roten Blutkörpern gefunden werden. Heftige Gelenkschmerzen und Ödeme können gleichfalls vorhanden sein. Andere Fälle zeigen nur vereinzelte Warzen (wie ein Fall eigener Beobachtung des Verf.) und zeigen keine Allgemeinerscheinungen.

Die **Prognose** dieser Form ist wechselnd. Todesfälle sind auch hier nicht selten.

Differentialdiagnose. Das Oroyafieber kann leicht mit Erkrankungen der Typhusgruppe und mit Malaria verwechselt werden; Mischinfektionen mit letzterer sind häufig. Der charakteristische Blutbefund erleichtert die Diagnose. Die Verruga ähnelt in manchem der Frambösie, doch kommt es bei ihr niemals zu jenen granulierenden himbeerartigen Efflorescenzen. Außerhalb Perus kann an multiple Angiome, hämorrhagische Sarkome oder ähnliche Hauterkrankungen, insbesondere auch an teleangiektatische Granulome gedacht werden. (Da mehrere Fälle erst in Europa zur Beobachtung kamen, ist dies wichtig.)

Pathologische Anatomie. Der Befund bei Oroyafieber ist der einer allgemeinen schweren Anämie. Die Lymphdrüsen sind geschwollen, die Leber ist vergrößert und dunkel gefärbt, die Milz ist vergrößert und erweicht.

Die charakteristischen Verrugaknoten stellen ganz eigenartige Infektionsgeschwülste dar. Das Wesentliche bei ihnen ist eine Wucherung von Gefäßen bzw. Gefäßwandzellen (Angioblasten) und Neubildung von Gefäßen, zu denen sich starkes Ödem und kleinzelliges Infiltrat gesellen. Meist findet man massenhaft diese spindeligen Angioblasten, die oft zur Bildung von kompakten geschwulstähnlichen Gewebszügen und Zellnestern führen (Rocha Lima).

Ätiologie. Der Zusammenhang von Oroya fieber und Verruga ist nunmehr sichergestellt. Bei ersterem findet man konstant in den roten Blutkörperchen jene stäbchen- und kokkenartigen Gebilde, die zuerst Barton für Parasiten hielt. Sie werden $1-3\ \mu$ lang und können bis zu 30 in einem Blutkörperchen liegen. Die amerikanische Kommission unter Strong und seinen Mitarbeitern gaben ihnen den Namen Bartonella bacilliformis. Sie glauben sie auch in Endothelzellen von Lymphdrüsen wiedergefunden zu haben. Bei Verruga wollen einzelne sie auch im Fieber gesehen haben.

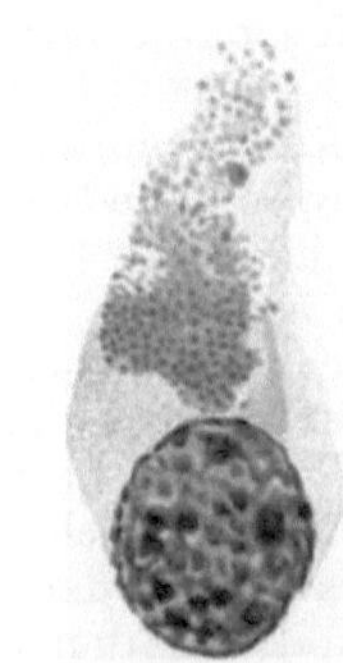

Abb. 127. Zelleinschlüsse bei Verruga peruviana in Angioblast liegend. Giemsafärbung. (Nach Mayer, Rocha Lima und Werner.)

In den Knötchen selbst fanden M. Mayer, Rocha Lima und Werner eigentümliche Zelleinschlüsse in Zupf- und Schnittpräparaten, die sich besonders nach Giemsa und in Schnitten nach Levaditi darstellen lassen. Sie bestehen aus großen Haufen kleiner, nach Giemsa sich ziegelrot färbender Körnchen, die in Schnitten nach Levaditi dunkelbraun erscheinen. Sie liegen besonders in den das Charakteristische der Verruga ausmachenden Angioblasten und ähneln den Chlamydozoen Prowazeks. Die Autoren fanden sie im Material verschiedener Fälle, insbesondere einem längere Zeit von ihnen selbst beobachteten und nahmen an, daß diese Gebilde, die keine Granulationen sein können, von ätiologischer Bedeutung sind. M. Mayer und Kikuth fanden sie bei einem zweiten von ihnen beobachteten Fall und ihren sämtlichen Affenpassagen regelmäßig wieder.

Die Übertragung auf Tiere ist zuerst Jadassohn und Seiffert gelungen, die drei Affenpassagen mit lokalen Verrugen erhielten, sodann M. Mayer, Rocha Lima und Werner. Eine Generalisation des Virus wurde nicht beobachtet. Die amerikanische Kommission berichtete über erfolgreiche Hodenimpfungen bei Kaninchen bis zur dritten Passage; auch bei Hunden erhielten sie lokale Läsionen.

Nachdem schon Untersuchungen von Monge, Mackehenie und Weiss die Identität beider Formen sehr wahrscheinlich gemacht hatten, ist es Noguchi und Battistini einerseits und M. Mayer und Kikuth andrerseits unabhängig voneinander gelungen, die ätiologische Einheit zu beweisen. NOGUCHI und BATTISTINI konnten Blut von Oroyafieberkranken auf Affen verimpfen und aus deren Blut Kulturen kleinster bartonellaähnlicher Mikroorganismen auf Blutagar und Leptospirenagar züchten. Mit diesen Kulturen konnten sie bei cutaner Impfung Verruga bei Affen erzeugen. Umgekehrt erhielten M. MAYER und KIKUTH durch cutane Verimpfung von Verrugamaterial auf Affen mehrmals tödliches, schweres Oroyafieber mit massenhaft Bartonellen im Blute. Diese waren im Gegensatz zu den Angaben von STRONG und Mitarbeitern weder beweglich, noch ungefärbt im Hell- und Dunkelfeld sichtbar. NOGUCHI und BATTISTINI konnten in ähnlichen Versuchen bei Affen dann sogar wieder Bartonellen aus dem Blute züchten. Die von M. MAYER, ROCHA LIMA und WERNER bei Verruga beschriebenen Einschlüsse konnten NOGUCHI, sowie M. MAYER und KIKUTH auch bei Affen wieder finden; sie stellen sicher Entwicklungsstadien der Bartonellen dar.

Ein spontanes Vorkommen bei Tieren wird seit langem behauptet, ist jedoch nicht sicher bewiesen.

Epidemiologie und Übertragungsweise. Die Verrugagegenden sind — wie oben erwähnt — tief eingeschnittene Täler mit tropisch-feuchter Vegetation, die sich bis zu beträchtlichen Höhen erstrecken. Die Ansicht, daß das Wasser der Verrugagegenden die Infektion vermittle, war lange verbreitet. In den letzten Jahren ist die Annahme, daß Insekten die Überträger seien, vielfach vertreten worden. TOWNSEND hat diesbezügliche Untersuchungen angestellt und hielt eine dort vorkommende neue Phlebotomusart, die er Phlebotomus verrucarum nannte, für die Überträger. Er erhielt durch Einspritzung einer Aufschwemmung von 20 Phlebotomusweibchen bei einem Hund verrugaähnliche Läsionen, die auch pathologisch-anatomisch ähnlich waren. Ein Affe, der von Phlebotomen über 3 Wochen lang gestochen wurde, zeigte am 31. Tage Bartonellen im Blut und 2 Tage später ein charakteristisches Exanthem.

Inzwischen ist der endgültige Beweis der Überträgernatur von Phlebotomen NOGUCHI, SHANNON, TILDEN und TYLER gelungen. Im Verrugagebiet gesammelte Phlebotomen wurden in Kochsalzlösung zerquetscht und die Aufschwemmung Rhesusaffen intracutan injiziert. Es entstanden keine Verrugaknoten, aber in 4 Versuchen gelang nach 10, 19, 20 bzw. 42 Tagen Kultur von Bartonellen aus dem Blut der Affen. Diese Kulturen erzeugten bei anderen Affen Verruga, und Züchtung von Bartonellen aus dem Knoten und dem Blute gelang. Die verwendeten Phlebotomen waren Phlebotomus verrucarum, noguchii n. sp. und peruensis n. sp. Daß von diesen Phlebotomus noguchii Überträger ist, scheint ihnen sicher, ob es auch Phlebotomus verrucarum ist, konnten sie bei der Ähnlichkeit der Weibchen noch nicht entscheiden; Phlebotomus peruensis scheint kein Überträger zu sein.

Therapie. Die Therapie des Oroyafiebers ist bis jetzt nur eine symptomatische. Spezifische Mittel fehlen bisher. Es kommen Arsenikalien, Eisenpräparate, Fiebermittel und Mittel gegen die Blutungen in Frage. Die Verrugen selbst kommen bei günstigem Verlauf ohne Behandlung zur Ausheilung. Nachdem M. MAYER, BORCHARDT und KIKUTH spezifische Wirkung organischer Arsenpräparate bei anderen Bartonellenkrankheiten (Ratte und Hund) festgestellt haben, empfehlen sich neue Versuche mit solchen bei Verruga und insbesondere Oroyafieber.

Prophylaxe. Da Insekten als Überträger in Frage kommen, ist Schutz vor diesen anzustreben. Da die verdächtigen Phlebotomen erst nach Sonnenuntergang stechen, ist Moskitoschutz nach Sonnenuntergang oder Übernachten in einem verrugafreien Ort zweckmäßig und schon mit Erfolg durchgeführt worden.

Da auch Tiere als Virusträger in Betracht kommen, käme später neben mückensicherer Isolierung Verrugakranker im verseuchten Gebiet auch Ausrottung verdächtiger Tiere in Frage.

Variola (Pocken)[1].

Definition. Akute, durch Kontakt übertragene Infektionskrankheit, charakterisiert durch ein fieberhaftes Initialstadium und ein Eruptionsstadium mit typischen Pusteln.

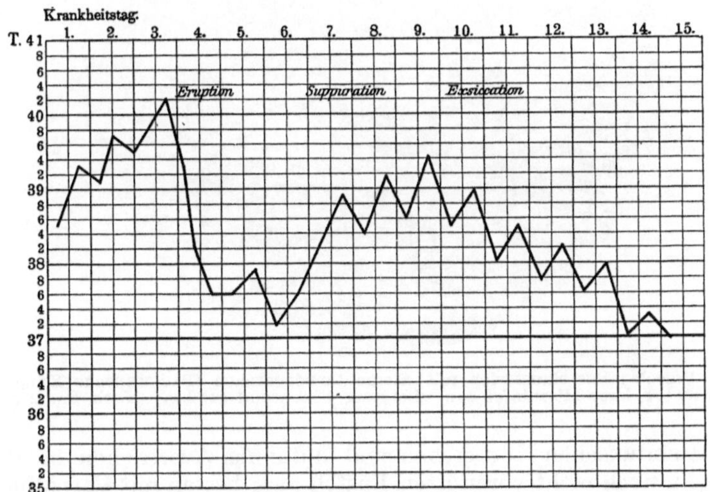

Abb. 128. Typische Variolakurve. (Nach JOCHMANN.)

Verbreitung. Die Pocken sind kosmopolitisch. In den warmen Ländern, sowohl den zivilisierten wie den wenig kultivierten, und auf Seeschiffen kommen häufig Pockenepidemien vor.

Ätiologie. Die Frage der Pockenerreger gilt noch nicht als völlig geklärt. Es treten in den Pusteln charakteristische Zelleinschlüsse auf, die sog. GUARNIERIschen Körperchen. Nach neueren Forschungen bestehen sie aus zahlreichen kleinen Gebilden, die vielleicht ätiologische Bedeutung haben. Dagegen erscheint es fast sicher — wenn es auch

---

[1] Sie sollen hier nur ganz kurz in den Hauptmerkmalen geschildert werden. Genaueres findet sich in jedem klinischen Lehrbuch der Infektionskrankheiten.

noch nicht endgültig bewiesen ist —, daß kleinste regelmäßige, runde, sich hantelförmig teilende, im Protoplasma der erkrankten Zellen sowohl wie frei im Pustelsaft zuerst von PASCHEN beschriebene und von ihm sowie V. PROWAZEK eingehend erforschte Körperchen die Erreger darstellen (PASCHENsche Körperchen, Chlamydozoon variolae). Sie sind in ungeheuren Mengen vorhanden und ihre Widerstandsfähigkeit gegen Schädigungen verschiedener Art würde wohl im Einklang mit der starken Kontagiosität des Pustelinhalts auch nach Trocknung stehen. — Auch in der Kuhpockenlymphe sind morphologisch gleiche Gebilde vorhanden.

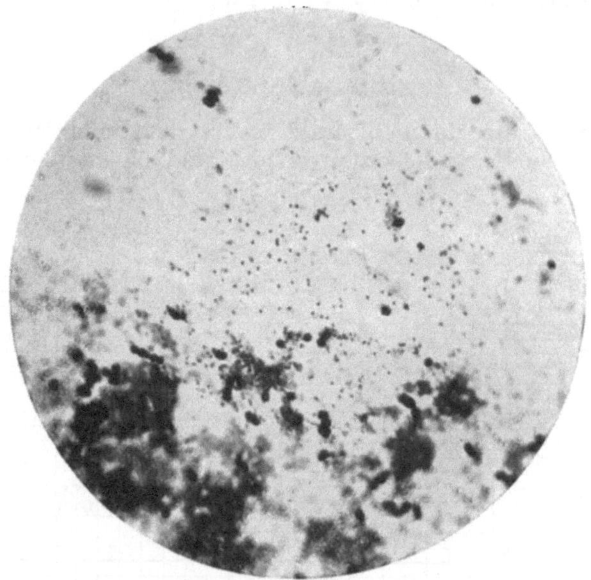

Abb. 129. Variola: Pustelausstrich mit Elementarkörperchen (PASCHENsche Körperchen und Streptokokken-Mischinfektion. Letztere bedeutend größer. (Nach PASCHEN.)

Die PASCHENschen Körperchen sind in dünnen Ausstrichen, möglichst aus jungen, noch nicht vereiterten Pusteln, am besten mit Carbolfuchsin nach vorheriger Beizung mit Löfflerbeize darstellbar. Vor dem Fixieren in Alkohol werden die lufttrockenen Präparate zweckmäßig 10 Minuten in Wasser gestellt und nach Trocknung erst fixiert.

Klinik. Nach 10—13 tägiger Inkubation bei Infektion auf natürlichem Wege setzen die Pocken gewöhnlich plötzlich mit Schüttelfrost und starkem Krankheitsgefühl ein. Es tritt sofort hohes Fieber bis und über 39⁰ auf, das in den nächsten Tagen bis 41⁰, ja höher steigen kann. Dabei bestehen schwere Allgemeinerscheinungen, wie starker Kopfschmerz, vor allem heftige Kreuzschmerzen, öfters auch Delirien. Oft tritt auch in diesem „Initialstadium" ein Hautausschlag (nicht der typische) auf, der scharlachähnlich oder petechial sein kann. Nach 3 Tagen fällt das Fieber ab. Kurze Zeit darauf beginnt der Ausschlag

aufzutreten. Die Pockenpusteln entwickeln sich in diesem Eruptionsstadium allmählich. Auf der Höhe der Entwicklung zeigen sie eine
bläschenförmige, mit Flüssigkeit gefüllte Kuppe, deren Gipfel eingedellt
ist. Dieses fieberfreie Stadium dauert ebenfalls 3 Tage. Dann tritt
wieder Fieber auf. Am 8. und 9. Tage wandeln sich die Pockenpusteln
eiternd um (Suppurationsstadium); ihr Inhalt wird trüb, eitrig.
Schließlich bilden sie sich unter Eintrocknen und Krustenbildung langsam
zurück und heilen unter Narbenbildung ab. Nicht nur auf der Haut, sondern
auch auf den Schleimhäuten entstehen die charakteristischen Pusteln.

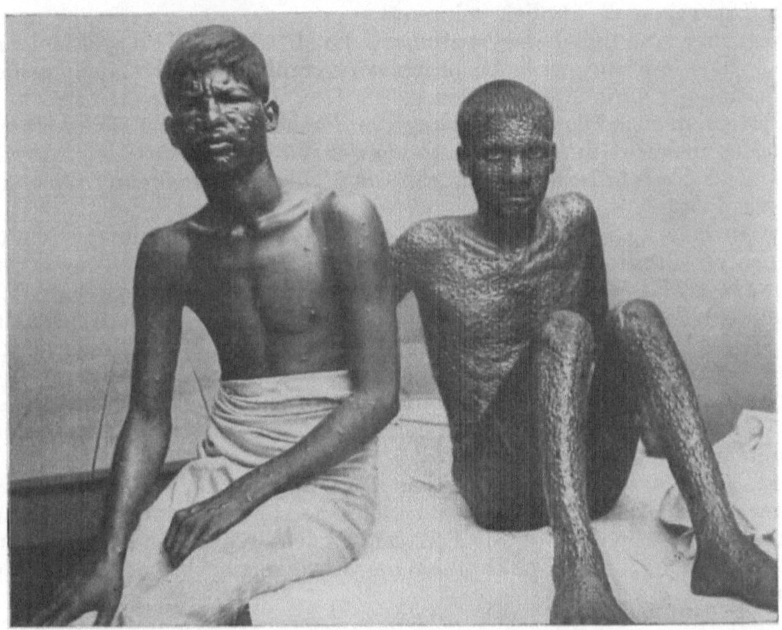

Abb. 130. Vor sieben Jahren geimpfter und ungeimpfter Inder mit Variola
(letzterer vier Stunden nachher gestorben). (Orig. Phot. Dr. Treutlein.)

Das Bild kann nach der Schwere der Eruption ungeheuer schwanken.
Es kann schon frühzeitig zu schweren Hämorrhagien kommen (Variola
haemorrhagica); der Tod tritt in solchen Fällen fast ausnahmslos
ein. In anderen Fällen konfluieren die massenhaft vorhandenen Pusteln.

Der Verlauf ist äußerst wechselnd, der Tod kann in jedem Stadium eintreten. Die Prognose ist stets mit Vorsicht zu stellen. Bei
früher Geimpften ist oft der Verlauf ein ganz milder. Die Abb. 130
gibt ein charakteristisches Beispiel dafür. Eine abgeschwächte Form
der Pocken wird als „Variolois" bezeichnet.

Therapie. Therapeutisch hat sich am besten bewährt die von Dreyer
eingeführte Behandlung mit Kalium hypermanganicum. Es soll
durch seine Farbe das scheinbar schädigende Licht abhalten und vor
allem desinfizierend wirken. Man verwendet konzentrierte wässerige

Lösung, die man möglichst frühzeitig im Eruptionsstadium mit weichem
Pinsel auf den ganz entkleideten Körper aufpinselt und dies noch 1—2 mal
an den folgenden Tagen wiederholt. Es bleibt dann oft die Vereiterung
ganz aus, der Verlauf wird milder und es bleiben keine Narben zurück.
Einen ähnlichen Erfolg sah Verf. in Kalkutta 1906 von Olivenöl, das
VAUGHAN dort anwandte, indem er die Kranken triefend von Öl völlig
einölte. Er konnte mit anderem Öl in Ostafrika (Erdnußöl) den günstigen
Erfolg bei zwei Epidemien bestätigen und möchte daher diese Öltherapie,
wo Kalium hypermanganicum fehlt, empfehlen. Sie schuf den Eingeborenen solche Erleichterung, daß sie sie sofort von selbst anwandten.
Auch Glycerin soll ähnlich wirken.

Natürlich sind daneben symptomatische Mittel (Herz) zu verabfolgen.
Eine Pockenimpfung nach Ausbruch der Krankheit — oft auch in der
Inkubation — kann nur schaden.

Epidemiologie. Die Übertragung der Pocken geschieht sicher durch
Kontakt, vielleicht durch Verstäubung des Virus auf dem Respirations-
wege. Der Pustelinhalt sowohl, wie die Krusten getrockneter Pusteln,
sind virulent.

Prophylaxe. Die Pockenimpfung bildet einen absoluten Schutz
für mehrere Jahre. Vorbedingung ist, daß die erfolgte Impfung wirksam war. Es ist fast überall guter Impfstoff zu haben, der zweckmäßig
aufbewahrt (kühl, dunkel), sich auch in den Tropen eine Zeitlang hält.
Für Ersatz unwirksam gewordener Lymphe ist stets rechtzeitig zu
sorgen. Lanolinlymphe soll in den Tropen haltbarer sein; Trocken-
lymphe hat sich nicht überall bewährt, doch ist sie nach Beobachtungen
von OTTEN in Niederländisch-Indien lange Zeit haltbar, wenn sie in
Vakuumampullen aufbewahrt wird.

Im Notfalle ist an Variolisation (Einimpfung kleiner Mengen getrockneter Pockenpusteln) und an Selbstherstellung von Lymphe zu
denken. Kaninchen sind statt Kälbern in den Tropen gut verwendbar.

Eine regelmäßige Durchimpfung der Bevölkerung bietet den besten
Schutz gegen Pocken.

Alastrim, Sanagapocken, weiße Pocken
(Kaffernpocken, Amaas).

Eine klinisch unseren europäischen Windpocken etwas ähnelnde,
aber nicht mit ihnen identische pockenartige Erkrankung tritt in manchen
Ländern epidemisch auf. PLEHN beschrieb sie als Sanagapocken aus
Westafrika; als Alastrim sind sie in Brasilien bekannt, als weiße Pocken
in anderen Gebieten. Auch in Mittelamerika und Westindien kommen
sie vor. Auch die Kaffernpocken und Amaas in Südafrika werden
hierher gezählt. In England und der Schweiz sind ähnliche Formen
beobachtet.

Das klinische Bild bedarf keiner weiteren Erörterung. Sie verlaufen
in der Regel gutartig und heilen ohne Narbenbildung ab. Meist treten
sie als große Epidemien plötzlich auf. Klinisch stehen sie jedoch dem

Verlauf nach zweifellos der Variola näher als den Varicellen. Das Exanthem breitet sich wie bei ersterer centrifugal aus, im Gegensatz zu der centripetalen Entstehung bei Windpocken.

Über ihre Stellung unter den Erkrankungen der Pockengruppe besteht noch keine einheitliche Auffassung. Der Beweis ihrer Sonderstellung wurde aus dem wiederholt beobachteten Ausbleiben eines Schutzes nach Pockenimpfung und andererseits aus dem positiven Ausfall solcher nach Überstehen von Sanagapocken und Alastrim geschlossen. Andere sahen dagegen Wirkung von Vaccinierung, so daß an eine nahe Verwandtschaft mit Variola (Variante nach GINS) gedacht wird.

Außer Alastrim kommen auch echte Windpocken in den warmen Ländern vor.

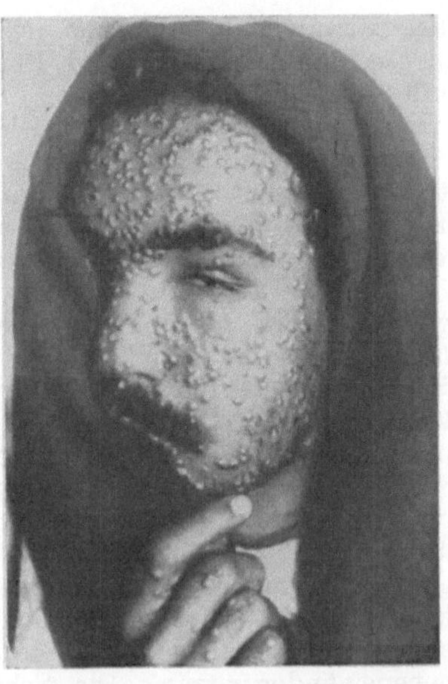

Abb. 131. Alastrim. (Orig. nach Photo des Instituto OSWALDO CRUZ, Rio de Janeiro.)

Trachom.
(Conjunctivitis granulosa.)

Definition. Sehr kontagiöse Augenkrankheit, die mit Körnerbildung in der Conjunctiva beginnt, zu heftigen Entzündungen derselben mit Übergang auf die Cornea durch Pannusbildung führt und schwere Funktionsstörungen durch Narbenbildung hervorruft.

Verbreitung. Das Hauptverbreitungsgebiet ist Osteuropa, es bestehen auch Herde in Frankreich und dem Mittelmeergebiet. In Asien sind die kleinasiatischen Länder und insbesondere China und Japan schwer verseucht. In Afrika herrscht Trachom in Nordafrika, aber auch in einzelnen Gebieten des tropischen Afrika; so ist es vor einigen Jahren auch im Massaigebiet angetroffen worden; auch Südafrika und Madagaskar sind befallen. In Südamerika kommt Trachom in verschiedenen Ländern, insbesondere Argentinien, vor; auch in Australien ist es beobachtet. In Nordamerika ist Trachom, wie aus NOGUCHIs Arbeiten hervorgeht, endemisch bei den Indianern im Staate Neu-Mexiko.

Ätiologie. Die Ätiologie ist noch nicht völlig geklärt. v. PROWAZEK und HALBERSTÄDTER beschrieben charakteristische Zelleinschlüsse bei frischen Fällen, sog. Chlamydozoen. Verschiedene Forscher haben sie bestätigt, andere nicht. Ich selbst konnte mich bei eigenen neuen Untersuchungen von der Richtigkeit der Beobachtung überzeugen und glaube an die ätiologische Bedeutung der Einschlüsse. Die folgenden Befunde würden dann für ein ähnliches Verhalten sprechen, wie bei Bartonella bacilliformis. Neuerdings konnte nämlich NOGUCHI auf Leptospirennährböden und Blutagar ein kleines Bacterium züchten, mit dessen Kulturen er bei Affen Trachom erzeugen konnte, er benannte es Bacterium granulosis.

Nach NICOLLE ist das Virus filtrierbar und geht bei 32⁰ nach Austrocknung zugrunde. Übertragung auf Affen gelang v. PROWAZEK und HALBERSTÄDTER, NICOLLE u. a.; NOGUCHI gelang direkte Infektion von Affen mit dem nordamerikanischen Virus nicht.

Klinik. Die Inkubation ist kurz, nach experimentellen Übertragungen 3—10 Tage. Der Beginn ist meistens ein sehr schleichender, langsamer, so daß die Diagnose oft erst relativ spät gestellt wird. Die Erkrankung beginnt mit Tränenfluß und leichter Conjunctivitis und kann oft erst nach Monaten bis Jahren zum akuten Bild sich steigern, oder sogar in leichter Form unbemerkt verlaufen.

Das akute Stadium ist charakterisiert durch die Bildung der Granula oder Follikel. Diese sitzen mit Vorliebe am Oberlid, und zwar an der Tarsal- und Retrotarsalfalte. Die Granula erscheinen als halbkugelige, glasige, graugelbe Vorwölbungen von Stecknadelkopfgröße, „froschlaich"ähnlich, die zuerst spärlich sein können und daher nur beim Umstülpen des Lids entdeckt werden. Später können sie zahlreich, dicht nebeneinander sitzen. Die Schleimhaut ist entzündlich verdickt, es besteht geringer oder gar kein Schmerz und leichte Sekretion. In schweren Fällen hängt das verdickte Lid herab, in solchen können die Körner zu einer sulzigen Masse konfluieren.

Diese Entwicklung kann sich viele Jahre, ja Jahrzehnte hinziehen, bis es in den meisten Fällen zur Ausheilung kommt. Die Heilung beginnt mit der Entstehung von narbigen Veränderungen. Es bildet sich zuerst ein Netzwerk von feinem Narbengewebe zwischen noch bestehenden Follikeln. Dann verschwinden diese völlig und die Conjunctiva wird glatt und ist in ein Bindegewebsgeflecht verwandelt. Die Narben sind glatt, strahlig von weißlicher oder livider Farbe.

Komplikationen beherrschen beim Fortschreiten der chronischen Infektion das Bild, hauptsächlich verursacht durch Mischinfektionen und narbige Veränderungen. Die wichtigsten Erscheinungen dieser sind: Entropion mit Verkrümmung des Tarsus, abnormer Haarwuchs der Wimpern, sog. Trichiasis und Distichiasis, die zum Scheuern der Haare an der Hornhaut führen kann, narbige Obliteration der Lidspalte, sowie völlige narbige Verödung der ganzen Bindehaut (Xerosis und Xerophthalmus) mit Keratitis, die Trübung der Hornhaut verursacht.

Die wichtigste Komplikation ist aber das Übergreifen auf die Hornhaut, der **Pannus trachomatosus**, der häufig begleitet ist von Ulcerationen und Narbenbildung der Hornhaut. Er beginnt in der Regel vom oberen Hornhautrand als oberflächliche, gräuliche Trübung, die sich sichelförmig vorschiebt. Das Epithel darüber ist uneben und von der benachbarten Conjunctiva aus wuchern zahlreiche, oberflächliche Gefäße hinein, bald geradlinig von oben, bald mehr radiär, untereinander anastomosierend[1]. So wird die Pupille erreicht und es kann die ganze

---

[1] Ich folge hier im wesentlichen der Schilderung von AXENFELD, Augenheilkunde. Jena: G. Fischer.

Hornhaut überzogen werden, wobei stets die obere Hälfte des Überzugs dichter ist. Der Pannus kann von ganz zarten, bis zu dicken, fleischigen Auflagerungen alle Übergänge zeigen.

Diagnose. Bei der Diagnose kommen andere Conjunctivitiden, meist bakterieller Ursache, in Betracht; ferner Conjunctivitiden mit gutartiger Follikularerkrankung, sog. Conjunctivitis folliculosa. Es wird betont, daß bei dieser im Gegensatz zu Trachom meist nur die untere Übergangsfalte ergriffen wird. Solche Formen kommen manchmal gehäuft in Schulen, Kasernen usw. vor. Auch der sog. Frühjahrskatarrh kann etwas trachomähnlich aussehen. Bei Bildung von Narben (Entropion) und Pannus ist stets an Trachom zu denken. ELLIOT[1] sagt: „Wenn man Corneaveränderungen antrifft, soll man stets die Lider umstülpen und untersuchen." Auf diese Weise wird man bei Trachom stets noch bestehende Follikel und vor allem Narben entdecken.

Prognose. Trachom heilt in der Regel nach vielen Jahren von selbst aus. Ein Teil der leichten Fälle macht kaum sichtbare Veränderungen, die sich selbst überlassenen können aber die schweren, oben beschriebenen narbig-entzündlichen Störungen hervorrufen. So hängt die Prognose bezüglich der Funktion des Reizes von frühzeitiger Diagnose und Behandlung ab, um so mehr, als stets Rezidive auftreten können.

Therapie. Im Anfang verordnet man gegen die Sezernierung häufige Waschungen mit Borwasser. Die beste Frühbehandlung geschieht durch tägliches Auftropfen von 1—2% Argentum nitricum-Lösung. Man läßt stets Kochsalzlösung zur Neutralisation nachtropfen. Später ist der Kupferstift anzuwenden. Massage mit Glasstab oder mit Watte, die mit 1%₀₀ Sublimatlösung getränkt ist, wird abwechselnd mit obengenannter Behandlung empfohlen. Eine mechanische Auspressung der Körner bei starker Körnerbildung erfolgt mit einer Rollpinzette. Kauterisation, Herausschneiden der befallenen Teile kommt auch in Frage, jedoch sollte sie auf stark veränderte Fälle beschränkt bleiben. Bei bestehendem Pannus wird Atropin gegeben und die Conjunctiva (nicht Hornhaut!) wie oben angegeben behandelt. Die Einzelheiten der Behandlung hängen ganz von dem betreffenden Fall ab.

Epidemiologie. Trachom wird in der Regel durch Kontakt übertragen. Alle Rassen scheinen empfänglich. Besonders häufig geschieht die Infektion im frühesten Kindesalter. Wo die Bevölkerung hygienisch tief steht, ist die Gelegenheit der Übertragung durch direkte Berührung, mit Sekret verschmutzter Wäsche (Handtüchern), gemeinsam benutzten Waschgegenständen, auch Schminktöpfen im Orient, sehr leicht gegeben. Bestehende und häufige Reizung der Bindehaut scheint das Haften des Virus zu begünstigen. So soll Infektion in Gegenden mit Staub- und Sandstürmen besonders häufig sein. Eine indirekte Übertragung durch Fliegen, die sich insbesonders gern auf eitrige Haut- und Schleimhautstellen niederlassen, kann nach NICOLLE u. Mitarbeitern erfolgen.

---

[1] ELLIOT: Tropical Ophthalmology.

Prophylaxe. Jeder früher Trachomkranke muß wegen lang bestehender Infektiosität und Rezidivgefahr zu peinlich hygienischem Verhalten (eigene Wäsche, Bett, Gebrauchsgeschirr usw.) angewiesen werden. Alle verdächtigen Personen sind abzusondern und zu behandeln (strenge Quarantänemaßnahmen in Nord- und Südamerika, Zurückweisung Verdächtiger!), im Zweifelsfall einem Augenarzt vorzuführen. Erziehung der von Trachomendemien betroffenen Bevölkerungskreise (Nordafrika, Ostasien) zu hygienischem Verhalten.

V. Durch Nährschäden verursachte Krankheiten.

Beriberi.

Definition. Es ist eine meist chronisch, seltener akut verlaufende „Nährschaden-Krankheit", die charakterisiert ist durch Störungen des Kreislaufsystems und entzündliche Degeneration peripherer Nerven, die zu Ödemen, Lähmungen und Atrophien führen.

Verbreitung. Das Zentrum der endemischen Beriberi war stets Ostasien, vor allem China, dann Indien und die ostasiatischen Inseln. Ein zweites Gebiet ist Brasilien. Sie ist ferner beobachtet in Mittelamerika, Westindien, Australien und den Inseln des Stillen Ozeans sowie im tropischen Afrika.

Eine Abart, die **Segelschiffberiberi** (NOCHT), die zum Krankheitsbild des Skorbut überführt; ist unabhängig von örtlicher Verbreitung.

Ätiologie. Lange Zeit wurde wegen der schweren Endemien, sowie der Wiederkehr von Epidemien unter den chinesischen Mannschaften stets des gleichen Schiffes, ferner der Insassen bestimmter Gefängnisse, an eine Infektionskrankheit gedacht. Obwohl auch jetzt oft noch Fälle angeführt werden, die auf solche hinweisen, ist der Beweis nicht geliefert.

Es sei jedoch hier angeführt, daß nach COUTO die Mehrzahl der brasilianischen Ärzte der Überzeugung sei, daß das, was in Brasilien bisher als Beriberi beschrieben wurde, „eine Krankheit ist, die in Anbetracht ihres Verlaufs, ihrer Verteilung und ihrer Paroxysmen nichts anderes sein kann, als eine Infektionskrankheit".

Die Ursache der Beriberi ist ein Nährschaden. Als solcher fungiert in den meisten Fällen Reisnahrung, und zwar unzweckmäßig zubereiteter Reis, nämlich stark polierter (uncured rice), der das „Silberhäutchen" nicht mehr enthält. Wo ein solcher Reis ohne wesentlich andere Kost genossen wird, ist die Grundlage für die Beriberi geschaffen. Zuerst durch die Untersuchungen von EYKMANN und GRIJNS, dann durch VORDERMANN, NOCHT, HOLST, SCHAUMANN u. a. ist gezeigt worden, daß solchem Reis bestimmte Nährstoffe fehlen, die von GRIJNS als „Schutzstoffe", neuerdings als „Ergänzungsstoffe" oder „Vitamine" (FUNK) oder „Edelsalze" (SCHÜFFNER und SALTET) bezeichnet wurden und

von Funk, Hopkins, Stepp u. a. genau erforscht wurden. Das Anti-Beriberi-Vitamin
(Vitamin B) ist wasserlöslich, trocken konservierbar, nicht sehr hitzeempfindlich; es
kommt, außer in Fetten, in den meisten
Nahrungsmitteln, besonders aber in den
Zellen rasch wachsender Organismen (Getreidekeime, Hefe, Eier) vor. Jansen und
Donath gelang seine Darstellung in krystallinischer Form als „Vitamin-Hydrochlorid".

Auch andere Nahrungsmittel, bei
denen durch unzweckmäßige Zubereitung
oder Konservierung oder Verderbnis diese
Ergänzungsnährstoffe vernichtet sind, können zu Beriberi führen, insbesondere, wenn
die Ernährung sehr einseitig ist. So erklärt
sich das Vorkommen der Segelschiffberiberi auf Schiffen mit altem Proviant und
Mangel an frischen Nahrungsmitteln und
der Beriberi an anderen Orten bei nicht
reisessenden Menschen z. B. auch in Gefängnissen und Gefangenenlagern. Auf den
Philippinen wird die häufig beobachtete Säuglingsberiberi der Muttermilch zugeschrieben.
Auch in Panama wird häufig Kinderberiberi
beobachtet.

Auch bei schwerer Malaria, Recurrens und
Dysenterie sind wiederholt beriberiartige Erscheinungen beobachtet und zum Teil diesen
Krankheiten zugeschrieben worden. Da es
sich fast stets um gehäufte Fälle handelte,
bei denen einseitige und mangelhafte Ernährung nachgewiesen wurde, war es sicher
echte zu der Infektionskrankheit hinzutretende Beriberi (Brasilien; Gefangenenlager u. a.).

Klinik. Die klinischen Formen der Erkrankung sind namentlich von Scheube
zuerst genauer studiert und nach charakteristischen Gruppen zusammengefaßt worden.
Man unterscheidet nach ihm:

1. Die rudimentäre Form. Sie ist gekennzeichnet durch leichte Sensibilitätsstörungen und Schwäche in der Beinmuskulatur. Es bestehen Parästhesien, wie
Ameisenlaufen, taubes Gefühl in den Fußsohlen. Die Patellarreflexe fehlen. Leichte
Ödeme, vor allem am Schienbein und den
Knöcheln sind vorhanden. Die Waden sind

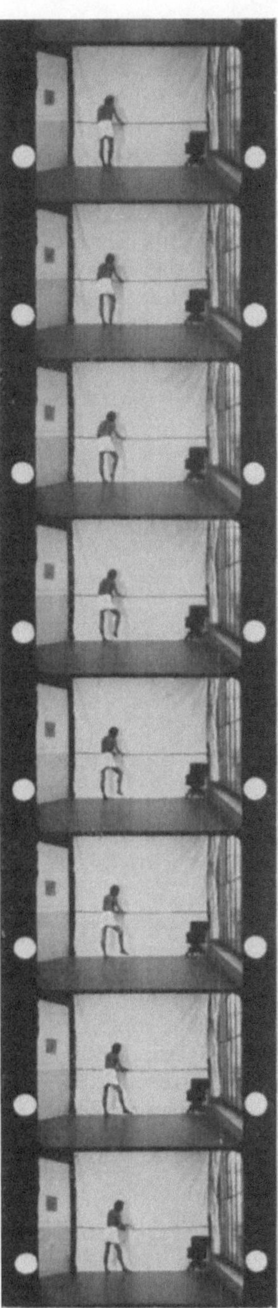

Abb. 132. Beriberi, atrophische
Form. Charakteristische Beinstellung beim Gehen.
(Orig. Ausschnitt aus Film des
Tropeninstituts.)

druckempfindlich. Dazu kommt Beklemmungsgefühl in der Herzgegend, Herzklopfen und Druckgefühl im Magen. Diese Form kann wochen- bis monatelang bestehen bleiben und auch in eine der anderen übergehen.

2. Die atrophische Form. Langsam beginnend führt sie zu Atrophien der Beinmuskulatur unter fortschreitenden Lähmungserscheinungen dieser. Besonders befallen ist das vom Nervus peroneus versorgte Gebiet. Es entsteht der charakteristische Gang (Steppage), bei dem die Fußspitzen während des Hebens der Beine kraftlos herabsinken, weshalb das Bein sehr stark bis zum rechten Winkel gehoben werden muß und der Gang stampfend wird (Abb. 132). Auch die übrigen Muskelgruppen, insbesondere der Arme, seltener auch des Rumpfes, werden

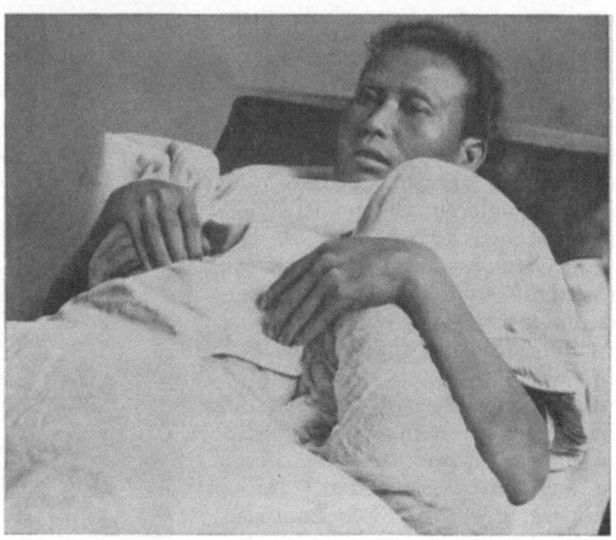

Abb. 133. Atrophische Form der Beriberi. Charakteristische Arm- und Handhaltung. (Orig.-Photo des Tropeninstituts. [Nach WERNER.])

atrophisch; es kommt zu starker Abmagerung, die Kranken können schließlich nicht mehr gehen. Die befallenen Extremitätenmuskeln sind auf Druck äußerst schmerzhaft. Die Haltung der Füße und Hände, bedingt durch die Lähmungserscheinungen, ist ganz charakteristisch (Abb. 133 und 134). Die elektrische Erregbarkeit ist stark herabgesetzt. Es bestehen Sensibilitätsstörungen und Parästhesien. Von seiten des Herzens und Kreislaufes zeigen sich keine deutlichen Erscheinungen, also keine Ödeme.

Der Verlauf bei dieser Form ist wechselnd; sie kann sehr rasch entstehen und dauert bis zur Wiederherstellung viele Monate oder über ein Jahr. Der Tod an der atrophischen Form, namentlich auch bei Komplikationen mit anderen Krankheiten, ist sehr selten.

3. Die hydropische Form. Bei ihr überwiegen die Kreislaufstörungen. Es kommt zu allgemeinen Ödemen der Haut und vor allem auch der

serösen Höhlen, besonders des Perikards. Es besteht starke Herzbeklemmung, Herzklopfen und Kurzatmigkeit. Der Puls ist stark beschleunigt. Die Urinmenge ist spärlich. Diese Form kann aus der
atrophischen oder direkt entstehen, sie verläuft chronisch. Bei Rückbildung der Ödeme zeigt sich, daß auch bei ihr Muskelatrophien bestehen; Genesung erfolgt auch bei ihr sehr langsam.

Eine besondere Form der hydropischen Beriberi stellt die **epidemische
Wassersucht (epidemic dropsy)** dar. Sie wird in verschiedenen Gegenden
Indiens, besonders Bengalens, beobachtet und tritt in einzelnen Dörfern
oder kleinen Städten epidemieartig auf. Das klinische Bild entspricht
dem einer sich akut entwickelnden hydropischen Beriberi mit starken
Herzstörungen, die in vielen Fällen in kurzer Zeit tödlich endet. Der
Ausbruch ist meist ein explosiver, befallen werden nach MEGAW nur
Reisesser, und zwar solche Rassen, die fast nur Kohlehydrate zu sich
nehmen, so daß Mohammedaner bei großen Epidemien verschont blieben.
Die Betroffenen sind oft Familien oder Bewohner eines Hauses, die
den Reis aus einer gleichen Quelle haben, so daß man an luftübertragene
Keime, die den Reis infiziert haben, gedacht hat. Nur Benutzer von
feucht an heißen Plätzen gelagertem Reis erkrankten, während solche,
die selbstgezogenen und als Paddy (ungeschälten Reis) aufbewahrten
Reis, der in kleinen Mengen gut gelagert war, verbrauchten, gesund
blieben. Man hat auch an Gifte in Senföl gedacht, was sich aber bisher nicht bestätigte. MEGAW glaubt an irgendein Toxin im Reis und
faßt die Erkrankung als Abart echter Beriberi auf.

4. **Die akute, perniziöse oder kardiale Form.** Sie entsteht
entweder aus einer der drei ersten Formen oder ganz plötzlich. Das
Krankheitsbild wird beherrscht von der schweren Beteiligung des Herzens.
Starke Präkordialangst und Atemnot, enorme Herzaktion mit starkem
Heben des ganzen Thorax, heftige Schmerzen in der Herzgegend sind
die Haupterscheinungen. Das Herz ist stark dilatiert, der Puls äußerst
beschleunigt. Ödeme sind oft nicht ausgebildet und Ergüsse in die
serösen Höhlen werden erst bei der Obduktion festgestellt.

Diese Form kann in wenigen Stunden zum Tode führen, der bei
klarem Bewußtsein unter diesen schweren Erscheinungen eintritt.

Pathologische Anatomie. Es finden sich schwere degenerative Veränderungen der peripheren Nerven mit Zerfall der Markscheiden und
der Achsenzylinder. Auch im Zentralnervensystem können Entartungen
auftreten. Die Muskeln weisen bei der atrophischen Form fettige
Degeneration und Atrophie auf. Das Herz zeigt Dilatation des rechten
Ventrikels und damit verbunden findet man in den verschiedensten
Organen Stauungserscheinungen.

Behandlung. In schweren Fällen ist natürlich Bettruhe und symptomatische Behandlung der Herzerscheinungen das wichtigste. Campher,
Digitalis, Herzumschläge, eventuell auch kleine Dosen Morphium sind
angezeigt, ebenso Diuretica. Insbesondere aber ist sofort auf zweckentsprechende Ernährung Bedacht zu nehmen. Alle „vitaminreichen"
Nahrungsmittel sind anzuwenden, die bisherige Ernährung (Reis usw.)
auszusetzen. Frische Gemüse, Obst, frisches Fleisch, überhaupt ab-
wechslungsreiche Kost sind zu geben. In Ostasien ist seit langem die

Heilkraft einer Bohne, Phaseolus radiatus, sog. Katjang = Idjo, bekannt, die insbesondere HULSHOF-POL in die Therapie der Beriberi eingeführt hat. Er empfiehlt täglich etwa 150 g gekochte Bohnen dieser Art. Zweifellos enthalten sie den wichtigen Ergänzungsnährstoff, der sich auch in Hefe, Getreidekeimen und Eiern, sowie Tomaten, frischem Kohl und Spinat findet. Bei der „Segelschiffberiberi" NOCHTs, die dem Skorbut verwandt ist, hilft vor allem auch Citronensaft. Man hat in letzter Zeit auch aus Reis, Hefe und Getreidekeimen geeignete Präparate hergestellt. So wird aus den Hüllen des entschälten Reises, die vorher als Viehfutter verwendet wurden, dem sog. „Tikitiki" seit 1913 auf den Philippinen ein alkoholischer Extrakt hergestellt (nach VEDDER und WILLIAMS, sowie CHAMBERLAIN), dem ausgezeichnete Heilkraft bei der dort vornehmlich Kinder befallenden Beriberi zugeschrieben wird. Ob das JANSEN-DONATHsche Vitaminhydrochlorid heilende Wirkung hat, ist noch nicht sicher erwiesen.

Die Ödeme verschwinden oft bald nach entsprechender Kost. Die Atrophien müssen mit Massage, Elektrizität und Mechanotherapie behandelt werden.

Bestehende Mischinfektionen, wie Malaria, Recurrens, sind spezifisch zu behandeln.

Verlauf und Prognose. Der Verlauf ist, wie aus der klinischen Einteilung hervorgeht, ein sehr wechselnder. Die Prognose ist immer mit Vorsicht zu stellen, da Herzinsuffizienz auch plötzlich auftreten kann.

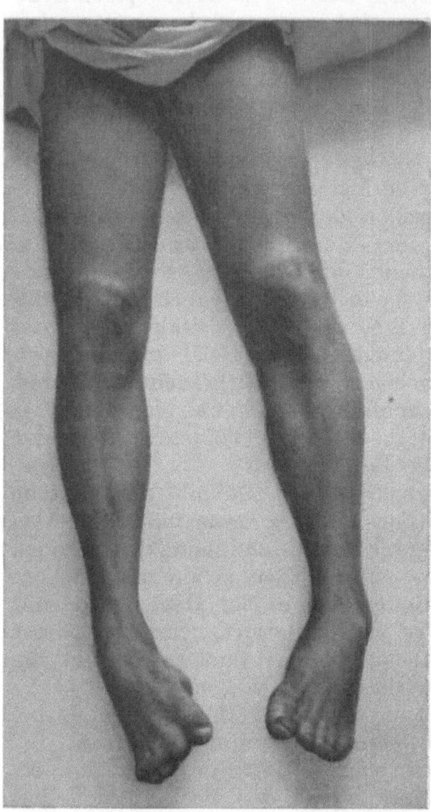

Abb. 134. Atrophische Form der Beriberi. Charakteristische Haltung der Füße. (Orig.-Photo des Tropeninstituts. [Nach WERNER.])

Prophylaxe. Nach Erkennen der Ursache der Erkrankung ist die Prophylaxe nicht schwer. So ist durch zweckmäßige Behandlung des Reises, nämlich nicht zu starkes Schälen und Polieren, gutes Aufbewahren bzw. Änderung der Ernährung die Beriberi in der japanischen Marine und unter den Kulis der niederländisch-indischen Plantagen bald verschwunden. Auf Schiffen, insbesondere bei längeren Schiffsreisen und bei Expeditionen, ist auf zweckmäßige Zusammensetzung des Proviants zu achten. Citronensaft und Tomaten als Nahrungszusatz wirken prophylaktisch. Auf den Philippinen hat sich der oben erwähnte

Tikitiki-Extrakt auch prophylaktisch bewährt. Das Jansen-Donathsche Vitaminhydrochlorid scheint ähnlich wie Vigantol bei Rachitis eine schützende Wirkung zu haben, Erfahrungen liegen noch nicht vor. Es wird von der Niederländisch-Indischen Regierung jetzt in Form von Tabletten, Extrakt und Ampullen zur Behandlung und Prophylaxe abgegeben. Den Ausbruch der Krankheit begünstigen aber vielleicht doch noch schlechte hygienische Verhältnisse, so daß auch auf Besserung solcher Bedacht zu nehmen ist. Auch Infektionskrankheiten (Malaria, Recurrens u. a.) können sie auslösen.

Pellagra.

Definition. Eine in verschiedenen Ländern endemische, jetzt meist zu den Nährschäden gerechnete Krankheit, die mit charakteristischen Erythemen an den unbedeckten Körperstellen, Magen- und Darmstörungen und nervösen und psychischen Störungen einhergeht.

Verbreitung. Schon lange in Italien und Spanien bekannt, wurde dieselbe außer von dort hauptsächlich aus Rumänien, ferner aus Nordafrika, besonders Ägypten und in Nordamerika seit 1907 in zunehmender Ausdehnung beobachtet. Fast alle Pellagraländer sind Maisländer.

Ätiologie. Die Ursache der Pellagra ist noch sehr strittig. Am häufigsten wird ein Zusammenhang mit einseitiger Maisnahrung angenommen, deckt sich doch vielfach das endemische Vorkommen der Pellagra mit solcher in maisbauenden Ländern; auch bei sporadischen Fällen war manchmal ein solcher Zusammenhang festzustellen (z. B. bei dem in Berlin beobachteten Fall, von dem die Abbildungen stammen). Erweitert wurde die Maistheorie durch die Anschauung, daß nicht jeder Mais in Betracht komme und nur besonders verdorbener oder schlecht zubereiteter, kurz, daß es ein Nährschaden sei. Goldberger und Wheeler zeigten dies im Experiment am Menschen mit proteinarmer Nahrung im Pellagragebiet. Wilson stellte dann die Theorie auf, daß nicht die Menge der Proteine, sondern ihr biologischer Wert, der Grad ihrer Assimilierbarkeit, maßgebend sei. Er stellte für diesen eine Skala der verschiedensten Nahrungsmittel auf, wonach bei Weizenmehl und besonders Mais der Wert am geringsten war. Der Proteinmangel kann dabei nach ihm von der Nahrung, der Art ihrer Bereitung oder von der Zerstörung bzw. schlechten Resorption im Körper abhängen. Mc Collum und Simmonds u. a. glauben, daß Vitaminmangel eine Rolle spiele. Goldberger und Tanner nehmen an, daß der biologische Wert der Proteine von ihrem Gehalt an Aminosäuren abhänge und dies wird als Grund für das häufige Vorkommen in maisessenden Ländern angenommen, weil das Maisprotein (= Zein) solche in geringer Menge enthält.

Diesen Ernährungstheorien gegenüber steht die Infektionstheorie. Die Annahme Sambons, daß Fliegen (Simuliiden) die Pellagra verursachten bzw. übertrügen, ist fast ganz verlassen, dagegen wird noch vielfach auf Grund epidemiologischer Erfahrungen an Infektion geglaubt; so werden Bakterien beschuldigt.

Der Schluß ist wohl berechtigt, daß es sich nicht um eine Infektionskrankheit, sondern tatsächlich um einen Nährschaden handelt, der sehr oft durch Maisnahrung zustande kommt.

Klinik. Das Bild der Pellagra ist sehr vielgestaltig. Gewöhnlich verläuft sie sehr chronisch, wobei regelmäßig im Frühjahr oder Herbst die klinischen Erscheinungen deutlich werden und während der anderen Jahreszeiten sich stark zurückbilden können. Drei Symptomengruppen treten als charakteristisch hervor: nämlich ein Exanthem, Verdauungsstörungen und nervöse Störungen.

Meistens entstehen zunächst Allgemeinerscheinungen, wie Kopfschmerzen, Schwindel, Schlaflosigkeit, psychische Depression, Appetitlosigkeit, Neuralgien. Solche unbestimmte Symptome, die den Kranken körperlich herunterbringen, können jahrelang dauern. Meist werden

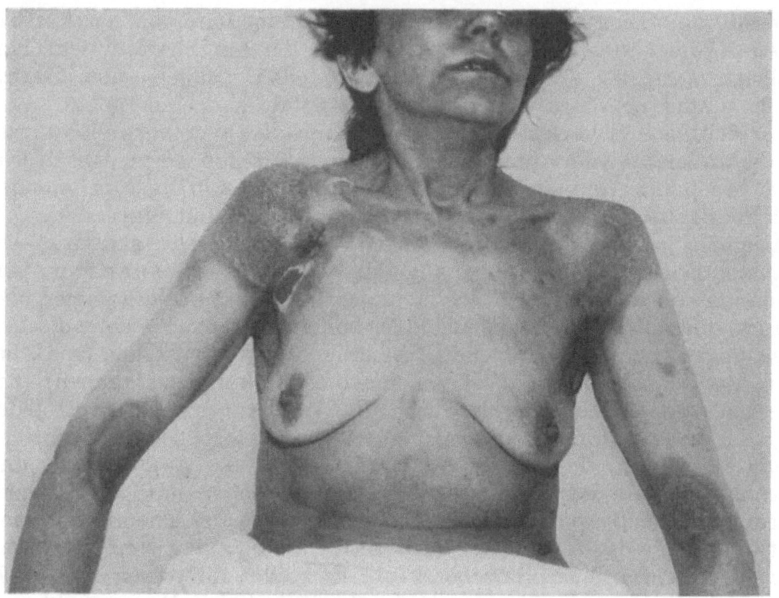

Abb. 135. Pellagra. (Nach Buschke und Langer.)

aber die gastrointestinalen Störungen stärker und entsprechen dem Bild einer chronischen katarrhalischen Gastritis, oft mit Anacidität. Es besteht außerdem Sodbrennen, die Mundschleimhaut zeigt eine diffuse Rötung, manchmal auch aphthenartige Veränderung. An der Zunge ist dies deutlich, sie verliert später ähnlich wie bei Sprue ihr Epithel. Verstopfung und Durchfälle wechseln und die Kranken werden kachektisch.

Die nervösen Symptome sind außer unbestimmten neurasthenischen Erscheinungen trophoneurotische Störungen, Neuritiden, vorübergehende Lähmungen, Krämpfe, wie epileptiforme Anfälle; ferner Parästhesien. In schweren Fällen kommt es zu psychischen Störungen mit Melancholie, aber auch Erregungszuständen; schließlich kann völlige Demenz eintreten.

Die charakteristischen Exantheme erscheinen zuerst als Erytheme an den unbedeckten Körperstellen und werden auf Einwirkung des Sonnenlichts zurückgeführt. Sie sind meist symmetrisch und ziemlich scharf abgegrenzt. Besonders auch im Nacken erscheinen sie als bandförmige Eruption. Nach längerem Bestehen werden die Stellen rauh, pergamentartig, dunkel pigmentiert (daher der Name Pellagra = rauhe Haut). Je nach Dauer und Ausbildung wechselt daher das Bild des Pellagraausschlags. Auf Hand- und Fußrücken ist er gewöhnlich am deutlichsten. Beim Abheilen schuppt die Haut ab und die pigmentierten Stellen bleiben noch lange zurück.

Von anderen Erscheinungen werden manchmal Nephritiden, Anämien, vorübergehendes Fieber beobachtet.

Die **Differentialdiagnose** ist bei vereinzelten Fällen oft nicht leicht. Verwechslungen mit Lepra, Skorbut, Sprue, Beriberi und Syphilis sind möglich; im Anfangsstadium mit Magen-Darmkatarrhen und nervösen Erkrankungen.

Eine akute Form, bei der die Erscheinungen unter Fieber, Bewußtseinsstörungen rascher auftreten und die Krankheit in 1—2 Wochen unter schnellem körperlichen Verfall tödlich endet, wird als Typhus pellagrosus bezeichnet; vielleicht handelt es sich dabei um Mischinfektionen.

Die **Prognose** ist immer ungünstig, indem die Sterblichkeit eine recht hohe ist. Im Anfangsstadium und bei kräftigen Individuen ist Heilung möglich. Alte Leute und Frauen zeigen größere Sterblichkeit.

Therapie. Zunächst wird fast allgemein eine Änderung in der Ernährung unter Weglassung von Mais empfohlen. NILES rät zu Erbsen und Bohnen; ferner wird Vermeiden von starkem Sonnenlicht und Besserung der hygienischen Verhältnisse angeraten.

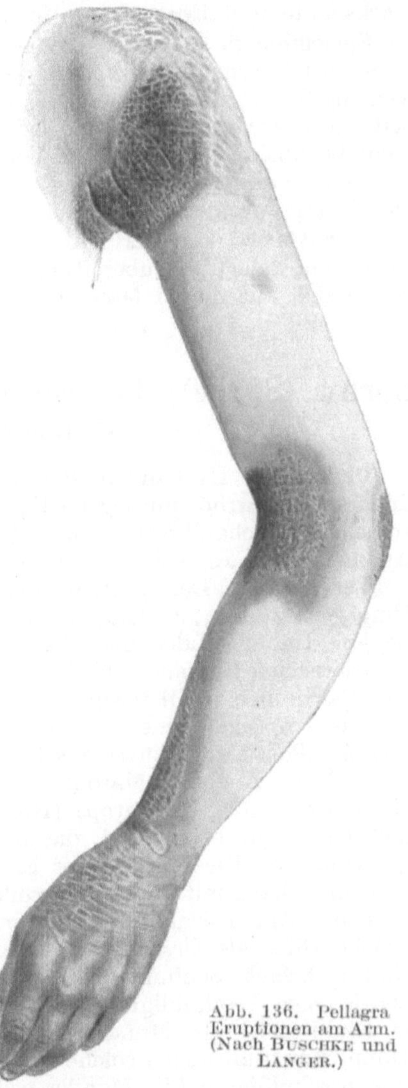

Abb. 136. Pellagra Eruptionen am Arm. (Nach BUSCHKE und LANGER.)

Von Medikamenten hat sich am besten eine kräftige Arsenbehandlung mit Einspritzung geeigneter Präparate bewährt. Die Darmerscheinungen und nervösen Störungen werden symptomatisch behandelt.

Pathologische Anatomie. Es finden sich atrophische Erscheinungen an vielen Organen, entzündliche Veränderungen der Hirn- und Rückenmarkshäute und Entartungen in den nervösen Zentralorganen.

Epidemiologie. In den Pellagraländern werden hauptsächlich die ärmeren Klassen und besonders die im Freien Tätigen befallen („Lichtwirkung"). Der Zusammenhang mit vorwiegender Maisernährung gilt fast für alle Gegenden. Eine Infektiosität von Mensch zu Mensch ist nicht beobachtet, ebenso keine Vererbung. Vielfach wird auch auf einen Zusammenhang mit fließenden Gewässern hingewiesen. Endgültig ist das Pellagraproblem, wie oben bereits erwähnt, noch nicht gelöst.

Prophylaxe. Von der Maistheorie ausgehend hat man vielfach die Ernährung oder die Zubereitungen des Mais geändert, sichere Schlüsse lassen sich aus diesen Maßnahmen nicht ziehen.

Spruw (Sprue); Psilosis linguae, Aphthae tropicae, Diarrhoea alba.

Definition. Es handelt sich um eine hartnäckige, jahrelang rezidivierende Diarrhöe mit eigenartigen, stark gärenden fettreichen Stühlen, zugleich mit charakteristischen Mundveränderungen, die unter starker Anämie durch Inanition oft zum Tode führt.

Verbreitung. Das Zentrum der Erkrankung scheint Singapore und Umgegend zu sein; sie kommt dann vor im ganzen malaiischen Archipel, Ceylon, Indien, Indochina, China, Philippinen, selten in Japan, auch im asiatischen Rußland und Armenien findet sie sich. In Nordaustralien, Neu-Caledonien, Fidji-Inseln ist sie beobachtet. Ein zweites Zentrum ist das tropische Amerika und Westindien, wo sie insbesondere auf den Antillen häufig zu sein scheint, neuerdings auch in Nordamerika beobachtet. Auch aus Marokko und vom Kongo sind Fälle beschrieben. Es sind aber auch in Europa (Holland, Deutschland, nordische Länder) mehrfach Fälle beobachtet, die klinisch genau das gleiche Bild zeigten.

Ätiologie. Die Ursache der Erkrankung ist noch nicht aufgeklärt. Zusammenhang mit anderen Darmkrankheiten, insbesondere mit vorhergehender Amöbenruhr ist nicht erwiesen. Alkoholismus, Lues, irgendwelche Gifte als Ursache sind nicht bekannt. In den letzten Jahren sind mehrfach Schimmelpilze, vor allem Hefepilze und Oidiumarten als Erreger beschuldigt worden, da solche bei Spruekranken häufig im Stuhl und in der Mundhöhle nachgewiesen sind. Insbesondere BAHR, DOLD, ASHFORD haben solche beschrieben. Letzterer benannte den von ihm beschuldigten Pilz Monilia psilosis. Der Beweis ihrer ätiologischen Bedeutung ist noch nicht gelungen, sie können sich ebensogut unter den veränderten Lebensbedingungen des Magendarmtraktes Spruekranker sekundär besonders leicht entwickeln, wie vielfach angenommen wird (auch von MANSON-BAHR jetzt). Auch alle Tierversuche sind bisher nicht beweisend. Neuerdings nimmt Ashford an, daß neben der Ansiedlung der Monilia noch Drüseninsuffizienz eine Rolle spiele.

Thin glaubt, daß vielleicht durch abnorme Fermente ein Gift gebildet werde. Daß die Sprue in die Gruppe der „Nährschadenkrankheiten" zu stellen sei, ist schon lange vermutet worden, und Elders insbesondere spricht sie als Avitaminose an. Aber auch hierfür fehlen, wie Zeiss und Popow betonen, alle Beweise. Andererseits hat Sprue manche Beziehungen zur perniziösen Anämie und wird daher als verwandte Krankheit angesehen. Auch eine persönliche Disposition scheint in Betracht zu kommen.

Epidemiologie. Die Sprue befällt sehr häufig Europäer, macht aber keine Rassenunterschiede, wenn sie auch erstere bevorzugt. Vorgeschrittene Lebensalter werden leichter befallen, Kinder äußerst selten. Meist geht dem Beginn der Erkrankung ein längerer Tropenaufenthalt voraus, aber sie kann auch erst nach Verlassen der Tropen in Erscheinung treten. Namentlich sind es die besser situierten Klassen, die an Sprue erkranken. Ein Zusammenhang mit irgendwelchen bestimmten Faktoren der Ernährung ist bisher nicht erwiesen. Ein epidemisches Auftreten sowie größere Endemien kommen nicht vor.

Klinik. Der Beginn ist ein schleichender. Es besteht oft jahrelang die Neigung zu Durchfällen bei Verdauungsstörungen, bis allmählich das ausgeprägte Krankheitsbild sich ausbildet.

Zunächst sind die Erscheinungen diejenigen eines gewöhnlichen Darmkatarrhs, allmählich wird das Aussehen der Stühle charakteristisch: Es werden sehr reichliche und sehr kopiöse Stühle entleert, die breiig sind, grauweißlich, tonfarben gefärbt und sehr stark gären, so daß sie schon bald nach dem Absetzen große Mengen Gas bilden und so das Gefäß unter Schaumbildung bald bis zum Rand füllen. Die Oberfläche glänzt metallisch, fettig. Sie riechen fötid, säuerlich.

Ein weiteres häufiges Symptom ist Erbrechen. Oft ist Trockenheit und Gefühl der Rauhigkeit und Brennen in der Speiseröhre vorhanden. Der Leib erscheint voll mit Druckgefühl. Diese Symptome können eine Zeitlang bestehen und sich zeitweise bessern.

Später gesellen sich charakteristische Veränderungen der Zunge und der Mundschleimhaut dazu. Es kommt zu einer Eruption roter, scharf umgrenzter Flecken und kleiner Bläschen an der Zunge, besonders dem Rande sowie am Zahnfleisch, selten auch am Gaumen. Diese Bläschen platzen leicht und lassen Excoriationen zurück, die natürlich beim Essen, Sprechen, Rauchen recht schmerzhaft sind; die Zähne bilden Eindrücke an dem empfindlichen Zungenrand. Bald breiten sich die roten Flecken über die ganze Zunge aus. Mit dieser entzündlichen Veränderung gehen atrophische Erscheinungen einher. Die Oberfläche verliert die normale Rauhigkeit, sie wird glatt, glänzend, eventuell mit tiefen Furchen. Diese „glatte Zunge" hat Thin dazu geführt, den Namen Psilosis linguae ($\psi\iota\lambda\acute{o}\varsigma$ = entblößt) zu wählen.

Die Haut der Spruekranken ist welk, grau, trocken, der Leib ist aufgetrieben, der Appetit ist oft bis zuletzt gut, in anderen Fällen liegt er darnieder. Von inneren Organen zeigt oft die Leber eine deutliche Verkleinerung bei der Perkussion.

Im Blut finden sich anämische Veränderungen mit Verminderung der Zahl der roten Blutkörper und Hyperchromatose; es kann auch das Bild sekundärer Anämien, ja das typische Bild perniziöser Anämie auftreten.

Prognose. Die Krankheitsdauer ist sehr wechselnd. Neben akuten Fällen, die rasch zum Tode führen, kommen solche vor, die jahrelang leben und langdauernde Remissionen zeigen. Dauerndes Verlassen der Tropen scheint solche Besserung zu begünstigen. Die Prognose ist aber stets schlecht; auch nach jahrelanger scheinbarer Heilung kann plötzlich ein rasch zum Tode führender Rückfall eintreten.

Komplikationen können das Bild noch verstärken. So kommt Amöbenruhr in Ostasien scheinbar oft mit Sprue zusammen vor. VAN DER SCHEER sah häufig dabei Appendicitis und hielt sie sogar für den Ausgangspunkt, was sich nicht bestätigt hat. BEGG nimmt Pankreatitis als Hauptursache für die Nichtausheilung an.

Pathologische Anatomie und Pathologie. Die Leber ist verkleinert, dunkel gefärbt und gibt starke Eisenreaktion, sie gleicht sehr der „Hungerleber“ und der bei perniziöser Anämie. Die Zunge zeigt Epithelschwund. Die Därme, insbesondere der Dünndarm, sind stark gedehnt und alle Schichten papierdünn. Während die einen starke Atrophie der Mucosa angeben, behaupten andere, daß es sich lediglich um starke Dehnungsveränderungen — zum Teil postmortaler Natur — handle. MANSON-BAHR weist auf primäre, ulceröse Veränderungen im Dünndarm, besonders im Ileum, hin, die auch die Ursache für den Tod sein können und mehrfach bei Obduktionen festgestellt sind. Auch Veränderungen der peripheren Muskulatur mit starker Wucherung der Kerne des Sarkolemms und Degeneration in den Muskelfasern selbst sind beschrieben worden. Ein Zusammenhang mit Appendicitis und Pankreatitis hat sich anatomisch nicht bestätigt.

Die Untersuchung des Stoffwechsels bzw. der Faeces hat gezeigt, daß insbesondere die Fettresorption gestört ist. Es werden große Mengen Fett im Kot ausgeschieden. VAN DER SCHEER hat zuerst genauere Stoffwechselversuche gemacht, auch die Art der Fettsäuren ist bestimmt worden (HALBERKANN). Gallenfarbstoff enthalten die Stühle trotz des blassen Aussehens meist. BROWN konnte wiederholt ein Fehlen des Pankreasferments feststellen. BASTEDO und FAMULENER konnten es dagegen in 13 untersuchten Fällen nachweisen. SCOTT nahm Stoffwechselstörungen (Calcium) und endokrine Störungen an.

Therapie. Eine spezifische Therapie gibt es nicht. Die besten Erfolge werden mit Diät erreicht, insbesondere mit Milchdiät, bei der auch wir eine Reihe Fälle klinisch heilen sahen. So wird zunächst, wenn irgend möglich, bis die Stühle eine Zeitlang normal erscheinen, reine Milchnahrung gegeben. Zusatz von Kohlensäure zur Milch, um sie schmackhafter zu machen, soll nicht schaden. Ganz allmählich werden dann vorsichtig — zuerst in winzigen Portionen — Zusätze gegeben, wie Beeftea, gehacktes Fleisch, Fische, Geflügel, geröstetes Brot. Nach ASHFORD ist zunächst Zucker und Mehl zu meiden. Bei Verschlechterung ist sofort wieder Milchdiät einzuschalten. Wo Milch nicht vertragen wird, muß man Schleimsuppen geben. Es ist stets beim einzelnen Fall ein vorsichtiges Tasten nötig, indem die verschiedensten Nahrungszusätze in kleinsten Mengen zunächst zur Prüfung der Verträglichkeit angewandt werden. Geduld für Arzt und Patient ist erforderlich.

Bewährt haben sich die von SONIUS in Niederländisch-Indien eingeführten Obstkuren. Insbesondere scheinen Erdbeeren direkt günstig zu wirken. Aber auch anderes frisches Obst und Kompott (Aprikosen, Pfirsich, Äpfel), Fruchtsäfte, auch tropische Früchte, wie Ananas, nützen sehr.

Die Leberdiät nach MINOT und MURPHY, die sich bei perniziöser Anämie so bewährt hat, ist bereits früher bei Sprue angewandt worden. Lebersuppe ist nach CASTELLANI und CHALMERS ein altes Eingeborenenmittel gegen Sprue in Ceylon und wurde schon lange in der Londoner tropenmedizinischen Schule verwendet. Diese Erfahrung war mit eine der Ursachen, die MINOT zur Leber-Behandlung der perniziösen Anämie führte.

Man kann die Leber in verschiedener Form geben; am besten eignen sich Rinds- oder Kalbsleber. Während früher 250 g als Tagesgabe verlangt wurden, sieht man jetzt 100 g als genügend an. Wo Widerwille besteht oder eintritt, muß man eines der im Handel befindlichen Leberextrakte oder Pulver (z. B. Hepatopson, Hepatrat, Pernaemon u. a.) versuchen. Es sind bereits eine Reihe guter Erfolge bei Sprue beschrieben worden; man muß auch hier die Leber-Diät lange Zeit hindurch geben.

CASTELLANI empfahl neben Milchdiät rohe Schafs- oder Kalbspankreas, und zwar 2—3mal täglich einen Tee- bis Eßlöffel voll.

Nach Heilung empfiehlt es sich, dauernd schwere Speisen und Alkohol zu vermeiden und bei Verdauungsstörungen sofort einige Milchtage einzuschalten (CANTLIE).

Auf Grund seiner Beobachtung empfahl BROWN Pankreatin; er gibt 5—10 g Pankreasextrakt mit 20—40 g Calciumcarbonat 3mal täglich zwei Stunden nach der Mahlzeit; LAMBERT konnte an sich den guten Erfolg bestätigen; er nahm vor der Mahlzeit außerdem etwas Salzsäure, kam ohne Diät dabei aus und wandte die Methode dann allgemein an (0,6 g Pankreatin nach der Mahlzeit). CASTELLANI will von wochenlanger Behandlung mit massiven Dosen von Natrium bicarbonicum — auch intravenös — Erfolg gesehen haben. SCOTT gab Calciumlactat und Parathyreoidea, und zwar 3mal täglich 1 g Calciumlactat und 2mal täglich ·0,006 g Parathyroidextrakt (Parker, Davis und Co.). Die guten Erfolge mit Parathyreoidpräparaten, neben diätetischer Behandlung — aber auch ohne Calcium — sind mehrfach bestätigt worden.

Von Medikamenten wurde früher Ipecacuanha in großen Dosen empfohlen. BEGG glaubte im gelben Santonin ein Mittel gefunden zu haben. In Ostasien ist Pulvis Pagliano und „Peter Syss Remedy" sehr beliebt; ersteres enthält Jalape, letzteres geriebene Sepia.

Neuerdings behauptet ASHFORD durch Impfung mit Kulturen seiner Monilia psilosis in Porto-Rico gute Erfolge gesehen zu haben.

Prophylaxe. Frühere Spruekranke sind als dauernd tropendienstunfähig anzusprechen; auch vorübergehender kurzer Aufenthalt kann

Rückfälle verursachen. Andererseits sind solche auch sehr gegen Kälte empfänglich. Wie der Entstehung der Krankheit überhaupt vorzubeugen ist, ist noch unklar.

VI. Durch Würmer verursachte Krankheiten.

Wurmkrankheiten spielen in den warmen Ländern eine hervorragende Rolle in der Pathologie der Europäer und Eingeborenen.

Neben den durch Würmer verursachten Infektionen, die auch in der Heimat vorkommen, gibt es eine Reihe den Tropen eigentümliche.

So ist die Kenntnis der Formen und ihre Diagnose für den Tropenarzt besonders wichtig, um so mehr als manche schwere klinische Erscheinungen oft auf Wurmkrankheiten zurückzuführen sind und durch richtige Diagnose und Behandlung behoben werden können.

Auf die **kosmopolitischen Wurminfektionen** kann im Rahmen dieses Buches nicht näher eingegangen werden, mit Ausnahme der Ankylostomiasis, deren Hauptverbreitungsgebiet aber die warmen Länder sind.

Je nach dem Sitz der Würmer und ihrer Eier ist naturgemäß die **Methode des Nachweises** eine verschiedene. Am praktisch wichtigsten ist der Nachweis von **Wurmeiern** (auch der kosmopolitischen Arten) in den Faeces. Deshalb soll die Untersuchung des Stuhlganges auf Wurmeier und Würmer hier den einzelnen Krankheiten vorangestellt werden.

Untersuchung der Faeces auf Würmer und Wurmeier.

Größere Würmer und Teile solcher (Bandwurmglieder) sind im abgesetzten Kot oft ohne weiteres wahrnehmbar. Das Auffinden wird nach der Methode von Looss dadurch erleichtert, daß man größere Mengen (evtl. die Gesamtmenge) mit viel Wasser versetzt und sie darin durch kräftiges Umrühren zerteilt. Dann läßt man einige (3—4) Minuten absetzen, gießt das überstehende Wasser ab, setzt neues Wasser zu und fährt so lange mit dem Zusetzen, Umrühren, Absetzen, Abgießen fort, bis alle leicht abschwemmbaren Teile entfernt sind und das überstehende Wasser sich nicht mehr trübt. In dem verbleibenden Rest sind ohne weiteres größere Würmer, Bandwurmglieder, Ankylostomen und Verwandte, unter Benutzung einer Lupe kleinere Parasiten, wie Oxyuris, Strongylus, Trichocephalus, Bandwurmköpfe zu erkennen.

Zur Vereinfachung des Verfahrens sind auch besondere engmaschige Stuhlsiebe angegeben worden, die ganz zweckmäßig sind.

Die Untersuchung auf Wurmeier geschieht zunächst im frischen Präparat, indem eine Öse voll Kot in Wasser zerrieben und zwischen Deckglas und Objektträger (evtl. auch ohne Deckglas) bei schwacher Vergrößerung untersucht wird. Kleine Eier mit gefärbter Schale (z. B. Heterophyes und Opisthorchis) soll man nach Looss mit offener Blende aufsuchen, wobei sie als regelmäßig konturierte, gelbe oder braune Körperchen hervortreten, die man dann bei stärkerer Vergrößerung identifiziert. Immersion ist in der Regel zunächst nicht notwendig.

Für Eier mit farbloser, dünner Schale empfiehlt Looss (nach Vorgang von Giles) statt Wasser gesättigte wässerige Methylgrünlösung zu verwenden. Die Eier erscheinen dann „negativ", farblos als kleine Löcher in grünem Grunde.

In jedem Falle aber muß man, ehe man eine negative Diagnose stellt, durch „**Anreicherung**" spärliche Wurmeier nachzuweisen versuchen.

Die einfachste Anreicherung ist Verdünnen mit Wasser, Filtrieren durch Gaze, wiederholtes Absetzenlassen und Zentrifugieren. Verbessert ist die Methode durch Teleman:

Man nimmt eine etwa haselnußgroße Stuhlprobe und schüttelt sie in einer Mischung von 1 : 1 Äther und halbverdünnter Salzsäure, um Fett und Eiweißkörper zu zerstören. Hierauf wird durch ein feines Haarsieb filtriert und — auch unter Weglassen der Filtration direkt — zentrifugiert. Es treten dann drei Schichten auf: Die oberste besteht aus gelöstem Fett, die zweite aus Zerfallsmassen und die dritte unterste enthält neben Nahrungsresten die Wurmeier, die man dann mikroskopisch aufsucht.

Die Telemansche Methode hat den Vorzug vor anderen — auch der nächsten beschriebenen — daß sie sich ohne jede Modifikation für alle Arten von Wurmeiern eignet und ist deshalb zweckmäßig stets mit heranzuziehen, wenn man nicht auf bestimmte Formen (z. B. Ankylostomaeier) fahndet, für die man eine andere Methode ausprobiert hat.

Im Gegensatz zu dieser Sedimentierungsmethode macht eine zuerst von Bass empfohlene, von Kofoid und Barber praktisch ausgearbeitete und von Fülleborn modifizierte Methode vom Auftrieb der Eier in spezifisch schwereren Flüssigkeiten Gebrauch; man hat sie „Schwimmmethode" benannt.

Kofoid und Barber versetzen 1 Teil Kot mit 2 Teilen konzentrierter Kochsalzlösung; Fülleborn verwendet 10 Teile Kot auf 200 Kochsalzlösung, wodurch das Gesichtsfeld weniger trüb ist. Er verrührt die Mischung in einem gewöhnlichen großen Wasserglase gut, und hebt nach 15 Minuten, besser erst nach $^3/_4$ Stunden die klar gewordene Oberfläche nach dem Vorgehen von Kofoid und Barber mit einer ganz dünnen, an einem Glasstab angeschmolzenen Drahtschlinge ab. Diese ähnelt einer Platinöse, aber die etwa 1 cm Durchmesser fassende Schlinge ist rechtwinklig gegen den geraden Draht abgebogen. Enthält die Oberfläche nach 15 Minuten noch zu viel mikroskopischen Detritus, so schöpft sie Fülleborn mit einem Löffel in ein anderes mit konzentrierter Kochsalzlösung gefülltes Wasserglas ab und untersucht nach weiteren 15 Minuten oder später. Die mit der Schlinge abgehobenen Tropfen werden auf einen Objektträger gebracht und ohne Deckglas mikroskopisch untersucht.

Für Ankylostomen- und Ascarideneier ist die Füllebornsche Methode die beste; Trichocephaluseier steigen später auf. Für Trematodeneier und Amöbencysten ist nach Fülleborn die Methode nicht brauchbar. Somit ist die Telemansche Universalmethode unentbehrlich.

15*

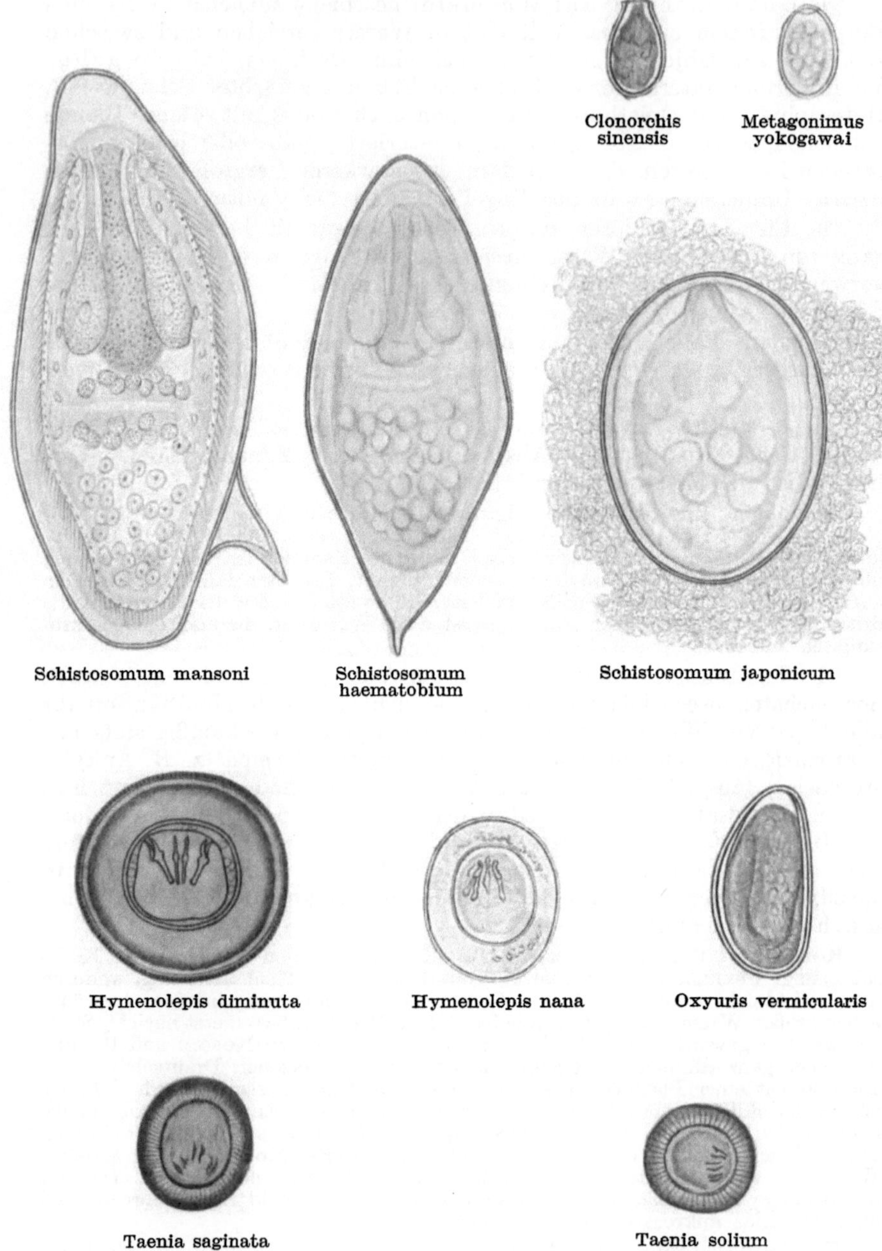

Abb. 137. **Die wichtigsten im Kote vorkommenden**
(FÜLLEBORN comp.,

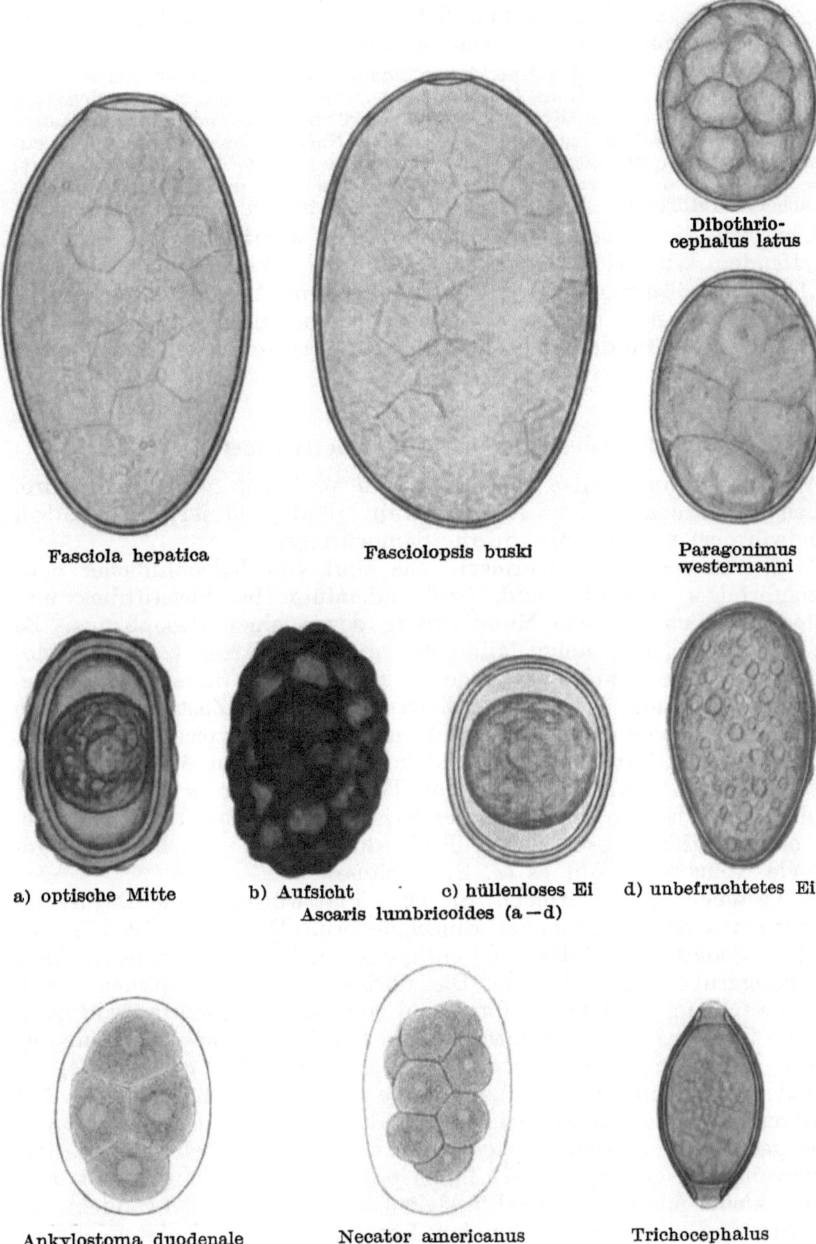

Wurmeier, alle 480 fach vergrössert.
H. SIKORA pinx.)

Noch einfacher ist die von der „Rockefeller foundation" bei der Ankylostomabekämpfung gewöhnlich angewandte Modifikation der „Kochsalz-Schwimmtechnik" nach Willis.

Willis benutzt etwa 0,5 g Kot, der in einem runden Blechgefäß von 3—5 cm Durchmesser und 0,8 cm Höhe (Salbendöschen) mit anfänglich nur tropfenweise zugesetzter konzentrierter Kochsalzlösung verrührt wird, worauf man unter Umrühren das Gefäß bis zum Rande auffüllt. Nach einigen Minuten wird ein reiner Objektträger aufgelegt, so daß seine Unterseite die Flüssigkeit berührt. Nach kurzer Zeit dreht man den Objektträger schnell um und mikroskopiert mit schwacher Vergrößerung ohne Deckglas (besonders für Ankylostomen!).

Um sich die verschiedenen Formen der wichtigsten im Kot anzutreffenden Wurmeier, vor allem auch ihre verschiedene Größe bei gleicher Vergrößerung einzuprägen, sind sie in Abb. 137 zusammengestellt, wobei auch die kosmopolitischen einbegriffen sind.

Auf Einzelheiten der Formen wird bei den betreffenden Krankheiten näher eingegangen werden.

Einteilung der parasitischen Würmer.

Von den parasitischen Würmern sind praktisch wichtig die drei großen Abteilungen der Nematoden (Fadenwürmer), Cestoden (Bandwürmer) und Trematoden (Saugwürmer).

1. **Nematoden** (Fadenwürmer). Sie sind von fadenähnlicher oder walzenförmiger Gestalt, rund, bald fadendünn bis bleistiftdick und besitzen eine endständige Mundöffnung sowie einen Oesophagus. Es gibt sehr kleine, nur einige Millimeter messende Arten (z. B. Ankylostoma) und viele Zentimeter lange (z. B. Ascaris). Sie sind meist getrenntgeschlechtlich. Die Eier enthalten im fertigen Zustande nur eine Eizelle. Ihre Schale ist für die einzelnen Arten ganz typisch und erlaubt so die Diagnose. Aus dem Ei entstehen bei manchen Arten aus dem ausschlüpfenden Embryo gleich neue Tiere oder aber es entsteht (was bei den parasitischen Formen in der Regel der Fall ist) erst eine Larve, die mehrere Häutungen bis zur Reife durchmacht. Auch lebend gebärende Nematoden gibt es (z. B. Trichine).

2. **Cestoden** (Bandwürmer). Sie sind Plattwürmer ohne Darm und bestehen aus einer Reihe von Einzelgliedern. Das erste Glied ist als Kopf (= Scolex) ausgebildet und enthält besondere Haftorgane in Form von Sauggruben und Haken. Die übrigen Glieder entstehen durch Längenwachstum und Querteilung und sind bald rechteckig, bald oval. Sie sind Zwitter, und zwar enthält jedes Glied seine Geschlechtsorgane.

Die Eier haben eine harte, radiär gestreifte Embryonalhülle, sie enthalten den mit Haken ausgebildeten Embryo (Oncosphäre). Die Weiterentwicklung erfolgt meist, wenn die Oncosphären in den Magen eines geeigneten Zwischenwirtes geraten. Sie durchbohren dann die Darmwand und gelangen in ein ihnen passendes Organ, in dem sie sich in eine kleine mit wässeriger Flüssigkeit gefüllte Blase verwandeln, die sog. Finne, Blasenwurm. Nur bei Bothriocephaliden entsteht direkt ohne Blasenbildung das Finnenstadium, das sog. Plerocercoid, das später direkt zum Bandwurm auswächst (z. B. Sparganum). Bei den anderen entwickeln sich entweder eine Knospe (Scolex) mit dem eingestülpten

Bandwurmkopf am Ende = Cysticercus (z. B. bei Taenia solium), oder mehrere Knospen (Taenia coenurus) oder in der Blase entstehen noch Tochterblasen, die erst wieder kleinste Knospen = Brutkapseln entwickeln (Echinokokkus).

Alle diese Finnen müssen zur Ausbildung des Bandwurms erst wieder in einen Endwirt gelangen, sei es durch Fressen des ganzen Zwischenwirtes oder des betreffenden Organes.

3. **Trematoden** (Saugwürmer). Sie sind in den Tropen sehr verbreitet. Ihre Gestalt ist bald zungenförmig, platt, bald scheibenförmig, aber auch zylindrisch. Ihre Oberfläche ist bald glatt, bald rauh oder mit Höckern und Stacheln besetzt. Die Saugnäpfe sind entweder in Ein- oder Mehrzahl vorhanden, auch ihre Lage ist verschieden; meist ist ein Mund- und ein Bauchsaugnapf vorhanden. Sie haben einen Darm und sind fast alle zwittrig; Schistosomum aber ist getrenntgeschlechtlich.

Die Entwicklung der parasitischen Trematoden ist eine komplizierte. Die für den Menschen wichtigste Gruppe enthält im Ei einen bewimperten Embryo (Miracidium), der nach Ausschlüpfen in Wasser frei umherschwimmend in den ersten Zwischenwirt gelangt, meist eine Schnecke oder Muschel; dort wird er zu einem schlauchförmigen Gebilde, der Sporocyste; in ihr entstehen Keimzellen, aus denen sich Stadien mit Darm = Redien entwickeln. In ihnen geht ungeschlechtlich im gleichen Tier, und zwar in der Leber, wieder eine Brut in Form kleiner geschwänzter Larven = Cercarien hervor, die bereits Saugnäpfe und Darm zeigen. Die Cercarien schlüpfen aus der Redie aus, verlassen den Zwischenwirt und schwimmen im Wasser vermittels ihres Ruderschwanzes umher. Nun kapseln sie sich entweder an einer Pflanze oder nach Einschlüpfen in einen neuen Zwischenwirt ein und müssen dann vom endgültigen Wirt aufgenommen werden. Manche Formen aber dringen unter Ausschalten eines zweiten Zwischenwirtes aktiv in den Endwirt ein. Im Magen des Letzteren löst sich die Cystenhülle und die nun schwanzlose freigewordene Cercarie siedelt sich in einem geeigneten Organ an, in dem sie zum geschlechtsreifen Tier wird und neue Eier produziert.

A. Durch Nematoden verursachte Krankheiten.

Ankylostomiasis, Wurmkrankheit, Hakenwurmkrankheit

(englisch und amerikanisch Hookworm disease; Uncinariasis).

Definition. Meist durch die äußere Haut eindringende, im Darm schmarotzende Würmer, die eine chronische, schwere Anämie verursachen, begleitet von Störungen in der geistigen und körperlichen Entwicklung, oft tödlich endend.

Geschichte und Verbreitung. Die Krankheit ist zweifellos bereits im Altertum bekannt gewesen. In der Neuzeit wurden Ankylostomen beim Bau des Gotthardtunnels und dann in den Bergwerken durch PERRONCITO bei der „Anämie" der Arbeiter als Ursache erkannt. Seitdem hat sich von Jahr zu Jahr ihre große Verbreitung in den warmen Ländern gezeigt und vieles, was auf das Klima zurückgeführt wurde, ist als Ankylostomiasis aufgeklärt worden.

Die Verbreitung dieser Würmer wird durch genügend hohe Temperatur und Feuchtigkeit begünstigt. So kommt es, daß sie in kühleren Gegenden Europas wesentlich bei Berufen vorkommen, die unter solchen Bedingungen arbeiten, wie Tunnel-, Bergwerks-, Ziegelei-Arbeitern.

In den Tropen und Subtropen ist die Krankheit ungeheuer verbreitet. Es ist mit ihr in allen warmen Ländern zu rechnen und man hat die Zahl der Infizierten auf ein Drittel aller Menschen geschätzt.

In Afrika, Asien, Polynesien, Australien und Amerika sind weite Distrikte verseucht. Besonders die Südstaaten Nordamerikas und Mittelamerika sind Ankylostomagebiete. Die ländlichen Bezirke der befallenen Länder sind wegen der Art der Übertragung besonders bedroht. Im einzelnen die betroffenen Gebiete aufzuzählen, erübrigt sich, da praktisch überall mit der Krankheit gerechnet werden muß, die ja auch in Europa angetroffen wird.

Ätiologie. Als Ankylostomen faßt man die Vertreter zweier enge verwandter und biologisch sich gleich verhaltender Gattungen zusammen, nämlich Ankylostoma und Necator. Die für die menschliche Parasitologie wichtigsten Arten dieser sind Ankylostoma duodenale und Necator americanus. Nahe Verwandte davon sind relativ selten angetroffen und sind mehr von zoologischem Interesse. So ist das sehr verbreitete Hunde-Ankylostoma (A. brasiliense s. ceylanicum) in verschiedenen Weltgegenden auch beim Menschen gefunden worden. Necator americanus ist die hauptsächlich in den Tropen und besonders in Amerika angetroffene Art, während Ankylostoma duodenale, die ursprünglich europäische Art, ebenfalls in den Tropen vorkommt.

Die erwachsenen Würmer sind gelbgrau bis blaßrot. Die Weibchen sind etwas größer, bei Ankylostoma duodenale 11—13 mm, bei Necator americanus 9—11 mm; die Männchen bei ersteren 8—10 mm, bei letzteren 7—10 mm. Necator ist also in beiden Geschlechtern etwas zierlicher. Der Querschnitt des Körpers ist, wie bei den meisten Nematoden rund, etwa 0,3—0,5 mm stark. Die Haltung der Würmer ist stets etwas gekrümmt, wobei das Kopfende im Leben nach der Rückenseite abgebogen wird. An dem Hinterende, nämlich dem spitzen Ende des Weibchens und dem glockenförmig verbreiterten des Männchens lassen sich leicht die Geschlechter erkennen. Einzelheiten des Baues gehen aus Abb. 138 hervor.

Ankylostoma und Necator unterscheiden sich durch verschiedene leicht kenntliche, schon bei schwacher Vergrößerung deutliche Merkmale, die aus beifolgender Tabelle 139 und den stark vergrößerten Photographien nach Abb. 141 hervorgehen. Nach SCHÜFFNER wiegt ein Ankylostomapärchen 4 mg, gegen 2 mg eines Necatorpärchens und wäre demnach auch doppelt gefährlich, wenn die Größe allein den Ausschlag gibt.

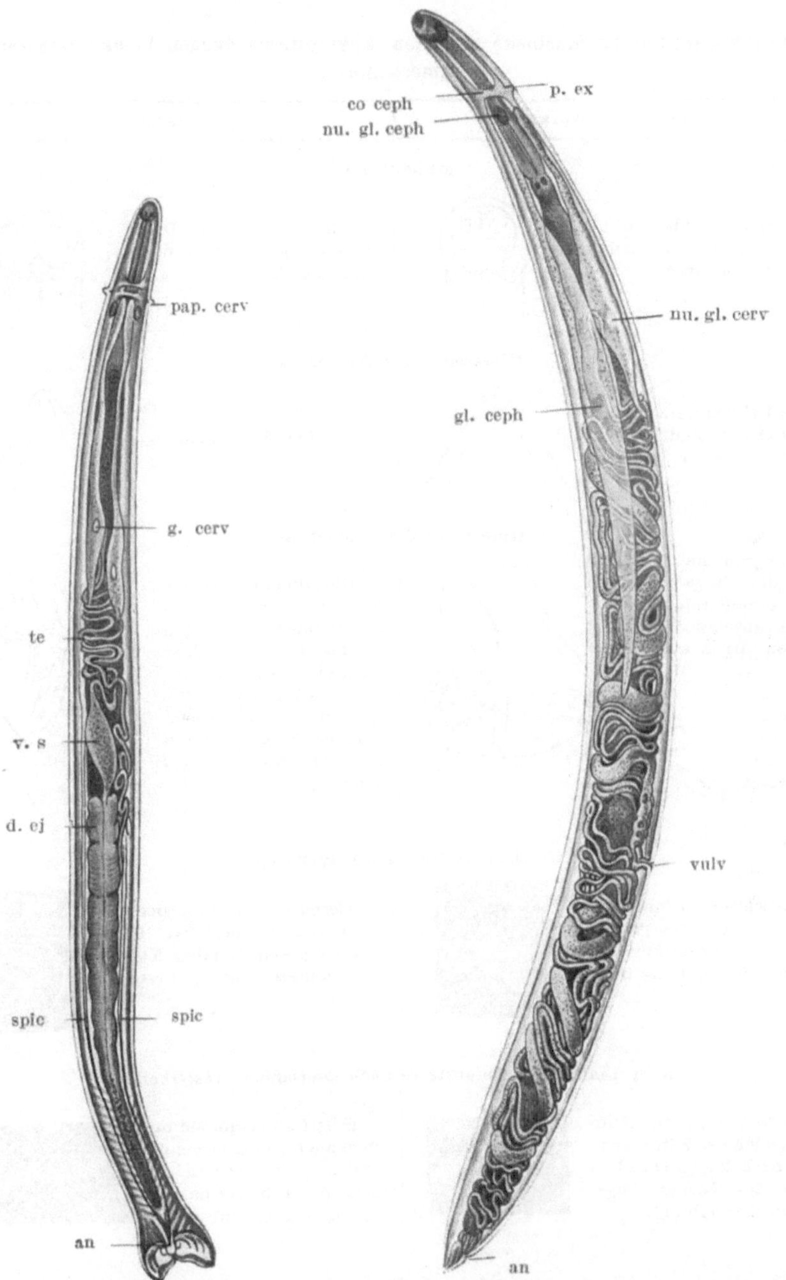

Abb. 138. Ankylostoma duodenale, links Männchen vom Rücken, rechts Weibchen von der Seite. Vergr. etwa 20 fach.

an Anus; co ceph Nervensystem; d. ej Ductus ejaculatorius; gl. ceph Kopfdrüsen; nu. gl. ceph deren Kerne; gl. cerv Halsdrüsen; nu. gl. cerv deren Kerne; pap. cerv Halspapillen; p. ex Excretionsporus; spic Spicula; te Hoden; v. s Samenblase; vulv Vulva. (Nach Looss.)

Die wichtigsten Unterschiede zwischen Ankylostoma duodenale und Necator americanus.

Ankylostoma	Necator
Mundkapsel.	
Mit Zähnen versehen: Am Eingang des Mundes beiderseitig zwei. 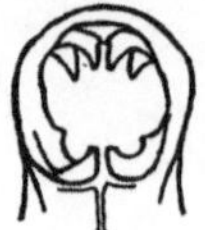	Ohne Zähne: Dafür lippenartige, bogenförmige, schneidende Platten. 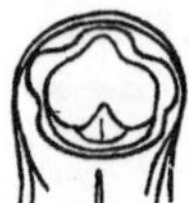
Hinterende des Weibchens.	
Mit einem kurzen, vorstreckbaren und einziehbaren Spitzchen. 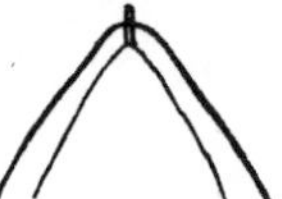	Ohne Spitzchen. 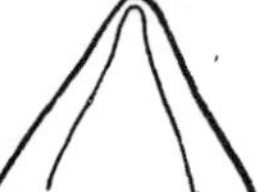
Hinterende des Männchens.	
Die Spicula, welche aus der Bursa copulatrix heraustreten, weichen auseinander und laufen spitz aus. Die Bursa ist glockenförmig schirmartig ausgebreitet. 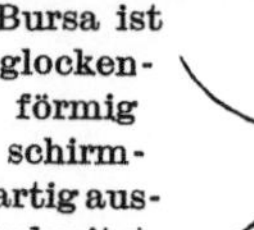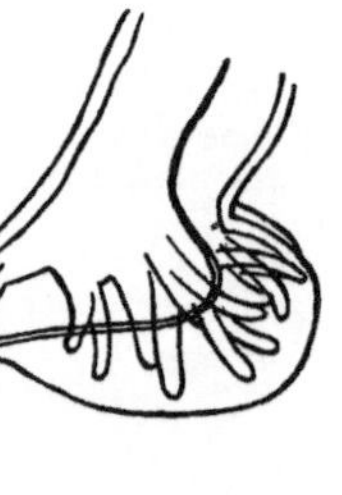	Die Spicula, welche aus der Bursa copulatrix heraustreten, liegen bis fast ans Ende dicht zusammen und tragen Widerhaken. Die Seitenteile der Bursa sind verlängert, so daß sie fast zweilappig erscheint. 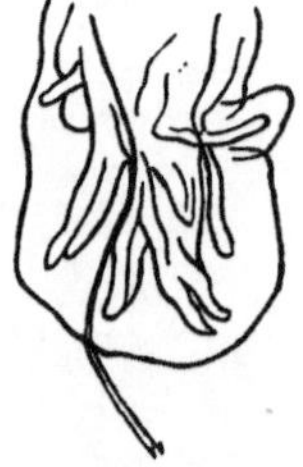
Geschlechtsöffnung des Weibchens.	
Geschlechtsöffnung liegt hinter der Körpermitte in der Konvexität, daher Kopulationsstellung in dieser Form: 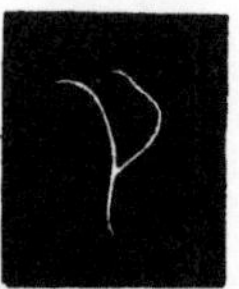	Geschlechtsöffnung liegt vor der Körpermitte in der Konkavität, daher Kopulationsstellung in dieser Form: 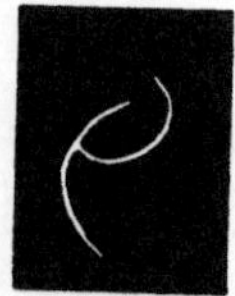
Körperhaltung in Totenstarre nach langsamem Absterben.	
Kopf und beim Männchen auch das Hinterende sind nach der ventralen Seite des Körpers abgebogen (C-Stellung). 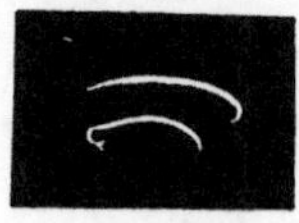	Kopf und beim Männchen auch das Hinterende sind nach der dorsalen Seite des Körpers hakenförmig abgebogen. 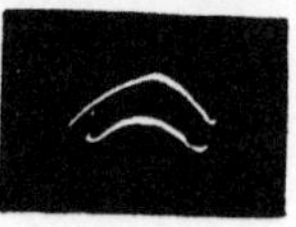
Größe.	
Etwas größer und dicker als Necator.	Etwas kürzer und schlanker als Ankylostoma.

Abb. 139. Aus NEUMANN-MAYER: Tierische Parasiten.

Für den praktischen Arzt ist die Unterscheidung beider wichtig wegen der Feststellung ihres Verbreitungsgebietes und der verschiedenen Empfindlichkeit gegen therapeutische Mittel.

Die Eier werden mit dem Kot entleert. Sie sind rundlich-oval und haben eine dünne scharf konturierte Schale; zwischen ihr und dem Inhalt liegt eine helle durchsichtige Zone. Der Eiinhalt ist im frischen Kot entweder ungefurcht oder in 1—4facher, höchstens 8facher Furchung und erscheint im Präparat gelblich bis bräunlich (s. Wurmeiertafel Abb. 137, S. 228).

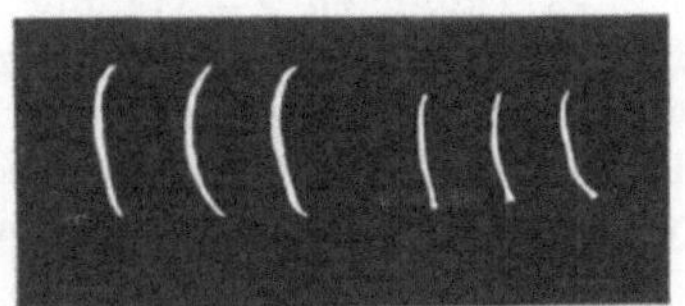

Abb. 140. Ankylostoma duodenale. Nat. Größe. Links drei Weibchen, rechts drei Männchen. (Nach Neumann-Mayer.)

Die Eier von Necator americanus sind etwas länger als die von Ankylostoma duodenale und an den Polen mehr verjüngt. (Im Mittel erstere 68, letztere 58 μ lang.)

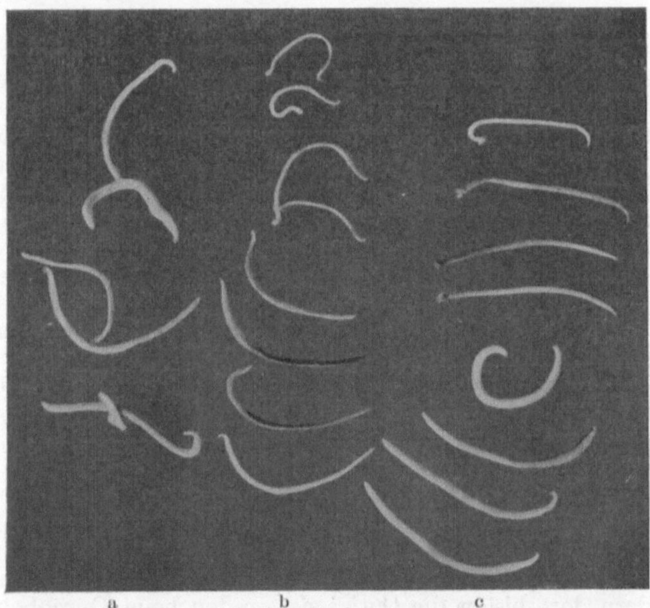

Abb. 141. Unterschiede in Länge, Dicke und Haltung sowie Lage der Vulva bei Ankylostoma und Necator in Totenstarre. Reihe a: unten Ankylostomapaar in der natürlichen umschlungenen Haltung, oben in der gewöhnlichen Haltung der Totenstarre; in der Mitte Necatorpaar. Reihe b: Necator. Reihe c: Ankylostoma. (Nach Schüffner.)

Die Weiterentwicklung ist folgende: Bei genügender Feuchtigkeit, erhöhter Temperatur und Sauerstoffzufuhr entwickelt sich im abgesetzten Kot nach 30—48 oder mehr Stunden die Larve. Sie mißt 0,2—0,5 mm und zeigt einen sehr langen Oesophagus, der sich im letzten Viertel verengert, um mit zwiebelförmiger Erweiterung zu enden (sog.

Rhabditisform) und in den Darm zu führen. Das Schwanzende der Larve ist stark verjüngt.

Die Larve häutet sich nun, streift die alte Haut ab und wächst dann in 2—3 Tagen zu 2—3facher Größe heran und nach Umwandlung der Mundteile in einen einfachen zylindrischen Schlauch häutet sie sich ein zweites Mal. Die Haut wird diesmal aber nicht abgestreift, sondern die Larve bleibt in dieser scheidenartigen Hülle freibeweglich „encystiert". Sie wird dabei bis zu 0,8 mm groß.

In diesem Stadium nimmt sie keine Nahrung mehr auf, kann aber bei genügender Feuchtigkeit außerhalb des Wirtes monatelang lebend bleiben. Sie gehen dabei der Feuchtigkeit nach, mit einem Drang nach oben zu klettern, wobei sie sich leicht in größeren Mengen ansammeln

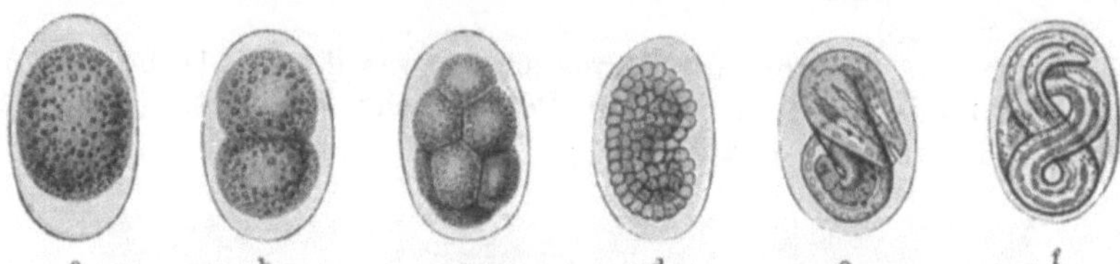

Abb. 142. Ankylostomaeier mit verschiedenen Stadien der Embryonalentwicklung. a, b und c finden sich gelegentlich in frischen, d, e und f nur in älteren Stühlen. 336/1. (Nach Looss.)

und ganze „Zöpfchen" bilden, die schneeweiß erscheinen und mit bloßem Auge sichtbar sind. Diese bestehen oft aus Hunderten von Larven. Näheres zeigt Abb. 146 und 147 von Strongyloideslarven, die sich genau so verhalten. Nur diese reifen Larven sind infektionsfähig.

Die Infektion des Menschen mit diesen reifen Larven erfolgt in der Regel durch die Haut — ausnahmsweise durch den Mund — wie Looss feststellte; er hat den komplizierten Weg bis zum Darm aufgeklärt.

Die reifen Larven dringen danach, wo sie Gelegenheit haben, die unbedeckte Haut zu erreichen, also wenn ein Barfüßiger mit dem Fuße oder ein Bergarbeiter mit den Händen und Armen an den „Zöpfchen" der reifen Larven anstreift, in die Haut ein. Diese Gelegenheit ist also vor allem in ländlichen Bezirken (Plantagen usw.), wo die Faeces ohne besondere Maßnahmen in primitiven Aborten oder im Freien abgesetzt werden, groß.

Als Eintrittsweg benutzen die Larven hauptsächlich die Haarfollikel und wandern dort bis in die Cutis; sie streifen beim Durchbohren der Haut ihre Scheide ab. Nun wandern die meisten Larven in die Blutbahn, gelangen durch das Venensystem ins rechte Herz und von da in die Lunge. In den Lungenalveolen bohren sie sich aus den Blutgefäßen in das Bronchialsystem und gelangen nun, wahrscheinlich befördert durch das Flimmerepithel, die Bronchial- und Trachealschleimhaut nach aufwärts zum Kehlkopf, dort gehen sie in den Oesophagus und gelangen so in den Magen. Sie erreichen dann den Dünndarm, wo nach 5 Tagen eine weitere Häutung stattfindet. Sie reifen nun unter Ausbildung einer Mundkapsel heran, die Geschlechtsorgane werden ausgebildet und nach etwa 14 Tagen ist nach einer letzten (vierten) Häutung das geschlechtsreife Tier fertig. Die reifen Würmer haften am Darmepithel, von dem sie sich ernähren und wobei sie auch manchmal Blut aufnehmen. Bald nach der fertigen Ausbildung beginnt die Eiablage. Die ganze Wanderung bis zur Eiablage dauert mindestens 4—6 Wochen.

Auch Larven, die statt in die Blutbahn in die Lymphbahn geraten, gelangen schließlich zum Teil auf dem Umweg über den Ductus thoracicus in die Blutbahn, aber viele gehen dabei in den Lymphdrüsen zugrunde. Auch bei Infektion durch den Mund kommt es nur durch die Wanderung, nicht durch direkte Magenpassage zur Reifung und Festsetzung im Darm. (Auf die Einzelheiten der von vielen Forschern genauer untersuchten, von Looss entdeckten Wanderung kann hier nicht eingegangen werden.)

Klinik. Der Verlauf der Krankheit ist in den meisten Fällen ein chronischer und die Symptome sind dabei, außer einer zunehmenden Anämie, oft lange Zeit unbestimmt und wechselnd. Durch die Beobachtungen an den schweren Endemien ließ sich erst das Krankheitsbild genauer festlegen.

Die ersten Erscheinungen treten an der Haut, gleichsam als Primärläsion, als Folge des Eindringens der Larven auf. Das Eindringen selbst macht sich — nach Eigenbeobachtung von Looss und anderen — als Brennen bemerkbar. Später folgt vorübergehende Rötung und leichte Schwellung. Sind die einwandernden Larven zahlreich, so kann es durch Mischinfektion zu krätzeartigen Erscheinungen und papulo-vesiculösem Ekzem kommen, dem „ground itch“ der Engländer, „Mazamorra“ Porto-Ricos. Dem Eintrittsweg entsprechend sind meist Fußsohlen, die Haut zwischen den Zehen, seltener Hände, Rücken und andere Stellen beteiligt. Die Zugehörigkeit dieser in Westafrika seit lange bekannten Hautaffektion zur Ankylostomiasis ist erst ziemlich spät erkannt worden, sie ist nicht allgemein anerkannt, so halten Schüffner und Snijders sie für eine anderweitige Hautaffektion. In vielen Fällen wird aber das Eindringen gar nicht bemerkt.

Neuere Beobachtungen über „Creeping eruption durch Nematodenlarven“ (s. S. 245) lassen es als wahrscheinlich gelten, daß ein Teil dieser Erscheinungen nicht durch Ankylostomen des Menschen, sondern andere Nematodenlarven verursacht sind.

Die wichtigsten Erscheinungen einer stärkeren Infektion sind Darmstörungen. Druck im Epigastrium ist häufig. Es besteht bald Appetitlosigkeit, bald Heißhunger; die Folgen sind Verdauungsstörungen mit Dyspepsien, Leibschmerzen, Flatulenz. Die Erscheinungen lassen ohne Stuhluntersuchung nach Schüffner und Snijders leicht an Ulcus duodeni denken, das aber nach diesen nicht durch Hakenwürmer verursacht wird. Der Stuhl enthält oft unverdaute Nahrung; Verstopfung ist häufig, zeitweise treten auch Diarrhöen auf. Später erscheint der Stuhl manchmal etwas blutig-schleimig; reines Blut wird aber fast nie entleert. Oft bestehen perverse Geschmacksgelüste, wozu hauptsächlich das „Erdessen“ zu rechnen ist.

Die Temperatur ist meist normal, seltener wird über zeitweise Fieberperioden berichtet, die aber vielleicht in Wirklichkeit andere Ursachen haben.

Eine **Anämie** entsteht ganz allmählich und beherrscht schließlich das Krankheitsbild. Die Schleimhäute sind äußerst blaß, bei Farbigen bläulichweiß erscheinend, die Hautfärbung bei letzteren fahl. Der Allgemeinzustand leidet, es besteht zunehmende Schwäche mit häufigen Schwindelanfällen; es kommt zu Abmagerung und leichtem Muskelschwund. Schließlich treten auch Ödeme der Knöchel und des Gesichts auf und zuletzt Ascites und andere seröse Ergüsse.

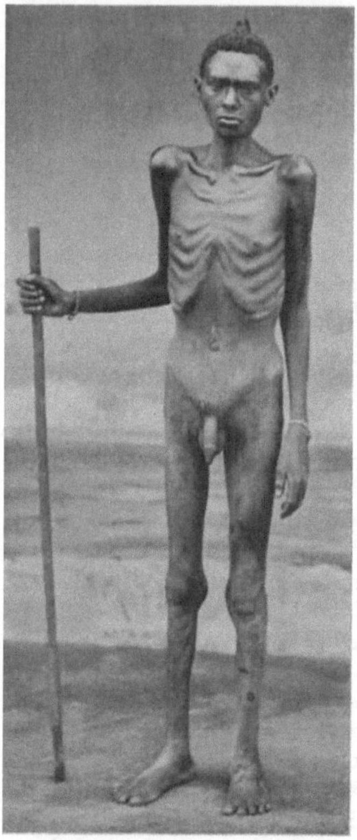

Das Gefäßsystem zeigt gleichfalls Beteiligung. Es besteht bei sehr starker Infektion Herzklopfen, Herzbeklemmung, Unregelmäßigkeit des Pulses; anämische Geräusche sind über dem Herz und den großen Blutgefäßen hörbar; das Herz ist vergrößert.

Nervöse Störungen treten nicht selten dazu. Außer den schon erwähnten Schwindelanfällen kommt es zu geistiger Stumpfheit, Schläfrigkeit oder zu neurasthenischen Erscheinungen. Der Gesichtsausdruck gibt schon diese Indolenz wieder. Sehstörungen sind beobachtet. Es wird sogar behauptet, daß der Charakter der Befallenen leide, sie würden nicht nur gleichgültig und indolent, sondern lügnerisch, diebisch, zum Teil auch sexuell abnorm erregbar. In schwereren Fällen sollen die Patellarreflexe fehlen können; es träten Parästhesien auf; es besteht große Empfindlichkeit gegen Kälte. Schwächegefühl in Muskeln beruht wohl auf neurotischer Grundlage. Ein Teil dieser Erscheinungen sind aber sicher Symptome einer Komplikation (z. B. Beriberi). Im Endstadium entstehen oft geistige Störungen (akute Verwirrtheit usw.). Jugendliche Personen bleiben in der Entwicklung

Abb. 143. Kachexie bei Ankylostomiasis. (Fall aus Ostafrika. Photo aus Sammlung des Tropeninstituts Hamburg.)

weit zurück, so daß 16 jährige wie 10 jährige aussehen, dabei sind sie sexuell oft frühreif. Bei Frauen kommen Störungen der Sexualorgane vor.

Das Bild schwankt je nach der Schwere und Dauer der Infektion, wobei in den Endemiebezirken mit immerwährenden Neuinfektionen zu rechnen ist.

Das Blut zeigt vor allem eine starke Verminderung des Hämoglobingehaltes, der bis auf $20\,^0/_0$ und weniger herabgesetzt sein kann. Die roten Blutkörperchen sind entsprechend dem Bilde einer schweren sekundären Anämie verändert. Man findet je nach dem Grad der Anämie Polychromasie, basophile Körnung, kernhaltige Erythrocyten, Poikilocyten usw., sie fehlen jedoch auch häufig. An Zahl sind die Erythrocyten oft stark vermindert. Das leukocytäre Blutbild ist charakterisiert durch eine **Eosinophilie** und **Leukocytose**. Erstere beträgt bei chronischen Fällen 20% und mehr. Bei sehr starker Anämie kann es im Gegensatz dazu zu einer Aneosinophilie kommen. Die übrigen weißen Blutkörper zeigen keine eindeutigen Veränderungen.

Der **Verlauf** und die **Prognose** der Krankheit sind entsprechend der Schwere und Häufigkeit der Infektion äußerst wechselnd. Vereinzelte Würmer machen oft scheinbar keine deutlichen Erscheinungen und man sieht dann solche Menschen lediglich als Wurmträger an, die natürlich durch die Eierproduktion der Würmer genau so gefährlich für die Weiterverbreitung sind als Schwerinfizierte. Man hat in verschiedenen Weltgegenden die Zahl der als „harmlos“ befundenen Würmer verschieden angegeben. Die Werte schwanken zwischen 25—500 und mehr. Sie variieren auch nach der Gattung Ankylostoma oder Necator. Letztere ist zweifellos bedeutend ungefährlicher. Die Harmlosigkeit hängt — wie Erfahrungen, z. B. von FÜLLEBORN, SOPER u. a. zeigen — von der Widerstandsfähigkeit der Rasse, dem Lebensalter und den Ernährungsverhältnissen (Fleisch) ab. Hämoglobinbestimmungen allein sind nicht beweisend für eine evtl. Harmlosigkeit; STILES hält auch die geschätzte Anzahl der Würmer nicht für ein sicheres Kriterium. Man berechnet die Zahl der Würmer nach der Eierzahl; STOLL, HUNG, FÜLLEBORN u. a. haben Zählmethoden hierfür angegeben, STOLL rechnet 44 Eier in 1 g festen Kotes auf ein Necator-Weibchen, andererseits soll etwa 1 Weibchen auf 1 Männchen kommen[1]. (In Niederländisch-Indien wurden bei Ankylostoma etwa 60%, bei Necator etwa 45% Männchen festgestellt.)

Wenn aber auch tatsächlich eine größere Zahl von Würmern zur Erzeugung einer sichtbaren Anämie und anderer klinischer Erscheinungen notwendig sind, so ist die Annahme völliger Harmlosigkeit solch schwacher Infektion doch wohl vom Standpunkt des Arztes aus — der doch jede festgestellte Infektion mit Krankheitserregern zu behandeln hat — nicht ganz richtig. Die Indolenz, Trägheit und geringe körperliche Leistungsfähigkeit — vielfach als Stammeseigentümlichkeit angesehen — beruht oft auf latenten Infektionen.

Bei sehr starker Infektion kann der Verlauf ein rascher sein und unter Zunahme der Erscheinungen der Tod eintreten. Er erfolgt dann in schwerster Kachexie. Auch erfolgreiche Kuren sind dann zu spät, die Giftwirkung auf den Körper ist dadurch nicht mehr aufzuheben.

Ob das Krankheitsbild durch den Blut- oder Gewebsverlust, verursacht durch die an der Darmwand festhaftenden Würmer, allein zustande kommt, ist noch strittig. Es spricht vieles dafür, daß die Würmer in ihren Kopfdrüsen Gifte bilden, die in die Wunde gelangen und die zerstörende Wirkung auf das Blut ausüben. LOEB und SMITH fanden im Vorderkörper der Würmer blutgerinnungshemmende Substanzen, was mehrfach bestätigt wurde. ASCOLI und PRETI haben in alkoholischen Extrakten aus Würmern Hämolysine festgestellt.

---

[1] Die von sehr vielen Zufälligkeiten abhängige Methode soll jedoch nach FÜLLEBORN im Mittelwerte von größeren Serien recht wertvolle Anhaltspunkte über die Infektionsstärke einer Bevölkerung geben.

Die **Diagnose** ist nicht schwierig, wenn mit den oben angeführten Methoden der Kot systematisch auf Wurmeier untersucht wird. Die Ankylostomen- (also einschließlich Necator-)Eier sind mit anderen Wurmeiern kaum zu verwechseln. Die zarte Hülle, durch einen farblosen Zwischenraum von der gefurchten Embryonalanlage getrennt, läßt sie leicht schon bei schwacher Vergrößerung erkennen. Man denke aber daran, daß im älteren Kot, besonders in feuchtwarmem Klima schon zahlreiche Furchungskugeln, ja der fertige Embryo angelegt sein kann. Freie Larven in solchen Stühlen sind an der hinteren „knöpfchenartigen Erweiterung" der langzylindrischen Mundhöhle nach Looss als Ankylostomalarven anzusprechen.

Die beste Anreicherungsmethode für Ankylostomeneier ist die KOFOID-BARBERsche in der Modifikation von FÜLLEBORN. Ankylostomeneier steigen nach 15 Minuten auf; auch auf die WILLISsche Modifikation sei verwiesen (s. S. 230).

Ferner kommt für Ankylostomeneier die Züchtung der Larven aus den reifenden Eiern zu diagnostischen Zwecken in Frage. Looss vermischt eine größere Menge Kot mit sterilisierter Tierkohle zu einem Brei in einer Petrischale, die 5—6 Tage lang bei einer Temperatur von 28—30° gehalten werden. Übergießt man sie dann mit etwas Wasser, so wandern nach 20 Minuten die Larven in dieses und können nach Abgießen des Wassers leicht darin erkannt werden.

FÜLLEBORN verbesserte die — wegen des Hinaufkriechens der Larven an der Glaswand — gefährliche Methode durch Verwendung eines Trichters, der mit Filtrierpapier und darüber mit schwarzgebeizter Gaze beschickt und mit sterilisiertem Sand bis etwa $^1/_3$ Höhe angefüllt ist. Er wird in ein Becherglas und dieses in die Mitte eines großen geschlossenen Glasgefäßes gestellt, dessen Boden zum Schutz mit Kalilauge beschickt wird. Der Kot, evtl. mit Kohle vermischt, kommt auf die Sandschicht. Die auskriechenden Larven kriechen bis zu dem äußersten Rand der Gaze, wo die Zöpfchen als feinste, flimmernde, weiße Gebilde erkennbar sind. Bei spärlicher Zahl können auch hier mit Wasser die Larven abgespült werden. Der Nachweis der Würmer selbst zur Diagnose, kommt kaum in Betracht; er geschieht lediglich nach eingeleiteter Kur. Zu diesem Zweck wird der Gesamtkot in einem großen, feinen Sieb mit Wasser aufgeschwemmt, dieses nach einigen Minuten abgegossen und unter wiederholtem Aufschwemmen dies so oft wiederholt, bis die Würmer schließlich fast rein auf dem Sieb zu finden sind. Eine Unterscheidung der beiden Gattungen, nach den S. 234 gegebenen Merkmalen, ist mit schwacher Vergrößerung dann sehr leicht.

Klinisch kann bei Unterlassung der Stuhluntersuchung auf Eier natürlich leicht eine Fehldiagnose gestellt werden. Es kann Verwechslung mit Malariakachexie, mit chronischer Nierenerkrankung, mit Beriberi, perniziöser Anämie und anderen krankhaften Zuständen vorkommen.

Pathologische Anatomie. Anämie aller Organe herrscht vor. Das Herz zeigt schlaffe Muskulatur und fettige Degeneration. Die wichtigsten Veränderungen finden sich im Dünndarm, besonders Ileum und Jejunum. Außer diffuser, chronischer Entzündung und Injektion zeigen die Stellen,

an denen Würmer sitzen oder gesessen haben, meist bis linsengroße
Blutflecken der Schleimhaut. Sitzen noch Würmer daran, so
haben sie im Zentrum der Blutungen ganze Teile der Mucosa in ihre
Mundkapsel hereingezogen. Die Zahl der Würmer kann Tausende betragen.

Epidemiologie. Unter Verbreitung (S. 232) sind bereits kurz die
Bedingungen erwähnt, die die Weiterentwicklung der Eier und Larven
begünstigen. Solche Bedingungen finden sich besonders im feuchtwarmen
Tropenklima. Sind einmal ganze Gebiete verseucht, indem die Eingeborenen durch ihre Lebensgewohnheit (Barfußlaufen) oder ihre
Tätigkeit sich einerseits leicht infizieren können, andererseits der Kot
so abgesetzt wird, daß auskriechende Larven Gelegenheit zu Neuinfektion bekommen, so ist binnen kurzem die endemische Verseuchung
des Gebietes hergestellt. Die Plätze der Infektion sind dabei verschieden.
Bald sind es die Umgebung der Aborte oder der Wasserstellen, bald die
Plantagen, bald die Wohnplätze. So konnte BAERMANN auf Sumatra
nachweisen, daß die Hauptinfektionsstellen die Fußböden der Kuli-
Wohnbaracken sind, während er in den Plantagen selbst keine Ankylostomalarven auffinden konnte.

So wird in vielen Weltgegenden fast die gesamte Bevölkerung
infiziert und **die Ankylostomiasis kann als eine der ver-
breitetsten Krankheiten der Erde** angesehen werden.

Therapie. Die Therapie der Ankylostomen-Erkrankungen ist eine
relativ einfache und wegen ihrer sichtbaren Erfolge sehr dankenswerte.

Wir haben verschiedene wirksame Wurmmittel gegen diese Würmer.

1. β-**Naphthol**, früher vielfach angewandt, zeigt nur sehr geringe
Nebenwirkungen. Man gibt in 2stündigen Pausen 3mal je 1 g. Zwei
Stunden nach der letzten Dosis ein Abführmittel, am besten Ricinusöl;
nach SCHÜFFNER 17 g Ricinusöl + 0,7 g Chloroform. Das Mittel ist
aber das **am wenigsten wirksamste.**

2. **Thymol.** Es ist besonders bei Necator wirksam (etwa 87%), be-
deutend schwächer bei Ankylostoma (etwa 49% [nach SCHÜFF-
NER]), kann aber beträchtliche Nebenerscheinungen auslösen. Ein rausch-
artiger Zustand — meist leichten Grades — tritt gewöhnlich auf. Es
kann aber auch auf das Gefäßsystem und die Nieren wirken und so
schwere Schädigungen, ja Todesfälle verursachen. Schwindel, Pulsverlangsamung, Magendarmstörung sind die ersten Anzeichen hierfür.

Man gibt Erwachsenen am besten in Kapseln 2mal in Abstand von
zwei Stunden je 2 g, also im ganzen 4 g und kann diese Mengen auch in
1 g-Dosen mit 1stündigen Pausen verabfolgen. Als Vorkur wird meist
ein Abführmittel am Vortage gegeben, was aber entbehrt werden kann.
Während der Kur ist Bettruhe ratsam. Alle das Thymol lösende Mittel
erhöhen dessen Giftigkeit und sind daher während der Kur zu vermeiden.
Solche sind Alkohol, Äther, Chloroform, Öle und Fette. Bei Dysenterie
darf es wegen der Giftwirkung nicht gegeben werden.

Zwei Stunden nach der letzten Dosis gibt man ein Abführmittel,
wozu SCHÜFFNER 17 g Ricinusöl + 3 g Chloroform empfiehlt. Auch
Einläufe mit größeren Mengen Wasser sind zur Entfernung des Giftes
sehr zweckmäßig.

Kinder und schwache Personen vertragen geringere Mengen. Man gibt Kindern bis zum 5. Jahre etwa 0,5 g; bis zum 10. Jahre steigt man um 0,1 g pro Jahr, von 10—12 Jahren werden etwa 1,5; 12—15 Jahren 2 g gegeben.

Man gebe lieber am 1. Tage keine zu hohe Dosis und kann die Kur an 3 aufeinanderfolgenden Tagen machen lassen. Nach 8—14 Tagen wird sie zweckmäßig wiederholt.

4. Oleum chenopodii. Es ist bei beiden Formen wirksamer als Thymol und treibt vor allem auch Askariden mit ab. Aber auch bei ihm sind Vergiftungen und Todesfälle beobachtet, insbesondere wenn ein schlechtes ungereinigtes Präparat und zu starke Dosen angewandt werden. Die Ansicht von HALL und HAMILTON, daß der leicht destillierbare Teil des Öles der ungiftige und wirksame sei, hat sich nicht bestätigt, sondern es zeigte sich, daß die schwere Fraktion, die das Ascaridol enthält, die wirksame ist (MOLLOY, SMILLIE und PESSÔA). Es seien hier die Angaben des Deutschen Arzneibuches (6. Aufl.) über das reine Ol. chenopodii anthelminthicum und seine Prüfung angeführt:

Es enthält $60^0/_0$ Ascaridol. Bei Erhitzen von 1 ccm (keine größere Menge verwenden!) in einem Reagensrohr über freier Flamme etwa 1 Minute lang zum Sieden färbt es sich bei einem Ascaridolgehalt von annähernd $60^0/_0$ unter stürmischem Aufsieden tiefdunkelgelb (Vorsicht!).

1 ccm Ol. chenop. anthelm. muß sich in 1 ccm einer Mischung von 4 ccm absolutem Alkohol und 1 ccm Wasser klar lösen. Größte Einzelgabe 0,5 g; größte Tagesgabe 1,0 g.

Bei richtiger Dosierung und Anwendung besteht in der Regel keinerlei Gefahr. SCHÜFFNER empfiehlt 3mal mit 2stündigen Pausen je 16 Tropfen auf etwas Zucker (man kann sie auch in Kapseln geben). 2 Stunden nach der letzten Dosis 17 g Ricinusöl + 3 g Chloroform. Eine Vorbereitungskur ist nicht notwendig. Diese Dosierung hat sich fast allgemein bewährt und wird auch von uns seit Jahren benutzt.

Kindern gibt man nach BRÜNING 2mal soviel Tropfen als das Kind Jahre alt ist, in zwei Portionen mit 1—2 Stunden Zwischenraum. In Amerika gibt man 1 Minim = 0,06 oder auch 1 Tropfen pro Lebensjahr. 2 Stunden nach der letzten Dosis ein Abführmittel in entsprechender Menge.

Die Kur mit Oleum chenopodii darf wegen seiner kumulierenden Wirkung frühestens nach 10 Tagen wiederholt werden.

Auch reine Ascaridolpräparate werden neuerdings verwendet, doch liegen ausgedehnte Erfahrungen noch nicht vor.

5. Tetrachlorkohlenstoff. Allen bisherigen Mitteln ιn Wirksamkeit, Harmlosigkeit und Billigkeit überlegen ist der von HALL in die Therapie eingeführte Tetrachlorkohlenstoff (CCl_4), ein chloroformähnlicher Körper. Es darf nur als chemisch absolut reines Präparat, das frei von Schwefelkohlenstoff und Phosgen ist, angewandt werden; sonst können Todesfälle eintreten. Bei solchen findet sich fettige Degeneration der Leber mit zentraler lobulärer Nekrose und Entzündung des Portalsystems, sowie fettige und albuminoide Degeneration der Nieren mit Desquamation der Epithelzellen (KEHRER und OUDENDAL).

Die Dosis für Erwachsene ist 2—3 ccm. HALL gibt es in stets frisch gefüllten harten Gelatinekapseln (nicht in weichen), andere in Wasser.

Es sind auch schon höhere Gaben ohne Nebenwirkung vertragen worden, dabei wirkt es manchmal leicht narkotisch. Es ist jedoch streng darauf zu achten, daß es nicht in die Atmungsorgane gelangt; insbesondere bei Kindern. Überhaupt ist Vorsicht bei Kindern geboten; wir ziehen bei Einzelbehandlung solcher Ol. chenopodii vor.

Leberkranke, Nierenkranke, Luetiker und Alkoholiker sind empfindlicher. BAIS in Niederl.-Indien und der International Health Board empfehlen neuerdings nicht über 2 ccm bei Erwachsenen hinauszugehen. Diese Dosis ist schon genügend wirksam.

Für Kinder wird von NICHOLLS und HAMPTON empfohlen: mit 1 Jahr 0,6 ccm, die Dosis für jedes weitere Jahr um 0,12 ccm zu steigern, so daß mit 10 Jahren 1,68 ccm, mit 16 Jahren, 2,5 ccm gegeben werden. Andere geben 0,2 ccm pro Lebensjahr, also in den ersten Jahren geringere Dosen als die genannten Autoren.

Das Mittel hat den Vorteil, daß es ohne jede Vorbereitungskur — jedoch nicht auf den vollen Magen — genommen werden kann, und daß ein Abführmittel nachher nicht gegeben zu werden braucht. Will man letzteres doch tun, so werden salinische Abführmittel anstatt Ricinusöl, das die Wirkung herabsetzt, empfohlen.

Das Mittel ist außerdem äußerst billig, also für Massenkuren ideal.

Es genügt in der Regel die einmalige Gabe. Nach 3 Wochen kann aber die Kur wiederholt werden.

Da Tetrachlorkohlenstoff aber nicht auf Askariden, die oft mit Ankylostomen vergesellschaftet sind, wirkt, hat man es mit Oleum chenopodii, und zwar mit 1 Teil auf 11 Teile CCl_4 versetzt; schon diese geringe Menge genügt zur Abtreibung der Askariden.

Es wird auch behauptet, daß CCl_4 allein Askariden „reize“ und dadurch Nebenwirkungen auslösen könne, weshalb es bei Askaridenträgern (Eiernachweis!) zu meiden oder mit Ol. chenopodii zu kombinieren sei (LAMSON, MINOT und ROBBINS). SMILLIE und PESSÔA kombinieren folgendermaßen: Um 6 Uhr a. m. 2 ccm CCl_4; um 7 Uhr a. m. 0,5 ccm Ascaridol und um 8 Uhr a. m. ein Abführmittel; dabei gingen 98% der Würmer ab. AVÉ LALLEMENT gab in Niederl.-Indien zuerst 3 ccm $CCl_4 + 18$ gtt. Ol. chenopodii, später 2,5 ccm $CCl_4 + 15$ gtt. Ol. chenopodii, er hatte bei 237000 Kuren 6 Todesfälle.

Es wird auch angegeben, daß CCl_4 wirksamer gegen Necator und Oleum chenopodii wirksamer gegen Ankylostoma sei. (Ersteres etwa 96% zu 75% bei Necator bzw. Ankylostoma.)

Bei der Behandlung der Ankylostomiasis in der Tropenpraxis kommen in der Regel gleich Massenkuren vor. Diese werden zweckmäßigerweise stets in einer großen Gruppe zusammengehöriger Personen vorgenommen, sei es, daß bei allen vorher Wurmeier nachgewiesen sind, sei es, daß man bei hohem „Wurmindex“ einfach jeden behandelt.

Wo Hospitäler zur Verfügung stehen, wird man am besten die Kur in einem solchen vornehmen; auch fliegende Hospitäler — bei systematischer Massenbehandlung — können dafür verwendet werden.

Die Feststellung des Erfolges einer Kur geschieht durch den Nachweis der Würmer nach Anwendung des Mittels im Kot. Zu diesem Zweck wird der Kot — wie oben angegeben — in einem Sieb mit Wasser verrührt und dies so lange abgegossen, bis schließlich die Würmer allein zurückbleiben. Will man die Wirksamkeit verschiedener Mittel vergleichen, so gibt man sie in verschiedener Reihenfolge in Pausen und vergleicht die Zahl der bei den späteren Kuren noch abgegangenen Würmer mit der Zahl der bei der ersten abgegangenen (SCHÜFFNER).

Die **Bekämpfung** der Ankylostomiasis liegt zunächst in der Verhinderung der Entwicklung der mit den Faeces entleerten Eier.

Es sind deshalb vor allem, wo es möglich ist, zweckentsprechende, nicht dicht bei der Wohnung liegende Aborte anzulegen. Diese müssen derart sein, daß die Larven nicht an den feuchten Rändern der Erdgruben, Tonnen usw.. hoch klettern und durch die Füße und Beine sich einbohren können, also feste Lehmwände und ummauerte Umgebung haben. Die abtötende Wirkung von Kochsalz auf die Larven hat O. FISCHER veranlaßt, in den Goldminen Südafrikas Versuche mit Salzlake zu machen, mit der der Boden in der Umgegend der Latrinen und die Wände bespritzt werden; die ersten Erfolge waren günstig.

Durch hygienische Belehrung ist vor allem auch dafür zu sorgen, daß der Kot nicht in den Plantagen wahllos abgesetzt wird. Wo bei Außenarbeiten Aborte nicht angelegt werden können, ist es empfehlenswert, Schaufeln zur Verfügung zu stellen, um den Kot gleich tief einzugraben. Auch der Häuserbau ist bei Eingeborenen erfolgreich geändert worden (Niederl.-Indien).

Das Verhindern des Eindringens der Larven geschieht, wenn möglich, durch Tragen von Stiefeln und Strümpfen.

Das Verhindern der Ausbreitung aber, der wichtigste Teil der Bekämpfung, liegt in dem Aufsuchen der Parasitenträger durch mikroskopische Stuhluntersuchungen und systematische Behandlung. Selbst, wenn dabei nicht alle Wurmträger betroffen werden, so wird doch durch eine solche Massenbehandlung der Index erheblich herabgedrückt und der wirtschaftliche Erfolg zeigt sich in einer Hebung der Gesamtleistung der Arbeiter. Periodische Wiederholungen der Untersuchungen und Kuren in Endemiebezirken sind stets vorzunehmen. Auch zu prophylaktischen Zwecken kann man sich nach festgestelltem hohem „Wurmindex" weitere Untersuchungen sparen und gleich alle Gefährdeten behandeln.

Die — am Anfang oft scheinbar hohen — Kosten bezahlen sich, wie vielfach bewiesen, durch die erzielte höhere Arbeitskraft, die größere Widerstandskraft gegen andere Krankheiten und somit geringere Sterblichkeit.

Es gelingt sehr leicht sich aus Eingeborenen zu der mikroskopischen Stuhluntersuchung, der Behandlung und sogar zu Aufklärungsvorträgen Gehilfen heranzuziehen. Bei keiner Krankheit helfen solche Aufklärungsvorträge so sehr wie bei der Ankylostomiasis und sind also auch ein wichtiges prophylaktisches Mittel.

Creeping eruption, Creeping disease, Hautmaulwurf durch Nematodenlarven.

Als „Hautmaulwurf" werden in der Haut liegende, erhabene, oft entzündlich gerötete, fortschreitende Linien bezeichnet, die den „Gängen"

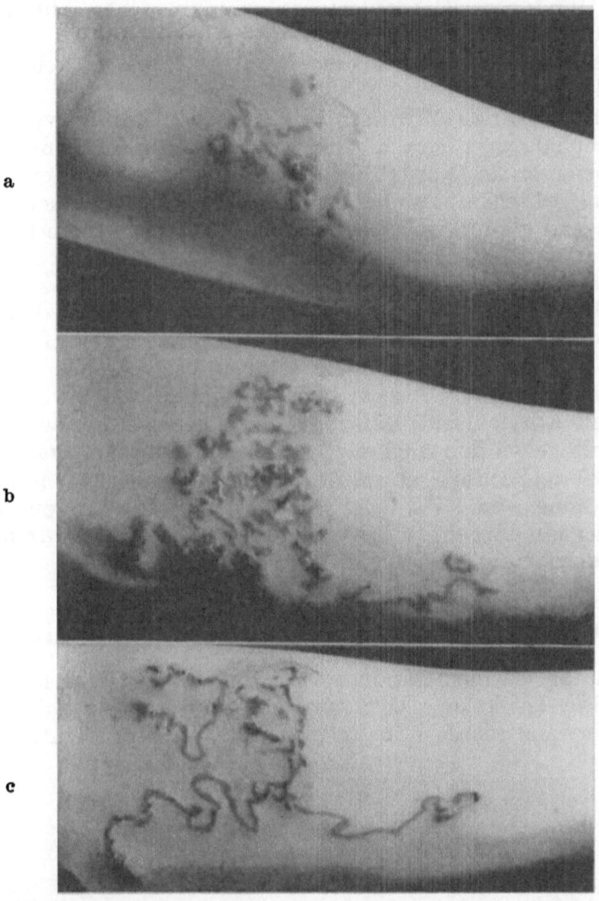

Abb. 144. Experimentelle Creeping eruption durch Ankylostoma braziliense. Wanderung der Larven: a nach 14 Tagen, b nach 21 Tagen, c nach 28 Tagen. (Nach Shelmire.)

kriechender Larven entsprechen und in ihren lange bekannten Formen meist durch Fliegenlarven (siehe daselbst) verursacht sind.

Neuerdings ist aber erkannt worden, daß ein großer Teil von Fällen von „Creeping eruption" bzw. „Creeping disease" nicht von Fliegenlarven, sondern von Nematodenlarven verursacht wird. Kirby-Smith, Dove und White u. a. verdanken wir die Aufklärung dieser

Erkrankung in den Südstaaten Nordamerikas, wo sie ungeheuer verbreitet ist. Kirby-Smith schätzt die von ihm gesehene Anzahl auf 2500 in 15 Jahren, er schlägt den Namen „damp sand type of creeping eruption" vor, da der Zusammenhang mit Berührung von feuchtem Sand dort lange bekannt ist. In diesen Gegenden wurden die Larven des Hunde- und Katzenankylostomas „Ankylostoma ceylanicum var. braziliense von White und Dove als Erreger entdeckt. Der gewöhnliche Hundeparasit Ancylostoma caninum verursacht die Affektion jedoch nicht. Es kommt zu wanderndem Erythem mit Blasenbildung und sehr starkem Juckreiz; Shelmire hat zahlreiche experimentelle Fälle erzeugt.

Fülleborn beschrieb 1926 ähnliche Zustände mit Larven von Uncinara stenocephala und sprach schon damals die Vermutung aus, daß Hundeankylostomen in Nordamerika die Erreger seien; er sah auch einen Fall aus Ostafrika stammender, seit 20 Jahren andauernder Creeping eruption und glaubt, daß er durch Nematodenlarven verursacht sei.

In Ostasien sind von Robert, Faust und Morishita u. a. Fälle beobachtet, die durch Larven von Gnathostomum-Arten verursacht waren.

Für alle diese Fälle nimmt man an, daß Larven, die in den falschen Wirt gelangen und hier nicht ausreifen können, in der Haut umherirren und so das Bild der „Creeping eruption" auslösen.

Eine sicher wirksame Therapie gibt es nicht, lokale Behandlung (Erfrierung mit Äthylchlorid) hilft manchmal, versagt aber auch. Fülleborn empfiehlt gegen den Juckreiz Heliobrom (Dibromtanninharnstoff; Th. Teichgräber, Berlin); er rät auch zu Versuchen mit lokaler Wärmebehandlung von 55°. Zur „Einkreisung" der Larven empfiehlt er Umrandung mit Argentum nitricum-Stift (nach Blanchard). Viele Fälle heilen nach einigen Wochen von selbst.

Infektion mit Strongyloides stercoralis.

Definition. In warmen Ländern sehr verbreiteter Darmschmarotzer, der bei starker Infektion Darmstörungen hervorrufen kann. Er ist wegen der Verwandtschaft mit Ankylostoma klinisch wichtig.

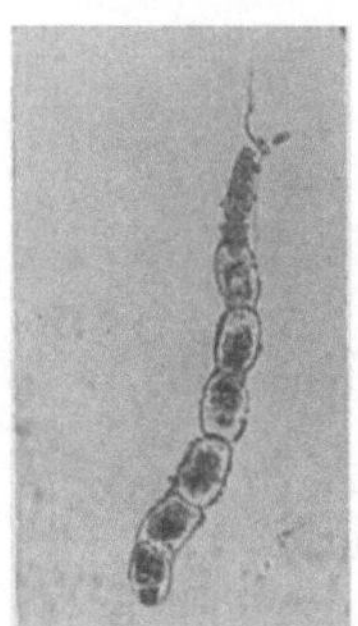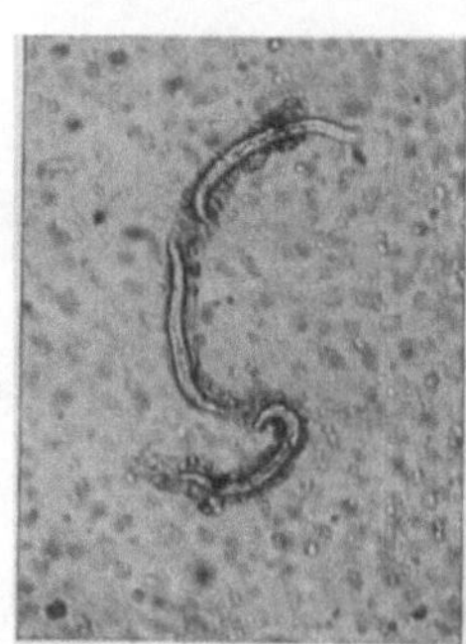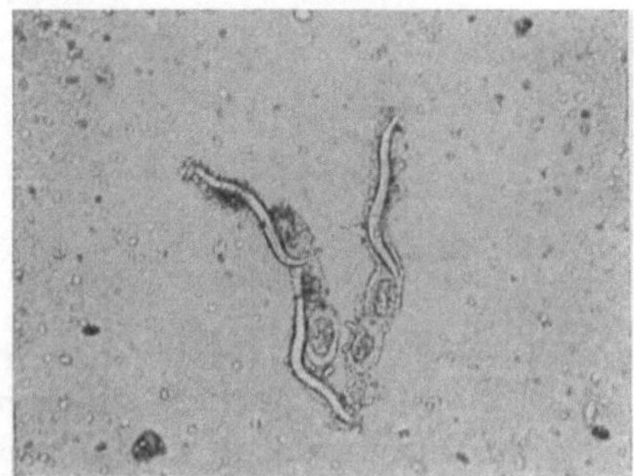

a   b   c

Abb. 145 a—c. Frischer Hundekot mit Strongyloidesinfektion. a Mit Eier-Schnur; b mit Rhabditis-Schnur; c mit Eier-Rhabditis-Schnur. (Nach Fülleborn.)

Ätiologie. Diese Nematoden haben im reifen Zustande ihren Sitz in der Schleimhaut des Jejunums und Duodenums. Sie messen 2—3 mm. Sie dringen tief ins Gewebe, häufig ins Epithel der LIEBERKÜHNschen Drüsen ein. Die dort abgelegten Eier schlüpfen in der Regel im Darm,

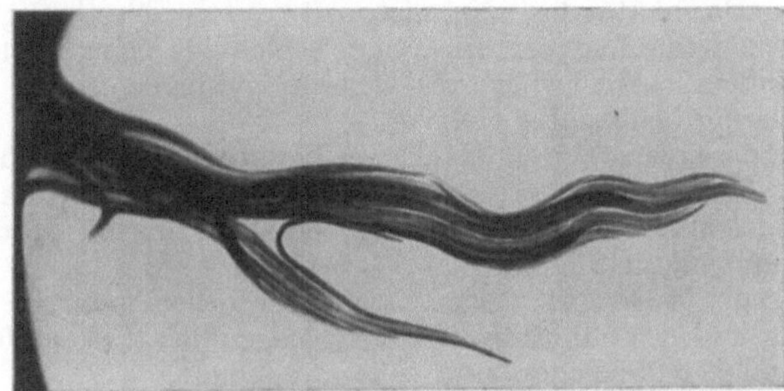

Abb. 146. Ende eines Strongyloides-Filariformen-Zöpfchens. Stark vergrößert. (Nach FÜLLEBORN.)

nach OUDENDAL bereits in den Drüsen aus, deren Wand sie unter Häutung durchbohren und in die Mucosa und dann ins Darmlumen gelangen. Von dort gelangen die Larven in den Kot (sog. Anguillula stercoralis). Diese Larven sind lebhaft beweglich, 0,2—0,3 mm lang und sind charakterisiert durch einen Oesophagus, dessen anfängliche kurze Erweiterung sich zu einem langen, dünnen Halsteil verjüngt, der dann wieder zwiebelartig anschwillt (sog. Rhabditisform). Nach Einnahme von Abführmitteln gelangen manchmal aber auch Eier und jüngste Larven in den Kot, die reihenförmig hintereinandergelagert von einer Hülle umgeben sind (sog. Eier- und Larvenschnüre) (Abb. 145).

Die Weiterentwicklung der Würmer ist kompliziert; es kann zu direkter Metamorphose kommen, wobei

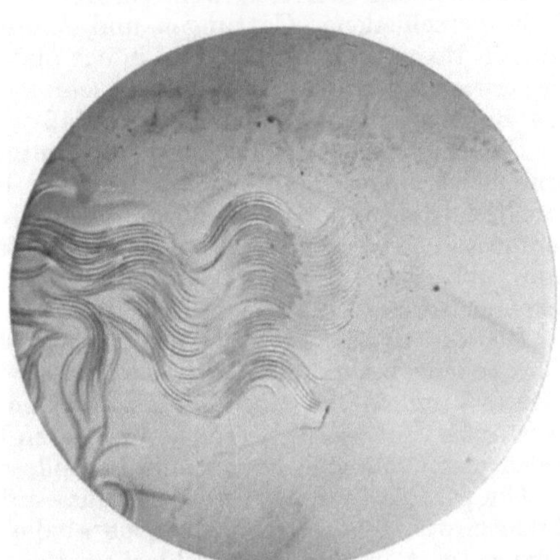

Abb. 147. Teil eines Zöpfchens von filariformen Strongyloides in Wasser gebracht. Die Würmer wandern, das Wasser vor sich hertreibend, nach rechts vor. (Nach FÜLLEBORN.)

zunächst sog. filariforme Larven aus der jüngsten Form entstehen, oder zur Entwicklung einer freilebenden getrenntgeschlechtlichen Zwischengeneration. Letztere produzieren Eier, aus denen rhabditisartige Larven hervorgehen, die sich gleichfalls dann zu filariformen Larven (Abb 146 und 147) verwandeln, die genau wie

die Ankylostomalarven durch die Haut eindringen und auf ähnlichen
Wegen wie diese in den Darm gelangen und dort geschlechtsreif werden.

Klinik. Die klinische Bedeutung ist noch umstritten. Geringe Mengen
der Würmer scheinen harmlos zu sein, doch weist auch bei schwacher
Infektion eine Eosinophilie auf toxische Reize hin. Größere Mengen
verursachen Darmkatarrhe, die sich oft durch dünnbreiige Stühle,
manchmal auch durch dysenterieartige, schleimige, sanguinolente Entleerungen äußern. Auch juckende Quaddelbildungen in der Nähe des
Anus sind häufig beobachtet (Larven!).

Die **Diagnose** wird durch Nachweis der Larven im Stuhl gestellt.
FÜLLEBORN fand mit pulverisierter Leibessubstanz von Larven, die
in Hautimpfschnitte verrieben wurde, eine spezifische Hautreaktion
in Form von Quaddelbildung.

Die **Therapie** ist so gut wie machtlos gegen die Parasiten. Alle bisher bekannten Anthelminthica versagen gegenüber Strongyloides, angebliche Erfolge mit solchen sind sehr zweifelhaft.

Filarien-Krankheiten.

Einleitung.

Filarien sind dünne fadenförmige Würmer aus der Ordnung der
Nematoden, im Tierreich weit verbreitet. Bei Menschen kommen eine
Reihe verschiedener Gattungen und Arten vor, die klinisch von wechselnder Bedeutung sind. Dies hängt davon ab, in welchen Geweben
die erwachsenen Geschlechtstiere schmarotzen. Solche Gewebe sind:
das Bindegewebe und das Lymphgefäßsystem.

Die erwachsenen Tiere sind getrenntgeschlechtlich. Die Weibchen
sind meist länger als die Männchen und haben in der Regel einen gegabelten Uterus, der gewöhnlich mit zahlreichen Eiern und Embryonen
gefüllt ist. Es werden fast stets die Larven lebend geboren. Die Männchen
sind außer ihrer geringeren Größe an dem eingerollten Schwanzende zu
erkennen, das zwei feine Spicula trägt.

Die Larven, sog. Mikrofilarien, gelangen in großen Mengen ins
Gewebe oder besonders ins Blut, wo sie als lebhaft bewegliche Würmchen
leicht erkennbar sind. Ihr Bau zeigt bei den einzelnen Gattungen charakteristische Unterschiede (Kerne und deren Lagerung, Form des Schwanz-
endes usw.). Manche haben eine besondere Hülle (Scheide) (Abb. 148).

Um geschlechtsreif zu werden, müssen die Larven in einen geeigneten
Zwischenwirt gelangen, von dem sie wieder auf den Menschen übertragen
werden, und in ihm zu geschlechtsreifen Tieren — was oft jahrelang
dauert — heranwachsen.

Die **Verbreitung** der menschlichen Filarien erstreckt sich nur auf
tropische und subtropische Länder, wobei die verschiedenen Gattungen
ihrerseits wieder örtlich begrenzt sind.

Technik der Mikrofilarienuntersuchung.

Die Untersuchung des Blutes auf lebende Larven geschieht
zwischen Deckglas und Objektträger bei schwacher Vergrößerung, mit

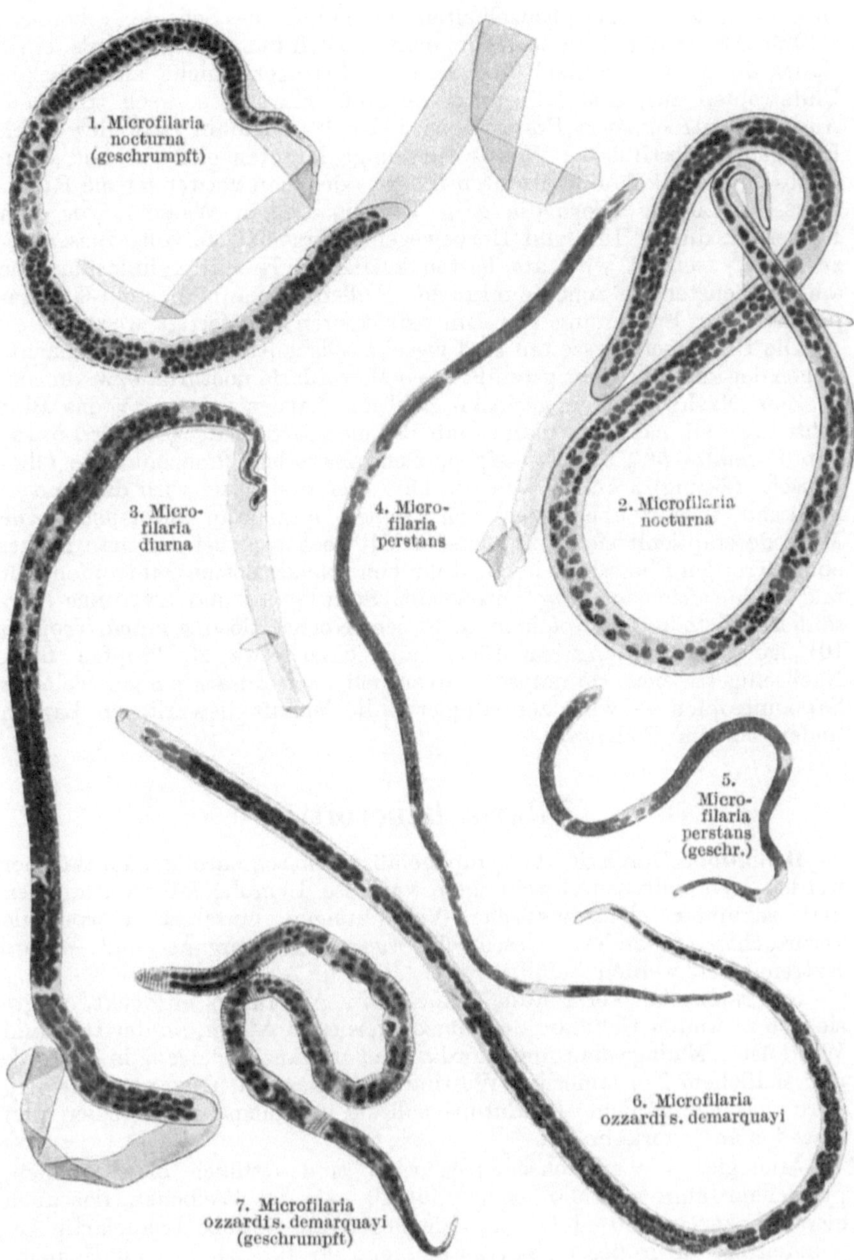

Abb. 148. Die wichtigsten Mikrofilarien im dicken Hämatoxylin-Trockenpräparat.
Zeichnung bei 1000 : 1. (Nach FÜLLEBORN.)

der die lebhaft beweglichen Würmchen leicht erkennbar sind. Mit
Immersion lassen sich Einzelheiten, besonders die Scheide, erkennen.

Für Dauerpräparate streicht man nach FÜLLEBORN mittels einer
Nadel, die man quer, flach über den Objektträger schiebt, einen dicken
Blutstropfen aus, und läßt unter leichtem Erwärmen rasch trocknen.
Aus dem getrockneten Präparat wird das Hämoglobin entweder durch
Einlegen in destilliertes Wasser für einige Minuten entfernt und dann
in absolutem Alkohol 30 Minuten fixiert, oder man verwendet die RUGE-
Rosssche Lösung (Formalin 2%, Eisessig 1% in Wasser); vor dem
Färben ist durch Hin- und Herbewegen in einem Glas voll Wasser ab-
zuspülen. Gefärbt wird am besten kräftig in Hämatoxylinlösung, die
am deutlichsten die Scheide mitfärbt. Außerdem kann noch ein Giemsapräparat zur Erkennung von Innenstrukturen angefertigt werden.

Die Untersuchungszeiten sind zweckmäßig mittags und mitternachts
wegen der klinisch wichtigsten Formen Microfilaria nocturna bzw. diurna.

Zum Nachweis einer geringen Zahl der Larven kann man das Blut
zentrifugieren, nachdem man es mit der mehrfachen Menge einer Lösung
von Formalin 5% 95, Eisessig 5, Gentianaviolett (konzentrierte alkoholische Lösung) 2 Teilen, versetzt hat. Der Bodensatz wird dann nochmals mit Wasser übergossen, zentrifugiert und dann untersucht. Die
Methode empfiehlt sich besonders für M. nocturna, bei der man nachts
einige Tropfen Fingerblut in ein Röhrchen solcher Lösung eintropfen läßt
und es am nächsten Tag untersucht. SCHÜFFNER und SNIJDERS (persönliche Mitteilung) empfehlen zu 10 ccm Kochsalzlösung einige Tropfen
10%ige Saponinlösung zuzufügen und dazu etwa 20 Tropfen Blut.
Nach eingetretener Hämolyse — eventuell nach Zusatz einiger weiterer
Saponintropfen — wird zentrifugiert; die lebhaft beweglichen Larven
finden sich im Bodensatz.

Filaria bancrofti[1].

Definition. Durch die im Lymphgefäßsystem schmarotzenden Würmer
werden Lymphdrüsenschwellungen, variköse Lymphgefäßerweiterungen
und sekundär elefantiastische Verdickungen einzelner Körperteile
verursacht. Besonders Geschlechtsorgane, Harnorgane und untere
Extremitäten werden befallen.

Geographische Verbreitung. Zuerst in Australien entdeckt, zeigte
sie sich in weiten Gebieten der Südsee, ferner in Afrika, an der Ost- und
Westküste, Madagaskar und Nordafrika; in ganz Ostasien, in Zentral-
und südlichem Nordamerika, Westindien, Venezuela, Guyana, Brasilien,
Peru und Kolumbien. In Europa soll sie in Südspanien (Sizilien und
Mazedonien?) vorkommen.

Ätiologie. Die erwachsenen Würmer sind weißlich bis bräunlich,
pferdehaardünn; das Männchen mißt 30—45, das Weibchen, das auch
etwas dicker ist, 80—100 mm. Sie liegen im Gewebe knäuelartig gewunden oft in größerer Zahl zusammen; ihr Sitz sind hauptsächlich:
die Lymphgefäße des Samenstrangs, Hodens und Nebenhodens, der

---

[1] Der neue gültige zoologische Gattungsname ist Wuchereria.

Umgebung der Cisterna chyli und das die Lymphgefäße umgebende elefantiastisch veränderte Gewebe.

Die jungen Larven gelangen in die Blutbahn; sie sind etwa 300 μ lang und 8 μ breit. Man findet sie hauptsächlich aus noch nicht ganz geklärter Ursache des Nachts zahlreicher im Blut, bei Tag oft gar nicht und hat sie daher Microfilaria nocturna benannt. Der feinere Bau der erwachsenen Tiere ist für den praktischen Arzt weniger wichtig, da sie meist erst bei der Sektion aufzufinden sind.

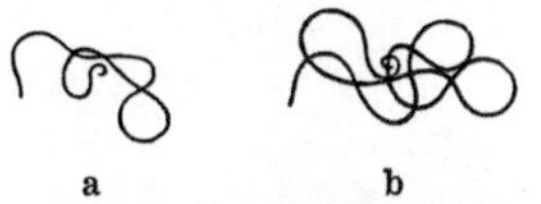

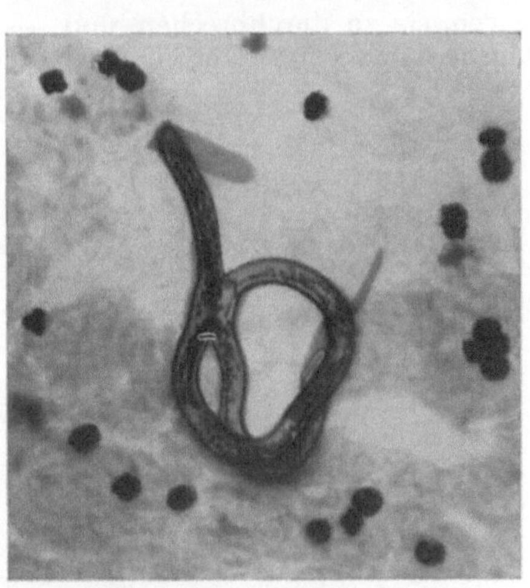

Abb. 149. Filiaria bancrofti. a Männchen, b Weibchen. Natürl. Größe. (Nach MANSON.)

Um die Mikrofilarien im Blut nachzuweisen, untersucht, bzw. entnimmt man das Blut (s. S. 250), am besten zwischen 6 Uhr abends und 6 Uhr morgens; die Höchstzahl findet sich um Mitternacht. Im frischen Präparat machen sie schlangenartige Krümmungen und Windungen. Anatomische Einzelheiten erkennt man am besten im gefärbten Präparat (Hämatoxylin und Giemsa).

Die Microfilaria nocturna ist von einer weiten Hülle, der sog. Scheide, umgeben, die bedeutend länger als der Wurm selbst ist und in der er hin- und hergleiten kann; in fixierten Präparaten sind die Enden der Scheide oft umgeschlagen. Die besonders von FÜLLEBORN und RODENWALDT festgestellte feinere Anatomie zeigt außer einem längeren Innenkörper bestimmt gelagerte Zellgruppen, die diese Larve durch ihre Lagerung und Form leicht von der hauptsächlich bei Tage im Blute schwärmenden Larve von Loa loa, der sog. Microfilaria diurna, unterscheiden läßt. Insbesondere ist das Schwanzende von M. nocturna frei von Kernen. Die Einzelheiten zeigen die Abbildungen (Abb. 148 und 150). In manchen Gegenden jedoch fehlt auch bei Microfilaria bancrofti

Abb. 150. Microfilaria bancrofti (nocturna) im Blut. Etwa 500fach. (Orig. FÜLLEBORN phot.)

die Periodizität, so auf den Tonga- und Fidschiinseln, Philippinen und Samoa.

Als Ursache für die Periodizität wird nach MANSON vielfach eine Anpassung an den Überträger als nächtlichen Blutsauger angenommen; an den letztgenannten Gegenden aber saugt der Überträger (Stegomyia pseudoscutellaris s. Aëdes variegatus) auch am Tage. Andere nehmen wieder von dem Gasstoffwechsel abhängige Verteilung in den größeren bzw. kleineren Blutgefäßen an, wobei vor allem — nach MANSON — die Lungen zahlreiche Larven beherbergen. Die Zahl der im Blute kreisenden Mikrofilarien kann ungeheuer groß sein, so sind bis 3000—6000 im Blutstropfen gezählt. Außer im Blut sind die Larven gefunden im chylurischen Urin, Gewebssaft und Lymphfisteln. Für die Weiterentwicklung kommen nur die im Blut kreisenden Larven in Frage.

Die Überträger sind Stechmücken, und zwar vor allem Culex fatigans, ferner Anophelen und Stegomyia pseudoscutellaris s. Aëdes variegatus. Manson fand die Entwicklung in diesen. Einige Stunden nach dem Blutsaugen an Filariaträgern findet man im Mückenmagen Mikrofilarien, und zwar meist reichlicher als der Erwartung nach dem Gehalt eines Blutstropfens entspricht. In dem lackfarbenen, eingedickten Blut wird nun die Scheide festgehalten und es gelingt den

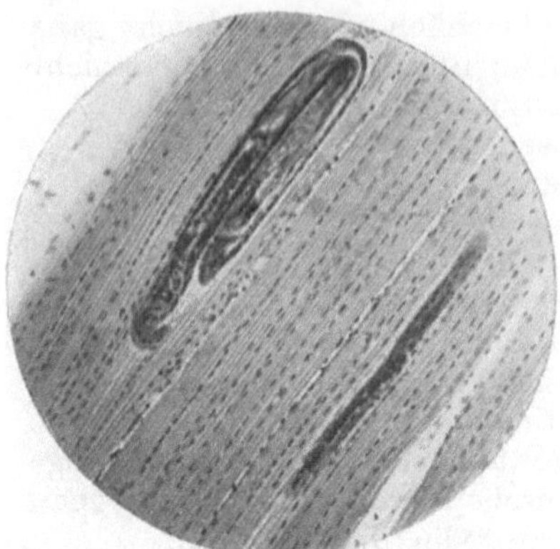

Abb. 151. Filaria bancrofti (im Rückenmuskel von Culex. (Nach Fülleborn.)

Larven, sie zu durchbrechen und als scheidenlose Würmchen sich im Magen zu bewegen. Nach einigen Stunden findet man nur leere Scheiden.

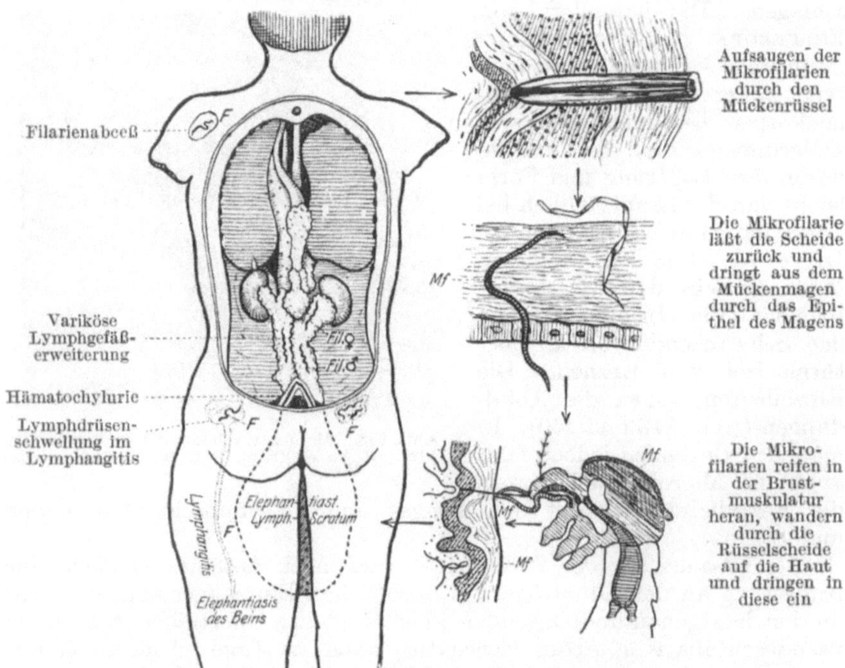

Abb. 152. Entwicklungsgang von Filaria bancrofti und die wichtigsten durch den Parasiten verursachten Krankheiten. F Erwachsene Filarien; Mf Mikrofilarien (Larven). (Nach einer Wandtafel des Tropeninstituts; Fülleborn comp.)

Die Mikrofilarien haben die Magenwand durchbohrt und gelangen in den Brustmuskel. Dort setzen sie sich fest, nehmen an Länge und Dicke zu und erreichen — je nach der Temperatur — in 14—40 Tagen eine Länge von ungefähr 1,5 mm, wobei auch der äußere Bau sich weiter entwickelt. Dann wandern sie wieder aktiv in das Cölom und durch den Kopf und dringen in die Rüsselscheide der Mücke ein, wo sie oft in

größerer Zahl zu finden sind. Beim Saugen durchbohren sie dann die feine Endmembran der auf die Haut aufgesetzten Scheide und dringen in die Haut ein. Von da wandern sie — auf noch unbekannten Wegen — nach ihren obengenannten Lieblingssitzen (Lymphgefäße usw.). Das Heranreifen bis zu völlig geschlechtsreifen Tieren dauert wahrscheinlich beträchtliche Zeit, da man in Epidemiebezirken nur sehr selten bei Kindern unter $2^1/_2$ Jahren Mikrofilarien im Blute findet.

Klinik. Das Gemeinsame der durch die Elterntiere von Filaria bancrofti verursachten krankhaften Erscheinungen ist die Beteiligung des Lymphsystems. Ein großer Teil der Veränderungen ist durch die direkte Thrombosierung, andere durch entzündliche Reizung der Gefäßwände und eitrige Mischinfektionen hervorgerufen.

Die hauptsächlichsten Erscheinungen sind Lymphangitis, variköse Schwellungen von Lymphdrüsen, chylöse Ergüsse (besonders Chylurie, Chylocele usw.), Lymphscro-

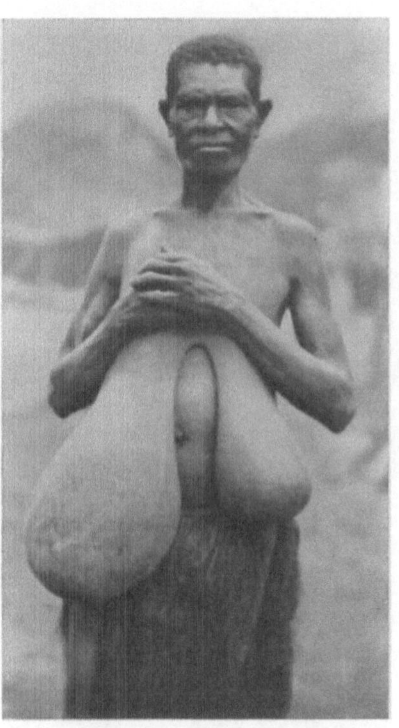

Abb. 153. Elefantiasis der Mamma. (Orig. DEMPWOLFF phot.)

tum und Lymphvaricen der Haut und als Folgezustände Elefantiasis der Extremitäten, Genitalien, Brüste und anderer Körperstellen.

Die Lymphstauungen der großen Bauchlymphstämme und des Ductus thoracicus, verursacht durch direkten Verschluß durch Filarienknäuel, rufen eine starke Erweiterung der Lymphgefäße des Bauches hervor. Diese Stauung führt bei den Hautlymphgefäßen zu einer starken ödematösen Durchtränkung der Haut und man nimmt an, daß diese — wie bei Ödemen anderer Ursachen — zu Sekundärinfektion mit Eitererregern Anlaß gibt. So erklären sich Erysipel und fieberhafte Attacken bei Filarieninfektion. Solche Filarienfieber sind auf den Fidschiinseln von BAHR als „Liliwafieber", auf Samoa von v. PROWAZEK und LEBER als „Mumufieber" beschrieben worden.

Allmählich kommt es dann, aber auch ohne daß solche Mischinfektionen sicher festgestellt sind, zu einer Wucherung des
Unterhautzellgewebes, das mit intensiver Bindegewebsneubildung einhergeht. So entsteht das Bild der **Elefantiasis.** Obwohl sich endemische
Elefantiasis nicht überall genau mit dem Auffinden der Filarienlarven
im Blut deckt, so ist doch an der ätiologischen Bedeutung der Filarien
für dieses Krankheitsbild nicht
zu zweifeln. Nur ist nicht ganz
sicher, ob zum Zustandekommen stets eine der oben genannten Mischinfektionen erforderlich ist. Ebenso gibt
es Elefantiasis aus an-
deren Ursachen.

Die Elefantiasis betrifft vor
allem die Extremitäten, dann
Scrotum, Vulva, Mammae, seltener andere Körperstellen.
Die befallenen Stellen zeigen
eine stark verdickte, harte,
rauhe Haut. Sie ist wenig ein-
drückbar und gegen die tieferen Schichten nicht verschieblich. Das Unterhautzellgewebe
ist ödematös, sulzig. Die Gelenke bleiben frei beweglich.
Die Tumoren können ganz ge-
waltig sein, z. B. solche des
Scrotums. Bei letzteren bleibt
oft der Penis verschont und
steckt in der umgebenden Geschwulst, auch die Hoden bleiben oft lange funktionsfähig.
Aber es kommt auch isolierte
Elefantiasis des Penis vor. Auch
an den Beinen, oft nur einseitig,
treten unförmige Verdickungen
häufig auf.

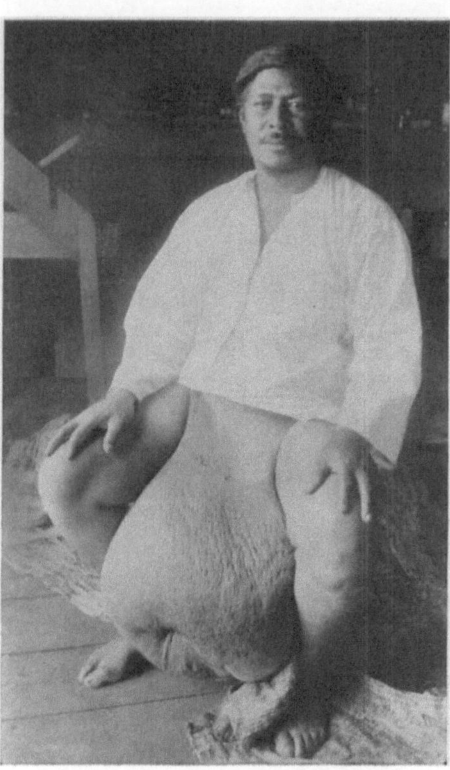

Abb. 154. Elefantiasis des Scrotums.
(Orig. DEMPWOLFF phot.)

Die anderen Folgen der Lymphstauung können sehr variieren. Sind
oberflächliche Lymphgefäße betroffen, so kann es vor allem zu **Lymphvaricen** kommen, die besonders in der Leistengegend als Varicen der
Leistendrüsen und der benachbarten Lymphgefäße häufig sind, auch an
den Achseldrüsen können sie vorkommen. Im Punktionssaft derselben
finden sich oft Filarienlarven. Die Varicen können zu weit vorragenden
Tumoren führen, über denen auch die Haut elefantiastisch verdickt
sein kann (Abb. 156).

Als **Lymphscrotum** bezeichnet man Varicen der Hautlymphgefäße
des Hodensacks, die zur Bildung bläschenartiger Erweiterungen auf
der elefantiastisch verdickten Haut führen. Diese Bläschen platzen

leicht und lassen Lymphe austreten, in der oft Mikrofilarien nachweisbar sind (Abb. 157).

Durch Beteiligung der Lymphgefäße der Harnwege, die varikös erweitert werden, kommt es zum Platzen solcher und zu Erguß von Lymphe mit dem Harn. Die hierdurch entstehende **Chylurie** ist ein wichtiges Symptom der Filariasis. Es wird wochen-, monate- bis jahrelang ein milchig getrübter Urin entleert, der durch Beimengung von Blut auch rötlich aussehen kann (Hämatochylurie). Nicht jeder Urin hat diese Eigenschaft, besonders nachts wird oft ganz klarer Urin gelassen. Aber es kommen auch wochenlange freie Intervalle vor. Der chylurische Urin erstarrt leicht und es kann daher zur Entleerung solcher gelatinöser Coagula kommen. Stärkere Beschwerden werden in der Regel nicht durch die Chylurie verursacht. Es treten leichte

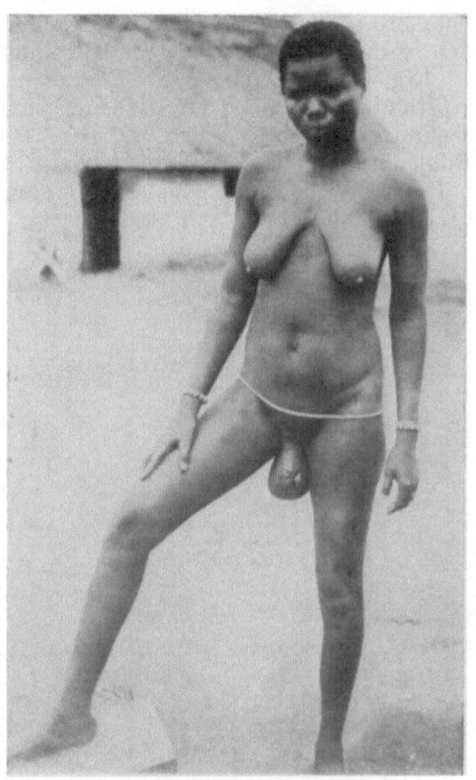

Abb. 155. Elefantiasis der Vulva.
(Orig. LEUPOLD phot.)

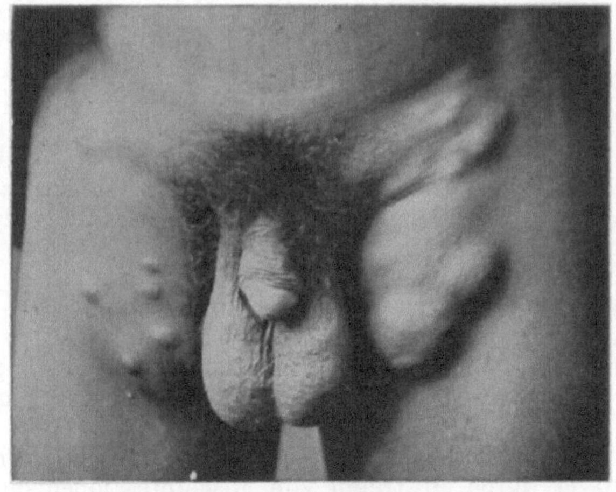

Abb. 156. Variköse Lymphdrüsen.
(Nach RUGE und ZUR VERTH: Krankheiten der warmen Länder.)

Schmerzen im Rücken und in der Beckengegend auf und kommt durch den starken Lymphverlust zu allgemeiner Schwäche und Anämie.

Ergießt sich Chylus in die Tunica vaginalis des Hodens, so kommt es zu Chylocele, meist zugleich mit anderen Veränderungen des Hodensackes auftretend. Auch Orchitis kommt vor mit gleichzeitiger Funiculitis. Hoden, Nebenhoden und Samenstrang sind dabei schmerzhaft geschwollen; die Zustände treten anfallsweise, aber häufig rezidivierend auf. Mehrfach sind schwere akute Fälle von Funiculitis beschrieben worden, die auch eingeklemmte Hernien vortäuschen können und sofort operiert werden müssen (Spaltung des eitrig infiltrierten Samenstranges).

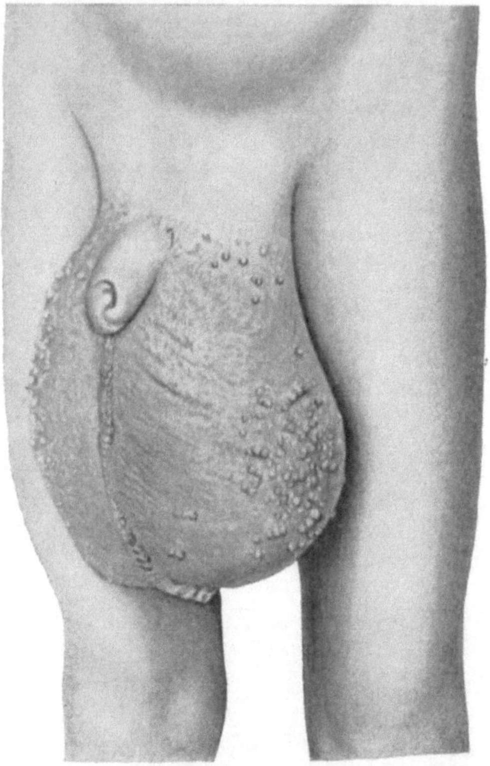

Filarienabscesse bei Filaria bancrofti sind als Komplikation nicht selten. Daß sie im Verlauf der Lymphangitiden usw. als Mischinfektion vorkommen können, ist ja verständlich. Häufig aber erscheinen die Abscesse durch den Tod erwachsener Würmer zustande zu kommen. Man findet dann im Eiter Reste solcher. An den Beinen und dem Scrotum brechen solche Abscesse oft von selbst auf. Aber auch in der Tiefe sollen solche Abscesse nach MANSON sitzen können und zu heftigen Schmerzen und Fieber führen, dann soll auch die Zahl der Mikrofilarien im peripheren Blut abnehmen. [Eitrige Muskelabscesse sind besonders in Westafrika häufiger beobachtet und dort als besondere Krankheit, **Pyomyositis purulenta** beschrieben worden; früher wurden sie mit Loa loa in Zusammenhang gebracht (s. S. 165 und S. 261).]

Abb. 157. Lymphscrotum. (Nach MURRAY.)

Ältere Würmer verkalken — auch ohne Absceßbildung — schließlich im Gewebe, wo sie dann nachgewiesen werden können.

Das Blut zeigt gewöhnlich eine starke Eosinophilie. Sind Mischinfektionen mit Eitererregern vorhanden, so kann das Blutbild durch diese beeinflußt sein.

Der **Verlauf** der Erkrankung ist meist ein sehr chronischer; beeinflußt wird er durch Auftreten von Mischinfektionen der befallenen Gewebe, die natürlich durch Sepsis zum Tode führen können. Der

Allgemeinzustand wird durch den Sitz der Erkrankung mehr oder minder beeinträchtigt.

Auffällig sind lokale Verschiedenheiten der Symptome. Während in manchen Gegenden die Elefantiasis überwiegt und bald mehr Arme und Brüste befällt (Südsee), bald mehr die Beine (China), kommen in anderen mehr Fälle von Chylurie vor (Ägypten), in wieder anderen Gegenden (Afrika und Amerika) beide Krankheitsgruppen.

Diagnose. Bei ausgesprochener Elefantiasis ist die Diagnose besonders in Endemiegegenden nicht schwer. Außerhalb solcher sind natürlich andere Ursachen der Elefantiasis auszuschalten. Variköse Leistendrüsen können bei oberflächlicher Untersuchung mit Hernien verwechselt werden; Chylocelen mit Hydrocelen.

Gesichert wird die Diagnose auf Filariasis durch den Nachweis der Larven im Blut, doch können sehr wohl auch jüngere Geschlechtstiere, bevor Larven im Kreislauf erscheinen, klinische Symptome hervorrufen, insbesondere werden bei ausgeprägter Elefantiasis Larven im Blut meist vermißt. Doch finden sie sich dann manchmal in Gewebssaft, chylurischem Urin, Lymphsaft.

Der mikroskopische Nachweis im Blut geschieht nach den unter Technik S. 248 angegebenen Methoden. Charakteristisch für Microfilaria nocturna, die nur mit diurna verwechselt werden kann, ist zunächst die Scheide, dann der feinere Bau, der einen deutlichen Innenkörper erkennen läßt. Im Präparat lagert sie sich eingerollt metallspanartig. Die Schwanzspitze ist kernfrei. Im Gegensatz hierzu hat Microfilaria diurna keinen deutlichen Innenkörper, lagert sich im Trockenpräparat wie ein zerknitterter nasser Faden und enthält Kerne bis zur Schwanzspitze (Abb. 148). Schließlich ist auch der umgekehrte Turnus meist maßgebend.

Pathologische Anatomie. In der Umgebung der in den Lymphbahnen sitzenden Würmer finden sich chronisch entzündliche Herde, die zu den Lymphstauungen der verschiedenen Gewebe führen. Je nach dem Sitz in Ductus thoracicus oder Lymphstämmen ist die Lokalisation der Erscheinungen verschieden. Die Lymphvaricen führen zu Erweiterungen, Kavernenbildungen und Zerreißen der Wände.

Die Elefantiasis betrifft vor allem das Unterhautzellgewebe, in dem starke Bindegewebswucherung stattfindet; dazwischen findet sich flüssige oder gallertige Durchtränkung. Später wird ein Teil des Gewebes hart, fibrös. Auch die Haut wird hypertrophisch und der Drüsenapparat degeneriert vielfach.

Epidemiologie. Die Häufigkeit der Erkrankung in den betroffenen Gegenden schwankt sehr. In manchen Plätzen (z. B. Ostasiens und der Südsee) wird fast 100% der Bevölkerung befallen. Bei Kindern unter $2^1/_2$ Jahren findet man, wie oben erwähnt, selten Mikrofilarien. Das Hauptkontingent der Erkrankten steht im 40.—50. Jahre. In manchen Gegenden werden mehr Männer betroffen. Rassenunterschiede gibt es nicht.

Nicht alle Filarienträger erkranken auch klinisch. Die im Blute kreisenden Larven üben also keinerlei toxische Wirkung aus.

Therapie. Eine sichere medikamentöse Therapie ist noch nicht gefunden. Auch mehrfach diesbezüglich empfohlene Mittel wie Salvarsan und Brechweinstein haben sich bei Nachprüfung nicht bewährt. Bei den Fieberattacken sahen LEBER und v. PROWAZEK guten Erfolg von Phenocoll. Früher wurden von französischer Seite starke Dosen Eisen bei Elefantiasis empfohlen. TANON empfahl gegen die Krankheit „Hectin‘‘, er gibt je nach Schwere des Falles 0,1—0,2 g subcutan oder intramuskulär jeden 3. Tag 20 Tage lang, nach dreiwöchentlicher Pause noch 10 Injektionen, und zwar 2mal wöchentlich je 0,1 g. Die Therapie ist hauptsächlich rein symptomatisch. Bei Chylurie ist Bettruhe, Hochlagerung des Beckens und leichte fettfreie Diät angezeigt. Lymphfisteln werden zweckmäßig örtlich mit Verbänden behandelt, um Mischinfektion zu verhindern. Abscesse werden geöffnet und chirurgisch behandelt. Die Elefantiasis richtet sich in ihrer Behandlung nach dem Sitz. Bei solcher an den Beinen sollen nach CASTELLANI Hochlagerung, feste Wickelung, abwechselnd mit Massage und Fibrolysineinspritzungen die Schwellung zurückbilden können. Auch Excisionen von Hautstücken hat man vorgenommen.

Sehr gute Erfolge sind jedoch vielfach mit der spezifischen Behandlung der eitrigen Mischinfektion erzielt worden. Es werden Impfstoffe aus abgetöteten Streptokokkenkulturen verwendet, die in üblicher Weise subcutan einverleibt werden. WISE hat diese Therapie 1907 zuerst empfohlen, mit der auch LEIPER, ANDERSON, ROSE u. a. gute Erfolge sahen. ROSE gab es in zahlreichen Fällen prophylaktisch gegen Anfälle der Lymphangitis in Britisch-Guyana und hatte damit, besonders in relativ frischen Fällen, glänzende Ergebnisse, indem solche Anfälle länger als 12 Monate ausblieben. Außer polyvalenter Streptokokkenvaccine kommt auch Autovaccine zur Anwendung.

Am häufigsten sind Operationen an den elefantiastischen Geschlechtsorganen notwendig. Die Technik ergibt sich je nach der Form. Hier sind chirurgische Gesichtspunkte maßgebend, die zur Empfehlung verschiedener Methoden geführt haben (auf die hier nicht eingegangen werden kann). Manche bevorzugen Lokalanästhesie, so NÄGELSBACH, welcher der 0,5%igen Novocainlösung 0,001% Adrenalin zusetzt, wodurch er Blutleere erreiche. Besonders beim Scrotum müssen Penis, Hoden und Samenstränge sorgfältig aus dem erkrankten Gewebe herausgeschält werden, ehe dieses entfernt wird. Zur Plastik nimmt man am besten seitlich benachbarte Hautteile des Oberschenkels.

Variköse Lymphdrüsen werden auch zweckmäßig in toto exstirpiert, auch bei Funiculitis wird Operation dringend angeraten (s. oben).

Bei Rezidiven von Elefantiasis können nach Jahren neue Operationen notwendig werden.

Bekämpfung. Eine Bekämpfung läge nur in der wirksamen Vernichtung der übertragenden Stechmücken. Wenigstens sollte an den Hauptherden der Erkrankung eine systematische Mückenbekämpfung versucht werden.

Filaria malayi.

Nachdem LICHTENSTEIN 1926 in Sumatra gefunden hatte, daß dortige für Microfilaria bancrofti gehaltene Mikrofilarien sich nicht in

Culex fatigans weiterentwickelten und von Krankheitserscheinungen nur Elefantiasis beobachtete, stellte Brug morphologische Unterschiede der Larven fest. Die Larve ist kleiner als Microfilaria bancrofti, nur 165—263 μ lang, die Kerne sind anders gelagert als bei ersterer. Charakteristisch ist das sehr lange, dünne Schwanzende, das im Trockenpräparat eine knopfartige Auftreibung zeigt. Er benannte die darauf begründete neue Art Filaria malayi.

Sie scheint nach Brug im ganzen malayischen Archipel (neben Filaria bancrofti), vielleicht auch in Britisch-Indien vorzukommen.

Filaria (Acanthocheilonema) perstans[1].

Im tropischen Afrika weitverbreitete, aber klinisch bedeutungslose Form.

Verbreitung. Man findet sie vor allem im Gebiet der großen Seen, von Uganda über den Kongo bis zur Westküste Afrikas. Auch in Nordrhodesien ist sie häufig. In Algier ist ein endemischer Fall von Sergent und Foley beschrieben. Außerhalb Afrikas beobachtete Fälle sind sehr zweifelhaft.

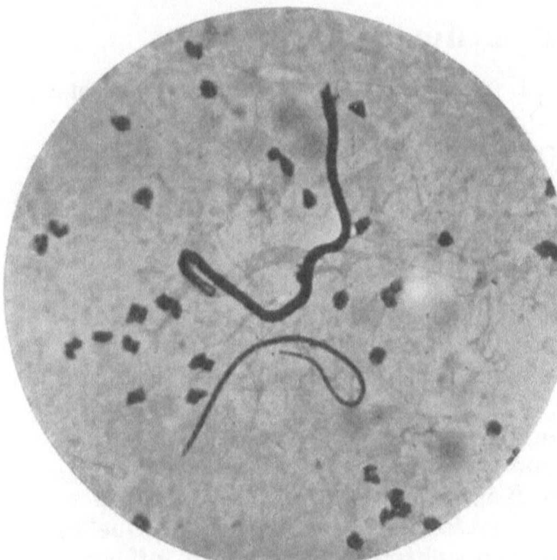

Abb. 158. Microfilaria loa (= diurna) und perstans. Dickes Tropfenpräparat. Hämatoxylinfärbung. Etwa 250 fach. (Nach Fülleborn.)

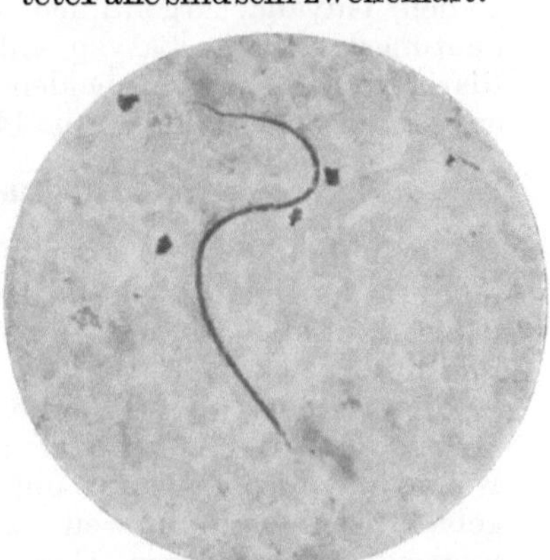

Abb. 159. Microfilaria ozzardi s. demarquayi. Dickes Tropfenpräparat, Hämatoxylinfärbung. 250 fach. (Nach Fülleborn.)

Ätiologie. Die erwachsenen Würmer werden im intraperitonealen Binde- und Fettgewebe in der Umgebung der Aorta descendens, des Pankreas, der Nebenniere, an der Basis des Mesenteriums und im perikardialen Fettgewebe gefunden. Die Larven (Microfilaria perstans) finden sich in großen Mengen im peripheren Blut. Sie haben keine Scheide, zeigen keine Periodizität und sind viel kleiner als die wichtigsten pathogenen Formen, nämlich 0,2 mm, und sind lebhaft beweglich. Ganz gleiche Formen sind beim Schimpansen und Gorilla gefunden.

---

[1] Der gültige zoologische Gattungsname ist jetzt Dipetalonema.

17*

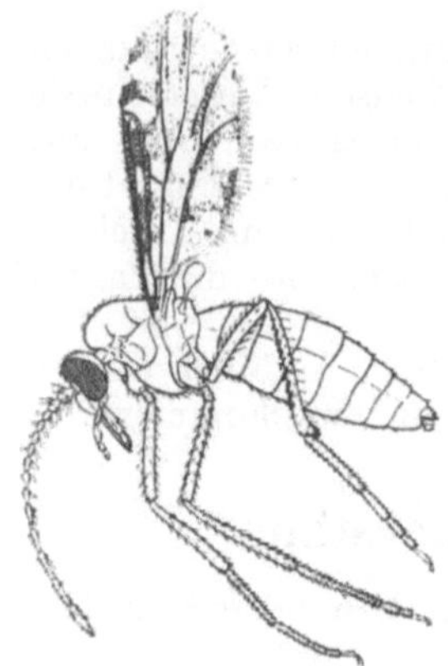

Abb. 160. Culicoides austeni.
Etwa 15 mal vergr.
(Nach Sharp.)

Übertragung. Sharp fand Weiterentwicklung der Mikrofilarien in Culicoides austeni, (Abb. 160) wo sie im Brustmuskel heranreiften. Er konnte bei 7⁰/₀ wildgefangener Fliegen dieser Art in Kamerun eine Infektion feststellen.

Nach 7—9 Tagen war die Entwicklung vollendet. Die reifen Larven in der Proboscis waren dreimal so groß als ursprünglich. Auch C. grahami scheint übertragen zu sein.

Klinik. Irgendwelche durch die Würmer hervorgerufene sichere Störungen sind nicht bekannt. Die klinische Bedeutung liegt nur in dem häufigen Befund der Larven, die in manchen Gegenden mehr wie 90⁰/₀ der Bevölkerung beherbergt und die auch oft mit pathogenen Formen vergesellschaftet sind.

Filaria ozzardi s. demarquayi.

Diese ihr verwandte Art kommt in Mittel- und Südamerika (Westindien, Guyana, Argentinien u. a.) vor, und ist gleichfalls klinisch bedeutungslos. Ihre Larven entsprechen in der Größe ungefähr Microfilaria perstans, unterscheiden sich aber von ihr durch einen stark zugespitzten Schwanz (s. Abb. 148, S. 249 und Abb. 159).

Filaria loa (Loa loa).

Definition. Im tropischen Westafrika vorkommende Filarie, die hauptsächlich im Bindegewebe schmarotzt und besonders durch Wandern in demselben lokale Störungen verursacht. Die Larven erscheinen bei Tag im Blut.

Verbreitung. Seit mehreren hundert Jahren ist die Erkrankung in Westafrika bekannt. Sie kommt nur endemisch in diesem Gebiet herdweise vor, besonders am unteren Kongo, Kamerun und dem Nigergebiet, im Innern bis weit nach Zentralafrika (Quellgebiet des Ouellé) reichend. In anderen Gegenden beobachtete Fälle waren offenbar verschleppt.

Ätiologie. Die erwachsenen Männchen sind 25—35 mm lang und 0,2—0,4 mm dick. Die Weibchen 45—63 mm und 0,4—0,5 mm dick, sie sind weiß und zeigen kleine glasige Höckerchen auf der Haut. Ihr Sitz ist besonders das Bindegewebe, mit Vorliebe das unter der Haut befindliche. Die noch nicht geschlechtsreifen Tiere wandern oft jahrelang im Körper herum, später scheinen sie sich mehr in tiefere Gewebe zurückzuziehen.

Ihre Larven gelangen in das Blut, wo sie hauptsächlich bei Tag gefunden werden und daher Microfilaria diurna benannt wurden (s. Abb. 158). Sie ähnelt sehr der Microfilaria nocturna und mißt etwa 300 μ; sie hat wie letztere eine Scheide. Die Unterschiede gegenüber dieser siehe S. 251.

Übertragung. Nach den Befunden von LEIPER und KLEINE wird Filaria loa durch Stechfliegen der Gattung Chrysops übertragen, und zwar Chr. dimidiata, silacea und wahrscheinlich longicornis (Abb. 161). Sie fanden in diesen Entwicklungsstadien in den Speicheldrüsen. Die genauere Entwicklung ist von A. und S. CONNAL beschrieben worden; sie erfolgt in Muskeln, Bindegewebe und Fettkörper, ähnelt der von Filaria bancrofti und dauert 10 Tage bis zur Reife. Die übertragenen Würmer brauchen viele Jahre bis zur Geschlechtsreife und sind schon 15 und mehr Jahre nach Verlassen der Tropen auf ihrer Wanderung gefunden worden.

Klinik. Die wandernden Würmer machen Reizerscheinungen an den befallenen Stellen. Man findet sie vor allem an Händen, Armen, Füßen, Brust, Penishaut, besonders aber im Auge unter der Conjunctiva. Ihr Erscheinen macht sich durch ein kribbelndes Gefühl bemerkbar und man kann sie unter der Haut verfolgen. In der Umgebung kommt es zu schmerzhaften Schwellungen. An den Augen sind die Reizerscheinungen der sehr rasch wandernden Würmer oft sehr heftig.

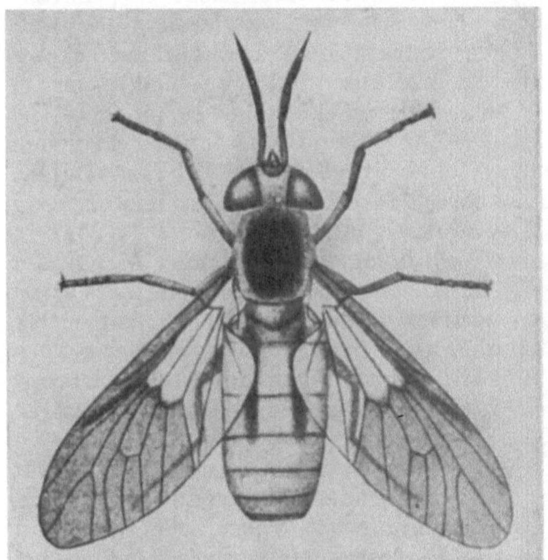

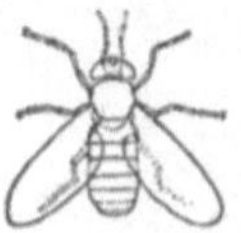

a   b

Abb. 161 a und b. Chrysops dimidiata. a Etwa 5mal vergr. b Natürliche Größe. (Nach GRÜNBERG.)

Die Schwellungen der Haut sind als Kamerun- oder Calabarschwellungen bekannt. Ihr Zusammenhang mit Loa loa steht jetzt außer jedem Zweifel. Es sind ziemlich derbe, aber flüchtige Ödeme, die zu schmerzhaften Schwellungen führen und an den Knöcheln und Gelenken z. B. die Bewegung behindern können. Da meist mehrere Würmer vorhanden sind, können die Schwellungen multipel auftreten. Die einzelnen Schwellungen dauern gewöhnlich 1—4 Tage, aber durch Auftreten neuer an anderen Stellen, können sie oft monatelang bestehen; dann können wieder Pausen eintreten, aber noch viele Jahre lang kommt es immer wieder zu Schwellungen.

Außer diesen Schwellungen hat man auch die in diesen Filariagegenden nicht seltenen tiefsitzenden Muskelabscesse auf Loa loa zurückgeführt (KÜLZ, ZIEMANN); französische Autoren fanden aber bei ihnen charakteristische Bakterien. Inzwischen ist das Krankheitsbild als selbständige Erkrankung aufgefaßt und **Pyomyositis purulenta tropica** benannt worden, die auf S. 165 ausführlich besprochen ist.

Das Blut zeigt bei Loa loa-Infektion eine sehr starke Eosinophilie; es wurde solche vom Verfasser bis 70% beobachtet; auch in dem Gewebssaft der Schwellungen findet man lokale Eosinophilie.

Verf. sah auch in einem Fall, der jahrelang mit hoher Eosinophilie bestand, unerträgliches Hautjucken.

Diagnose. Sie ist in der Regel, sobald der Aufenthalt in Westafrika bekannt ist, sehr leicht. Die charakteristischen wandernden Schwellungen, sowie das häufige Vorkommen der wandernden Würmer in den Augen, machen sie möglich. Die Larven im Blut können bei solchen

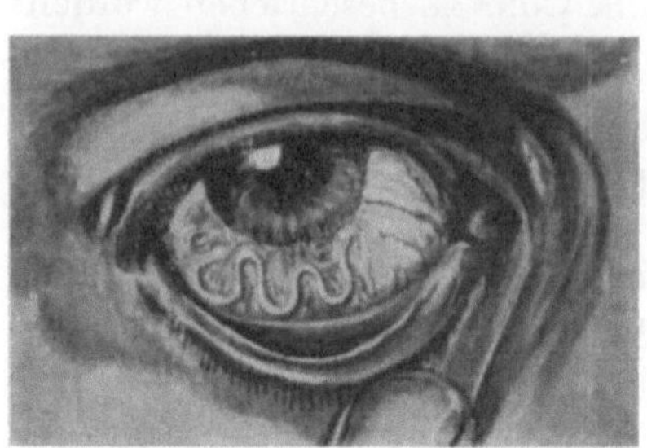

Abb. 162. Filaria loa im Auge. (Nach FÜLLEBORN.)

Fällen viele Jahre lang vollkommen fehlen; finden sich solche, so sind sie durch den Turnus, Bau und Lagerung von Microfilaria nocturna zu unterscheiden. (Näheres s. S. 251.)

Pathologische Anatomie. Man findet die Filarien bei Sektionen im Unterhautzellgewebe liegend (s. Abb. 163), aber auch in inneren Organen wie Perikard, den Ligamenten des Uterus, Lymphgefäßen des Hodens. In letzteren Fällen waren sie meist verkalkt.

Therapie. Am Auge gelingt es oft die wandernden Würmer zu exstirpieren, doch muß der Wurm sehr rasch mit der Pinzette gefaßt werden; Anästhesieren mit Cocain genügt meist. An anderen Körperstellen ist es gewöhnlich schwer die Würmer zu fassen. Da aber meist mehrere Würmer vorhanden sind, bringt Extraktion nur vorübergehende Erleichterung. Bei den schmerzhaften und die Bewegung verhindernden Ödemen

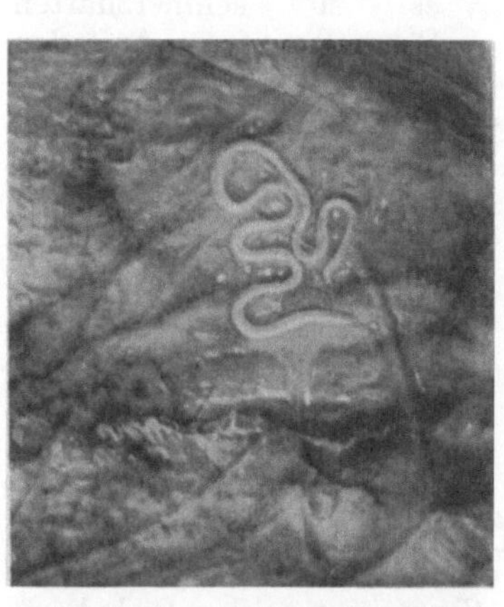

Abb. 163. Filaria loa im Unterhautzellgewebe. Etwa 2mal vergr. Präparat von KÜLZ. (Nach FÜLLEBORN.)

haben sich heiße Umschläge mehrfach bewährt. Alle Medikamente, auch Brechweinstein, haben versagt.

Prognose. Abgesehen von der 15 und mehr Jahre möglichen Dauer ist die Prognose günstig, da die Würmer schließlich absterben und keinerlei ernste Störungen machen.

Epidemiologie. In den betroffenen Gegenden sind vor allem Erwachsene befallen, da die Krankheit eben viele Jahre bis zur Entwicklung braucht. Europäer werden ebenso wie Eingeborene betroffen. Eine wirksame Bekämpfung, die im Kampfe gegen die übertragenden Stechfliegen bestände, ist bisher nicht möglich.

Onchocerca volvulus.

Definition. Im Bindegewebe wuchernde Filarien, die zu meist harmlosen fibrösen Tumoren führen.

Verbreitung. In Westafrika sehr häufig, besonders an der Goldküste, im Kongostaat, Kamerun, Sierra Leone, Dahomey. Eine verwandte Art ist in Guatemala und Mexiko entdeckt worden (siehe S. 264).

Ätiologie. Die erwachsenen Würmer liegen meist als mehrere Pärchen im dichten Knäuel im Unterhautzellgewebe. Die Männchen messen etwa 3, die Weibchen 3—4 cm. Im Uterus der Weibchen findet man embryonenhaltige Eier mit einer zweizipfeligen Hülle (Abb. 164). Die Larven gelangen in das umgebende Gewebe und in die Haut und die Lymphdrüsen; in das Blut scheinen sie nur selten zu geraten. Sie messen, feucht konserviert, 0,28 mm und sind scheidenlos.

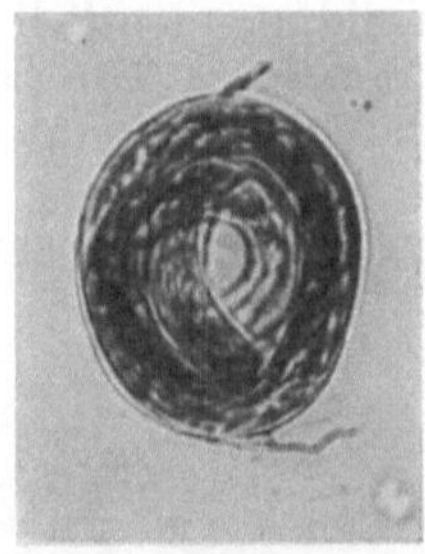

Abb. 164. Ei von Onchocerca volvulus. 500 mal vergr. (Nach FÜLLEBORN.)

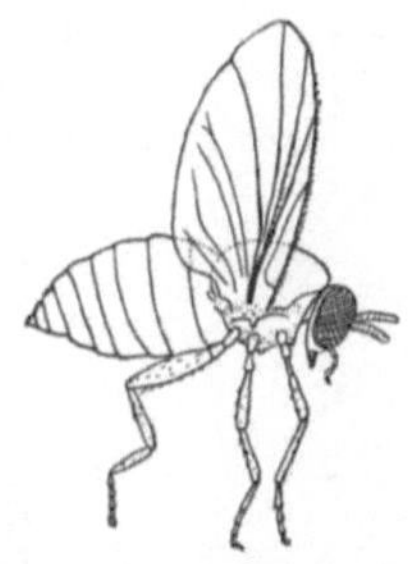

Abb. 165. Simulium damnosum. Etwa 7mal vergr. (Nach BLACKLOCK.)

Übertragung. BLACKLOCK fand als Überträger Simulium damnosum. Die Larven verlassen nach 24—48 Stunden den Magen, gelangen in den Thorax und nach mehreren Häutungen nach 7 oder mehr Tagen in die Proboscis.

Klinik. Es entstehen kleine unter der Haut frei verschiebliche, fibromähnliche Tumoren von Erbsen- bis Taubeneigröße, in letzterem Fall aus mehreren Wurmknäueln bestehend. Ihr Sitz ist mit Vorliebe die Rippengegend, Achselhöhle, Kniekehle, Ellbogen und der Schädel. Die Entwicklung ist eine sehr langsame und die Geschwülste bestehen jahrzehntelang. Sie machen an sich keine Beschwerden, außer wenn sie durch den Sitz mechanisch stören, wie z. B. am Trochanter, und führen nie zur Vereiterung. Sie können nach SHARP der Nodositas juxta-articularis gleichen.

Von französischen Ärzten sind Hautveränderungen in Form einer Pseudo-Ichthyose, Xerodermie und Lichenisation mit Volvulusinfektion in Beziehung gebracht worden; auch Elefantiasis soll dadurch zustande kommen können (OUZILLEAU, SHARP) und eine „Filarienkrätze". Andere Ärzte bestritten dies wieder. Doch spricht der häufige Befund von Larven in der Haut dafür, daß solche Veränderungen eintreten können. Vielleicht sind — nach Befunden von MACFIE und CORSON — verwandte Filarien hierfür verantwortlich.

Die **Diagnose** bietet keine Schwierigkeiten. Die Larven kann man durch Punktion der Knoten und in kleinen — besonders der Kreuzgegend — exzidierten Hautstückchen nachweisen, dadurch, daß man diese in etwas Kochsalzlösung einlegt. Nach 2—3 Stunden haben sich dann die Larven auf dem Boden des Röhrchens angesammelt. MACFIE und CORSON fanden dies zuerst 1922 an der Goldküste auch bei Fällen, die keine Knoten hatten; BLACKLOCK und SHARP konnten es bestätigen.

Pathologische Anatomie. Die Tumoren bestehen aus einer bindegewebigen Außenschicht und einer strukturlosen, schleimigen, reichlich mit Leukocyten durchsetzten Masse, die vom Rande her durch Gefäßeinwanderung allmählich bindegewebig organisiert wird. Die Filarien liegen im Innern, manchmal in Hohlräumen, besonders die Männchen, während die Weibchen mehr in den bindegewebigen Strängen liegen. In Schnitten erkennt man die Knäuelbildung deutlich. Meist gelingt nur die Extraktion von Bruchstücken der Würmer aus den Knoten.

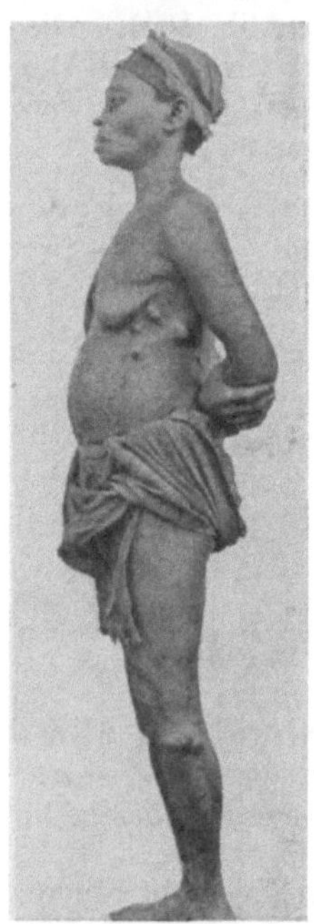

Abb. 166. Hautknoten mit Filaria volvulus. (KÜLZ phot.)

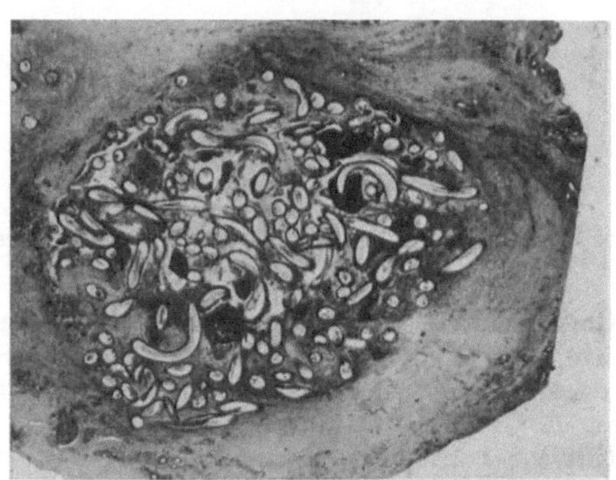

Abb. 167. Schnitt durch einen Knoten von Onchocerca volvulus. (Nach FÜLLEBORN.)

Therapie. Eine operative Entfernung kommt nur in Frage, wenn lokale Störungen durch den Sitz entstehen. Dann ist das Herausschälen des Tumors ein kleiner chirurgischer Eingriff. Im übrigen läßt man die harmlosen Tumoren, die jahrzehntelang reizlos bestehen bleiben, unbehandelt.

Onchocerca caecutiens bzw. Küstenerysipel Guatemalas.

(Mal Morado, Mal de Ceguera.)

In Guatemala ist in bestimmten Gegenden des Küstengebietes, in Höhenlagen von 600—1400 Metern, Onchocerca volvulus vorhanden,

die morphologisch von der oben geschilderten bisher nicht sicher ab-
zweigbar ist. ROBLES fand einige Unterschiede und BRUMPT stellte
die Art Onchocerca caecutiens dafür auf. Die Lokalisation der
Tumoren bei dieser Form ist besonders die Kopfhaut.

PACHECO LUNA, ROBLES, CALDERON u. a. haben nun diese Onchocerca klinisch in Zusammenhang gebracht mit Ödem („Küsten-Ery-
sipel") und mit Augenerkrankungen, die in Form von Conjunctivitis,
Iritis und Keratitis verlaufen und zu erheblicher Einschränkung der
Sehkraft führen können. Es hat sich gezeigt, daß nach Entfernung der
Onchocercaknoten die Augenerscheinungen oft überraschend schnell — in
wenigen Tagen — verschwinden. Man hat sie daher auf Wurmtoxine
der erwachsenen Würmer zurückgeführt und aus diesem Grunde den
Namen Onchocerca caecutiens gewählt. Andere dortige Ärzte be-
zweifelten den Zusammenhang des sog. „Küsten-Erysipels" mit der
Wurminfektion und erklärten es für Myxödem als Folge endemischen
Kropfes, was sicher nicht zutrifft. FÜLLEBORN weist darauf hin, daß
zahlreiche Onchocercaträger keinerlei derartige Erscheinungen zeigen,
ohne daß er jedoch das Vorkommen bezweifelt.

Auch in den angrenzenden Gebieten Mexikos, insbesondere dem
Staat Chiapas, ist die Krankheit sehr verbreitet (VILLALOBES u. a.);
FÜLLEBORN mutmaßte das Vorkommen bereits 1923. Die Zahl der
Fälle wurde dort 1926 auf ungefähr 4000 geschätzt, davon 100 Er-
blindete und 800 mit schweren Augenerscheinungen (Keratitis, Iritis,
Chorioiditis). Andere sollten leichtere Störungen zeigen mit Kopfschmerzen, Schwellungen an Gesicht und Ohren, lividen Flecken, die
periodisch auftreten und sehr stark jucken mit Tränenfluß und Lichtscheu.
Nach 6—8 Tagen sollen diese Erscheinungen jeweils verschwinden,
aber es bleibt nach jeder Attacke eine Infiltration zurück, so daß nach
ungefähr einem Jahre die Stirnhaut stark verdickt ist und die Augenlider kaum geöffnet werden können. Auch an anderen Stellen können
die Knoten sitzen und dort rheumatische Beschwerden und Kribbeln
verursachen. OCHOTERENA hält nach morphologischem Studium der
mexikanischen Form Aufstellung einer neuen Onchocerca-Art nicht für
berechtigt.

Auch in Mexiko hat sich die eklatante Wirkung der Entfernung
der Knoten bestätigt, außerdem wurde Injektion von 0,5 ccm einer
1%igen Sublimatlösung empfohlen. Zur Prophylaxe werden Kopf-
tücher empfohlen, besonders auch bei Kindern.

Als Überträger vermutet ROBLES „Kaffeefliegen", dies sind Simu-
liden (Simulium dinelli und samboni).

Medina-Wurm, Guinea-Wurm, Dracunculus
medinensis.

Definition. In Hautgeschwüren sitzende sehr große Filarien, deren
Larven nach außen entleert werden. Durch Mischinfektion der Geschwüre kann es zu schweren Eiterungen kommen.

Verbreitung. Die seit Jahrtausenden bekannte Krankheit („Hautschlangen") kommt hauptsächlich im tropischen Afrika, besonders der Westküste, ferner in Asien, besonders Arabien, Persien, Turkestan, Indien vor, aus Korea ist ein Fall beschrieben. Im nördlichen Südamerika früher scheinbar häufiger, wird sie jetzt nur vereinzelt in Brasilien beobachtet. Überall sind es nur einzelne Distrikte, die verseucht sind. Verschleppte Fälle sind in verschiedenen Gegenden beobachtet.

Ätiologie. Die in den Geschwüren sitzenden Weibchen sind 30—120 cm lange und 1,5 bis 1,7 mm dicke schmutzig weiße Würmer. Der Körper ist zylindrisch, glatt; das Kopfende ist rundlich. Fast das ganze Körperinnere wird bei den reifen Tieren von dem mit Embryonen angefüllten Uterus eingenommen. Die Entleerung geschieht am Kopfende, wahrscheinlich nach Platzen des prolabierten Uterus.

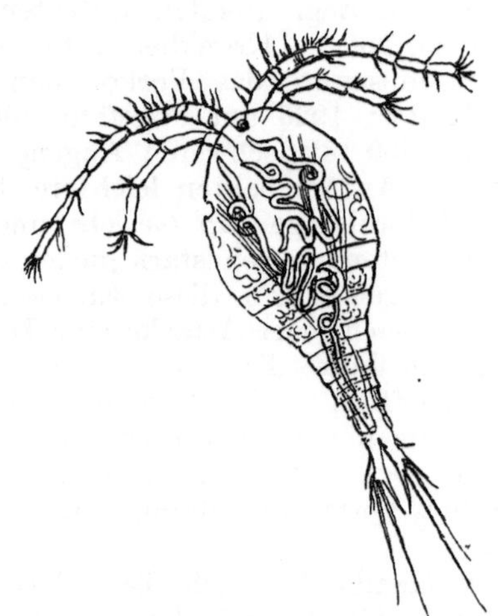

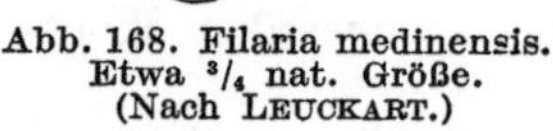

Abb. 168. Filaria medinensis. Etwa ³/₄ nat. Größe. (Nach Leuckart.)

Abb. 169. Mit Larven von Filiaria medinensis infizierter Cyclops. (Nach Fedtschenko.)

Die Larven werden jedesmal ausgestoßen, wenn der Wurm mit Wasser in Berührung kommt, sie gelangen also nicht in den Körper. Sie sind 0,5—0,75 mm lang und 0,15—0,25 μ breit. Nach dem Kopfende zu, das abgerundet ist, verjüngen sie sich etwas; der Schwanz ist lang, dünn, pfriemenartig. Sie haben im Gegensatz zu anderen Mikrofilarien einen ausgebildeten Darmkanal. Zur Weiterentwicklung müssen sie in frisches nicht salzhaltiges Wasser gelangen, dort können sie nach den Untersuchungen von Leiper bis zu 5 Tagen leben bleiben. Auch im Schlamm halten sie sich kurze Zeit.

Innerhalb dieses Termins müssen sie, aktiv umherschwimmend, Gelegenheit haben in den Zwischenwirt, kleine Krebse bestimmter Cyclopsarten (z. B. C. quadricornis), einzudringen. In deren Leibeshöhle reifen sie innerhalb 5 Wochen heran. Durch Trinken dieses krebshaltigen Wassers müssen sie in den Magen eines Menschen gelangen, wo die Krebschen sterben und die Larven frei werden. Sie wandern nun durch die Gewebe, wobei wahrscheinlich die Befruchtung erfolgt, worauf die Männchen absterben und oft verkalken. Die Weibchen wandern nun durch eine merkwürdige Anpassung nach solchen Körperstellen, wo sie die meiste Aussicht haben, beim Durchbruch der Haut ihre Larven in Wasser zu entleeren, also besonders nach den Beinen und Armen. Die Anpassung geht so weit, daß sie bei den indischen Wasserträgern häufig am Rücken durchbrechen. Die ganze Entwicklung im Menschen dauert ungefähr 1 Jahr, und die Larven gelangen dann gerade wieder zu der Zeit ins Wasser, wenn die jungen, zur Infektion geeigneten Krebse im Wasser schwärmen.

Klinik. Es bildet sich zunächst eine kleine gerötete Pustel, die nach einigen Tagen platzt und zu einem Geschwür von 1—3 cm Durchmesser wird. Dem Entstehen gehen juckende Schmerzen voraus. In der Öffnung des Geschwürs ist gewöhnlich der Kopf sichtbar, aus dem bei Befeuchten mit kaltem Wasser ein milchiger Tropfen Saft entleert wird, der massenhaft die Larven enthält. Sind unter dem Reiz von kaltem Wasser alle Larven entleert, was 2—3 Wochen dauert, so kann, wenn keine Mischinfektion dazu kommt, der Wurm ausgestoßen oder resorbiert werden. Sekundärinfektionen sind aber häufig und führen zu schweren Eiterungen, manchmal auch zu allgemeiner Sepsis.

Fairley und Liston bezeichnen nach Beobachtungen in Indien Urticaria als ausgeprägtes Frühsymptom; die Hauterscheinungen sind nach ihnen manchmal begleitet von Magen-Darmstörungen und gelegentlich von schwerer Dyspnoe, Schwindel und Ohnmachtsanfällen. Auch in französischen Kolonien sind fieberhafte Anfälle mit Urticaria beobachtet worden, die mit Schwindel, Frostgefühl, Conjunctivitis und schwerem Krankheitsgefühl einhergehen, aber nur 1—2 Tage dauern. Sie werden auf Vergiftung durch absterbende oder nicht zum Durchbruch gelangende Würmer zurückgeführt, welch letztere die Embryonen in die Gewebe entleeren.

Diagnose. Sie ist nach Durchbruch des Wurmes nicht schwer. Vorher kann er auf seiner Wanderung manchmal unter der Haut gefühlt oder bei oberflächlicher Lagerung auch gesehen werden.

Therapie. Eine alte Laienmethode besteht darin, den Wurmkopf in ein Hölzchen zu klemmen und ihn unter leichtem Zug allmählich um dies Hölzchen zu wickeln. Jedoch darf nur 1—2mal täglich gezogen werden, da bei Abreißen des Wurmes die Larven in das Gewebe gelangen und bösartige, langwierige Abscesse entstehen, die schon zum Tode geführt haben. Vielfach wird auch Wasser auf die Öffnung aufgetropft, um die Entleerung der Embryonen zu beschleunigen. Empfohlen sind Verfahren den Wurm direkt durch Antiseptica abzutöten. Cantafora empfahl nach Abschneiden des Kopfes Injektion von $3^0/_0$iger Carbollösung in den Wurm und die Umgebung; das Kopfende band er dann

mit Seide wieder zu. Noch rascher, nämlich in 24 Stunden, führt eine
Methode von EMILY zum Ziel, der eine 1%/$_{00}$ige Sublimatlösung in den
Wurm injiziert, worauf man ihn bereits nach 24 Stunden leicht extra-
hieren kann. Ist der Wurm noch nicht sichtbar, so injiziert man in seiner
Umgebung in die Haut. FAIRLEY und LISTON raten von solchen lokalen
Injektionen ab, da leicht eine Reizung entsteht und wenden je nach dem
Fall verschiedene chirurgische Extraktionsmethoden an; gegen die
oben beschriebenen Frühsymptome empfehlen sie Adrenalinum hydro-
chloricum.

Neuerdings hat MACFIE mit intravenöser Brechweinsteinbehandlung
in Westafrika ausgezeichnete Erfolge beschrieben. Er gibt ihn in Dosen
von 0,06 g einen über den anderen Tag. In den meisten Fällen kam er
mit 4—6 Injektionen aus. FAIRLEY und LISTON konnten es nicht bestätigen.

Epidemiologie und Prophylaxe. Die Infektionen erfolgen meist da,
wo aus stagnierenden Wasserbehältern getrunken wird, in die die Larven
durch Betreten mit nackten Füßen entleert werden können. Wo fließendes
Wasser vorhanden ist, besteht daher keine Gefahr. Die Vorbeugung beruht daher auf Schutz der Trinkstellen durch Ummauern oder Zudecken
der Brunnen. Noch besser ist der Genuß filtrierten oder gekochten
Trinkwassers während der kurzen Zeit (Schwärmzeit der jungen Krebse),
in der die Infektion möglich ist. ALCOCK fand, daß Zusatz einer Spur
von Pottasche zur Abtötung der Krebse genüge.

B. Durch Trematoden hervorgerufene Krankheiten.

Schistosomenkrankheiten (Bilharziosen und Katayama).

Die Schistosomen sind Trematoden, die getrenntgeschlechtlich sind
und im geschlechtsreifen Stadium in Blutgefäßen, vor allem der Pfortader und den Beckenvenen leben und deren Eier in die Gewebe gelangen. Klinisch wichtig sind sie sowohl als Erreger tierischer wie menschlicher Erkrankungen. Für den Menschen kommen folgende drei Arten
in Betracht: 1. Schistosomum haematobium, Erreger der Blasenbilharziose, 2. Schistosomum mansoni, Erreger der Darmbilharziose, und 3. Schistosomum japonicum, Erreger der japanischen
Katayamakrankheit.

Alle drei Arten benötigen zur Weiterentwicklung eines Zwischenwirtes, an den sie genauer angepaßt sind. Solche Zwischenwirte sind bei
Schistosomen und anderen Trematoden meistens Schnecken, von denen
die wichtigsten Arten in Abb. 170 zusammengestellt sind.

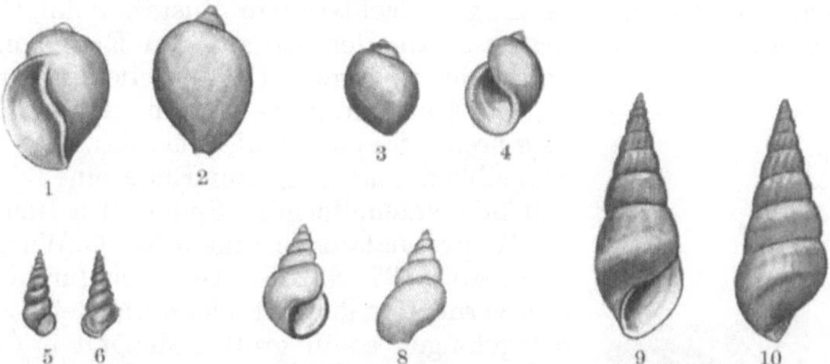

Abb. 170. Einige der als Zwischenwirte von Trematoden dienende Schnecken.
Orig. nat. Größe.
1 u. 2 Physopsis africana. Zwischenwirt von Schistosomum haematobium (in Südafrika).
3 u. 4 Bullinus contortus. Zwischenwirt von Schistosomum haematobium (in Ägypten).
5 u. 6 Hypsobia (Blanfordia) nosophora. Zwischenwirt von Schistosomum japonicum.
7 u. 8 Bythinia striatula var. japonica. Zwischenwirt von Clonorchis sinensis. 9 u. 10 Melania
livertina. Zwischenwirt von Paragonimus westermanni.

I. Bilharziakrankheit des Urogenitalsystems.

Schistosomiasis urogenitalis (Blasenbilharziose).

Definition. Durch das in den Beckenvenen schmarotzende Schistosomum haematobium verursachte chronische Erkrankung. Die in die Gewebe der Blase, Urethra, seltener des Darmes abgelegten Eier verursachen lokale Entzündungen und Gewebswucherungen, die klinisch zu Blutungen und Cystitis, seltener auch Erkrankungen des Darmes führen.

Geschichte und Geographie. Die Ursache der Hämaturie der Eingeborenen Ägyptens erkannte BILHARZ, dem zu Ehren der Erreger „Bilharzia" genannt wurde. In ägyptischen Mumien sind die Eier nachgewiesen worden, die Krankheit war also seit Jahrtausenden dort heimisch.

Außerhalb ihrer Heimat Ägypten ist die Krankheit in ganz Nord-, Zentral- und Südafrika verbreitet, vielfach auch an der West- und Ostküste. Sie kommt ferner in Kleinasien, Arabien, Mesopotamien, Indien, Persien vor und ist beobachtet in Madagaskar, Réunion, Mauritius und Cypern. In Westindien, Zentral- und Nordamerika und Westaustralien sind nahe verwandte oder identische Krankheiten beobachtet. Sie ist auch in Portugal als autochthon festgestellt worden (BORGES).

Ätiologie. Von Schistosomum haematobium stellt die erwachsene Form des Männchens einen 1—1,5 cm langen und 1 mm breiten Wurm von weißlicher Farbe dar. Die Seitenteile sind abgeplattet und nach innen eingerollt, so daß der Wurm zylindrisch erscheint. Die Außenfläche ist mit Ausnahme des vordersten Teiles mit kleinen Wärzchen bedeckt. Am Ende des verjüngten Vorderteiles liegt der Mundsaugnapf, etwas dahinter der Bauchsaugnapf, hinter dem durch die eingerollten Seitenteile ein Kanal gebildet wird, in dem das geschlechtsreife Weibchen sich aufhält.

Die reifen Weibchen sind länger, etwa 2 cm lang und 0,25 mm breit, drehrund. Der durchschimmernde Darmkanal läßt sie etwas dunkler erscheinen. Sie halten sich in geschlechtsreifem Zustande im Canalis gynaecophorus des Männchens auf, aus dem sie aus den Enden und aus Falten der eingerollten Seitenteile herausragen.

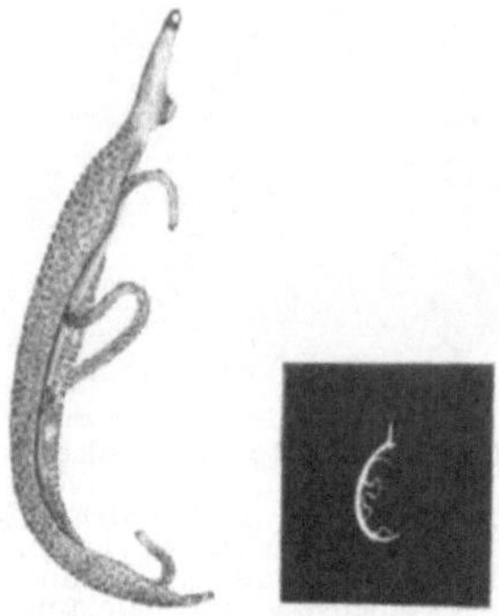

Die Eier sind 0,11—0,2 mm lang und 50 bis 60 μ breit. Sie sind oval, deckellos. Die Schale ist gelblich und zeigt am Ende eine fein auslaufende, stachelförmige Spitze. Im Innern ist die Embryonalanlage erkennbar (s. Wurmeiertafel, Abb. 137, S. 228). Die Eier durchbohren nun vermittels ihrer Stacheln die Gefäßwände. Sie gelangen so in großen Mengen in die Gewebe, wo sie in Massen zusammenliegen und, wenn sie keine natürlichen Ausscheidungswege erreichen, schließlich absterben und verkalken. Ein Teil aber erreicht die Excretionswege — meist das Harnsystem — und gelangt so mit dem Urin ins Freie. Während ihrer Gewebswanderung ist im Innern der Embryo herangereift, dessen Flimmersaum innerhalb des reifen Eies bereits erkannt wird.

In dem entleerten Urin schlüpft nach kurzer Zeit, insbesondere wenn der Urin in reines Wasser gelangt, der Embryo unter Aufbrechen der Eiwand aus und schwimmt als bewimpertes Miracidium im Wasser umher. (In Abb. 178 ist der Bau dieser erkennbar.) Die von LEIPER 1916 entdeckte Weiterentwicklung findet in bestimmten Süßwasserschnecken statt, und zwar in Arten der Gattung Bullinus und Physopsis. Nur von diesen

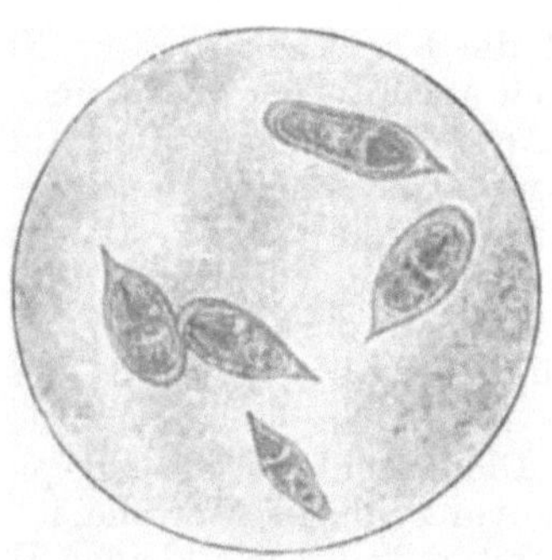

Abb. 171. Schistosomum haematobium. Kopuliertes Pärchen. a Etwa 5 fach vergr. b Nat. Größe. (Nach NEUMANN-MAYER: Tierische Parasiten.)

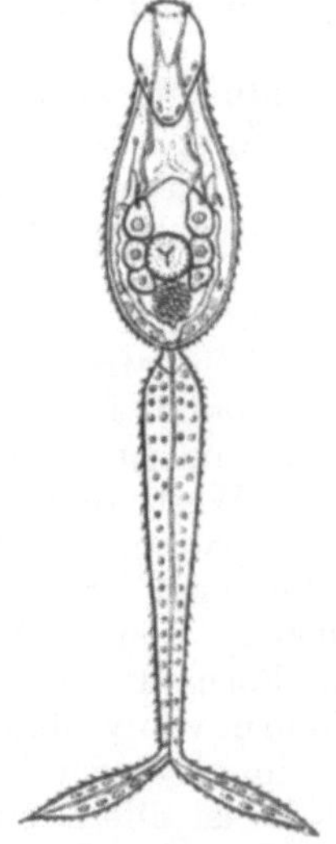

Abb. 172. Eier von Schistosomum haematobium. Aus Sediment von zentrifugiertem Urin. Etwa 70 mal vergr. (Nach NEUMANN u. MAYER: Tierische Parasiten.)

Abb. 173. Cercarie von Schistosomum haematobium. (Nach MANSON-BAHR: Tropical diseases.)

Schnecken wird Schistosomum haematobium „angezogen". Sie dringen durch deren Antennen ein, werden zu einer „Sporocyste", in deren

Innern „Tochtersporocysten" entstehen. Letztere wandern in die Leber der Schnecke, vermehren sich dort durch Ausbildung von zylindrischen Verzweigungen, bis sie das ganze Organ anfüllen. In diesen Sporocysten bilden sich mit gegabelten Ruderschwänzen ausgebildete Cercarien, die durch Platzen der Sporocysten frei werden. Ins Wasser gelangt, schwimmen sie umher und werden vom endgültigen Wirt aufgenommen, indem sie dessen Haut durchbohren, wobei sie den Ruderschwanz verlieren. In ihm gelangen sie nun durch eine Wanderung nach den Venen, wo sie in ungefähr 2 Monaten geschlechtsreif werden. Eine Infektion durch den Mund scheint möglich, doch muß auch hier nach Durchbohren der Schleimhäute eine Wanderung stattfinden.

Klinik. Der Verlauf ist ein äußerst wechselnder. Vielfach bestehen jahrelang ganz milde Symptome, in anderen Fällen kommt es schon bald zu schwereren Erscheinungen. Auch regionär scheint der Charakter der Erkrankung zu wechseln.

Die Inkubation schwankt zwischen 3 Monaten und mehr als 2 Jahren.

CAWSTON beschreibt als Frühsymptome Hauterythem, Urticaria, Bronchitis, Diarrhöen, Leibschmerzen und Fieber. Eosinophilie besteht dann bereits. Die ersten sicheren Erscheinungen beruhen in dem Auftreten von Blut im Urin, das in der Regel zunächst am Ende des Urinlassens in Gestalt einiger Tropfen reinen Blutes entleert wird. Später ist es auch dem Urin manchmal beigemengt. Schmerzen brauchen dabei nicht aufzutreten. Dieses Symptom kann jahrelang bestehen, wobei es periodisch besonders nach Anstrengungen, Diätfehlern usw. deutlicher wird und direkt als „männliche Menstruation" in Ägypten vom Volke angesehen wurde.

Ferner finden sich im Urin oft schleimige Flocken, die besonders gut sichtbar werden, wenn man das Glas gegen das Licht hält. Sie und die Bluttröpfchen enthalten meist zahlreiche Eier.

Bei Fortschreiten der Krankheit besteht zunächst häufiger Urindrang und Druckgefühl in der Blasengegend, es kommt zu stärkeren Blutungen und allmählich entsteht das Bild einer chronischen schweren Cystitis mit allen Erscheinungen einer solchen.

In zahlreichen Fällen treten dabei Blasensteine auf, die besonders in Ägypten sehr häufig sind und deren Ausgangspunkt zweifellos nekrotisierte, verkalkte Eiermassen sind.

In der Blase bilden sich unter entzündlichen Erscheinungen Verdickungen der Blasenwand, Auflagerungen auf dem Epithel, polypöse große Wucherungen = Bilharziatumoren. Die Blase selbst kann stark erweitert werden. Ebenso werden die Ureteren und das Nierenbecken durch abgelagerte Eier infiltriert und durch die Erschwerung des Harnabflusses kommt es zur Bildung von Hydronephrose und bei Sekundärinfektion zu Pyelitis und Pyelonephrose.

Auch die Erkrankung der Urethra ist häufig und führt bei beiden Geschlechtern zu Infiltration und Verdickung der Gewebe, also klinisch zu Strikturen, daneben zu Urinfisteln. Solche Veränderungen finden sich in der Vagina und vor allem als Vulvapapillome beim weiblichen Geschlecht; beim männlichen finden sich neben Fisteln polypöse Wucherungen des Penis, besonders der Glans und elefantiastische

Verdickungen mit Fistelbildungen, auch Orchitis ist beobachtet. Auch am Damm und Anus entstehen oft bei beiden Geschlechtern solche Tumoren (häufiger allerdings durch Schistosomum mansoni verursacht).

So kann das Bild ungeheuer wechseln und bei ausgeprägter schwerer Blasenbilharziose sind demnach die wichtigsten lokalen Erscheinungen: B l u t h a r n e n , C y s t i t i s , S t r i k t u r e n -, Polypen- und Tu-

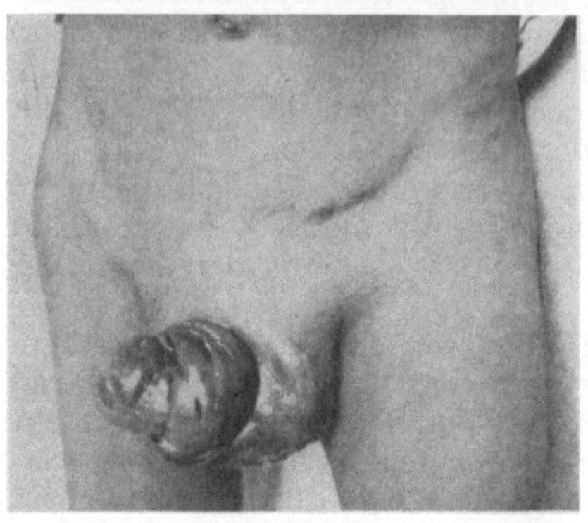

Abb. 174. Polypöse Wucherung am Penis bei Bilharziose. (Nach MADDEN: Bilharziosis.)

morenbildung der Haut und Schleimhäute des Urogenitalsystems und seiner Nachbarschaft.

Darmerkrankungen, auch solche des Rectums, die früher auch Schistosomum haematobium zugeschrieben wurden, beruhen wie auch häufig die Analpolypen, auf Mischinfektion mit S c h i s t o s o m u m m a n s o n i ; besonders in Ägypten ist solche äußerst häufig.

Bilharziatumoren entwickeln sich sekundär nicht selten zu bösartigen Geschwülsten meist vom Bau eines C a r c i n o m s , seltener eines Sarkoms.

A n d e r e A n s i e d l u n g s s t e l l e n der Eier von Schistosomum haematobium sind in seltenen Fällen die Lungen, wo sie zu einer Art von interstitieller Pneumonie führen, und Gehirn und Rückenmark,

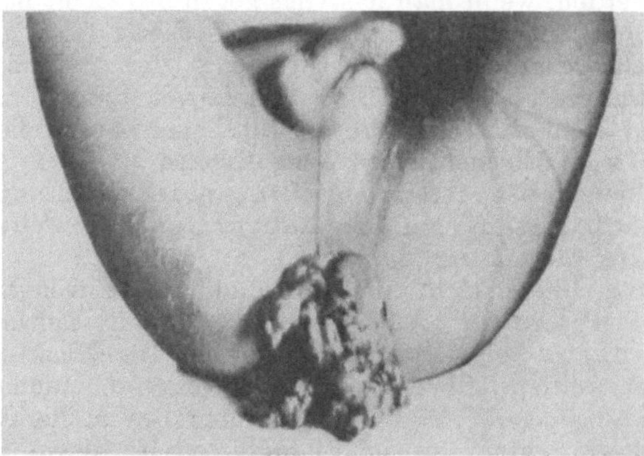

Abb. 175. Polypöse Wucherung am After bei Bilharziose. (Nach MADDEN: Bilharziosis.)

wodurch epileptische und paralytische Erkrankungen ausgelöst werden sollen. Milztumoren sollen nach DAY auch bei Sch. haematobium vorkommen, aber stets dabei vorübergehend sein.

Neben den klinischen Lokalerscheinungen tritt als charakteristisches Symptom im Verlauf eine A n ä m i e hinzu. Sie entspricht nicht den

Blutverlusten, sondern ist wohl durch Toxine der Würmer verursacht. Von den weißen Blutkörpern zeigen dabei fast regelmäßig die Eosinophilen eine starke Vermehrung.

Verlauf und Prognose. In vielen Fällen ist der Verlauf ein ganz milder und es kommt nach Jahren infolge Absterbens der Würmer und Verkalken der Eier zu spontaner Heilung. Dies ist besonders da der Fall, wo die Infektion eine geringgradige ist. Je stärker die Infektion, desto häufiger kommt es zu schweren Erscheinungen. Stets aber ist der Verlauf ein sehr chronischer und kann Jahrzehnte dauern. Komplikationen in Form von Mischinfektion mit Bakterien und durch Bildung bösartiger Geschwülste sind nicht selten.

Die **Prognose** hängt auch von der Schwere der Infektion ab. Immerhin führen etwa 10% aller Erkrankungen zum Tode.

Diagnose. Die Diagnose aus den klinischen Symptomen allein ist in Endemiegebieten natürlich nicht schwer. Gesichert wird sie durch den Nachweis der Eier. Die Eier finden sich in den trüben Flocken des Urins und besonders in den zuletzt entleerten Resten und Blutströpfchen. Man läßt letztere daher bei Verdacht in ein besonderes Gefäß entleeren oder zentrifugiert. Eine andere Anreicherung ist in der Regel nicht nötig. — Sind die Eier spärlich oder fehlen ganz, so kann eine Abkratzung der Blasenwand mit der Sonde und Untersuchung des abgeschabten Schleims und Epithels zum Ziele führen. Bringt man Urin mit reifen Eiern in Wasser, so schlüpfen sehr bald die Miracidien aus und sind mit der Lupe leicht erkennbar. Ihre Phototropie kann nach MENK dabei zur Auffindung benutzt werden, indem ein geschwärztes Spitzglas an einer Spalte ungeschwärzt bleibt und diese stark beleuchtet wird.

Eine spezifische Reaktion zur Diagnose fand FAIRLEY in der Komplementbindung mit Cercarienextrakten aus infizierten Schneckenlebern mit Schistosomum mansoni. Sie ist für letztere und für Schistosomum haematobium spezifisch und in fast 90% im Anfangsstadium der Erkrankung positiv. CAWSTON fand auch mit Antigen von Cercarien des Schistosomum bovis aus Schnecken positive Serumreaktion gegenüber diesen beiden.

Differentialdiagnostisch kommt Gonorrhöe und Cystitis vor allem in Frage.

Pathologische Anatomie. Das pathologisch-anatomische Bild wechselt je nach dem Grad der Erkrankung. Das Charakteristische ist die Einfarcierung der Gewebe (Abb. 176). Am ehesten zeigen sich solche in der Blase, wo sie Entzündungen und Hämorrhagien der kleinsten Gefäße der Blasenschleimhaut erzeugen. Es kommt zu Bläschenbildungen, Ulcerationen und Auflagerungen durch die Eierkonglomerate, die als rauhe, sich sandig anfühlende Massen erscheinen. Die Wände werden verdickt, zunächst am Trigonum, und schließlich kommt es zu großen Granulationstumoren in Form polypöser Wucherungen, die das Lumen stark verengen. Durch kalkige Nekrose entstehen die häufigen Blasensteine.

Die Ei-Infarcierung der Ureteren und Nierenbecken führt zu ähnlichen — dem klinischen Bild entsprechenden — Veränderungen. Bei den Geschlechtsorganen ist das gleiche der Fall. Auch in anderen Organen, wie Leber, Herz, Nieren können die Eier gefunden werden.

Sekundärinfektionen mit Eitererregern komplizieren das pathologische Bild.

Therapie. Während jahrelang nur symptomatische Behandlung möglich war, fand CHRISTOPHERSON, daß dem Brechweinstein (Tartarus stibiatus) eine spezifische Wirkung zukommt. Seine Befunde sind allgemein bestätigt worden. In Ägypten finden Massenbehandlungen damit statt.

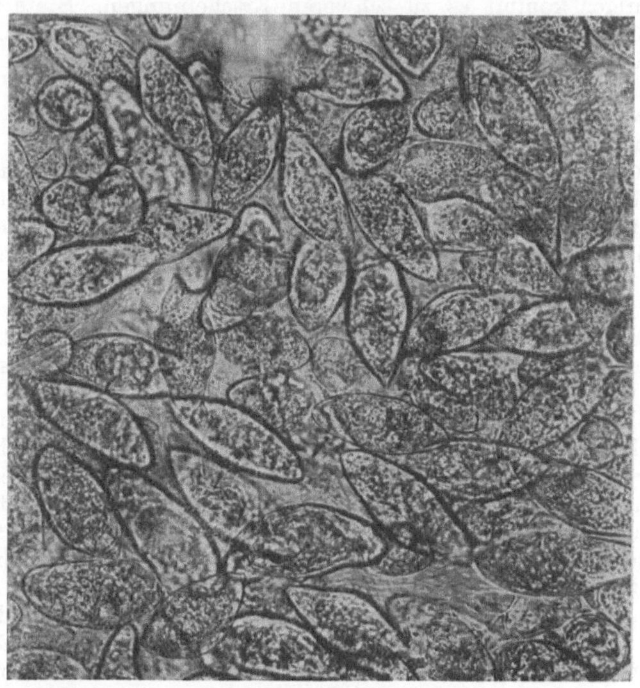

Abb. 176. Schistosomum haematobium. Schnitt durch die mit Eiern infarcierte Urethra. (Orig. FÜLLEBORN phot.)

Der Brechweinstein wird in ähnlicher Weise wie bei Kala-Azar verwendet, also intravenös in Mengen von 0,05—0,1 g in 1%iger Lösung (s. S. 58). Die einzelnen Dosen werden etwa einen über den anderen Tag zuerst in einer Serie von ungefähr 12 Spritzen verabfolgt, und wenn nötig wird dann nach etwa einwöchiger Unterbrechung die Kur fortgesetzt. Auch hier muß die Menge und Reihenfolge ganz individuell vom einzelnen Fall abhängig gemacht werden. Sind schwere Nierenveränderungen vorhanden, so ist es angezeigt, vorsichtig mit der Dosierung zu steigen.

Bald nach den ersten Spritzen hellt sich der Urin auf, die Eier erscheinen dunkler und die Miracidien schlüpfen bei Zusatz von Wasser nicht mehr aus. Schließlich verschwinden die Eier ganz. Es beruht dies zweifellos auf einer direkten Wirkung auf die erwachsenen Würmer.

ZIEMANN fand auch Stibenyl wirksam und besonders die neueren organischen Antimonpräparate Antimosan und Stibosan (s. S. 59) wurden mit Erfolg angewandt. Jedoch haben die fünfwertigen Antimonpräparate trotz günstiger Einzelerfahrungen die dreiwertigen Tartarus stibiatus und Antimosan nicht in der Bilharziatherapie ersetzen können.

In Ägypten wird neuerdings die von KHALIL in den Hospitälern von Kairo erprobte Injektionslösung Sdt 91 (I. G. Farbenindustrie, Leverkusen) zur Bekämpfung der Bilharziosis angewendet. Sie enthält ein dreiwertiges Antimonkomplexsalz, chemisch eine Weiterentwicklung des Antimosans. Sdt 91 wird in der gefahrloseren intramuskulären Injektion gegeben, was schmerzlos vertragen wird. Für einen Erwachsenen gibt man 1,5, dann 3,0, dann 8mal 4,5—5,0 ccm ein um den andern Tag. Genauere Mitteilungen liegen noch nicht vor.

Außer Brechweinstein hat sich auch Emetinum hydrochloricum nach M. MAYER, DIAMANTIS und TSYKALAS als wirksam erwiesen. Es scheint jedoch dem ersteren an Wirksamkeit nachzustehen. Gegeben wird es in gleicher Dosierung wie bei Amöbenruhr.

Natürlich kann nebenbei noch eine lokale Behandlung der Cystitis usw. erfolgen. Ebenso müssen Tumoren chirurgisch behandelt werden.

Epidemiologie und Bekämpfung. Die Entdeckung der Übertragungsweise durch LEIPER hat die Epidemiologie aufgeklärt und die Bekämpfung erst möglich gemacht.

Die Überträger von Schistosomum haematobium sind Süßwasserschnecken, vor allem der Gattung Bullinus, und zwar die Arten B. contortus, innesi und dybowski (Abb. 170 3 u. 4). In Südafrika ist Physopsis africana, ein naher Verwandter von Bullinus, als Wirt festgestellt (Abb. 170 1 u. 2). Sie finden sich in Flüssen, Bächen, Teichen und Kanälen, z. B. in den Süßwasserkanälen Ägyptens. Einmal infizierte Schnecken bleiben es monatelang.

Die Bekämpfung beruht einesteils in der Verhinderung der Infektion des Wassers mit Miracidien. Es müssen also entsprechende Maßnahmen gegen die Verunreinigung des Wassers mit Urin und Kot getroffen werden. Andererseits sind Versuche unternommen worden, das infizierte Wasser durch chemische Mittel zu desinfizieren. LEIPER empfiehlt für Trinkwasser Tabletten von Natriumsulfat und Desinfizienzien, wie Lysol und Kreolin, für Badewasser. KHALIL berichtet über Erfolge mit Kupfersulfat, das er 4 Tage und Nächte kontinuierlich dem verseuchten Wasser zusetzen ließ.

Die freischwimmenden Cercarien sterben ab, wenn sie innerhalb von 48 Stunden nicht in einen neuen Wirt eindringen können.

Der persönliche Schutz beruht darauf, daß man nur abgekochtes oder chemisch desinfiziertes Wasser in den Endemiegebieten trinkt und in das Wasser nicht zum Baden, Fischen, Jagen hineingeht.

Daneben wird eine systematische Untersuchung der Bevölkerung und sofortige Behandlung der Infizierten mit Antimonpräparaten einzusetzen haben.

II. Darmbilharziose.

Schistosomiasis intestinalis.

Definition. Durch Schistosomum mansoni verursachte Darmerkrankung, die zu ruhrartigen Erscheinungen, später zu entzündlichen und polypösen Veränderungen der Darmschleimhaut führt[1].

Geschichte und Geographie. Schon lange war es aufgefallen, daß an Blasenbilharziose leidende Kranke auch in den Faeces Eier ausschieden, die aber keinen Endstachel, sondern einen seitlichen Stachel führten. Nachdem MANSON eine reine Darmbilharziose beobachtete, die nur seitenstachlige Eier zeigte, kam er auf den Gedanken, daß es sich um eine besondere Art handele. Die Annahme wurde von verschiedenen Weltgegenden bestätigt. Die Krankheit wurde außer in Ägypten, wo sie nach KHALIL wesentlich auf Unterägypten beschränkt ist, in anderen Gegenden Afrikas, Mittelamerika, Brasilien und anderen südamerikanischen Staaten, Madagaskar und Westindien beobachtet.

Ätiologie. Die erwachsenen Würmer unterscheiden sich nur wenig von Schistosomum haematobium; der Uterus ist bei Schistosomum mansoni kürzer und enthält nur wenige Eier. Die Männchen sind etwas kleiner als von Schistosomum haematobium und tragen etwas gröbere Höcker auf der Außenfläche. Am charakteristischsten ist aber der Unterschied der Eier. Bei Schistosomum mansoni tragen diese stets einen seitlichen Stachel, der nicht — wie man früher annahm — auf Anomalien beruht. Um ihn zu erkennen, muß man manchmal durch Drücken oder Heben des Deckglases dem Ei eine drehende Bewegung geben. Die Eier sind auch etwas kürzer als die von Schistosomum haematobium (Abb. 137, S. 228; Abb. 177 und 178).

Schistosomum mansoni schmarotzt im Körper bis zur Reife und Eiablage gewöhnlich in der Leber, in deren Gewebe sich zahlreiche Eier davon finden.

Die Entwicklung findet in einer anderen Schneckengattung, nämlich Planorbis-Arten (Abb. 179) statt und die Cercarien sind auch etwas verschieden von denen von Schistosomum haematobium.

Klinik. Entsprechend dem Sitz der erwachsenen Würmer in den Leber- und Mesenterialvenen werden die Eier in deren Nachbarschaft abgelegt. Besonders das Rectum ist eine Prädilektionsstelle. Die ersten Symptome sind Abgang von Blut und Schleim. Allmählich kommt es zu Veränderungen der Darmschleimhaut, ähnlich denen bei Blasenbilharziose, in Form polypöser Wucherungen. Diese sind anfangs klein, werden dann größer und können konfluierend zu größeren Tumoren heranwachsen, die, wenn sie in der Nähe des Anus sitzen, prolabieren und aus ihm hervorragen (Abb. 175). Entstehung bösartiger Geschwülste auf Basis solcher Bilharziatumoren des Rectums ist nicht selten. Analfisteln sind häufig. Nach oben findet man solche Wucherungen bis

---

[1] Gelegentlich sind auch Eier anderer Schistosomumarten, die wohl zufällig statt in ihren tierischen Wirt in den Mensch gelangt sind, im Menschenkot gefunden worden. Dies ist verschiedentlich in Indien, Südafrika und anderen Gegenden beobachtet. Mehrmals handelte es sich dabei um Schistosomum spindalis, Parasit des Rindes.

zur Flexur. In vorgeschrittenen Fällen können sie als Bauchtumoren palpabel sein.

Die Infiltration des Lebergewebes mit Eiern führt zur Entstehung einer charakteristischen Lebercirrhose. Nach DAY gehört ein Teil der Fälle, die als **ägyptische Splenomegalie** bezeichnet werden, zur Darmbilharziose. Eine progressive Vergrößerung und Cirrhosis der Leber mit Splenomegalie kommt nach ihm bei Kranken mit chronischer und oft leichter Darmbilharziose vor; andere Autoren bestätigten den Befund. Andererseits ist ein Teil solcher Fälle in Nordafrika als Mykose (Splenomegalia mycotica s. diese) erkannt worden. Die Frage ist noch nicht völlig geklärt.

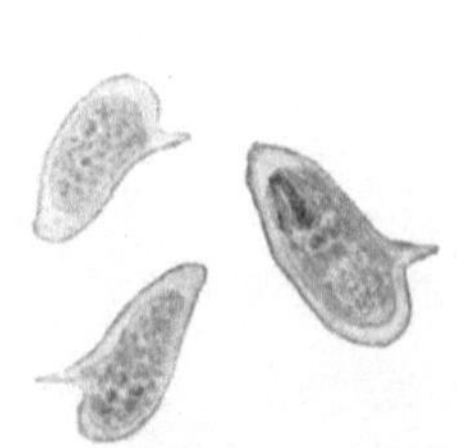

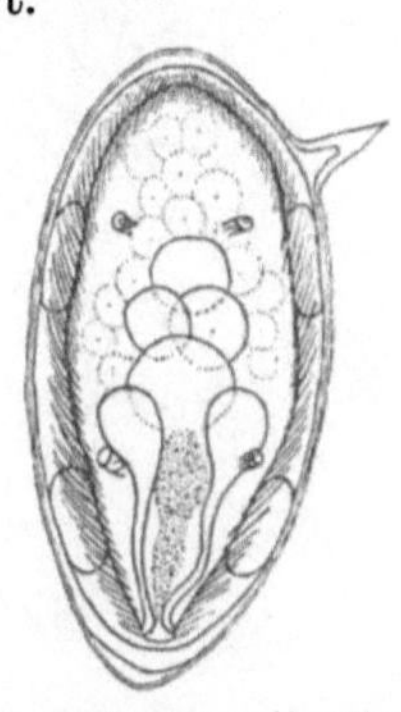

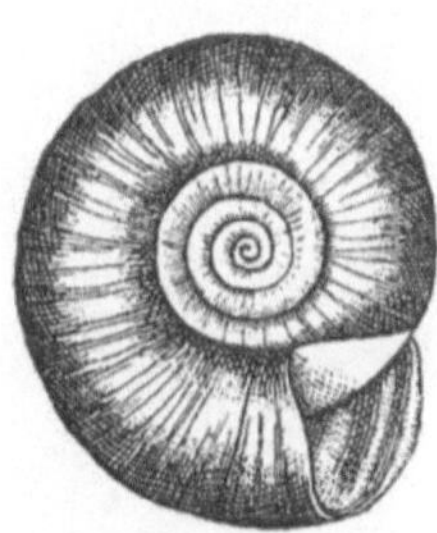

Abb. 177. Eier von Schistosomum mansoni. Etwa 70 mal vergr. (Nach NEUMANN-MAYER.)

Abb. 178. Ei mit Miracidium von Schistosomum mansoni. (Nach FÜLLEBORN.)

Abb. 179. Planorbis. (Nach FÜLLEBORN.)

Gelegentlich gelangen auch Eier ins Lungengewebe und verursachen pneumonische Erscheinungen.

LAMPE hat in Surinam durch Obduktionen eine sehr starke Verbreitung der Darmbilharziose festgestellt und weist auf klinische Erscheinungen hin, die durch Schistosomum mansoni verursacht sind, aber vielfach nicht richtig erkannt werden, da der Kot oft keine Eier enthält. Er beobachtete u. a. chronischen Ileus und Appendicitis, Peritonitis, Bronchitis, Asthma und Myocarditis.

Der **Verlauf** der Darmbilharziose ist oft lange Zeit fast ganz symptomlos, so daß die Eier zufällig im Stuhl entdeckt werden. Erst bei starker Infektion kommt es zum Auftreten der klinischen Erscheinungen, die sehr langsam zu den schweren Veränderungen führen. Die **Prognose** ist in vorgeschrittenen Fällen stets eine ungünstige.

Diagnose. Der Nachweis der Eier im Stuhl oder im Schabsel der Polypen sichert die Diagnose. FÜLLEBORN läßt mit 2—3 %iger Kochsalzlösung aufgeschwemmten Kot im Spitzglas unter öfterem Auswaschen mit solcher absetzen und fügt dem Bodensatz Wasser von 45° zu. Die bald ausschlüpfenden Miracidien erkennt man mit der Lupe bei entsprechender Beleuchtung. Die Komplementbindungsmethode ist nach FAIRLEY gleichfalls anwendbar; er fand auch Extrakt aus getrockneten Schneckenlebern mit Sch. spindalis wirksam; HÖPPLI auch alkoholische Extrakte von Fasciola hepatica.

Pathologische Anatomie. Die Hauptmenge der Eier sitzt in der
Leber und führt dort zur Entstehung einer charakteristischen Lebercirrhose. Im Darm zeigen sich die mit Eiern infiltrierten Stellen als
verdickte, sich sandig anfühlende Herde in kleinerer oder größerer Ausdehnung. Dickdarm und Rectum sind der Sitz polypöser Tumoren
von adenomatösem Bau (Abb. 180).

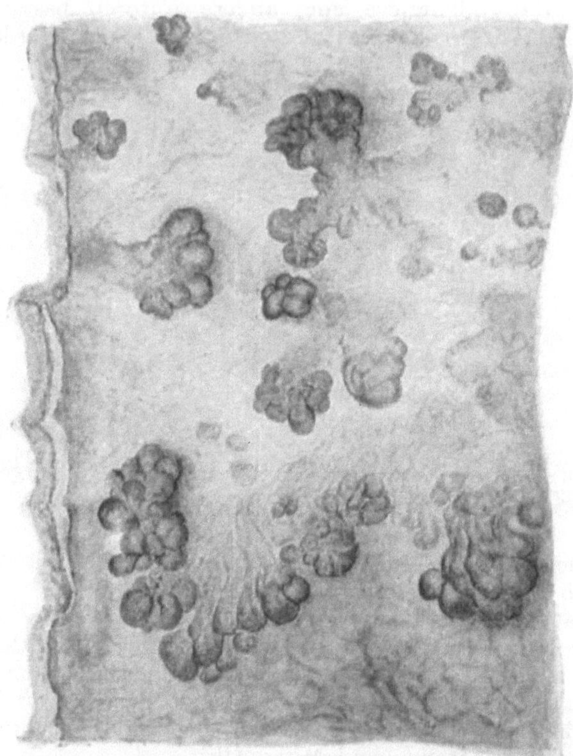

Abb. 180. Bilharzia. Wucherungen im Darm (verkleinert).
(Nach NEUMANN-MAYER: Tierische Parasiten.)

Therapie. Tartarus stibiatus und die organischen Antimonpräparate wirken auch hier — in gleicher Weise wie bei Schistosomum
haematobium verabfolgt — spezifisch. Sie bringen die Würmer zum
Absterben. FORNARA und ANDERSON gaben Brechweinstein auch rectal
mit Erfolg. Tumoren und Polypen müssen aber neben der spezifischen
Behandlung meist chirurgisch behandelt werden.

Epidemiologie und Bekämpfung. Dieselben sind die gleichen wie
bei Schistosomum haematobium. Planorbis kommt unter ähnlichen
Bedingungen wie die Bullinusarten vor, scheint sogar in bezug auf die
Reinheit des Wassers etwas weniger anspruchsvoll zu sein.

III. Schistosomiasis japonica; Katayama-Krankheit.

Definition. In Ostasien vorkommende, durch Schistosomum japonicum verursachte Krankheit, die Milz- und Lebertumoren, Ascites, Ödeme und Kachexie verursacht.

Geschichte und Geographie. Seit längerer Zeit wurde in bestimmten Distrikten Japans eine endemische Krankheit beobachtet, die mit Leber- und Milzschwellung einherging. Von verschiedenen Seiten wurden Eier in den Geweben gefunden, deren Zugehörigkeit zu einer Schistosomumart KATSURADA 1904 feststellte.

Die Krankheit ist endemisch in Japan, vor allem in der Provinz Hiroshima, in welcher das Dorf Katayama liegt, das ihr den Namen gegeben hat, ferner in den Provinzen Saga und Yamanashi, aber auch in anderen. In China folgt sie besonders dem Jangtsetal und den Ufergebieten einiger seiner größeren Nebenflüsse; ein weiterer Herd befindet sich in Fukien.

Auch auf den Philippinen bestehen Endemiegebiete, und zwar auf Samar, Leyte und Mindanao.

Bei der Verbreitung der Krankheit ist zu berücksichtigen, daß nicht nur der Mensch, sondern Rinder, Hunde, Pferde, Schweine, Katzen, Ratten und Wiesel Wirte des Parasiten sind.

Ätiologie. Der Parasit Schistosomum japonicum ist, wie Schistosomum haematobium, getrenntgeschlechtlich und diesem im ganzen ähnlich. Das Männchen ist scheinbar zylindrisch mit flacherem Vorderkörper, an

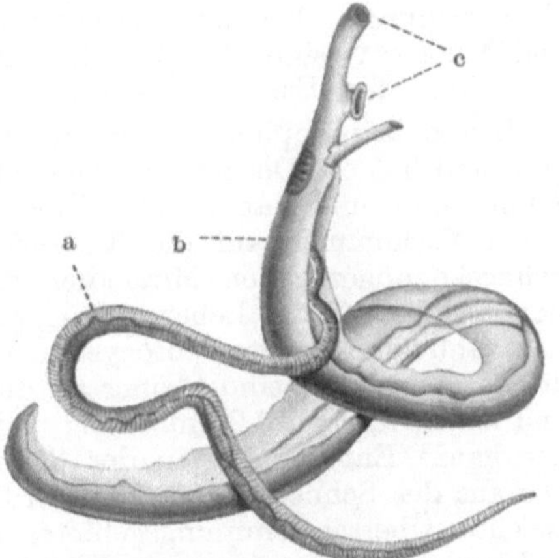

Abb. 181. Schistosomum japonicum. Männchen und Weibchen in Kopulation. Etwa 10 : 1. a Weibchen, nur mit dem Vorderende noch im Canalis gynaecophorus steckend. b Männchen. c Saugnäpfe. (Nach NEUMANN-MAYER: Tierische Parasiten.)

dem zwei Saugnäpfe sitzen. Der Körper ist in Wirklichkeit im Durchschnitt rundlich, mit abgeflachten Seitenteilen, die zum „Canalis gynaecophorus" zusammengerollt sind.

Die Größe schwankt (scheinbar besonders in den verschiedenen Wirtstieren); im Mittel mißt das Männchen 9—12 mm; das fadendünne Weibchen 12—15 mm. Von Schistosomum haematobium unterscheidet sich das Männchen leicht durch das Fehlen der Wärzchen, so daß die Oberhaut glatt erscheint. Die Eier sind ungefähr 60—75 μ lang und 45—55 μ breit; sie sind rundlich-oval und zeigen keinen eigentlichen Stachel, sondern seitlich nur ein winziges Knöpfchen, das leicht übersehen wird[1] (Abb. 137, S. 228).

---

[1] Da es nicht in jeder Stellung sichtbar ist, wurde es auf der Tafel 137 nicht eingezeichnet.

Die erwachsenen Würmer schmarotzen in den Mesenterialgefäßen ihrer Wirtstiere (Mensch, Rind, Pferd, Schwein, Hund, Ziege, Katze). Die Eier gelangen, wie bei Schistosomum haematobium, zum großen Teil in die Gewebe verschiedener Organe, insbesondere der Leber und Darmwandungen. Nur die in den Darm gelangenden Eier können sich weiterentwickeln.

Die mit dem Kot entleerten reifen Eier enthalten ein Miracidium, das ausschlüpft, sobald der Kot mit Wasser verdünnt wird. Manchmal schlüpfen sie schon im Darm aus. Nach LEIPER und ATKINSON bleiben sie im Kot bis zu 10 Tagen entwicklungsfähig. Die Miracidien von Schistosomum japonicum sind plumper und kleiner wie die der anderen Schistosomen des Menschen. Ins Wasser gelangt, dringen sie in bestimmte Schnecken ein, Hypsobia nosophora (Syn. Blanfordia bzw. Katayama nosophora [Abb. 170 5 u. 6]) und andere, wie 1913 MIYAIRI und SUZUKI entdeckten, deren Arbeiten den Anlaß zu LEIPERs Untersuchungen bei Schistosomum haematobium gaben. Nach FAUST und MELENEY sind die Zwischenwirte im Jangtsetal Oncomelania hupensis und Hemibia schmackeri.

Hypsobia nosophora ist spiralig gewunden, konisch geformt, braungrau und hat ein Deckelchen (Operculum). Sie ist 6—9 mm lang, 2 bis 3 mm breit und hat $8—8^1/_2$ Windungen (Abb. 170 5 u. 6). Sie ist in ihrem Vorkommen auf die Endemiegebiete beschränkt. Die von der Schnecke angezogenen Miracidien dringen in sie ein und entwickeln sich vor allem in der Leber weiter. Sie werden zu Sporocysten, in denen sich zahlreiche Tochtersporocysten bilden. In letzteren entstehen dann die Cercarien. Sie sind kleiner als die von Schistosomum haematobium und mansoni, etwa 0,25 mm lang und haben einen gegabelten Schwanz. Die ganze Entwicklung in der Schnecke dauert ungefähr 3 Wochen. Die aus der Schnecke austretenden Cercarien gelangen nun ins Wasser (seichte Überschwemmungsgebiete, Sümpfe usw.). Sie müssen bald Gelegenheit haben in einen Wirt einzudringen, sonst sterben sie ab. Sobald sie durch die Haut eines geeigneten Wirtes eingewandert sind, verlieren sie den gegabelten Ruderschwanz und gelangen in das Venensystem. Nach einer Lungenpassage kommen sie in den großen Kreislauf und gelangen in die Blutgefäße, in denen sie dann zur Geschlechtsreife heranwachsen.

Klinik. Seitdem der Weg der Infektion feststeht, ist es sicher, daß das Eindringen der Parasiten in die Haut Juckreiz und Erythem oder Urticaria verursacht. Es folgt dann eine Periode mit unregelmäßigem, nicht sehr hohem Fieber, während der die Urticaria bestehen bleibt und auch Lungensymptome in Form eines leichten Katarrhs mit Husten auftreten. Auch Magendarmstörungen kommen schon frühzeitig vor. Die Dauer dieses durch die Wanderung der Parasiten bedingten Stadiums hängt natürlich von der Stärke der Infektion und von der Häufigkeit einer solchen ab, sie schwankt so von 2 Wochen bis zu mehreren Monaten. Die Urticaria bleibt auch oft mehrere Wochen bestehen.

Während dieser Anfangsperiode besteht eine starke Eosinophilie, die bis 80% betragen kann.

Bei ganz leichten Infektionen kommt es nach Ablauf dieser Periode zur Ausheilung. In den anderen Fällen treten nun zunächst Erscheinungen auf, die durch die Ansiedlung der erwachsenen Würmer in den Gefäßen bedingt sind. Dieses Stadium ist charakterisiert durch dysenterische Symptome mit Auftreten diarrhoischer, wenig-blutiger, schleimiger Stühle. Mäßiges Fieber ist dabei häufig. Milz und Leber schwellen allmählich stark an. Es kommt zu allgemeiner Abmagerung, Kachexie und starker Blutarmut. Eosinophilie ist meist noch vorhanden. Dieses Stadium, während dessen im Stuhl mehr oder weniger zahlreiche Eier ausgeschieden werden, kann monate- bis jahrelang dauern.

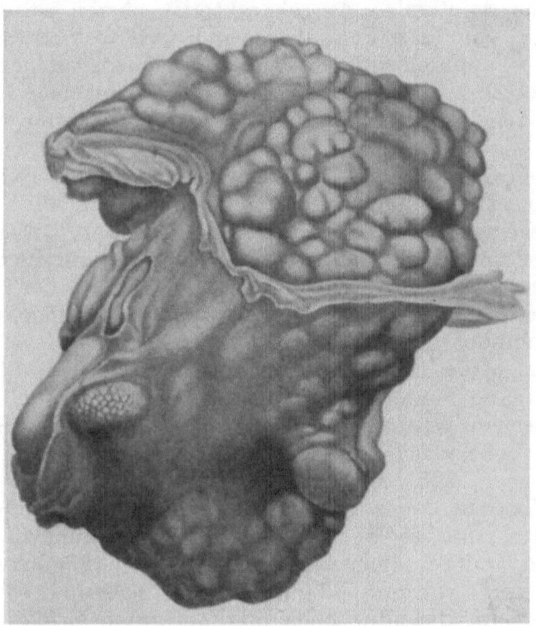

Abb. 182. Leberveränderung bei Schistosomiasis japonica. (Nach FUJINAMI.)

Schließlich, im Endstadium, besteht das klinische Bild einer Lebercirrhose. Die Leber verkleinert sich wieder, degeneriert aber fibrös. Stauungserscheinungen, vor allem mächtiger Ascites treten auf. Die Milzschwellung bleibt bestehen. Die Kachexie schreitet fort bis zum tödlichen Ende.

Diarrhöen sind häufig, aber Eier werden manchmal nicht mehr ausgeschieden, da die Würmer abgestorben sind. Auch die Eosinophilie kann — wohl aus letzterer Ursache — fehlen.

KASAMA beschreibt Fälle von Darmkrebs als Folge der Infektion mit Schistosomum japonicum.

Verlauf und Prognose. Der Verlauf hängt ganz von der Stärke der Infektion ab. Im allgemeinen dauert die Erkrankung — abgesehen von den leichten, klinisch ausheilenden Fällen — in der Regel jahrelang.

In den Endemiebezirken ist aber mit einer regelmäßig wiederkehrenden Infektion zu rechnen und diese ist es, welche die Schwere der Krankheit bedingt, während zufällige, einmalige Infektionen prognostisch günstig sind. Der Tod tritt an Kachexie, oft auch unter Mischinfektionen, ein.

Diagnose. In Endemiebezirken wird sie in der Regel nicht schwer sein. Die Anfangsstadien mit ihren unbestimmten Lungen-, Darm- und Hautsymptomen wurden früher vielfach nicht mit der Erkrankung in Zusammenhang gebracht, auch bei subakuter Hepatitis ist in Endemie- gegenden daran zu denken. In späteren Stadien kann Verwechslung vorkommen mit Dysenterie, Typhus, Kala-azar, Malariakachexie, Leber- cirrhose, Ankylostomiasis.

Pathologische Anatomie. Am charakteristischsten ist die Verände- rung der Leber. Zunächst kommt es durch direkte Wirkung des Para- siten selbst zu endophlebitischen Veränderungen der feineren Verzwei- gungen der Pfortader. Um die ins Gewebe gedrungenen Eier entsteht ferner entzündliche Infiltration, Bindegewebsneubildung und schließ- lich Atrophie. Es bildet sich eine charakteristische Cirrhose aus. Die Leberoberfläche wird unregelmäßig, höckerig (s. Abb. 182). Die Eier finden sich mikroskopisch massenhaft im Gewebe in allen Stadien bis zu völliger Degeneration bzw. Verkalkung. In den Lungen können sich auch Eier ansiedeln und hier gleichfalls entzündliche Verände- rungen hervorrufen. Ein großer Teil der Eier gelangt aber in die Darm- wandungen, die infarciert werden; das Gewebe ist verdickt, die Schleim- häute sind entzündet; viele Eier sind verkalkt.

Die Milz zeigt die Erscheinungen einer chronischen Stauungsmilz. Die übrigen Organe bieten nichts Charakteristisches.

Die erwachsenen Würmer sucht man auf, indem man das Blut der Pfortader und Lebervenen in flache Teller laufen läßt, in denen man die hellen Würmer leicht erkennt.

Therapie. Tootell, der früher bei frischen Fällen Mercurochrom empfohlen hatte, hat es wegen seiner Nebenwirkungen aufgegeben. Libby, er und andere sahen bei frischen und mäßig schweren Fällen gute Erfolge von Antimon; Tootell lobt insbesondere Antimosan. Hutcheson sah im dysenterischen Stadium guten Erfolg von Emetin, auch Kawamura und Mitarbeiter erhielten damit Besserungen. Nach Tai versagen beide Mittel bei vorgeschrittenen Fällen.

Epidemiologie und Bekämpfung. Die Übertragung ist nur dort möglich, wo der Zwischenwirt vorkommt; dieser ist im wesentlichen scheinbar auf die oben angeführten Gegenden beschränkt. Nach einer Zusammenstellung von Cort scheint auch Vererbung der Infektion möglich.

Eine Bekämpfung der Schnecke selbst müßte stattfinden. Sie können durch chemische Mittel abgetötet werden; hierzu soll $1^0/_{00}$ige Kalk- lösung bereits genügen. Da eine solche Desinfektion der verseuchten Wasseransammlungen (auch Jauchegruben) aber kaum möglich ist, wäre natürlich ein Vermeiden der Infektion der Schnecken durch hy- gienische Maßnahmen gegenüber der Defäkation notwendig. In China sind solche aber vorläufig kaum durchführbar. Ein persönlicher Schutz ist möglich durch Vermeiden des Badens in verdächtigen Gewässern und Tragen hoher Stiefel beim Betreten solcher.

Paragonimiasis, Lungendistomenkrankheit.

Definition. In Ostasien vorkommende Distomenkrankheit, deren Hauptsymptome, Erscheinungen seitens der Lunge, insbesondere Hämoptoe sind, aber auch solche anderer Organe, in denen der Wurm schmarotzt. Der Verlauf ist chronisch, aber meist gutartig.

Geschichte und Verbreitung. BAELZ und MANSON fanden 1880 Wurmeier im Sputum, RINGER 1881 die Parasiten beim Menschen. Die Krankheit ist endemisch in Japan, Korea, China, Formosa und den Philippinen, wo manche Gebiete stark verseucht sind. In Neu-Guinea (wo rohe Krabben verzehrt werden), ist neuerdings ein Fall bei einem Eingeborenen festgestellt (CILENTO und BACKHOUSE). Eine Verschleppung nach anderen Ländern wäre sehr wohl möglich. In Peru und Mexiko (Yucatan) sind eine Reihe Fälle beobachtet. ONORATA beschrieb einen Fall aus Tripolis. In Nordamerika sind morphologisch ganz gleiche Parasiten bei Hunden, Katzen und Schweinen gefunden, auch in Venezuela kommen sie vor und wohl auch in anderen Staaten des amerikanischen Kontinents.

Ätiologie. Der Parasit, Paragonimus westermanni, ringeri und compactus ist ein Schmarotzer von Hund, Katze, Schwein, Rind und Mensch, aber auch von wilden Tieren (Tiger, Panther, Wolf, Fuchs [KOBAYASHI]) [1]. Er ist von braunroter Farbe, oval, von sehr variabler Größe, nämlich etwa 8—20 mm Länge und etwa 4—8 mm Breite. Er ist sehr dick, oft fast rund im Durchmesser. Der Mundsaugnapf liegt am Vorderende, der Bauchsaugnapf ungefähr in der Mitte des Körpers (Abb. 183). Die Würmer sind Zwitter. Die Eier sind bräunlich, haben einen Deckel und sind etwa 75—85 μ lang und 46—50 μ breit (Abb. 137, S. 228).

Die mit dem Sputum entleerten Eier lassen, wenn sie in frisches Wasser gelangen, Miracidien ausschlüpfen, die nach den Untersuchungen von verschiedenen japanischen Forschern (KOBAYASHI, MIYAIRI u. a.) in Süßwasserschnecken der Gattung Melania (Abb. 170 9 u. 10 zu Cercarien heranreifen, als solche die Schnecken verlassen und als zweiten Zwischenwirt „Transportwirt" bestimmte Krabben (Eriocheir sinensis und Astacus) und Bachkrebse (Cambaroides similis und verwandte Arten) aufsuchen, in denen sie sich encystieren. In den Krabben sollen die eingekapselten Cercarien noch bis zu 6 Jahren am Leben bleiben können. Durch den Genuß dieser in rohem Zustande infizieren sich dann die endgültigen Wirte (Tiere und Mensch). Genaueres über die Wanderung im Menschen bis zur Lunge ist noch nicht bekannt; für die Blutbahn spräche der Befund in anderen Organen.

Klinik. Die klinischen Erscheinungen beginnen gewöhnlich mit Husten und Auswurf, der rostbraune Färbung zeigt; vereinzelte Parasiten machen dabei oft kaum Beschwerden. Zeitweise kommt es zu Hämoptoe, die sehr heftig sein kann. Schmerzen auf der Brust und Atembeklemmung sind häufig. Physikalisch finden sich in leichten Fällen keine Veränderungen, später Rasselgeräusche und Dämpfung, ähnlich wie bei Tuberkulose. Das Sputum enthält neben roten Blutkörperchen die großen Eier oft recht zahlreich.

---

[1] P. westermanni und compactus beim Menschen in Vorderindien und Südostasien; P. ringeri beim Menschen in China, Japan und Korea beobachtet.

Durch entsprechende Lokalisation der Würmer entstehen auch an anderen Organen Erscheinungen, so seitens der Unterleibsorgane dumpfe Bauchschmerzen und dysenterieähnliche Diarrhöen. Auch Leber- cirrhose, Prostatitis und Epididymitis sind, durch Paragonimus ver- ursacht, beobachtet worden, auch Knoten in einem Herniensack und im Scrotum. Manchmal finden sich generalisierte Lymphdrüsenschwel- lungen, hervorgerufen durch die im Lymphgefäßsystem sitzenden Würmer, die zum Durchbruch durch die äußere Haut führen können.

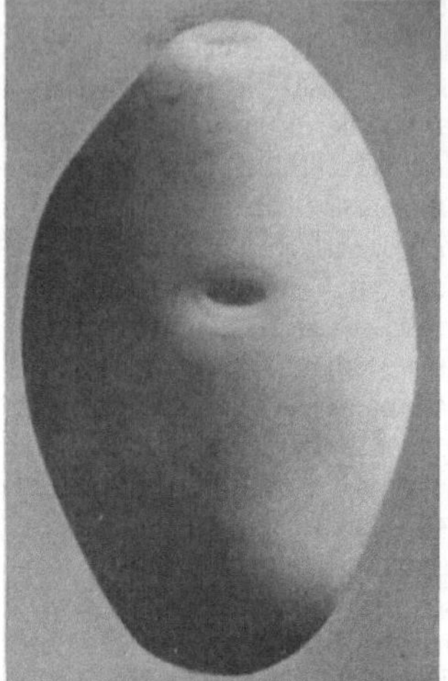

Abb. 183. Paragonimus wester- manni von der Bauchseite. Etwa 6 fach vergr. Orig. Sammlung des Tropeninstituts. (Fülleborn phot.)

Auch das Zentralnervensystem kann Sitz der Parasiten sein und es kann da- durch zu Paresen, Paraplegien, Sehstö- rungen, Sprachstörungen und epileptiformen Anfällen kommen. Besonders bei Kindern sahen Kawamura und Yamaguchi in Korea und Japan häufiger Gehirnerschei- nungen, die für Encephalitis, Meningitis, cerebrale Kinderlähmung gehalten wurden. Epileptische Anfälle waren dabei häufig. In mehr als der Hälfte der Fälle fanden sich aber Eier im Sputum.

Verlauf und Prognose. Der Verlauf ist meist ein sehr chronischer und kann sich ungefähr bis zu 20 Jahren hinziehen. Es scheint aber in den meisten Fällen dann zu spontaner Ausheilung zu kommen. In schweren, akut verlaufenden Fällen ist der Tod beobachtet. Letzterer kann auch durch Mischinfektion, besonders mit Tuberkulose verursacht werden.

Diagnose. Bei der reinen Lungenerkrankung ist die häufigste Ver- wechslung die mit Tuberkulose. Bei den anderen Formen können Er- krankungen mit entsprechenden Erscheinungen angenommen werden.

Die Diagnose wird gestellt durch den Nachweis der Eier, besonders im Sputum. Man muß hierzu bei Verdacht — also besonders in Ost- asien — das ungefärbte Sputum in dickerer Schicht zwischen Deck- glas und Objektträger bei schwacher Vergrößerung untersuchen. Durch Verschlucken des Sputums und bei der abdominalen Lokali- sation können sie im Stuhl gefunden werden, bei der Erkrankung des Lymphgefäßsystems in den Ulcerationen der Haut. Im Stuhl ist Ver- wechslung mit Bothriocephaluseiern möglich, denen sie sehr ähnlich sind, um so mehr, als sie in der Größe ziemlich variieren können. — Nach Ando ist auch Komplementbindung mit spezifischen Paragonimus- extrakten zur Diagnose anwendbar.

Pathologische Anatomie. Die Würmer setzen sich in cystenartigen Herden fest. Besonders in den Lungen bilden sie kavernenartige, ab- gekapselte Hohlräume, in denen innerhalb von erweichtem Gewebe mit meist rostbraunem breiigem Inhalt die Würmer liegen. Durchbruch in die Bronchien führt zur Entleerung der Eier mit dem Auswurf. Beim Sitz in der Leber und dem Darm sind die Veränderungen ähnliche.

Therapie. Jodkali und Emetin sind empfohlen worden. ANDO, KOBAYASHI, TANAKA, SKRJABIN und Mitarbeiter, sowie MARTIN sahen mit letzterem gute Erfolge. Die Angaben über die Wirkung von Antimon sind widersprechend; KONDO fand Stibenyl wirksam, andere sahen Versager mit Brechweinstein.

Epidemiologie und Bekämpfung. Der Zusammenhang mit Krabben und Krebsen ist sicher bewiesen, es empfiehlt sich, in den Endemiegebieten den Genuß solcher in rohem Zustand zu meiden, ebenso das Trinken von ungekochtem Flußwasser; auch beim Baden dürfte Vorsicht am Platze sein. Der Auswurf der Kranken darf möglichst nicht ins Wasser gelangen.

Daß in manchen Weltgegenden die gleichen Parasiten gefunden wurden, ohne daß menschliche Infektionen — bis auf vereinzelte — beobachtet sind, dürfte darauf zurückzuführen sein, daß der Genuß roher Krabben durch Menschen dort nicht vorkommt.

Leberdistomenkrankheiten.

Clonorchiasis.

(Asiatische Leberdistomenkrankheit.)

Geographie. In China, Indochina, Japan und Korea ist die durch diese Würmer verursachte Erkrankung stellenweise sehr häufig. In Japan gibt es nach KATSURADA Gebiete, wo mehr als $60\,\%$ der Einwohner befallen sind. M. MAYER fand 1916 von 203 Kanton-Chinesen (Matrosen) 48,7 % infiziert.

Ätiologie. Die Parasiten führen jetzt den Namen Clonorchis sinensis s. endemicus. Früher wurde eine kleinere, pathogene, von einer größeren als harmlos angesehenen Art unterschieden. Es soll sich aber nur um Varietäten handeln.

Die Parasiten sind 10—20 mm lange und 2—5 mm breite Leberegel, deren flache Form aus Abb. 184 ersichtlich ist. Die Eier sind oval, nach oben etwas verjüngt und mit einem Deckelchen versehen und messen 28—30 μ Länge und 15—17 μ Breite (Abb. 137, S. 228). Sie werden mit den Faeces entleert und entwickeln sich nach Untersuchungen von KOBAYASHI und MUTO, FAUST und KHAW u. a. zunächst in Schnecken der Gattung Bythinia (Abb. 170 7 u. 8), auch der Gattung Melania in China, um sich in verschiedenen Arten von Süßwasserfischen, besonders Karpfenarten (Fischteiche bei Canton!) — die die jungen Schnecken fressen sollen (NAGANO) — zu encystieren. Durch deren rohen Genuß gelangen sie in die definitiven Wirte, die außer dem Menschen Katzen, Hunde und vielleicht noch andere Tiere sein können.

Klinik. Der Parasit bewohnt beim Menschen die Gallengänge. In spärlicher Zahl vorhanden, macht er keinerlei Krankheitserscheinungen, höchstens leichtes Druckgefühl in der Lebergegend (eigene Beobachtung). Bei stärkerer Infektion kommt es zu Lebervergrößerung und zur Ausbildung des klinischen Bildes einer Lebercirrhose in ihren verschiedenen

Formen, zuletzt mit Stauungserscheinungen, wie Ascites und Ödemen. Es treten dann heftige, oft blutige Durchfälle auf und unter schwerer Kachexie und Anämie kann der Tod eintreten, auch Splenomegalie ist dabei beobachtet. Oldt, Porter und Pirie, sowie Nauck und Liang sahen Lebercarcinom zugleich mit Clonorchisinfektion; Pirié sah 10 Fälle. Doch ist primärer Leberkrebs auch sonst in Ostasien relativ häufig (Nauck u. Liang; Snijders [persönl. Mitteilung]).

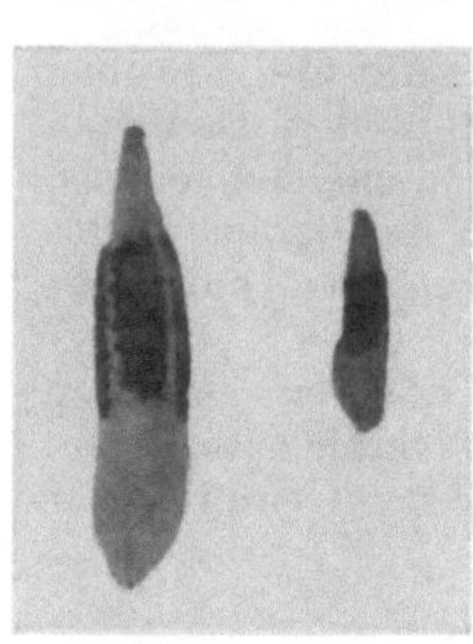

Abb. 184. Clonorchis sinensis. Größere und kleinere Form.   2¹/₂ fach vergr. Orig. Sammlung des Tropeninstituts.

Der **Verlauf** hängt wesentlich von der Schwere der Infektion ab, er kann sich Jahrzehnte hinziehen. Zufälliger Befund einzelner Würmer bei Obduktionen ist nicht selten.

Die **Diagnose** wird gestellt durch das Auffinden der Eier in den Faeces. Es kommen aber auch ähnliche Wurmeier im Stuhl vor, so diejenigen von Metagonimus yokogawai (siehe Abb. 137). Differentialdiagnostisch kommt klinisch vor allem Schistosomiasis japonica in Frage. Ryuji fand positive Komplementbindung mit Leberextrakten infizierter Schafe bei infizierten Menschen mit klinisch deutlichen Symptomen.

Pathologische Anatomie. Die befallenen Gallengänge werden cystisch erweitert, in der Umgebung entsteht Entzündung und Bindegewebsneubildung, die zu Cirrhose und fettiger Degeneration führen. Auch in anderen Organen wie Magen, Duodenum, Pankreas sind schon die Parasiten gefunden worden.

Therapie. Brug, Shattuck, Reed und Wyckoff fanden bei einigen Fällen Brechweinstein wirksam. Yamazaki verwendete Emetin, Toon Lok Tetrachlorkohlenstoff. Die Beobachtung der meisten Fälle war nicht sehr lange. Faust und Ke-fang prüften im Tierversuch die verschiedenen, scheinbar wirksamen Medikamente und fanden Gentianaviolett oral am wirksamsten, intravenös etwas weniger. Bei einem Menschen, der 5 intravenöse Injektionen von je 25 ccm einer 0,5%igen Lösung und dann 3 ebensolche einer 1%igen Lösung innerhalb von 3 Wochen erhielt, nahm die Zahl der Eier sehr stark ab. Olivier und Kandou gaben einem Menschen mit heftigen Leibschmerzen und Durchfällen intravenös 20 bzw. 30 ccm einer 1%igen Gentianaviolettlösung mit 3tägigem Zwischenraum, der Stuhl wurde negativ; auch Sioe hatte hiermit, kombiniert mit Brechweinstein, Erfolg. Es ist somit vor allem dieses Mittel — vielleicht auch andere Farbstoffe — zu versuchen.

Die **Prophylaxe** beruht im Vermeiden des Genusses roher Fische und im Freihalten der Fischgewässer von Faeces und Beseitigung der Schnecken und ihrer Brut durch häufiges Entfernen der Wasserpflanzen und des Reisigs aus den Wassergräben. Nach Nagano käme auch künstliche Infektion der Schnecken mit harmlosen Trematoden — welche diese schädigen — in Betracht.

Katzenegelkrankheit.
(Opisthorchis felineus.)

Verbreitung. Der hauptsächlich in Europa (Ostpreußen, Skandinavien, Frankreich, Niederlande, Rußland) beobachtete Leberegel der Katzen und Hunde ist besonders verbreitet in Sibirien und häufig in Japan. Er wird — besonders zahlreich in Sibirien — auch als Parasit des Menschen gefunden.

Ätiologie. Der längliche, flache Wurm, äußerlich etwa dem Clonorchis ähnelnd, mißt 8—13 mm in Länge, bei einer Breite von 1,5—2 mm. Er ist an den Enden etwas zugespitzt. Die beiden langen Darmschenkel verlaufen parallel und enden in der Nähe der Mündung des Excretionsorgans, das als weißer, sich gabelnder Strang erkennbar ist. Charakteristisch sind ein hinterer fünflappiger und ein vorderer vierlappiger Hoden nahe dem Hinterende. Der vielgewundene Uterus ist an seinem braunen Pigment kenntlich.

Die **Eier** sind gelblich, oval, nach oben verjüngt und mit einem Deckelchen versehen; sie messen 0,026—0,03 zu 0,01—0,015 mm und ähneln in der Form denen von Clonorchis sinensis.

Die Entwicklung erfolgt in **Süßwasserschnecken**; dann gelangen die Cercarien in **Süßwasserfische**, die in den einzelnen Ländern verschiedenen Gattungen angehören, und encystieren sich darin. Der Genuß der rohen — auch ungenügend gekochten — Fische vermittelt die Infektion von Mensch, Katze und Hund, in deren Gallengängen, seltener in Darm, Gallenblase und Pankreas die Würmer sich ansiedeln. Die Eier werden mit den Faeces entleert.

Klinik. Es besteht zunächst Druckempfindlichkeit in der Lebergegend, später kommt es, ähnlich wie bei Clonorchis, zu Lebercirrhose, Ascites, blutigen Durchfällen. Dauer und Prognose hängt auch hier von der Stärke der Infektion ab.

Pathologisch-anatomisch finden sich die gleichen Leberveränderungen wie bei Clonorchis-Infektion.

Die **Diagnose** wird gestellt durch den Nachweis der Eier im Stuhl.

Die **Therapie** war bisher erfolglos; Antimon (Brechweinstein) wäre auch bei der Katzenegelkrankheit zu versuchen.

Die **Prophylaxe** beruht auf dem Vermeiden des Genusses roher Fische.

Leberegelkrankheit durch Fasciola hepatica.

Verbreitung. Der eigentliche Leberegel, Fasciola hepatica, ist als Parasit hauptsächlich der Rinder ubiquitär, er befällt außer dem Rind die verschiedensten Tiere, in selteneren Fällen auch den Menschen.

Ätiologie. Fasciola hepatica ist länglich blattförmig, 20—30 mm lang und 8—15 mm breit, von gelblicher bis graubrauner Farbe. (Bezüglich des inneren Baues muß wegen der Seltenheit beim Menschen auf die Spezialwerke verwiesen werden.)

Die **Eier** sind sehr groß, oval, gelbbraun. Sie messen 0,13—0,14 mm zu 0,075—0,09 mm. Die Eischale ist doppelt konturiert; ein Deckel verschließt das Ei am oberen Pol (Abb. 137). Die Entwicklung ist vor Jahren

von LEUCKART festgestellt worden. Die Miracidien befallen eine Süß-
wasserschnecke, Limnaea truncatula, oder nahe Verwandte,
in denen sie bis zur geschwänzten Cercarie heranreifen. Diese schwimmt
dann an Grashalme oder ähnliche feste Gegenstände heran, encystiert
sich dort als festhaftende Cyste und gelangt so durch den Genuß in
den endgültigen Wirt.

Klinik. Beim Menschen verursachen sie Lebervergrößerung mit
Schmerzen, Gelbsucht, remittierendem Fieber und Anämie bis zu
schwereren Erscheinungen der Lebercirrhose. Die Eier gelangen häufig
in die Faeces. Der Verlauf und die Prognose hängen vom Infektions-
grad ab.

Die **Diagnose** geschieht durch den Eiernachweis, evtl. nach Ein-
geben von Abführmitteln.

Pathologische Anatomie. Die Würmer sitzen in den Gallengängen,
seltener Venen, Duodenum und Lunge und verursachen entzündliche
Veränderungen in der Umgebung.

Therapie. SEMENOW und KOGAN, sowie PAWLOWA erhielten Heilung
mit Injektionen von Emetinum hydrochloricum, YAMAZAKI gab dasselbe mit Erfolg durch die Duodenalsonde. PAUL heilte einen Fall durch
das in der Veterinärpraxis verwendete Distol (Filixpräparat, zum Teil
kombiniert mit Tetrachlorkohlenstoff). Nach den tierärztlichen Erfahrungen wären künftig vor allem Tetrachlorkohlenstoff und Tetra-
chloräthylen zu versuchen.

Epidemiologisch betrachtet ist die Infektion des Menschen eine zufällige. Der Genuß roher infizierter Schaflebern soll in manchen Gegenden zu toxischen Erscheinungen führen, aber nicht zur Infektion; ebenso
soll Ansaugen der Parasiten im Rachen mit Gefahr eines Glottisödems
dabei vorkommen.

Andere beim Menschen beobachtete Leberegel sind **Fasciola lanceo-
lata** (Dicrocoelium lanceatum), die in der Gallenblase des Menschen
in Deutschland, Italien und Ägypten nachgewiesen sind, sonst auch
ein Parasit der Tiere.

Auch **Fasciola gigantea,** nahe verwandt mit F. hepatica, ist vereinzelt
beim Menschen beobachtet.

Darm-Trematoden-Infektionen.

Eine ganze Anzahl von Trematoden sind, besonders in Ostasien, als
Darmparasiten aufgefunden worden, deren pathogene Bedeutung meist
gering ist.

Sie verursachen klinisch in der Regel Leibschmerzen mit chronischen Diarrhöen, manchmal mit Abgang von Schleim und Blut und
werden nach Abführmitteln in den Faeces gefunden, mit denen auch
ihre Eier entleert werden.

Wegen ihrer geringen klinischen Bedeutung können die wichtigsten
im folgenden nur ganz kurz behandelt werden[1].

---

[1] Es sei also ausdrücklich bemerkt, daß eine Gattungsdiagnose aller Darm-
Trematoden nach diesem rein klinischen Lehrbuche nicht ohne weiteres gestellt werden kann.

Fasciolopsis buski.

Verbreitung. Endemisches Vorkommen in Ostasien von Indien bis China.
Fasciolopsis buski ist von sehr wechselnder Größe; 24—70 mm lang
und 5,5—14 mm breit, im Mittel 30,3 : 12,6. Der Bauchsaugnapf ist
auffallend groß. Die Körpermitte ist dicker
als die Ränder, die nach der Bauchseite ein-
geschlagen werden.

Die ovalen Eier sind ziemlich groß, haben
eine dünne Schale, oben einen Deckel. Sie
messen 0,138 zu 0,08 mm im Mittel (Abb. 137).

Die Entwicklung in Süßwasserschnecken
konnte NAKAGAWA nachweisen; nach ihm
sind Planorbis coenosus und Segmentina
largillierti, nach BARLOW Pl. schmackeri
und Segm. nitidella geeignete Zwischenwirte. Das weitere Verhalten scheint ganz
dem des gewöhnlichen Leberegels zu entsprechen. BARLOW fand, daß die Infektion
des Menschen besonders durch „Wasser-
stachelnüsse" Früchte von Trapa natans
und Eleocharis tuberosus erfolgt, an denen
sich die Cercarien encystieren. Diese Pflanzen
werden in Tümpeln, die von Schnecken
wimmeln und mit Menschenkot gedüngt
werden, gezüchtet; die Nüsse werden dann
roh verzehrt. Endgültige Wirte scheinen

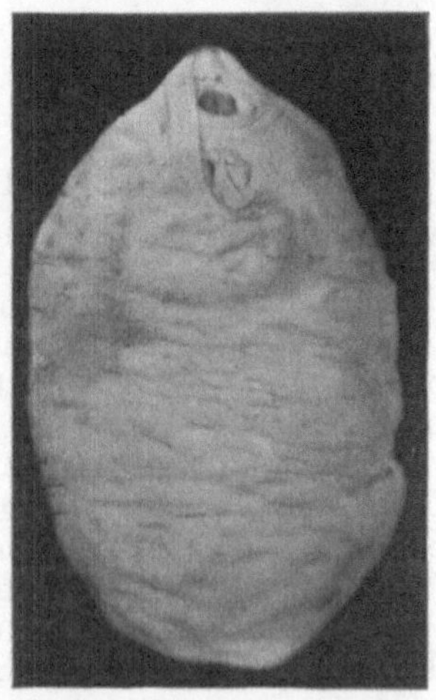

Abb. 185. Fasciolopsis buski.
Bauchseite. $2^{1}/_{2}$fach vergr.
Orig. Sammlung des Tropen-
instituts. (FÜLLEBORN phot.)

außer dem Menschen besonders Schweine zu sein. Wo aber der
Mensch diese Egelkrankheit hat, fehlt sie nach BARLOW bei Schweinen.

Die Würmer bewohnen beim Menschen den Dünndarm. Klinisch
bestehen kolikartige Leibschmerzen und Verdauungsstörungen, besonders schwere Diarrhöen; auch Ödeme und Ascites sind beobachtet.

Therapie. Wurmmittel. (Thymol, β-Naphthol, Oleum chenopodii
und Tetrachlorkohlenstoff) sind angewandt worden. — Von diesen
wirkt nach BARLOW am besten β-Naphthol. Er gibt Erwachsenen 4,5 g,
schwachen Kindern 0,75—1,2 g, kräftigeren Kindern 3,5 g, abgeteilt in
drei entsprechende mit je halbstündiger Pause gegebene Portionen.

Heterophyes heterophyes.

Dieses äußerst kleine Distomum ist bisher beim Menschen in verschiedenen Gegenden gefunden. In Ägypten entdeckt, ist es auch in
China und Japan beobachtet; von dort wurden zwei weitere Arten
H. nocens und H. katsuradai beschrieben. Außer beim Menschen
kommt es bei Hunden, Katzen und Füchsen vor. Es ist nur 1—2 mm
lang und 0,4—0,5 mm breit (Abb. 186). In Japan wurde neuerdings
eine neue Art, Heterophyes nocens, abgegrenzt. LEIPER hält sie für
identisch mit Heterophyes heterophyes.

Klinische Erscheinungen bestehen meist nicht, doch sind bei stärkerer Infektion diarrhoische, erbsenbreiähnliche Stühle beobachtet (Low); der Wurm sitzt im Dünndarm. Die sehr kleinen Parasiten werden im Stuhl wahrscheinlich häufig übersehen. Zweite Zwischenwirte sind nach Khalil, Onji und Nishigori Salzwasserfische, Meeräschen (Mugil cephalus u. japonicus).

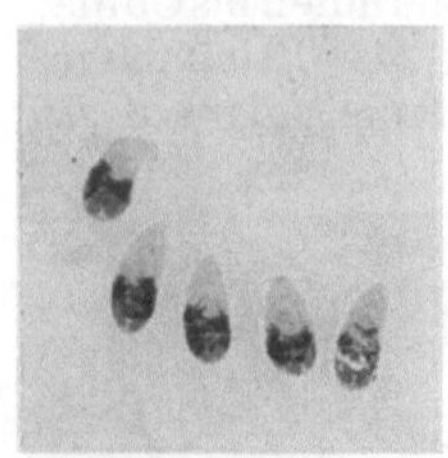

Abb. 186. Heterophyes heterophyes. Nat. Gr. (Orig. n. Präp. des Tropeninstituts.)

Metagonimus yokogawai.

Dieser von Yokogawa zuerst beschriebene Wurm ist oft noch kleiner als Heterophyes [1]. Er ist als Parasit des Menschen in Korea, Japan und China gefunden. Er kommt dort ferner vor bei Hunden, Katzen, Schweinen, Pelikanen. In Rumänien ist ein gleicher Parasit, bisher nur bei Tieren, von Ciurea beobachtet. Er mißt 1,1 zu 0,4—0,5 mm. Die Eier sind denen von Clonorchis sinensis sehr ähnlich, sie sind 0,033 zu 0,021 mm groß. Der Unterschied der Form gegen erstere Eier ist aus der Abb. 137 (S. 228) erkennbar. Die Entwicklung soll nach Muto in bestimmten Schnecken (Melania livertina) und später in Goldfischen und Karpfen erfolgen.

Die klinischen Erscheinungen bestehen in einem Darmkatarrh; Thymol soll therapeutisch wirksam sein.

C. Durch Cestoden-(Bandwürmer) verursachte Krankheiten.

Die **kosmopolitischen Bandwürmer,** besonders Taenia saginata, solium und echinococcus sind auch in den Tropen weit verbreitet. Es ist daher bei unbestimmten Darmbeschwerden mit körperlicher Schlaffheit und Anämie stets auch an solche zu denken. Eine Reihe seltener, klinisch unwichtiger Arten können hier nicht besprochen werden, sondern nur einige wichtige, in exotischen Ländern eher anzutreffende, ohne daß auf Anatomie und Biologie genauer eingegangen wird.

Die Diagnose der Gattung und Art wird natürlich stets durch die Untersuchung der Würmer selbst nach Abtreibungskuren gestellt. Es sei hierzu bemerkt, daß in den Tropen die Abtreibung manchmal schwerer gelingt und daß deshalb auch dorten an die Einverleibung mittels der Duodenalsonde, die sich sehr bewährt hat, gedacht werden sollte (s. dazu S. 292).

Dibothriocephalus latus.

Verbreitung. Der breite Bandwurm ist kosmopolitisch. Endemisch ist er in Ostpreußen, Schweden, Finnland, den russischen Ostseeküsten-

---

[1] Nach Faust ist er bereits 1908 von Kobayashi als Loxotrema ovatum beschrieben worden.

ländern, der Schweiz, in Turkestan, Japan und einzelnen Gebieten Afrikas (Seengebiete) und Madagaskar.

Die Glieder des breiten Bandwurms sind durch die Lagerung der Organe in Form einer gelblich-braunen Rosette oder eines Wappenschildchens leicht von denen der Taenia saginata und solium zu unterscheiden. Der Wurm wird 8—9 m lang. Der Kopf ist länglich, platt; er enthält weder Haken noch runde Saugnäpfe, sondern zwei längliche Sauggruben.

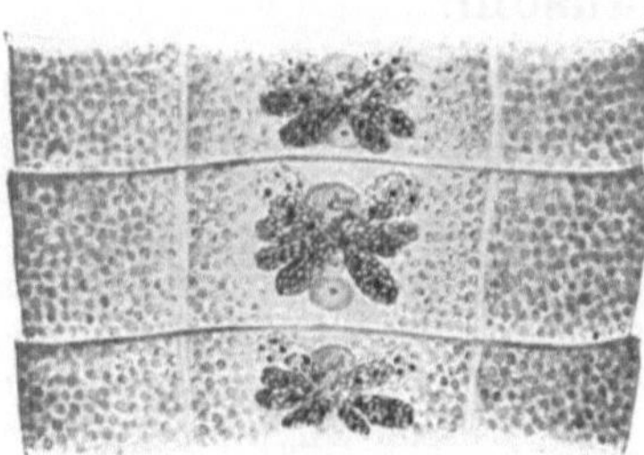

Abb. 187 a und b. Dibothriocephalus latus. a Mittelreifes Glied. b Reifes Glied. (Nach ZSCHOKKE.)

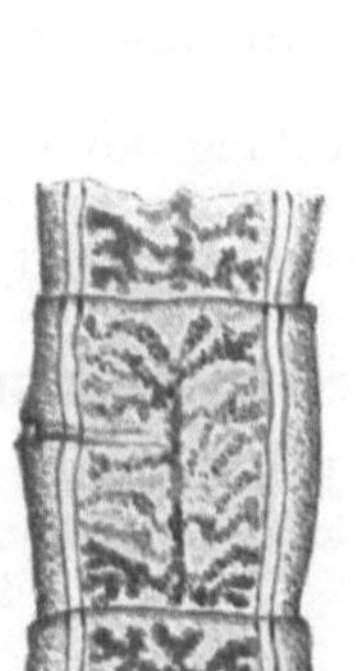

Abb. 188. Taenia solium. Glied mit reifen Eiern. (Nach ZSCHOKKE.)

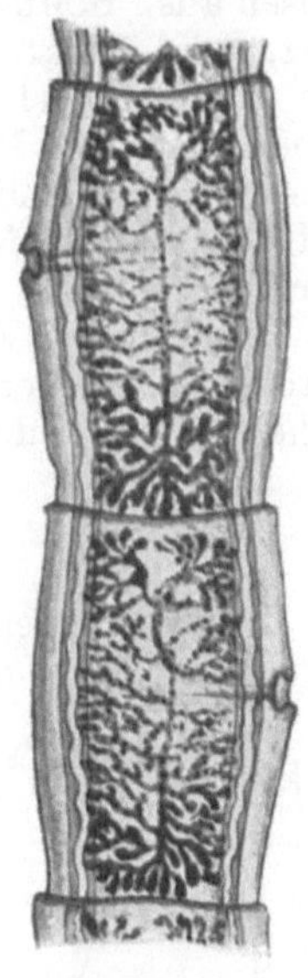

Abb. 189. Taenia saginata. Glieder mit reifem Uterus. (Nach ZSCHOKKE.)

Die Eier sind gelblich-braun mit doppeltkonturierter Schale und messen 0,03 zu 0,05 mm. Sie sind oval und tragen am oberen Pol ein Deckelchen. Im Innern ist eine gefurchte, von vielen Dotterzellen umgebene Keimzelle sichtbar (s. Wurmeiertafel Abb. 137, S. 228). Der reife Embryo verläßt nach Sprengung des Deckels die Eihülle und schwimmt vermittels eines Flimmersaumes umher, bis er durch den Zwischenwirt — nach JANICKI und ROSEN einen Krebs (Cyclops) — aufgenommen und nach Weiterentwicklung mit diesem von einem geeigneten Fisch gefressen wird. Die Larven durchbohren dann die Magenwand und setzen sich in den Muskeln als encystierte „Plerocercoide", das eigentliche Finnenstadium, fest. Durch Genuß der Fische wird der Endwirt dann infiziert.

Klinisch verursacht die Infektion mit Dibothriocephalus latus, außer den auch durch andere Bandwürmer ausgelösten Beschwerden (Verdauungsstörungen, Druckgefühl im Leib, allgemeine Schlaffheit), vor allem bei einer Anzahl von Fällen eine zunehmende schwere Anämie, bei der das Blutbild dem einer perniziösen Anämie gleichen kann. Daneben besteht häufig starke Eosinophilie. Bei nicht zu weit vorgeschrittenen Fällen ist die Prognose der völligen Wiederherstellung günstig.

Therapie. Abtreibungskuren mit Extractum filicis maris in üblicher Weise gelingen leicht. Neuerdings wird dieses mit bestem Erfolg nach dem Vorgange von SCHNEIDER und KLEIN vielfach durch die EINHORNsche Duodenalsonde verabfolgt. Man kommt dabei mit weit geringeren Dosen aus. SCHNEIDER gibt Erwachsenen 2 g Extr. filicis und 4 g Extr. cort. pun. granat. (1,5 g + 3,0 g genügen auch oft schon); er gibt abends ein Abführmittel, am nächsten Morgen nüchtern durch die Duodenalsonde zuerst die Hälfte eines Sennainfuses von 5,0 g auf 50,0 g und nach einer Viertelstunde das Bandwurmmittel mit der anderen Hälfte des Infuses, dann sofort Entfernen der Sonde. Nach $^1/_2$—2 Stunden geht der Wurm ab.

Prophylaxe. Vermeidung des Genusses nicht vollständig gekochter Fische in den verseuchten Gebieten. Räuchern, Salzen und oberflächliches Braten oder Kochen genügt nicht zur Abtötung der Finnen.

Sparganum mansoni.

In verschiedenen Ländern sind zweifellose Finnenstadien, „Plerocercoide“, noch unbekannter Dibothriocephaliden beim Menschen gefunden worden, in den sie wohl nur als zufällige Wirte gelangt sind.

Verbreitung. Sp. mansoni ist aus Ostasien (Japan, Indochina) und Australien beschrieben, vereinzelt auch aus Britisch-Guyana, Amerika und Afrika.

Die Parasiten stellen längliche, wurmartige Gebilde von weißlicher Farbe dar, die ziemlich contractil sind und 10—60 cm lang und 1 bis 12 mm breit werden. Der Kopf erscheint als kolbige Anschwellung. Der Körper zeigt zahlreiche leichte Querfalten und auf der Bauchseite eine longitudinale Furche (Abb. 190).

Der Parasit findet sich beim Menschen im Bindegewebe und in den verschiedensten Organen, in die er

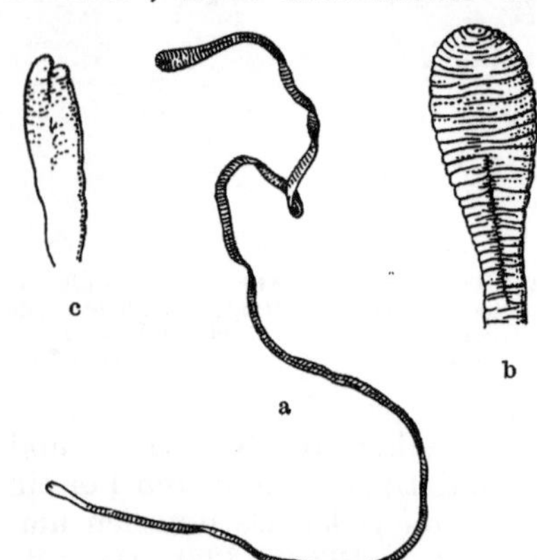

Abb. 190 a—c. Sparganum mansoni. (Aus dem Absceß eines Negers.) a Nat. Größe, b Vorderende, c Hinterende. (Nach SAMBON.)

durch Wanderung gelangt. So fand er sich in Auge, Halsmuskulatur, Harnröhre, Hypochondrium, Unterschenkel, Pleura und Peritoneum. Besonders in Tongking ist er häufig im Bindegewebe der Augen gefunden worden, wo er Schwellungen und Entzündungen verursacht.

An anderen Stellen bildet er auch kleine, evtl. zeitweise auftretende Tumoren, die bei oberflächlicher Lagerung abscedieren können.

Die Diagnose kann in vivo nur durch Extraktion der Würmer gestellt werden.

Die Epidemiologie ist noch nicht ganz geklärt. Nach Versuchen von YAMADA und YOSHIDA scheinen Hunde und Katzen die Endwirte zu sein, nach YOSHIDA auch Hühner und Enten. Nach OKUMURA erfolgt dann in Cyclops und Fröschen die Weiterentwicklung. Nach ANDO, der gleichfalls über Fütterungsversuche berichtet, soll der erwachsene Wurm Dibothriocephalus decipiens sein.

Sparganum proliferum, Plerocercoides prolifer.

Dieses Plerocercoid einer Dibothriocephalide ist in Japan, China (?) und in Amerika (Florida) von JJIMA und STILES gefunden worden, und zwar bisher nur beim Menschen. Der Parasit in der beim Menschen gefundenen Entwicklungsform ist äußerst vielgestaltig. Von dünnen, nicht verzweigten fadenförmigen Gebilden an bis zu vielfach unregelmäßig gewulsteten und mit Abschnürungen versehenen, finden sich Übergänge. Sie messen 3—12 mm bei 0,3—2,5 mm Dicke.

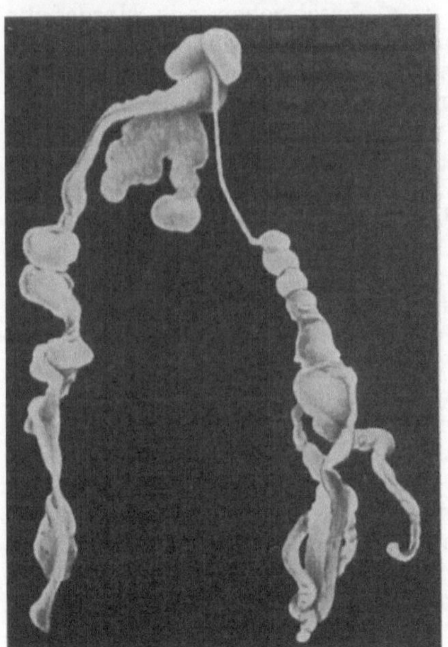

Abb. 191. Sparganum proliferum. Stark vergrößert. (Nach STILES.)

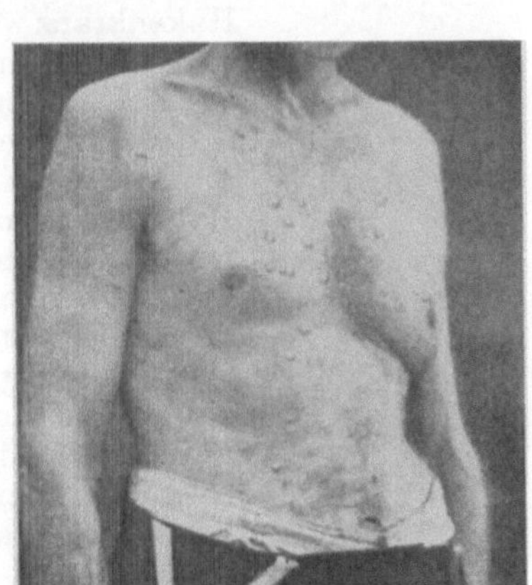

Abb. 192. Acneartige Hauteruption durch Sparganum proliferum. Gates phot. (Nach STILES.)

Die Abb. 191 zeigt die Gestalt. Es handelt sich wohl um Neubildung durch Abschnürung. Die Parasiten liegen in Kapseln eingeschlossen im Gewebe in Ein- und Mehrzahl. Solche Ansiedlungsstellen fanden sich in großer Zahl, bis zu Tausenden, im subcutanen Bindegewebe in Darmwand, Muskelfascien, Netz, Lunge, Niere, Gehirnventrikeln, Herzmuskel.

Klinisch wurden sie im Falle von STILES bemerkbar vor allem als kleine, acneartige Knötchen der Haut (Abb. 192), aus denen die Würmer herausgepreßt werden können. Schließlich kam es zu Verdickung und Narbenbildungen auf der Haut. Auch in den Muskeln und in der Bauchhöhle ließen sich Knötchen abtasten. Die Lymphdrüsen waren geschwollen und es bestand Anämie und Kachexie. MARJORIBANKS und LE SUEUR fanden bei einem chinesischen Studenten, der 10 Monate in Sarawak (asiatische Türkei) gelebt hatte und seit 3 Monaten hustete, Sp. prolif. im Auswurf; Laryngoskopie ergab unter einer Tonsille Knötchen von Stecknadelkopfgröße bis zu einem Durchmesser von 8 : 6,5 mm, die Würmer enthielten. Einen Fall mit tödlichem Ausgang sah TASHIRO in Japan, er führte zu Indurationen und Abscessen, alle Organe mit Ausnahme der Knochen waren befallen.

Hymenolepis nana (und fraterna).

Ein in vielen Ländern beim Menschen, besonders Kindern gefundener winzig kleiner Bandwurm. Er ist u. a. beschrieben aus Nordafrika (Ägypten, Sudan, Algier), Mesopotamien, Nord- und Südamerika, Porto Rico, Rußland, Indien, Japan, Siam, Nord-Queensland, England, Frankreich, Belgien, Italien.

Hymenolepis nana mißt nur 1—4,5 cm bei 0,5—0,9 mm Breite. Er besteht aus 100—200 Gliedern; der Kopf hat 4 Saugnäpfe und einen einfachen Hakenkranz (Abb. 193). Die Eier sind breitoval, 0,04—0,046 mm lang und 0,03—0,048 mm breit. In der doppelt konturierten Hülle liegt der mit 6 Häkchen bewaffnete Embryo (Abb. 137, S. 228).

Außer beim Menschen findet sich ein gleicher Bandwurm sehr häufig bei Mäusen und Ratten. Ob ein Zwischenwirt nötig ist, ist nicht sicher; nach GRASSIs Experimenten an Mäusen scheint das nicht der Fall; SAEKI konnte es in Japan bei Mensch und Maus bestätigen. Die Eier, die den Magen passiert haben, entwickeln sich in Darmzotten zu Finnen und beim gleichen Wirt zum reifen, im Darm schmarotzenden Bandwurm. Der Mensch wird wahrscheinlich durch Ratten- oder Mäusekot infiziert, doch ist nach der Art der Entwicklung Autoinfektion durch direkte Aufnahme der eigenen Eier (mit Kot verunreinigte Finger bei Kindern!) möglich. Es ist noch nicht ganz sicher bewiesen, daß der Rattenbandwurm T. nana-fraterna identisch mit dem menschlichen ist. Jedoch decken sich Verbreitungsgebiete von mit Menschen in nahe Berührung kommenden Ratten (Pestratten) mit häufigem Vorkommen von T. nana beim Menschen (nach Beobachtungen von CHANDLER in Indien).

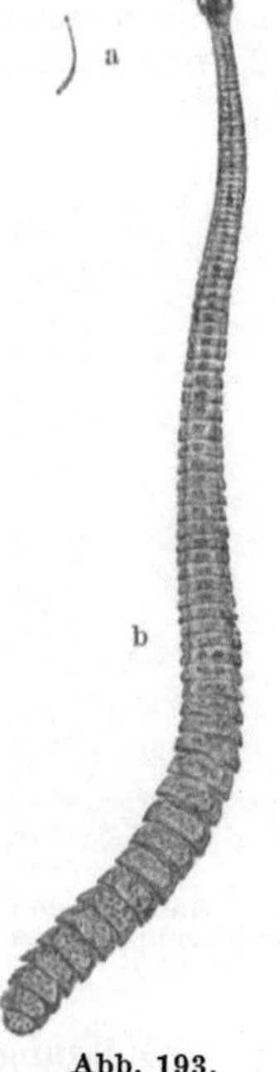

Abb. 193.
Hymenolepis nana.
a Natürl. Größe.
b 10fach vergr.
(Nach NEUMANN-
MAYER: Tierische
Parasiten.)

Klinik. Die Würmer kommen oft in sehr großer Zahl (Hunderte bis Tausende) beim gleichen Menschen vor. Sie dringen tief in die Darmschleimhaut ein und verursachen Katarrhe und Entzündungen, die sich in Form von Diarrhöen, Blutarmut und allgemeiner Schwäche äußern. Bei Kindern, die am häufigsten befallen sind, kommt es dabei, wie manchmal auch bei anderen Bandwürmern, zu epileptiformen Krämpfen.

Die **Therapie** besteht in Abtreibung mit Extractum filicis, oder Kürbissamen-Extrakt. Wiederholung der Kur nach einer Woche ist ratsam, da die Infektionen sehr hartnäckig sind (GRASSI). Prophylaktisch wären Maßnahmen gegen Ratten- und Mäuseplage anzuwenden.

Hymenolepis diminuta.

Dieser kosmopolitische Wurm, normalerweise Parasit der Ratten, ist in letzter Zeit in größerer Zahl in warmen Ländern beobachtet. Er ist beim Menschen gefunden worden u. a. in Brasilien, Argentinien, Nordamerika, Mittelamerika, Westindien, Italien, Frankreich, West- und Ostafrika, Japan, Philippinen.

Hymenolepis diminuta mißt 20—30 cm bei 3,5 cm Breite; er besteht aus 800—1300 Gliedern. Der Kopf ist länglich, sehr klein und hat 4 Saugnäpfe, aber keinen Hakenkranz.

Die Eier sind rundlich oder etwas oval, 0,06—0,08 mm im Durchmesser, mit bräunlicher, doppeltkonturierter Hülle, die feine radiäre Streifen zeigt (Abb. 137, S. 228). Außer beim Menschen finden sich die Parasiten bei Mäusen und Ratten. Die Finne lebt in verschiedenen Insekten, insbesondere Rattenflöhen (Xenopsylla cheopis und Ceratophyllus fasciatus), sowie Käfern. Durch Aufnahme der Finnen mit solchen Insekten, z. B. beim Menschen durch Nahrungsmittel mit solchen Käfern, erfolgt die Infektion des Endwirtes.

Die klinischen Erscheinungen sind meist sehr geringgradig. Therapeutisch hilft Extractum filicis maris.

VII. Durch Arthropoden hervorgerufene Krankheiten.

Myiasis (Parasitierende Fliegenlarven).

Unter Myiasis versteht man das Parasitieren von Fliegenlarven bei Menschen und Tieren, das in der ganzen Welt sehr häufig ist. Man spricht von Myiasis interna und externa, ven cutikolen und cavikolen Larven.

Die Familie der **Musciden** und **Sarcophagiden** sind häufig nur zufällige Parasiten im Larvenstadium, während die **Östriden** (Bies- oder Dasselfliegen) auf Parasitismus im Larvenstadium angewiesen sind.

Bau der Fliegenlarven. Sie sind kleine, weißgelbliche bis hellbraune, wurmartige Gebilde, die aus 11—12 Segmenten bestehen, von denen die vorderen meist schmäler als die hinteren sind. Einzelne oder alle Segmente tragen einen Kranz feiner Häkchen oder Haare, die bei der Fortbewegung wie Widerhaken wirken. Am Munde sind zwei dunkel- gefärbte, kräftige, hakenförmige Gebilde erkennbar. Am Hinterende sind zwei dunkle Punkte sichtbar, die den Öffnungen der Atmungs- organe entsprechen.

Die Größe schwankt je nach dem Entwicklungsstadium von wenigen Millimetern bis zu 10—15 mm. Viele Arten kann man künstlich auf feuchter Erde — evtl. unter Zugabe etwas fauliger Substanzen — zur Reife bringen. Zur Bestimmung konserviert man sie in 70 $^0/_0$ Alkohol, wenn man sie nicht bis zur Verpuppung und Entwicklung bis zur Fliege weiter beobachten will.

I. Parasitierende Muscidenlarven (Myiasis muscida).

Viele Musciden werden durch faulige Substanzen zur Eiablage an- gelockt, damit die Larve dort Nahrung findet. So können auch eiternde Gewebe der Menschen sie zur Eiablage veranlassen. Die auskriechenden Larven können dann zu weitgehenden Zerstörungen führen.

Die wichtigsten parasitierenden Musciden sind:

1. Musca domestica, Fannia canicularis und Calliphora vomitoria. Die gewöhnliche Stubenfliege, die kleine Stubenfliege und die Schmeißfliege legen bisweilen auf entzündete und eitrige Wunden ihre Eier ab, die Larven wandern dann in Körperhöhlen ein, wachsen heran und verursachen durch Gewebszerstörung wie durch lokale Stö- rungen schwere Krankheitserscheinungen. Solche Stellen sind vor allem verschiedene Körperhöhlen: Nasen- und Stirnhöhle, Ohr, Rachen.

Aber auch in den Magen können die Larven gelangen, sich im Darm weiterentwickeln und so Darmstörungen hervorrufen. Man findet in letzterem Falle die Larven im Kot. Fast in den meisten Fällen aber handelt es sich um Larven von **Fannia canicularis** und **scalaris**, die erst nach der Defäkation in den Kot gelangt sind.

Auch die Larven von **Piophila casei**, die „Käsemaden" sind wieder- holt im Magendarmkanal gefunden worden und können Darmstörungen (Erbrechen, Leibschmerzen usw.) hervorrufen.

2. Cochliomyia s. **Lucilia macellaria** (Chrysomyia macellaria). Diese Muscide ist in Nord- und Südamerika, sowie in Asien heimisch. Ihre Larve verursacht ungefähr die gleichen, meist noch stärkere Schädigungen wie die einheimischen Musciden, indem sie die Weichteile bei ihrem Vor- dringen bis auf die Knochen zerstört (s. Abb. 194), auch in Vulva und Penis ist sie in Argentinien gefunden worden.

Die **Therapie** besteht in Entfernen aller Larven, wobei manchmal ausgedehnte Ohren- bzw. Nasenrachen-Operationen nötig sind. Es sind mit Erfolg auch Spülungen mit Chloroform, Carbolsäure, Terpentin gemacht und Mentholdämpfe zur Entfernung der Larven angewandt worden. Bei Magen- und Darm-Infektion helfen Abführ- und Bandwurmmittel.

3. Cordylobia anthropophaga. Im tropischen Westafrika heimisch, parasitiert die Larve (VER DE CAJOR, TUMBE, TUMBU) in der Haut von Tieren und Menschen. Nach BLACKLOCK und THOMPSON ist die wilde Ratte der Hauptwirt. Sie verursachen schmerzhafte Beulen an Armen, Hüften, Brust, Kopf oder anderen Stellen. Oft handelt es sich bloß um leichtes Jucken, oft um stärkere, bohrende, anfallsweise auftretende Schmerzen. Auch die Lymphdrüsen der Nachbarschaft können anschwellen. Die Larve tritt nach vollendeter Reife, etwa nach 8 Tagen, von selbst heraus. Das zurückbleibende Geschwür heilt langsam. Therapeutisch kann man so vorgehen, daß man sie mit einer Pinzette nach Erweiterung der Öffnung herauszieht. Vorheriges Abtöten durch Äther oder Chloroform erleichtert es, ebenso vorhergehendes dichtes Verschließen der Öffnung mit Öl oder Fett, um sie zu ersticken.

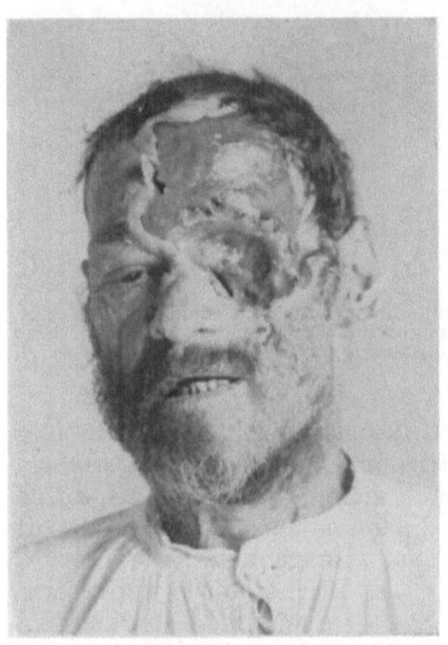

Abb. 194. Zerstörung der Weichteile des Kopfes durch Fliegenlarven. (Orig. nach Photo des Instituto O. Cruz in Rio de Janeiro.)

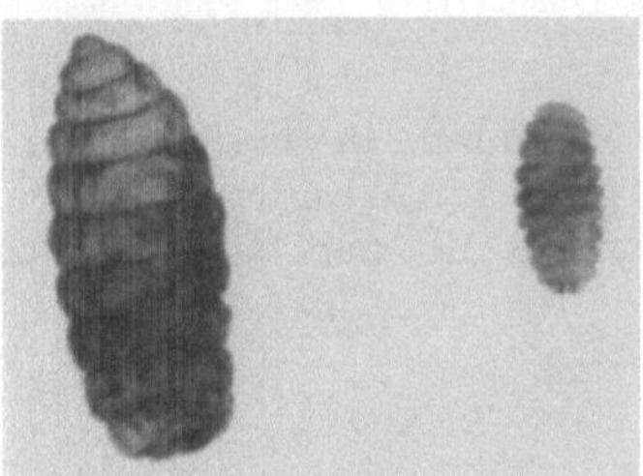

Abb. 195. Cordylobialarven. $2^{1}/_{2}$fach. (Nach FÜLLEBORN.)

4. Auchmeromyia luteola. Die Larve dieser in Westafrika am Kongo vorkommenden Fliege ist die einzige bekannte, die Blut saugt. Sie lebt bei Tag im Boden oder der Wand der Hütten und kriecht nachts an die schlafenden Eingeborenen heran, wo sie sich so voll Blut saugt, daß sie hellrot erscheint. Sie mißt etwa 10 mm.

II. Parasitierende Sarcophagidenlarven.

Auch von diesen Fliegen (Fleischfliegen) können Larven auf Geschwüren und in Körperhöhlen, besonders dem Verdauungskanal und den Augen (Ophthalmomyiasis) des Menschen gefunden werden. Wenn sie im Darm sitzen, können sie Diarrhöen verursachen; Bandwurmmittel helfen.

III. Parasitierende Östridenlarven (Myiasis oestrida).

Die meisten Östriden (Dasselfliegen) sind im Larvenstadium
Schmarotzer von Tieren, einzelne aber auch solche des Menschen, besonders in warmen Ländern. Ihre Larven sind meist größer als die

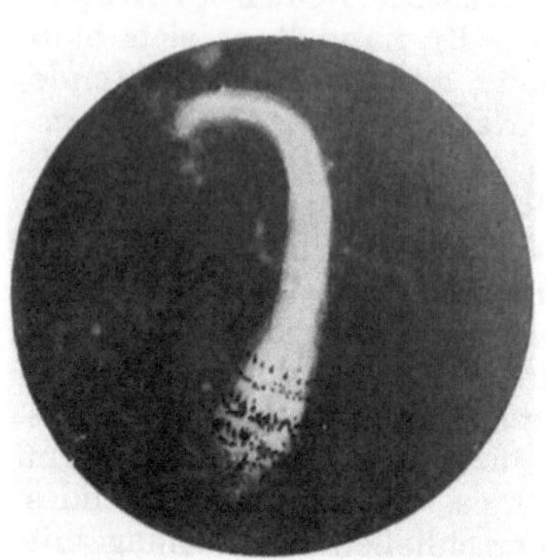

Abb. 196. Larve von Dermatobia
cyaniventris. Jüngeres Stadium.
Etwa 4 fach. (Orig. nach Photo des
Instituto O. Cruz in Rio de Janeiro.)

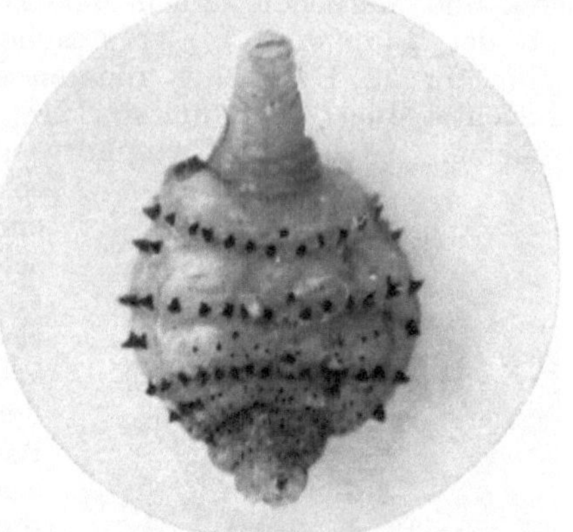

Abb. 197. Larve von Dermatobia cyaniventris.
Älteres Stadium. Etwa 4 fach. (Orig. nach Photo
des Instituto O. Cruz in Rio de Janeiro.)

der Musciden; in den „Dasselbeulen", die sie gewöhnlich nach einer
komplizierten Wanderung durch den Körper unter der Haut verursachen,
liegen sie mit der Hinterleibsöffnung nach außen zu und können durch
die kleine Öffnung der Beule oft
leicht ausgequetscht werden.

1. Dermatobia cyaniventris.
Sie ist im südlichen Nordamerika
und in Südamerika heimisch und
führt ihren Namen von der
stahlblauen Verfärbung ihres
Hinterleibs.

Sie hat die Eigentümlich-
keit, ihre Eier an den Hinterleib anderer Fliegen anzukleben,
die so als Vermittler der Infektion dienen (Abb. 198).

Die Larve zeigt eine besonders starke Entwicklung der
ersten Segmente, während die
letzten — im Gegensatz zu vielen anderen Fliegenlarven —
sehr klein sind, besonders in
den jüngeren Stadien erinnern
sie dadurch in der Form an
Kaulquappen (Abb. 196 u. 197).

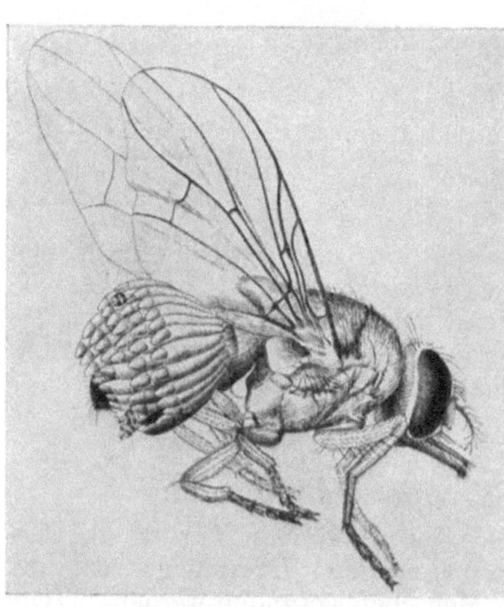

Abb. 198. Mit Eiern von Dermatobia cyaniventris
beklebte Fliege. Etwa 8 fach. (Nach Neiva
und Gomes.)

In Südamerika hat die Larve verschiedene Lokalnamen, wie „berne"
in Brasilien, „ver moyoquil" in Mexiko, „torcel" in Venezuela,
„nuche" in Columbia.

In der Haut von Menschen und Tieren entwickeln sich die Larven
in Beulen, die schließlich abscedieren; die reifen Larven fallen dann
heraus und verpuppen sich. Beim Menschen sitzen die Beulen am Kopf
oder Rumpf. Die Beulen, mit zentraler Öffnung, und
die Umgebung zeigen entzündliche Schwellung.

Auch im tropischen Afrika kommen Östridenlarven
beim Menschen vor, die zum Teil der Gattung Dermatobia zugeschrieben werden (Abb. 199).

Die Therapie besteht in Ausquetschen der Beulen
und antiseptischer Behandlung der Wunde. In manchen
Ländern tötet man vorher die Larven durch Tabak-
rauch, Calomel oder Fett bzw. Öl (zur Verschließung
der Atemöffnungen) ab, was sich als sehr zweckmäßig
erwiesen hat.

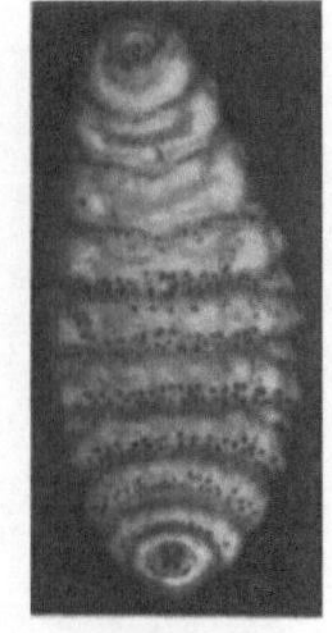

Abb. 199.
Larve von
Dermatobia sp.
aus Ostafrika.
Etwa $2^1/_2$ fach.
(FÜLLEBORN
phot.)

2. Hypoderma bovis und lineata. Die Rinderdassel-
fliegen, heimisch in Europa, aber auch in Afrika (H. bovis)
und Nordamerika (H. lineata) vorkommend, verursachen
auch in selteneren Fällen Dasselbeulen beim Menschen.
Der „Hautmaulwurf", „creeping disease", Larbisch, Oer-
biss wird in Afrika und anderen Ländern meist durch
H. lineata oder verwandte Arten verursacht. Man sieht
dann in der Haut erhabene, gerötete, fortschreitende Linien, den
„Gängen" der kriechenden Larve entsprechend. Die Larven sitzen
dabei ziemlich tief unterhalb der Epidermis. Während der Entwicklung wurde Urticaria und varicellenartiger Hautausschlag beobachtet.

Es sei hier besonders darauf hingewiesen, daß „**creeping
disease durch Nematodenlarven**" eine verwandte Krankheit ist,
die leicht mit der durch Fliegenlarven verursachten Form verwechselt
wird. (Näheres s. S. 245.)

3. Gastrophilus. Larven von Gastrophilusarten, besonders G. equi,
schmarotzen in der Regel im Magen der Pferde oder anderer Einhufer,
wo sie heranreifen und schließlich als puppenreif mit dem Kot abgehen.
Sie geraten aber auch nicht selten in die Haut des Menschen und verursachen dort eine Abart des „**Hautmaulwurf**", der aus Rußland genauer
als Wolossatik beschrieben wurde.

„Eine meist 1—3 mm breite, sich in der Regel nicht verzweigende
und nur wenig erhabene rote Linie, die in Abständen kleine Knötchen
zeigen kann, rückt, bald in wenigen Stunden viele Zentimeter weit
vorschreitend, bald nur langsam oder für längere Zeit auch gar nicht
weiterkriechend, in meist unregelmäßigen Windungen auf der Haut
(bzw. der Schleimhaut) vor, wobei am „aktiven" Ende des Ganges
heftiges Jucken verspürt wird" (FÜLLEBORN). Dies Bild ist außer in
Rußland, aus verschiedenen europäischen Ländern, Nordamerika,
Ägypten und Japan beschrieben worden. Die betreffenden Gastrophilusarten sind nicht bestimmt.

4. Oestrus ovis und Rhinoestrus nasalis. Die Larven beider sind cavikol und bevorzugen die Nasenhöhle, erstere bei den Schafen. Beim Menschen sind sie nicht selten gefunden, und zwar nicht nur in Nasenhöhle und Schlund, wo sie Reizerscheinungen machen, sondern auch als Erreger von **Ophthalmomyiasis** mit mehr oder weniger starken entzündlichen Erscheinungen. Solche Fälle sind in Europa, besonders Rußland und in Sibirien, Kleinasien u. a. O. beschrieben.

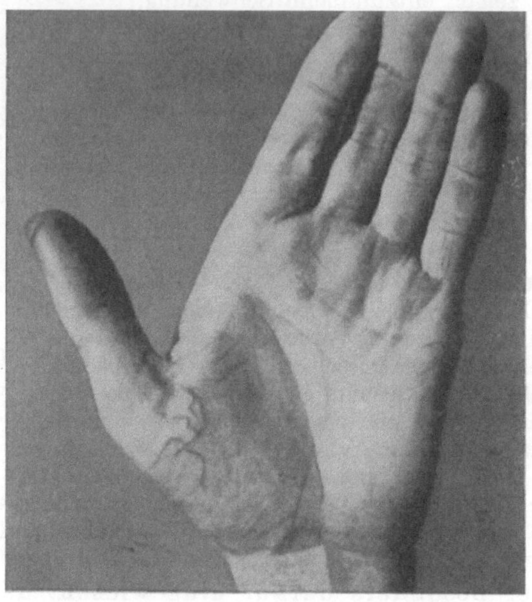

Abb. 200. Hautmaulwurf. (Nach CORSON.)

Therapeutisch wird von den Befallenen Tabak angewandt, je nach dem Sitz als Rauch-, Kautabak oder bei Augenaffektionen als Waschung mit Tabaklauge. Wo Extraktion möglich ist, ist solche natürlich vorzunehmen. Bei Hautmaulwurf ist auch Vereisung am wandernden Endpunkt durch Äthylchlorid-Spray angewandt worden.

Fliegenlarven-Erkrankungen können also sehr vielgestaltig sein. Die Diagnose wird meist durch den Befund der Larven leicht gestellt. Prophylaktisch ist jede Reinhaltung äußerer Wunden, häufige Waschungen der Ohren und Augen bei Kindern wichtig.

Käferlarven (Coleopterenlarven).

Larven von Käfern sollen besonders häufig in Ostasien auch in den Darm von Kindern gelangen und Durchfall mit Koliken und Abmagerung verursachen. Es sind Onthophagusarten, sowie Caccobius mutans dabei gefunden worden. FLETCHER nimmt an, daß die Imagines vielleicht während des Schlafs per anum einwandern.

Hauterkrankungen durch Milben.

Neben der Krätzemilbe können eine ganze Reihe von Milbenarten Hautreizungen verursachen. Da sie häufig nur schwer nachweisbar sind, glaubt man oft an Hautkrankheiten anderer Ätiologie. Es handelt sich meist um Leptus irritans und verwandte Arten; eine solche verursacht z. B. die in Peru vorkommende „Chapetonada". Im Zweifelsfall sind gründliche Krätzekuren angezeigt.

Ohrzecke (Otiobius megnini).

Bei Rindern und anderen Tieren Mittelamerikas, Südafrikas u. a. Ländern kommen der Gattung Ornithodorus sehr nahestehende Zecken vor, die im jüngsten Stadium in die Ohren kriechen, dort Häutungen durchmachen und erst zur letzten Häutung, aus der sie als geschlechtsreifer Imago hervorgehen, auswandern. Solche Zecken werden in diesen Ländern häufig auch beim Mensch gefunden, wo sie Reizungen der Gehörgänge verursachen. Ausspülen mit warmem Olivenöl fördert die Zecken rasch zutage.

Zeckenparalyse.
(Tick-Paralysis.)

Aus verschiedenen Weltgegenden liegen Beobachtungen vor, daß bei Tieren und Menschen nach Bissen bestimmter Zecken schwere, oft tödliche aufsteigende Lähmungen auftreten.

Verbreitung. Außer Fällen bei Tieren (Schafen, Hunden, Katzen) sind Fälle beim Menschen beobachtet in Canada (Todd), Britisch-Columbia (Hadwen, Nash), Nordamerika (westliche Staaten, Oregon), (Mc Cornack u. a.), Australien (Cleland, Eaton, Strickland, Ferguson, Moss, Ross). Aus Südafrika sind bisher nur Fälle bei Schafen beschrieben.

Klinik. Einige Tage, nachdem die Zecke sich festgesogen hat, beginnt allgemeine Mattigkeit und eine Lähmung der unteren Extremitäten. In schweren Fällen greift die Lähmung rasch auf Rumpf, Arme, Kopf, Nacken über, dazu können sich Sprachlähmung und Schlucklähmung gesellen. Bei kleinen Kindern ist wiederholt Tod nach wenigen Tagen durch Atemlähmung erfolgt. Manche Fälle verlaufen fieberlos, andere mit Fieber, Erbrechen, Durchfall.

Therapie. Es ist wiederholt beobachtet, daß nach Entfernung der Zecken, die zweckmäßig zuerst betäubt werden, die Symptome rasch verschwinden.

Ätiologie. Die krankheiterregende Zecke ist in Canada und Britisch-Columbia als Dermacentor venustus (Abb. 121 u. 122, S. 197) festgestellt. In Australien, wo Tick-Paralysis bei Tieren, besonders Hunden, und Menschen häufiger vorkommt, wurde die Erregernatur der schon früher verdächtigten Zecke Ixodes holocyclus durch die Untersuchungen von I. C. Ross sichergestellt. Auf Grund dieser Versuche glaubt Ross, daß nur die reifen weiblichen Zecken giftig sind, und zwar nur an den beiden letzten Tagen, bevor sie sich abfallen lassen. Dann seien die Speicheldrüsen sehr hypertrophisch und gefüllt mit einem giftigen Sekret, das Anticoaguline enthält. Aber nicht alle Zecken dieses Stadiums verursachen Paralyse. Eine Emulsion der Drüsen fand Ross toxisch, alle anderen Teile der Zecken nicht. Weitere Untersuchungen sind wünschenswert [1].

---

[1] Da noch unklar ist, ob es sich um echte „Giftwirkung" handelt, ist die Krankheit nicht bei Gifttieren eingereiht.

Der Sandfloh.

(Englisch = chigger. Spanisch = Nigua.)

Der Sandfloh (Sarcopsylla penetrans)[1], ursprünglich im tropischen Amerika und Westindien heimisch, ist 1873 von Brasilien nach Westafrika verschleppt worden und hat sich seitdem in Afrika ungeheuer verbreitet. Von dort ist er nach Madagaskar, Indien und Persien gelangt und auch in China vereinzelt beobachtet.

Ätiologie. Der Sandfloh, Sarcopsylla penetrans, gehört zu den Flöhen, Puliciden. Sie gleichen den Menschenflöhen im Habitus, sind etwas kleiner als diese, fast unbehaart, und messen 1,2 mm. Sie leben wie andere blutsaugende Flöhe frei mit Vorliebe auf trockenem, sandigem

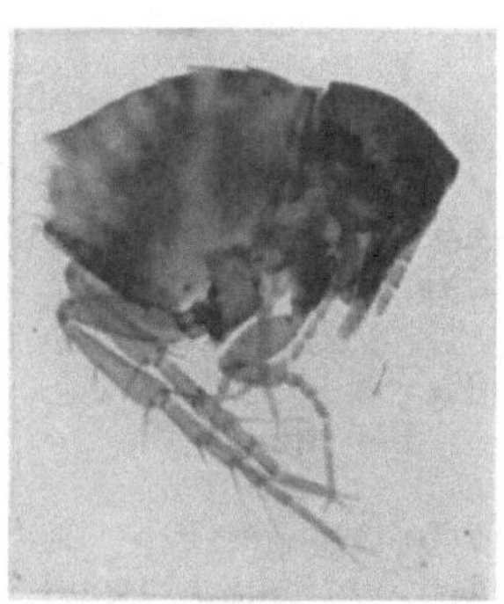

Abb. 201. Sandfloh ♀, etwa 25fach. (Nach Fülleborn.)

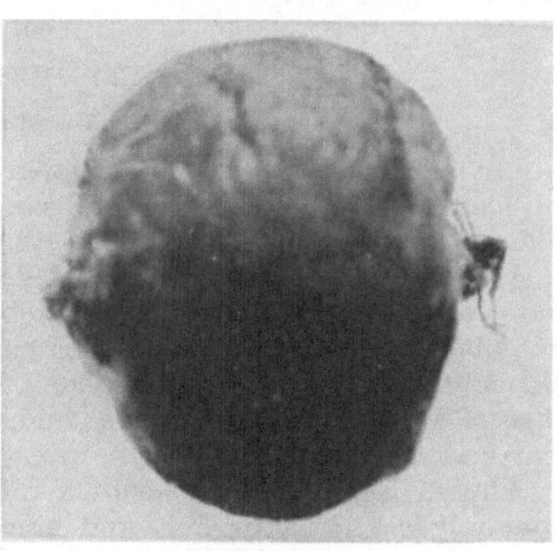

Abb. 202. Sandflohweibchen, mit Eiern gefüllt, aus der Wunde herauspräpariert. Etwa 25fach. (Nach Fülleborn.)

oder lehmigem Fußboden; er findet sich besonders in Eingeborenenhütten, Viehställen usw. Beide Geschlechter saugen Blut, und zwar sind diese Flöhe nicht wie andere an bestimmte Wirte genau angepaßt, sondern befallen die verschiedensten Warmblüter, wie Mensch, Säugetiere und Vögel. Erst das befruchtete Weibchen wird zu dem krankheitserregenden Parasiten. Es bohrt sich nach der Befruchtung an der nächsterreichbaren Hautstelle eines Warmblüters in das Epithel ein, so daß die Öffnung des letzten Abdominalsegmentes gerade noch in der Hautwunde liegt. Nun schwillt durch Reifung der Eier der Uterus mächtig an und dehnt alle Segmente des Körpers mit Ausnahme des ersten und der beiden letzten allmählich stark aus, so daß ein kugeliges, erbsengroßes Gebilde entsteht, dem vorn Kopf und Thorax, hinten die beiden letzten in der Wundöffnung liegenden Abdominalsegmente anliegen (Abb. 202). Die reifen Eier werden entleert, fallen zu Boden und es entwickeln sich aus ihnen 14gliedrige, den anderen Flohlarven

---

[1] Er heißt zoologisch jetzt Tunga p., früher auch Dermatophilus p.

gleichende Larven, die sich verpuppen. Nach 8—10 tägiger Puppenruhe kriechen die reifen Insekten aus.

Klinik. Der Sandfloh befällt beim Menschen in der Regel die Füße, vor allem die Zehen, Zehenzwischenräume, Fußsohlen. Aber auch Hände und andere Körperstellen können genau so befallen werden. In deren Haut geht der Reifeprozeß der Eier und die damit verbundene Anschwellung der Weibchen vor sich. Die Tiere rufen eine juckende, schmerzhafte Entzündung der befallenen Stelle hervor, diese ragt halbkugelig über die Umgebung heraus und zeigt eine zentrale Öffnung (Abb. 203). Meist entsteht auch eine Mischinfektion mit Eitererregern. Nach Ablage der Eier ulceriert die Stelle und der Floh wird ausgestoßen und jetzt entsteht oft durch Mischinfektion ein Geschwür, das sehr unangenehme Lokalerscheinungen macht, auch phagedänisch werden kann. Selbst Tetanusinfektion durch Sandfloh-Geschwüre ist beobachtet worden.

Anatomisch zeigt sich, daß (nach FÜLLEBORN) der Floh meist innerhalb des auseinandergedrängten Epithels liegt.

Therapie. Die Behandlung besteht in Entfernung des Flohes unter aseptischen Kautelen; man erweitert dazu die Öffnung mit einer Nadel und drückt dann das Tier aus. Nach FÜLLEBORN wartet man zweckmäßig 24—48 Stunden nach dem Eindringen, da der etwas herangewachsene Floh leichter herauszupressen ist.

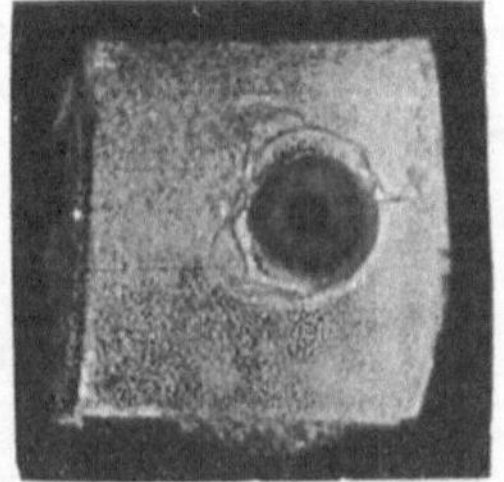

Abb. 203. Sandfloh in der Sohlenhaut. (Das Epithel ist maceriert.) 2 : 1. (Nach FÜLLEBORN.)

Danach macht man am besten einen kleinen Verband um die Stelle. Eingeborene haben oft große Übung in dieser Operation. Man kann auch den Floh in der Haut zuerst durch Chloroform, Terpentin oder graue Salbe abtöten, dann extrahieren oder die Ausstoßung als Fremdkörper unter Bildung eines kleinen Geschwürs abwarten.

Die **Prophylaxe** beruht in häufiger Säuberung der Fußböden der Wohnräume (auch Veranden) und Ställe. Man kann diese bei vorhandener Sandflohplage öfters mit Insektenpulver bestreuen oder mit Petroleum, Lysollösung usw. besprengen. Der beste Schutz der Europäer ist Vermeiden des Barfußlaufens, besonders auch beim Aufsuchen des Baderaumes, Klosetts usw. Eine häufige Inspektion der Füße bei Europäern und Farbigen, insbesondere der Zehen, empfiehlt sich, um eingedrungene Flöhe sofort extrahieren zu können.

Infektion mit Porocephalus (Pentastomum).

Den Milben nahestehende Parasiten, die aber nur in jüngsten Stadien an solche erinnern, sonst aber mehr Würmern gleichen, sind die Linguatuliden, die Zungenwürmer.

Sie leben in erwachsenem Zustande in der Lunge und den Luftwegen von Wirbeltieren; die aus den Eiern ausschlüpfende Larve entwickelt sich in einem anderen Wirt zur Geschlechtsreife. Die Gattungen

Linguatula und Porocephalus sind in verschiedenen Arten als Parasiten vertreten.

Von beiden wird **Porocephalus** im tropischen Westafrika sehr häufig als Parasit der Menschen gefunden und muß deshalb dem Arzt bekannt sein. In Betracht kommen besonders: Porocephalus armillatus und moniliformis.

Die erwachsenen Porocephalen parasitieren in den Lungen oder Nasenhöhlen großer Schlangen. Sie stellen große wurmähnliche Gebilde dar, aus etwa 20—30 Ringen bestehend, die Weibchen sind erheblich größer als die Männchen (Abb. 204); erstere etwa 9—12 cm, letztere etwa 3—4,5 cm. Die Eier gelangen durch die Trachea in die Mundhöhle und den Darm der Schlangen und werden mit den Faeces entleert. Kommt solcher Kot — mit Nahrungsmitteln — in den Magen von Warmblütern, so schlüpft der Embryo aus und die Larven wandern in die verschiedensten Organe, wo sie sich festsetzen und encystieren. Sie sehen dann wie zusammengerollte Würmer, einem Ammonshorn

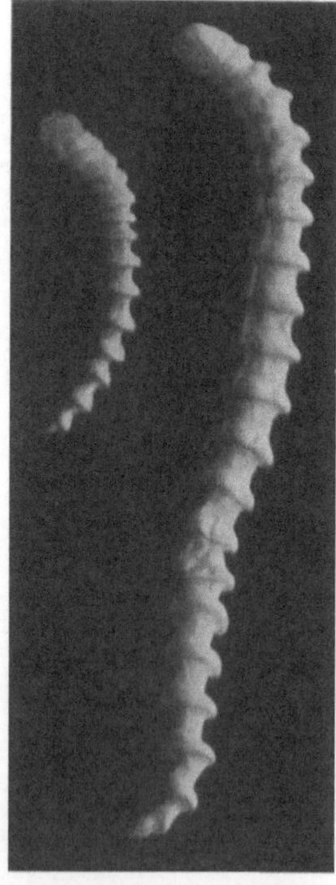

Abb. 204. Porocephalus (links Männchen, rechts Weibchen) aus der Lunge einer Riesenschlange. Nat. Größe. (Orig. nach Präparat des Tropeninstituts.)

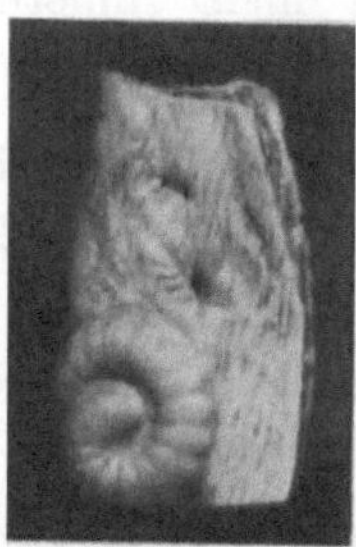

Abb. 205. Porocephaluslarve im Gewebe. Nat. Größe. (Orig. nach Präparat des Tropeninstituts.)

ähnlich, aus (Abb. 205). Solche Cysten finden sich beim Menschen in Leber, Lunge, Lymphdrüsen, Netz, Meningen, Darmwand.

Der normale Zwischenwirt scheint der Affe zu sein; durch Fressen solcher infizieren sich dann wieder die Riesenschlangen mit den Parasiten.

Die Bedeutung für den Menschen liegt darin, daß in etwa 10% aller sezierten Leichen von Eingeborenen in Westafrika die Parasiten sich finden. Pathogene Bedeutung kommt ihnen aber bisher scheinbar nicht zu. Fornara fand bei akuter Meningitis eine Larve von P. armillatus von 78 mm Länge in einem eitrigen Fibringerinnsel des rechten Occipitallappens; ob sie ätiologische Bedeutung für die Krankheit hatte, ist aber fraglich.

VIII. Durch Pilze hervorgerufene Krankheiten.

A. Dermatomykosen oder Pilzkrankheiten der Haut.

Pilzkrankheiten der Haut spielen in den Tropen noch eine weit größere Rolle als in der heimischen Pathologie, sind doch die klimatischen Bedingungen wie geschaffen, um ihnen durch Wärme und Feuchtigkeit einen geeigneten Nährboden in der Haut zu bieten.

Eine Einteilung der Hautpilzerkrankungen nach den Erregern bildet große Schwierigkeiten, da diese Gruppe von niederen Organismen durch zahlreiche Übergänge miteinander verwandt und eine genaue Einreihung oft nicht möglich ist. Besonders wo die Kultur der Pilze nicht gelungen ist, ist dies schwer. So finden sich betreffs der Zugehörigkeit zu einer Familie und Gattung in den verschiedenen Lehrbüchern oft ganz widersprechende Angaben; die tropischen Formen hat insbesondere CASTELLANI bearbeitet. Es handelt sich um Fadenpilze einschließlich der Schimmelpilze, Strahlenpilze und Sproßpilze.

1. Allgemeines über die Erreger.

Die Fadenpilze, einschließlich der Schimmelpilze, bilden beim Wachstum ein verzweigtes Netz von Fäden (Hyphen). Die Fäden dienen zum Teil der Ernährung (Mycel), zum Teil werden sie der Fortpflanzung durch Sporen angepaßt, welch letztere sich durch eine derbe Membran auszeichnen, die sie vor Austrocknung und anderen Schädigungen schützt.

Die Hauptvertreter der durch Fadenpilze verursachten Dermatomykosen gehören zur Gruppe des Favus, Trichophyton und Mikrosporon und sind nahe miteinander verwandt. Sie zeigen wenig morphologische Unterschiede, zeichnen sich dagegen alle durch die Bildung sehr zahlreicher Varietäten aus. Das Hervorbringen von kleinen und runden Ektosporen, die an Sporenträgern (Sterigmen) sitzen, und größeren, ovalen Mycelsporen, die durch Zerfall der Mycelfäden entstehen, haben diese Pilze gemeinsam. Der Trichophytiepilz bildet niemals so kleine Sporen wie der Mikrosporiepilz.

Die echten Schimmelpilzerkrankungen sind im allgemeinen nicht häufig. Man unterscheidet die einzelnen Schimmelpilze durch die Anordnung der Fruchtkörper.

Am häufigsten findet man Aspergillus, der aber oft nur sekundär angesiedelt ist. Aspergillus bildet an der Spitze der Fruchtkörper kugelige Anschwellungen, auf denen sich Sporenträger (Sterigmen) mit kettenförmig angeordneten rundlichen Sporen entwickeln.

Die Streptotricheen nehmen eine Zwischenstellung zwischen den Spaltpilzen und Fadenpilzen ein. Zu ihnen gehören auch die Strahlenpilze (Aktinomyceten). Außer dem Aktinomyces zählen besonders zu dieser Gruppe verschiedene Erreger des Madurafußes, wie in dem betreffenden Abschnitt ausgeführt ist.

Die Sproß- oder Hefepilze (Blastomyceten) sind rundliche oder ovale Zellen, die sich durch knospenartige Sprossen vermehren; letztere schnüren sich dann ab.

Ihnen schließen sich die als Krankheitserreger immer mehr an Bedeutung gewinnenden Sporotricheen an, Pilze, bei denen Sporen am Mycelgeflecht in charakteristischer traubenförmiger Anordnung gebildet werden.

Auf nähere Einzelheiten dieser Gruppen einzugehen, erübrigt sich hier.

2. Technik der Untersuchung.

Um in der Haut Pilze nachzuweisen, müssen Teile des befallenen Gewebes (Schuppen, Hautlamellen) mit einem Skalpell abgekratzt werden. Man untersucht sie zunächst am besten im ungefärbten Präparat. Zu diesem Zwecke werden kleine Teilchen auf dem Objektträger mit 5%iger Kali- oder Natronlauge bedeckt, wodurch die Gewebe aufgehellt und allmählich aufgelöst werden, während die vermittels ihrer derben Membran widerstandsfähigen Pilzfäden und Sporen erhalten bleiben und nach Auflegen eines Deckglases bei Abblenden als helle, lichtbrechende Gebilde bei schwacher oder mittlerer Vergrößerung leicht kenntlich sind. Man muß daher einige Zeit bis zu genügender Aufhellung verstreichen lassen. Oft gelingt es dabei, an der Anordnung der Fäden und Sporen gleich die Zugehörigkeit zu einer Gruppe festzustellen.

Zur Färbung müssen die Teilchen erst einige Zeit in 50%igen Alkohol gelegt, dann auf dem Objektträger zerrieben und erst dann mit der Farblösung (Gram, Löffler, Giemsa u. a.) bedeckt werden; ohne Alkoholvorbehandlung nehmen die fetten Bestandteile die Farbe nicht an.

Die Kultur. Die Gewinnung der Pilze in Reinkultur wird bewirkt durch Anwendung von elektiven Nährböden und Befreiung von anderen Parasiten durch chemische oder mechanische Einwirkung.

Niedere Temperatur · und saure Reaktion des Nährmediums sind ganz allgemein die für Pilze hierzu geeigneten Mittel.

Der gebräuchlichste Nährboden ist der sog. SABOURAUDsche. Er besteht aus Nähragar mit 3% Maltose, 1% Pepton (CHAPOTEAU), $1{,}8\%$ Agar. Eine Alkalisierung dieses Agars findet nicht statt.

Die KRALsche Methode der Züchtung beruht auf Zerreiben eines Hautstückchens mit Kieselgur, um das Material gut zu trennen, und dann Verimpfen auf Platten des geeigneten Nährmediums. FINKELSTEIN legt die Schuppen zuerst für 2—6 Minuten in 2% Antiformin.

Eine „in situ-Kultur" kann man erhalten, indem man das Material in eine kleine, feuchte Kammer zwischen Deckglas und Objektträger bringt und dann das Auskeimen und Wachstum unter dem Mikroskope direkt beobachtet.

Die Bestimmung der gewonnenen Kulturen ist meist nur den Spezialisten möglich.

Gruppe der Tineae.

1. Tinea circinata = tropischer Ringwurm
(Wäscherkrätze [Dhobie itch]).

Definition. In allen warmen Ländern vorkommende Fadenpilz-erkrankung der Haut, besonders der Druck- und Schweißbildung aus-gesetzter Stellen, die zu fortschreitenden ring- oder girlandenförmigen Eruptionen führt und durch unerträglichen Juckreiz das Allgemein-befinden erheblich beeinträchtigt.

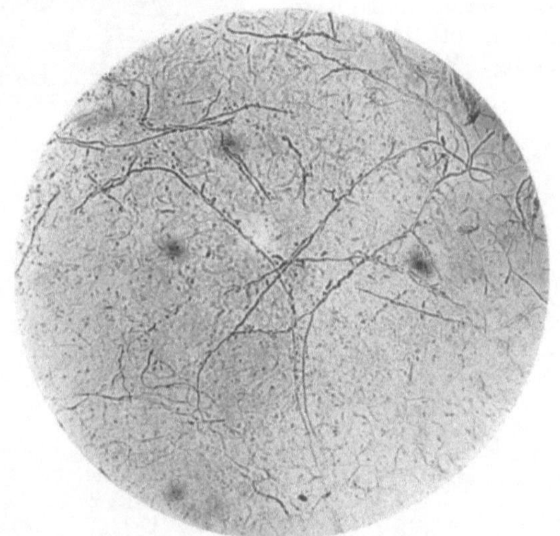

Abb. 206. Tinea circinata. Pilzgeflecht in der Haut, Frischpräparat mit Kalilauge. Etwa 120fach. (Orig. M. MAYER phot.)

Verbreitung. Alle Länder der warmen Zone kennen die Krankheit; hauptsächlich die feuchtwarmen, niederen Küstengebiete. Alle Rassen und Lebensalter werden befallen.

Ätiologie. Die Erreger der Krankheit sind sicher nicht überall die gleichen Pilze, doch sind es in den meisten Fällen Trichophyton-arten, d. h. Pilze mit reichlichen, feinen Mycelfäden und spärlichen Sporenketten innerhalb von Abschnürungen der Fäden. Manchmal bilden sie bräunliches Pigment. Sie sind meist nur sehr spärlich im Ge-webe zu finden. Es sind ihnen verschiedene Namen beigelegt worden, auch ein besonderer Gattungsname: Epidermophyton. Die Züchtung auf Pilznährböden von SABOURAUD ist gelungen.

Klinik. Das klinische Bild wechselt sehr, insbesondere oft zwischen den Formen, wie man sie bei Eingeborenen sieht und jenen bei Europäern. Bei letzteren werden vom tropischen Ringwurm vor allem befallen: Schenkelbeugen, Scrotum, Damm, Unterbauch, seltener Achselhöhlen, die Gürtel- und Handgelenkgegend und Schultern (wo die Wäsche bzw. die Hosenträger Druck ausüben). Mit dem ersten Herd nicht in

20*

Zusammenhang stehende Stellen finden sich auch manchmal, die sicher durch Autoinfektion zustande gekommen sind. Bei Eingeborenen beobachtet man die Affektion dagegen an allen möglichen Stellen des Körpers, manchmal auch ganz disseminiert.

Sind die Pilze in die Haut gelangt, so wuchern sie zuerst in den oberflächlichen Schichten und bilden kleine Herde rötlicher Knötchen, die dann zu Flecken und flachen Papeln werden. Sie jucken von Anfang an stark, wuchern etwas in die Höhe und dehnen sich konfluierend in die Breite aus; so auf der Haut „fortkriechend" (daher der Name „Wurm") entstehen bogen-, nieren- und girlandenförmige Figuren, oft in konzentrischer Anordnung. Vielfach heilen

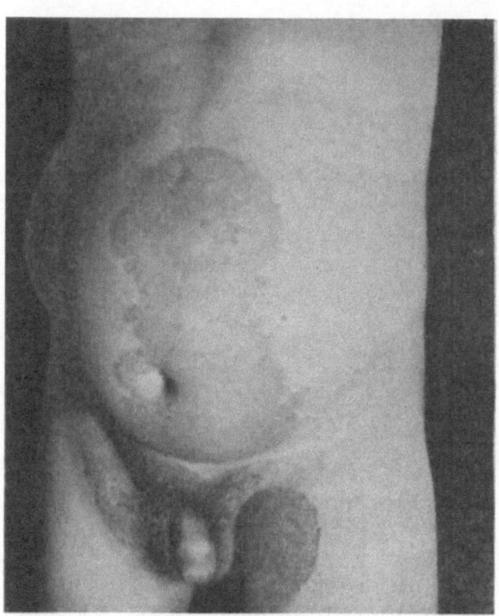

Abb. 207. Tinea circinata. Orig.-Photo.
(Eigene Beobachtung.)

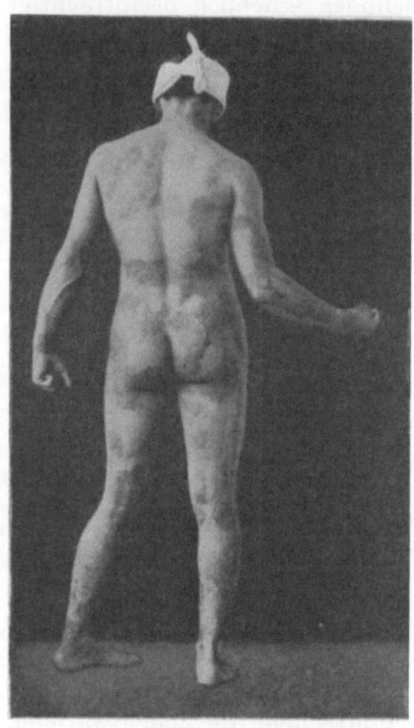

Abb. 208. Tinea circinata. Orig.
(Dr. WEBER phot.)

dabei die inneren, zuerst ergriffenen Teile ab, so daß richtige Ringe sich bilden. In manchen Gegenden sind die Eruptionen dauernd flach, in anderen sind es oft stark gewulstete gewundene Eruptionen. Letztere sieht man insbesondere häufig bei Eingeborenen (Abb. 209). Die Erkrankung schreitet meist nicht unbegrenzt weiter, was zweifellos, besonders bei Europäern, dadurch bedingt ist, daß eben nur die stets durchfeuchteten Hautstellen einen genügenden Nährboden bilden.

Der unerträgliche Juckreiz verursacht ständiges Kratzen, ja festes Scheuern (bis aufs Blut); hierdurch wird aber nur das stärkere Einreiben der Pilze, insbesondere ihrer Sporen, in die tieferen Hautschichten und so ein festeres Haften erreicht, was natürlich der Ausheilung nicht förderlich ist.

Sekundär entstehen dadurch Hautentzündungen und bei Verunreinigung sogar Ekzeme, die das Leiden dann noch komplizieren.

Der Juckreiz kann so unerträglich werden, daß das Allgemeinbefinden erheblich gestört wird, namentlich auch der Schlaf; dadurch kann das an sich harmlose Leiden gänzliche Tropendienstunfähigkeit bedingen.

Die **Prognose** ist bei längerem Aufenthalt in den Tropen bezüglich der Dauer ungünstig. Solange der Befallene feuchtwarmem Klima ausgesetzt ist, ist die Krankheit der Therapie gegenüber sehr hartnäckig. Auch nach Verlassen der Tropen, wenn die Haut in gemäßigten Zonen

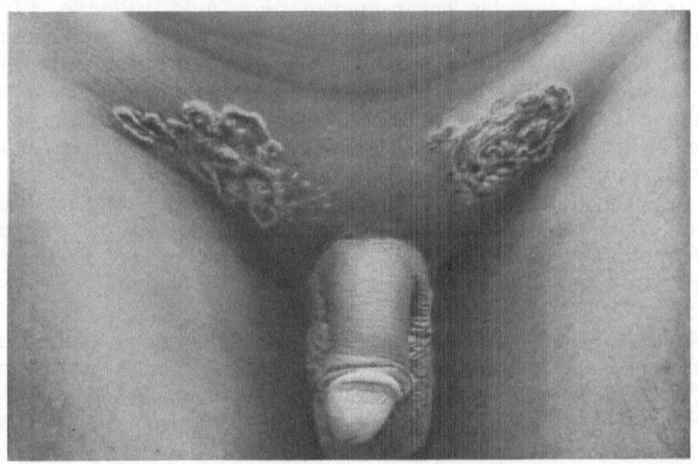

Abb. 209. Tinea circinata. (Orig. nach Photo des Instituto O. Cruz in Rio de Janeiro.)

trocken wird und die Erscheinungen (oft spontan) verschwinden, bedeutet dies noch keine Heilung. Die Pilzsporen bleiben in den tiefen Schichten haften, und nach Rückkehr in die Tropen — oft noch nach Jahren — tritt sofort ein Rezidiv ein.

Diagnose und Differentialdiagnose. Im allgemeinen ist die Diagnose, insbesondere beim Europäer, nicht schwer. Die einfache mikroskopische Untersuchung von Hautschabsel in 5%iger Kalilauge unter dem Mikroskop läßt meist leicht die allerdings oft sehr spärlichen Pilzfäden erkennen. Ähnlichkeit mit Lepraflecken und Knoten ist selten; bei Eingeborenen kommen auch flachere, girlandenförmige Eruptionen der Frambösie vor, die gelegentlich damit verwechselt werden können.

Therapie. Bei vorhandener Hautentzündung muß zunächst diese durch entsprechende Salben oder Puder beseitigt werden, wozu natürlich ein strenges Kratzverbot kommt. Von den dann anzuwendenden antiparasitären Mitteln ist das wirksamste eine 5—10%ige Chrysarobinsalbe. Bei Europäern ist zunächst 5%ige zu empfehlen, da manche Haut sehr stark darauf reagiert. Man läßt 3—4 Tage täglich die betreffenden Stellen einreiben und macht dann eine etwa 8tägige Beobachtungspause. Manchmal genügt dies, sonst ist Wiederholung nötig. Im Gesicht, besonders in Nähe der Augen, darf Chrysarobin nicht angewandt werden.

Neben Chrysarobin ist als einfachstes und ebenso gutes Mittel vor allem Jodtinktur zu nennen. Sie kann bei empfindlichen Europäern etwas mit Spiritus verdünnt werden, da sie die Haut leicht reizt. Intravenöse Jodbehandlung mit Lugolscher Lösung ist neuerdings auch für tropische Dermatomykosen empfohlen worden. Man soll mit 1 bis 5 ccm (evtl. in verdünnter Lösung) beginnen und mit 1—2 tägigen Pausen bis zu 10 ccm steigen können. Größere Erfahrungen liegen noch nicht vor (s. auch S. 319).

5—10%ige β-Naphtholsalbe hilft in leichteren Fällen. Deeks empfiehlt eine Salbe folgender Zusammensetzung: Acid. salicylic. 4,0; Bismuti subnitr. 10,0; Hydrarg. salicyl. 4,0; Eucalyptusöl. 10; Vaselin und Lanolin q. s. ad 100,0. Ebenso sind sicher eine ganze Reihe der neueren antiparasitären Mittel wirksam. Man muß noch längere Zeit nach der Behandlung wieder neu auftretende Flecke gleich behandeln. In hartnäckigen Fällen ist durch sorgfältige Röntgenbestrahlung schon Erfolg erzielt worden.

Neben der medikamentösen Therapie ist vor allem Aufsuchen kühlerer Gegenden, evtl. von Höhenorten in den Tropen, ratsam. Schon das Allgemeinbefinden wird dadurch erheblich gebessert. Freilich darf man sich durch scheinbare Spontanheilung in solchen Fällen (wie oben erwähnt) nicht täuschen lassen.

Epidemiologie und Prophylaxe. Die Übertragung geschieht in der Regel durch festes Einreiben der Pilze (namentlich beim Europäer) vermittels von Wäschestücken. Die sehr widerstandsfähigen Sporen haften an der Leibwäsche, werden sogar z. B. durch die in Ostasien beliebte Art des Wäscheklopfens von einem infizierten Wäschestück auf andere übertragen (daher „Wäscherkrätze"). Wo die Wäsche scheuert, siedeln sich die Pilze an und werden durch die feuchte Auflockerung der Haut in die tieferen Schichten gebracht.

So ergibt sich auch die Prophylaxe: Gute Hautpflege, besonders an Schenkelbeugen, durch häufiges Waschen und dann Einpudern mit Vasenol, Salicylpuder, Borsäure usw., Connor emfiehlt Talkumpuder mit Zusatz von Natriumbicarbonat (1 Teelöffel auf 250 g Puder), da nach seinen Erfahrungen saure Reaktion Rezidive begünstigt. Auch die oben angeführte Deekssche Salbe wird zur Prophylaxe empfohlen. Täglicher Wechsel der Unterwäsche und sorgfältiges Waschen (mit Auskochen) derselben! Neue Unterwäsche stets vor dem Tragen erst waschen!

2. Tinea imbricata: Tokelau-Ringwurm.

Definition. Eine harmlose, meist in den oberflächlichen Hautschichten wuchernde, aber sich über den ganzen Körper ausbreitende Pilzaffektion, mit Bildung konzentrischer Ringe.

Verbreitung. Das Hauptverbreitungsgebiet ist die Südsee, aber auch auf dem malayischen Archipel und dem ostasiatischen Festland kommt die Erkrankung vor. Auch im Innern Brasiliens ist eine ähnliche Form von Paranhos und Leme beschrieben worden. Ob es sich bei den aus Afrika (Nossi-Bé) und Madagaskar beschriebenen Fällen um die gleiche Affektion handelt, ist fraglich.

Ätiologie. Der Erreger gehört zu den Trichophyteen oder ihnen nahestehenden Formen. Nieuwenhuis ist zuerst die Kultur gelungen. Castellani hat den Erreger Endodermophyton concentricum und die Varietäten E. tropicale und indicum züchten können.

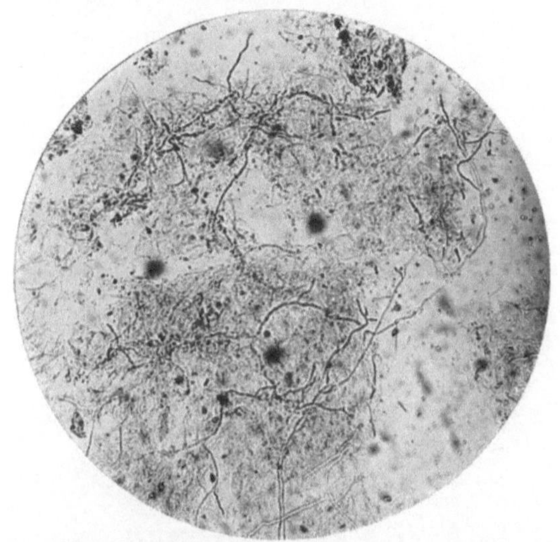

Abb. 210. Tinea imbricata. Pilzgeflecht in abgelösten Hautschuppen. Frischpräparat mit Kalilauge. Etwa 120mal. (Orig. M. Mayer phot.)

Klinik. Die Krankheit unterscheidet sich vom tropischen Ringwurm durch den mehr oberflächlichen Sitz der Pilze. Sie haben aber eine große Wachstumstendenz. So kommt es, daß, wenn — wie bei Tinea circinata — im Zentrum Abheilung zustande kam, dort neues Wachstum einsetzt. Es entstehen wieder girlandenförmige Figuren, die aber ein konzentrisches Ringsystem bilden und bald konfluieren, bald disseminiert an den verschiedensten Körperstellen auftreten. Bestimmte Stellen werden nicht bevorzugt. Die behaarten Teile bleiben verschont, nicht aber die Nägel, die manchmal ergriffen werden. Die Affektion führt zu starker Schuppung der Hornschicht. Die Schuppen der einzelnen Ringe lösen sich bei stärkerem Kratzen leicht und sehen aus wie Seidenpapier. Nach dem Zentrum der Ringe zu lockern sie sich zuerst, während sie nach der Peripherie zu noch festhaften; daher hat man den Vergleich mit Dachziegeln gewählt (Imbrex); doch decken sie sich in Wirklichkeit nicht wie diese, sondern es ist ein Abstand dazwischen. Wenn man die oberflächlichen Schuppen abschuppt, werden die Ringe als leicht bräunlich pigmentierte Linien deutlicher sichtbar.

Der Juckreiz ist meist gering. Infolgedessen breitet sich die sich meist selbst überlassene Affektion im Verlauf einiger Jahre über den ganzen Körper aus.

Befallen werden in der Regel nur Eingeborene, und zwar aller Lebensalter. Bei Europäern ist die Erkrankung nur selten beobachtet.

Die **Diagnose** gegenüber Tinea circinata ist leicht durch die kon-
zentrische Ringbildung und das Fehlen starker Entzündungen. Ich-
thyosis hat auch nur entfernte Ähnlichkeit damit.

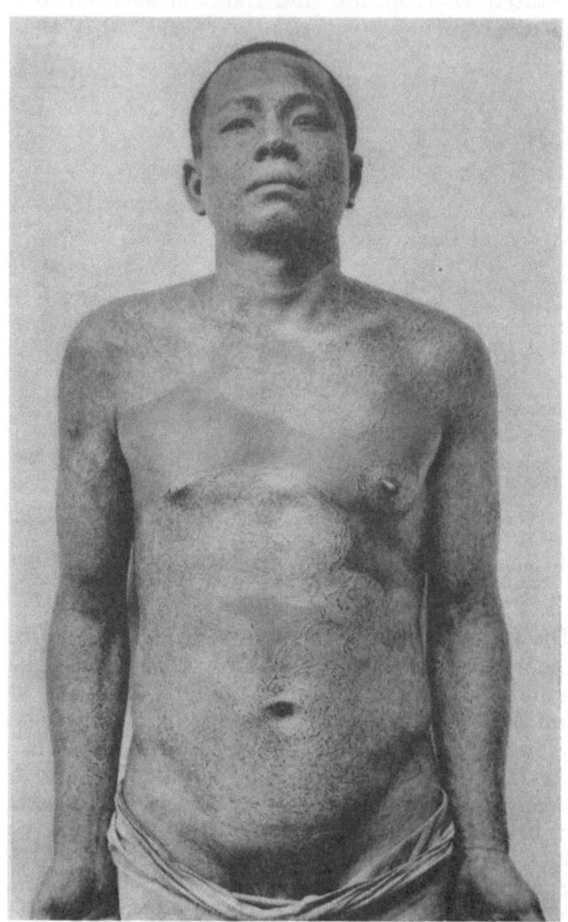

Abb. 211. Tinea imbricata. (Nach HENGGELER.)

Therapie. Jodtinktur hilft in der Regel; auch jede antiparasitäre
Salbe kann angewandt werden. Meist wird auf jede Therapie verzichtet.

Epidemiologie und Prophylaxe. Der offenbar weitverbreitete Pilz
haftet wohl sehr leicht auf der Haut. Wo die Eingeborenen die Gewohnheit haben, die Haut ständig zu ölen, soll die Krankheit seltener geworden sein.

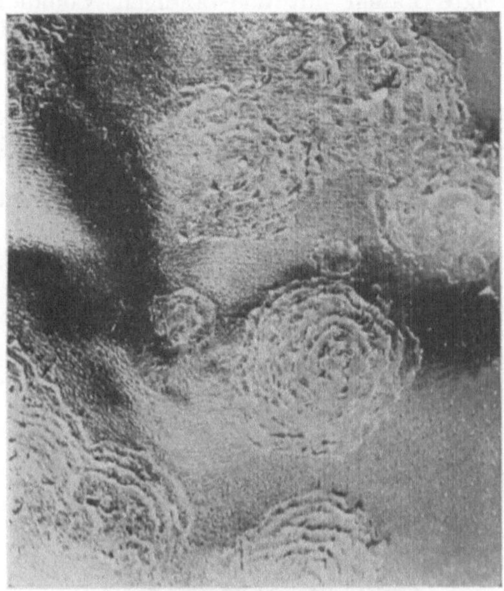

Abb. 212. Tinea imbricata. Stark vergr. Hautstelle. (Orig. SCHÜFFNER phot.)

3. Pinta = Mal del Pinto = Caraate, Cuté, Cativi.

Definition. Eine Trichophytie, deren Pilze durch Bildung verschiedenfarbiger Pigmente sich auszeichnen. Der Verlauf ist bald milder, bald schwerer.

Verbreitung. In verschiedenen Ländern des tropischen Amerikas und Zentralamerikas kommt das Leiden unter den Eingeborenen vor und ist dort unter verschiedenen Lokalbezeichnungen bekannt, so besonders in Venezuela, Columbien, Bolivien, Guatemala, Guyana, Mexiko, vereinzelt auch in Peru und Chile, angeblich auch in Brasilien. Besonders die feuchten Flußtäler des Innern sind die Herde. PEÑA CHAVARRIA schätzt die Zahl der „caratosos" in Columbien auf 400000. Bei der Angabe der Verbreitung scheinen vielleicht verschiedene Affektionen unter dem gleichen Laiennamen gemeint zu sein. Harmlose Trichophytien, die buntes Pigment bilden, aus anderen Weltgegenden, so Afrika, sind auch zur Pinta gestellt worden.

Ätiologie. Es sind in den infizierten Epidermisschuppen eine Reihe von Pilzen als Erreger beschrieben worden. Die widersprechenden Angaben beruhen zum Teil auf der mehrfach erwähnten schwierigen Einreihung der Pilze, zum Teil vielleicht auf der Verschiedenheit der Affektion. Auch sind beim gleichen Fall verschieden aussehende Pilze gefunden worden, die vielleicht die buntfarbige Fleckung durch verschiedene Pigmente erklären.

MONTOYA Y FLOREZ beschrieb Pilze, die er zu Aspergillus, Monilia u. a. stellte. Er fand vor allem Aspergillusarten, die sich im Gewebe als feine, verzweigte Fäden mit endständigen Conidien wechselnder Form darstellen. Die einzelnen Arten bilden verschiedenfarbiges Pigment.

Die Züchtung ist mehrfach gelungen, so züchtete MEDINA JIMÉNEZ eine pigmentbildende Malassezia.

MENK fand in Columbien bei 75% seiner Fälle positiven Wassermann und glaubt daher, daß vielleicht eine alte Lues die Entwicklung des Leidens begünstige; REGISTER fand dort sogar bei 80% positive WaR, ohne Zusammenhang mit Lues feststellen zu können.

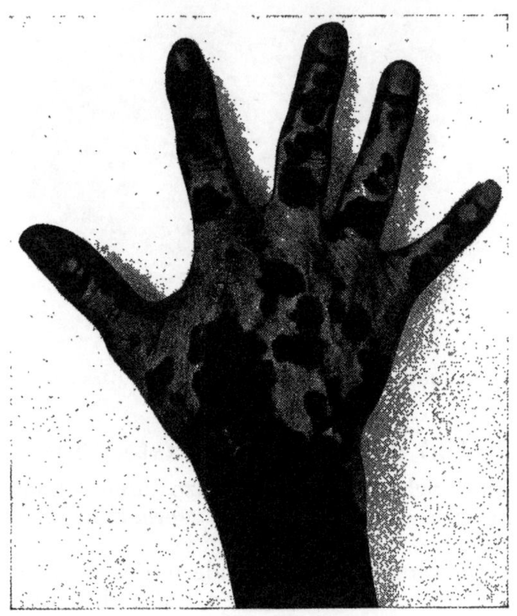

Abb. 213. Caraate. (Nach MENK.)

Klinik. Das Charakteristische der Erkrankung ist die Bildung verschiedenfarbig pigmentierter Flecke auf der Haut; besonders zunächst auf den unbedeckten Körperstellen und dem Gesicht.

Die Färbung der Flecke ist bald weiß, bald gelblich, rötlich, blau bis zu violett und schwarz. Die Flecke entstehen ganz allmählich, bald in kleinerer, bald in größerer Zahl, und dehnen sich langsam aus, wobei sie nach und nach konfluieren. Die ersten kleinen Eruptionen sind meist blau, gelblich, livide; kommt es zur Konfluation und zur Entstehung größerer Fleckung, so tritt die bunte Verfärbung deutlicher hervor. Besonders im Zentrum größerer Flecke sind diese Färbungen am deutlichsten, während die Peripherie oft schmutzig grau, gelblich, blaß erscheint. Durch ganz allmähliche Verbreitung kann im Verlaufe von Jahren der ganze Körper mit solchen Flecken bedeckt werden. Die einzelnen Flecke ändern dabei ihre Farbe nicht. In manchen Gegenden überwiegt die weiße Form.

Es besteht ein starker, besonders nächtlicher Juckreiz, der zum Kratzen veranlaßt. Die Flecken schuppen stets, am Anfang fein, kleienförmig, später in größeren Lamellen.

Allmählich bildet sich auch eine starke Hyperkeratose aus, hauptsächlich an den Handflächen und Fußsohlen. Es entstehen tiefe Rhagaden in den Falten dieser. Wo behaarte Teile ergriffen werden, werden die Haare mißfarben, weiß und fallen aus.

Während des langsamen Verlaufs kommt es an einzelnen Stellen, besonders solchen, die Druck und Verletzungen ausgesetzt sind, wie Ellbogen, Fingergelenken usw., zu lokaler Abheilung, die mit Pigmentverlust einhergeht, wodurch also weiße, pigmentlose Stellen entstehen. Schließlich beherrschen diese nach langem Verlauf das klinische Bild und nach endgültiger Heilung finden sich diese achromatischen Flecken in großer Ausdehnung.

Die Flecken und somit die Kranken sollen oft einen scheußlichen Geruch verbreiten, der mit dem von Katzenharn, räudigen Hunden, schmutziger, feuchter Wäsche verglichen wird. Durch diesen Geruch würden die Kranken dann von ihrer Umgebung gemieden und das Dasein ihnen erschwert, wodurch sie trotz des an sich harmlosen Leidens auch psychisch beeinflußt werden. Sie sind bedrückter, melancholischer Stimmung und sehr reizbar, besonders auch infolge der durch den Juckreiz verursachten Schlaflosigkeit. Diese „feuchte“ Form wird jedoch nur selten, meist nur bei starker Unsauberkeit beobachtet, und es nehmen die meisten Fälle fast stets einen harmloseren Verlauf.

Die **Dauer** der Krankheit ist stets sehr chronisch und beträgt bei Nichtbehandlung viele Jahre.

Die **Prognose** bezüglich der Heilung ist günstig, doch kommt es stets zu Pigmentverlusten.

Die **Übertragungsweise** soll außer einer zweifellos direkten nach Montoya y Florez auch eine indirekte durch Insekten sein, und zwar durch Simulienarten und Wanzen, die die Sporen verschleppen sollen.

Therapie. Die bei Dermatomykosen übliche Therapie führt auch hier zum Ziele, wie Jodtinktur, Chrysarobin, Naphtholsalben usw. Neosalvarsan empfehlen — neben Lokalbehandlung mit Jodtinktur, Arsenik oder antiparasitären Salben — Peña Chavarria und Shipley, sowie Arjona. Auch Menk sah günstige Einwirkung antiluetischer Behandlung. Chrysarobin empfiehlt Urueta als Firnis angewendet (Chrysarobin 5 g, Guttapercha 5 g, Chloroform 80 g). Gegen die weißen, pigmentlosen Flecke hilft nach Arjona nur „Schminken“.

Andere Dermatomykosen.

Wie bereits in der Einleitung erwähnt, finden sich in den Tropen auch Pilzerkrankungen der Haut, die sich von den einheimischen nicht wesentlich unterscheiden, in größerer Zahl. In manchen Gegenden treten solche bestimmter Art gehäuft auf und es sind ihnen besondere lokale Bezeichnungen beigelegt worden, unter denen sie dann in die Literatur gelangt sind.

Hierher gehören besondere Abarten unserer **Pithyriasis versicolor**, die bald weiße, bald gelbe, bald schwarze Flecken auf der Haut verursachen **(Tinea flava, alba, nigra u. a.).**

Auch **Mykosen der Fußsohlen, Zehen und Nägel** sind häufig und führen manchmal besondere Lokalnamen z. B. **Hongkong foot,** bei dem Dold Epidermophyton inguinale züchtete. Reiss beschrieb eine **Onycholysis mycotica** mit Schwund der Nägel aus China.

Auch, der in warmen Ländern häufige, **Pruritus ani** wird nach Castellani oft durch Pilze verursacht, meist Epidermophyton, aber auch Trichophyton. Kleinste rote erhabene leicht infiltrierte Flecken der Haut sprechen für Pilzinfektion, besonders wenn vorher Ringwurm vorhanden war. Er empfiehlt dagegen die Deekssche Salbe (s. S. 310) oder Schwefelpräcipitat und Salicyl āā 1—1,5 auf 30 g Vaselin.

Therapie. Während die Pithyriasisarten meist harmloser Natur sind und therapeutisch durch Jodtinktur usw. leicht beseitigt werden können, sind die Mykosen der Füße, Zehen und Nägel oft recht hartnäckig, begünstigt durch das starke Schwitzen, und führen oft durch Mischinfektion mit Kokken zu Eiterungen. Sie bedürfen therapeutisch sorgsamer Behandlung, wobei außer Salben für Reinhaltung und Trockenhaltung der Füße (Puder) zu sorgen ist. In hartnäckigen Fällen hilft manchmal Röntgenbestrahlung. Frazier empfahl bei Hongkong foot prophylaktische Waschungen mit Formalin-Salicyl-Spiritus (Formalin 3 bis 6; Acid. salicyl. 3—6; Alkohol 30; Wasser 30); auch ich sah bei einer solchen Fußaffektion aus Mittelamerika, die wochenlang jeder Salbentherapie getrotzt hatte, rasches Abheilen durch Salicylspiritus.

Mykosen der Haare (Piedra).

In ähnlicher Weise wie in Europa sind auch in verschiedenen warmen Ländern Mykosen der Haare nicht selten. Am bekanntesten sind solche in Mittel- und Südamerika; so die **Piedra** in Columbien, Paraguay u. a. O. Es kommt dabei zu Bildung kleiner derber Knötchen an den Haarschäften, meist in Mehrzahl, die sehr hart sind und aus dichten Massen von Pilzsporen und feinem Mycelgeflecht bestehen. Unna benannte sie **Trichosporon giganteum.** Die Knötchen sind pigmentiert, oft ziegelrot. Die Haare werden dabei rauh und rollen sich auf.

Ähnliche Erkrankungen mit Pilzen sind auch aus Brasilien von Horta beschrieben, bei denen die Erreger auch gezüchtet wurden und eine eigenartige Entwicklung zeigen, sie wurden **Trichosporon hortai** benannt.

Die Therapie ist meist einfach und besteht in Waschungen mit Sublimat oder anderen pilztötenden Mitteln, gegebenenfalls Abrasieren aller Haare.

B. Madurafuß oder Mycetoma pedis.

Definition. Es ist eine Pilzerkrankung der Füße, selten der Hände, die zur Durchtränkung des Gewebes mit Pilzmassen, Entzündungen und unter Bildung von Fistelgängen zu weitgehenden Zerstörungen führt.

Geographische Verbreitung. Zuerst bekannt aus Südindien (Stadt
Madura), ist die Krankheit beobachtet im übrigen Ostasien, auch Japan,
in Nordafrika, tropischem Afrika, Südwest- und Südafrika, Süd-, Mittel-
und Nordamerika, Südfrankreich, Italien und Ungarn u. a. a. O.

Ätiologie. Die Pilze, die die Krankheit verursachen, gehören den
verschiedensten Gattungen an; einzelne stehen den Strahlenpilzen
(Aktinomyces), andere wieder den Fadenpilzen nahe. BRUMPT hat
eine Reihe der Gattungen genauer bestimmt und benannt[1]. Einzelne
der Pilze bilden Pigment, daher die verschiedene Färbung. Man spricht
daher vom weißen, gelben oder schwarzen Madurafuß.
(Eine Aufzählung der einzelnen Gattungen und ihrer
Unterschiede ist für den Praktiker überflüssig.) Die
Züchtung mehrerer Arten ist auf Pilznährböden
gelungen, Tierimpfung nur ausnahmsweise.

Klinik. Das Gewebe wird von Pilzmassen durchsetzt, die zunächst aus kleinen Fisteln entleert
werden und als körnige, je nach der Art bald weiß,
bald gelblich, rötlich, bräunlich oder schwarz gefärbte Massen erscheinen. Allmählich schwillt das
befallene Glied mächtig an, an den verschiedensten
Stellen bilden sich neue Fisteln, und während die
äußere Haut oft lange erhalten bleibt, werden im
Inneren die Weichteile eingeschmolzen und es kann
bis zu Zerstörungen von Knochen führen. Sehnen
und Aponeurosen widerstehen oft am längsten.
Befallen wird oft zuerst die große Zehe, sodann
der ganze Fuß. Erkrankung der Hände ist nur
vereinzelt beobachtet. Bei Fortschreiten werden

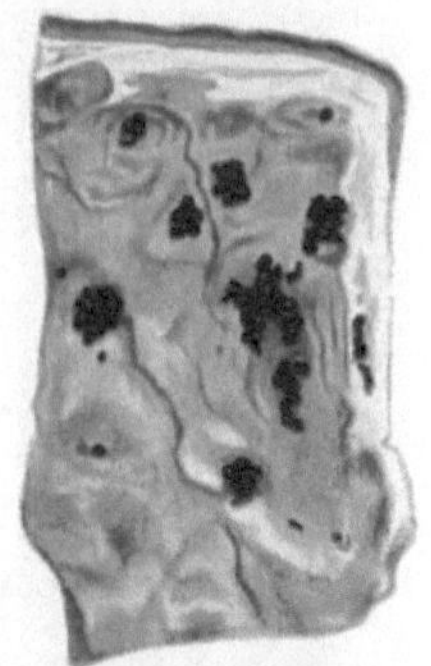

Abb. 214. Schwarzer
Madurafuß aus Indien.
Pigmenthaltige Pilz-
massen im Gewebe.
Hautstück von der
Rückseite. Nat. Größe.
(Orig. nach Präp. des
Tropeninstituts.)

mit den Pilzmassen erweichte Gewebsteile aus den zahlreichen Fistelgängen mitentleert.

Prognose. Die Krankheit verläuft sehr chronisch, kann 10—20
und mehr Jahre dauern, der Gebrauch des Fußes wird dabei sehr erschwert. Eine Lymphadenitis ist stets als Sekundäraffektion vorhanden.
Spontanheilung ist äußerst selten, das Leben wird jedoch nicht unmittelbar bedroht.

Diagnose. Die Erkennung der Pilze ist im frischen Präparat nicht
schwer; man bringt aus den Fistelgängen entleerte körnige Massen
zwischen Deckglas und Objektträger. Meist genügt aber schon das bloße
Betrachten und Betasten der Körner, die man aus den Fisteln auspreßt
und die sich zwischen Daumen und Zeigefinger „sandig" anfühlen.

Pathologische Anatomie. Die Pilzmassen sitzen in Form von Drusen
im Gewebe, in das sie feine Mycelfäden ausschicken. Um die Pilzdrusen,
die im Innern selbst krystallinisch entarten können, entsteht eine Rundzelleninfiltration in Form einer regelmäßigen Zone von Granulationsgewebe. Es kommt in dessen Umgebung zu Degenerationen, Einschmelzungen und so zu den Fistelgängen.

Epidemiologie. Die Pilze sind sicher an Sträuchern und anderen
Pflanzen vorhanden, doch sind sie scheinbar nicht sehr häufig oder

---

[1] Les Mycetomes, Paris 1906.

haften nur sehr schwer im menschlichen Gewebe, da sonst die Krankheit noch verbreiteter sein müßte.

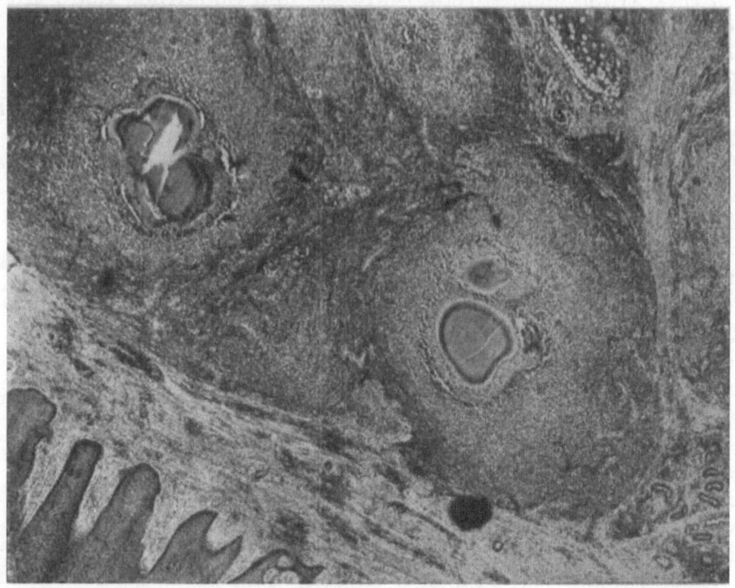

Abb. 215. Madurafuß aus Südwest-Afrika. Schnittpräparat mit zwei Pilzdrusen. (FÜLLEBORN phot.)

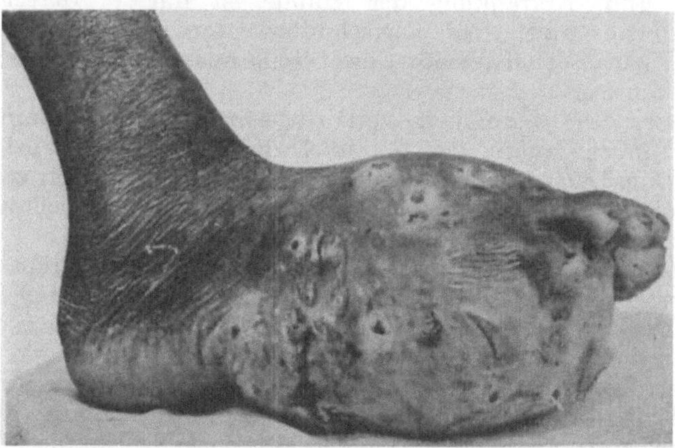

Abb. 216. Madurafuß. (Nach einer Photographie der Sammlung des Tropeninstituts.)

Therapie. Jede medikamentöse und antiseptische Behandlung galt bisher als machtlos und nur möglichst frühzeitige Amputation, und zwar im gesunden Gewebe, konnte den Prozeß zum Stillstand bringen.

Neuerdings ist jedoch über einige therapeutische Erfolge berichtet worden. AUDRAIN behandelte 1924 in Mexiko einen Fall mit vielen

Fisteln und Ausscheidung von Pilzkörnern abwechselnd je einmal wöchentlich intravenös mit 10 ccm einer 1%igen Lösung von Mercurochrom solubile 220 und mit 0,6—0,75 Neo-Arsphenamin. Nach 28 Injektionen in etwa $^1/_2$ Jahr schien er klinisch geheilt. PALMER gab in Indien Bismuttartrat (in Dosen von 2 grain?) intravenös. Nach 2 Spritzen mit 8 tägiger Pause trat auffallende Besserung ein, nach 3 Wochen gab er nochmals 2 Injektionen mit 8 tägigem Intervall und konnte später klinische Heilung feststellen. VOIZARD und LEROY behandelten 1928 einen seit 2 Jahren bestehenden Fall, bei dem Kultur einer Madurella gelungen war, auf Rat von BODIN, nach dessen bei Dermatomykosen bewährter Methode mit intravenösen Injektionen LUGOLscher Lösung (1 g Jod, 2 g Jodkali, Aq. dest. ad 300); mit 1 ccm beginnend stiegen sie unter etwa 4 tägigen Pausen bis zu Dosen von 10 ccm in $2^1/_2$ Monaten. Im ganzen wurden 87 ccm verabfolgt. Der unförmige Fuß bildete sich rasch zurück, die Fisteln schlossen sich und der Kranke wurde schnell gehfähig.

Alle genannten Autoren bitten selbst um Nachprüfung ihrer Ergebnisse.

Prophylaxe. Das Tragen von Strümpfen und festen Stiefeln ist der beste Schutz, daher erkranken auch meist nur Eingeborene.

C. Splenomegalia mycotica.

In Fällen von Splenomegalie unklarer Ätiologie hatte GAMNA zuerst gelbliche Knötchen im Gewebe der Milz beschrieben. NANTA und PINOY fanden in Algier bei solchen Fällen, daß es sich um Pilzherde handelt, und zwar um Sterigmatocystis nidulans (einen der Erreger von Mycetoma). EMILE-WEIL und seine Mitarbeiter fanden bei einer Reihe ähnlicher Fälle in Paris Aspergillus in den Knötchen. Die Milzen waren sklerotisch; auch Lebercirrhose bestand dabei. Die Knötchen sind nach NANTA stecknadelkopfgroß bis zu 2—3 mm im Durchmesser, sie zeigen eine periphere hämorrhagische Zone, eine fibröse, sklerotische und eine zentrale aus Bündeln hyaliner, basophiler Substanzen bestehend. Mischinfektion mit Bakterien war häufig. ASCANAZY und SCHWEIZER erhoben ähnliche Befunde bei ägyptischer Splenomegalie.

OBERLING untersuchte 200 aus den verschiedensten Gründen exstirpierte Milzen und fand bei 24 davon Pilze, er hält sie für Sekundärinfektionen. LANGERON bezweifelt überhaupt die Pilznatur und glaubt, daß die scheinbaren Mycelfäden Fibrin und Collagen in hämorrhagischen Zonen seien. GAMNA selbst hält es für noch nicht bewiesen, daß die nach ihm benannten Knoten speziell mykotischen Ursprung haben.

Die klinische Bedeutung dieser Befunde ist demnach noch recht zweifelhaft und es ist nicht ausgeschlossen, daß es sich um reine Sekundärinfektion bei Milzen, die durch andere Infektionen verändert sind, handelt. Es sei hier auf die andere Hypothese verwiesen, nach der die ägyptische Splenomegalie durch Schistosomum mansoni verursacht wird (s. S. 277).

D. Blastomykosen.

Als Blastomykosen werden Pilzkrankheiten bezeichnet, die durch Blastomyceten (Sproßpilze, oder Hefen s. S. 306) verursacht sind. Diese gehören den Gattungen Saccharcmyces, Cryptokokkus, Oidium, Coccidioides und Monilia an. Die Gruppe dieser ist gegenüber verwandten Pilzen noch nicht scharf abgegrenzt. Eigentlich sollte die Bezeichnung nur für Saccharomykosen angewandt werden, aber sie wird in praxi für Krankheiten mit verschiedenen Pilzen, die sich im Organismus vorwiegend durch Sprossung vermehren und sogar mit solchen, die nur eine gewisse Ähnlichkeit mit Sproßpilzen haben, gebraucht.

Bei den Blastomykosen — in diesem weiteren Sinne — finden sich die Parasiten in der Regel sehr zahlreich in allen Läsionen, so daß der Befund von nur vereinzelten Gebilden, die an Blastomyceten erinnern, stets nur mit äußerster Vorsicht zu deuten ist. Durch Quellungsvorgänge und atypische Färbung einzelner Zellen — besonders in eitrig infiltriertem Gewebe — können Blastomyceten vorgetäuscht werden. Dabei ist das Vorhandensein einer stark lichtbrechenden Kapsel für letztere oft ausschlaggebend.

Solche Blastomykosen sind an sich keine exotischen Erkrankungen und sind auch in Europa schon beobachtet worden, insbesondere als Allgemeinerkrankungen.

Man kann neben generalisierten Blastomykosen solche lokaler Natur, vor allem der Haut unterscheiden. Für die warmen Länder wichtigere seien hier angeführt:

Histoplasmosis.

Sie ist von DARLING in Panama gefunden worden; im ganzen sind bisher 4 Fälle beschrieben (2 von DARLING, 1 von WATSON u. RILEY und 1 von PHELPS und MALLORY). Es handelt sich um eine fieberhafte Allgemeinerkrankung, die unter zunehmender Anämie und Kachexie mit Leber- und Milzschwellung einhergeht und klinisch sehr der Kalaazar ähnelt. Sie ist bisher unheilbar.

Pathologisch-anatomisch findet man Darmgeschwüre, Milztumor, Lebercirrhose und miliare Knötchen in allen Organen; Hauterscheinungen fehlten.

Mikroskopisch fanden sich in den Organen, und zwar in den Makrophagen Parasiten, die in Ausstrichen bei Giemsafärbung sehr an Leishmania erinnern und die DARLING für Protozoen hielt und Histoplasma capsulatum benannte, da sie eine stark lichtbrechende Kapsel zeigen. ROCHA LIMA fand an DARLINGs Material in ungefärbten und nach GRAM und HEIDENHAIN gefärbten Präparaten, daß die Parasiten durch einfache Sprossung in typischer Weise sich vermehrende Blastomyceten sind, die dem Erreger der Lymphangitis epizootica der Pferde nahestehen.

Haut- und Schleimhautblastomykosen.

Die **Hautblastomykosen** sind wahrscheinlich in den warmen Zonen viel verbreiteter, als bisher angenommen wurde. Besonders häufig sind solche aus Südamerika beschrieben, sie kommen aber zweifellos auch im tropischen Afrika, Asien und Australien vor. Sie treten in sehr variierender Form auf und können klinisch bald einer stark wuchernden Tinea circinata, bald kleineren und größeren ulcerösen Prozessen, wie sie durch Tuberkulose, Leishmaniose und andere Affektionen verursacht sind, gleichen.

Besonders im Gesicht und den Extremitäten finden sich die geschlossenen, ringwurmähnlichen Eruptionen, die mit Schuppen und Borken bedeckt sind. In den Epidermisschuppen findet man dann die $2-10\,\mu$ großen Pilze vereinzelt oder in größeren Häufchen.

Eine weitere Form des Auftretens sind scharf umschriebene Infiltrate mit erhabenen Rändern, die oft ulcerieren und auf denen sich kleine Abscesse bilden. In letzteren lassen sich die Erreger meist leicht nachweisen.

Es kommen auch größere oberflächliche Ulcerationen vor, die im Zentrum ausheilend nach der Peripherie zu weiterwuchern. Auch hier finden sich die Pilze nur im Bereich des Epithels.

Zu den Schleimhautblastomykosen war auch die **Gangosa** der

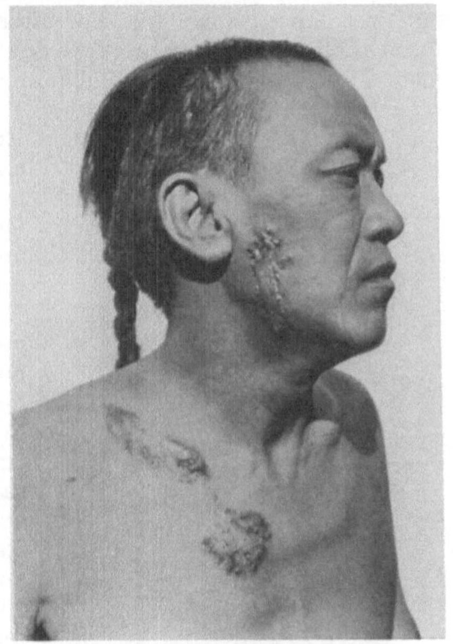

Abb. 217. Hautblastomykose.
(Orig. SCHÜFFNER phot.)

Südsee, die auf Seite 324 genauer beschrieben ist, nach Befunden von BREINL gerechnet worden. Es ist neuerdings zweifelhaft.

Die **Prognose** ist bei den Haut- und Schleimhautblastomykosen bezüglich der Heilung stets unbestimmt, da sie sehr lange dauern können, aber in den meisten Fällen doch spontan ausheilen.

Die **Therapie** ist noch ziemlich machtlos; Jodkali in großen Dosen wird empfohlen, vielleicht wäre auch die intravenöse Jodtherapie (s. S. 319) zu versuchen; auch Salvarsan ist angewandt worden.

Ätiologisch handelt es sich bei diesen Fällen fast stets um Oidiomykosen. Die Oidiomyceten liegen bald extracellulär, meist aber zu mehreren Exemplaren in Riesenzellen eingeschlossen. In Schnittpräparaten sieht man die eigentümliche mehrfache Sprossen- und Sporenbildung der großen, von einer homogenen Kapsel umgebenen Mikroorganismen deutlich. Am charakteristischsten ist dies bei der im folgenden genauer beschriebenen Form.

Oidiomykose oder coccidioidales Granulom.

Diese Krankheit wurde zuerst in Argentinien beobachtet, ferner in Californien und Brasilien; sie scheint in Nord- und Südamerika weitverbreitet zu sein. Sie beginnt oft mit Geschwürsbildung von der Haut oder Schleimhaut des Mundeinganges und Nasenrachenraumes aus, bleibt häufig lokal, kann aber auch auf lymphatischem Wege auf die Lymphdrüsen und die inneren Organe, besonders die Lunge, übergehen.

Klinik. Vom Nasen- und Mundeingang ausgehend entstehen Wucherungen, die häufig zuerst auch die Haut befallen, dann aber in der Schleimhaut zur Ansiedlung der Parasiten und weitgehenden Zerstörungen führen können, die sehr der Schleimhautleishmaniose gleichen. In vielen Fällen kommt es schließlich zum Stillstand und zur Ausheilung.

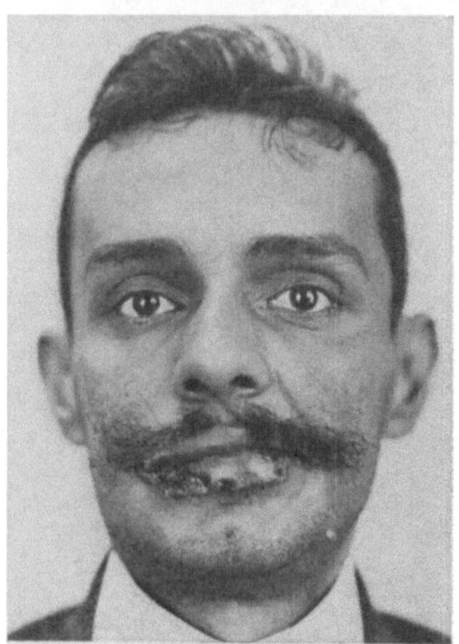

Abb. 218. Blastomykose aus Brasilien. (Orig. nach Photo des Instituto O. CRUZ in Rio de Janeiro.)

In anderen Fällen aber werden die Erreger auf dem Lymphwege verschleppt, und es kommt zu Ansiedlung in Drüsen, subcutanem Gewebe und Organen. Manchmal sind hierbei die Initialgeschwüre ganz geringgradig und sitzen in den Tonsillen oder im Darm, so daß sie der Erkennung entgehen. Beim Fortschreiten solcher generalisierter Erkrankung ähnelt das Bild manchmal dem malignen Granulom, in anderen Fällen einer Lungentuberkulose. HAMMACK und LACEY sahen bei 23 gut beobachteten Fällen selten Hauterscheinungen, die rötliche Papeln darstellten und zu Geschwüren wurden; subcutane, zur Vereiterung führende Abscesse waren aber häufig; auch Knochen, insbesondere Fußknochen und Wirbel waren oft befallen.

Prognose. Bei lokaler Erkrankung kommt es zuweilen nach längerer Zeit zum Stillstand und spontaner Ausheilung. Hat einmal Generalisation stattgefunden, so ist die Prognose ungünstig, da die meisten derartigen Fälle tödlich enden. Daher ist stets frühzeitige Behandlung geboten.

Ätiologie. Die Erreger sind 5—50 μ große Parasiten, die im Gewebe lichtbrechend erscheinen, im Protoplasma Fetttröpfchen enthalten und eine doppeltkonturierte Kapsel haben. Sie sind keine echten Hefepilze, sondern eine ihnen wahrscheinlich nahestehende Gruppe von Mikroorganismen, die sich im Gewebe durch Sporulation und mehrfache Sprossung vermehren. Man sieht die blasse, schlecht färbbare Mutterzelle von kleinen rundlichen Gebilden, den Sporen umgeben. Diese Sporen bilden sich im Innern der Kapsel, in der man sie erkennt und aus der sie nach einiger Zeit ausgestoßen werden. In den Kulturen kommt es zu Sprossung, indem aus den reifen Parasiten Mycelien sogar Luftmycelien nach allen Richtungen auswachsen.

Der Parasit wurde von GILCHRIST und RIXFORD Coccidioides immitis genannt.

Diagnose. Sie erfolgt durch Nachweis der Erreger. DA FONSECA und LEAO erhielten mit Berkefeldfiltrat einer 6 monatigen Kultur von Coccidioides immitis spezifische Cutanreaktion bei 2 Fällen; Kontrollen, auch Sporotrichosen waren negativ; Komplementbindung war nicht so eindeutig.

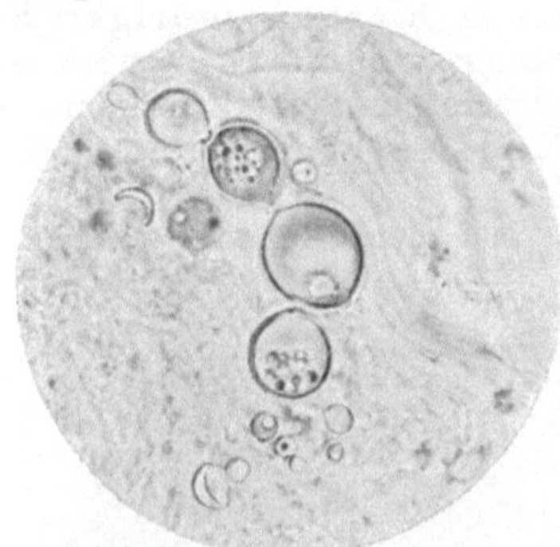

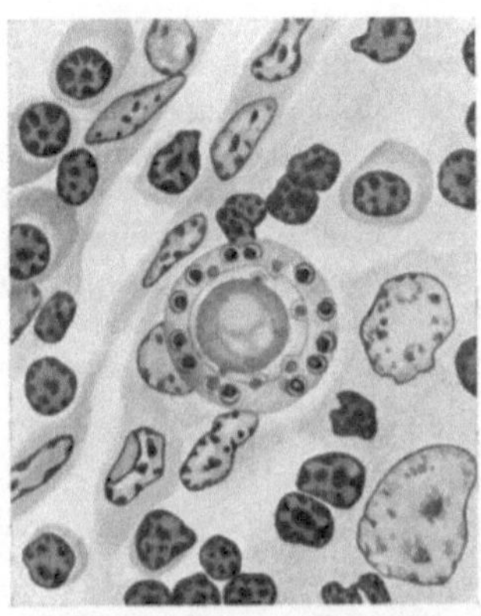

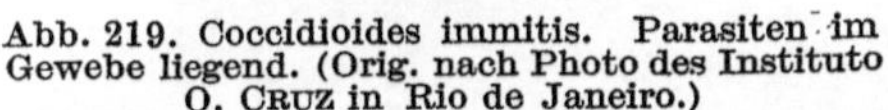

Abb. 219. Coccidioides immitis. Parasiten im Gewebe liegend. (Orig. nach Photo des Instituto O. CRUZ in Rio de Janeiro.)

Abb. 220. Coccidioides immitis. Mutterzelle mit Sporen. Schnittpräparat. (Orig. nach ROCHA LIMA.)

Therapie. Jod soll wirksam sein, wenn die Fälle noch nicht zu weit fortgeschritten sind. Man gibt es entweder innerlich in großen Dosen als Jodkali oder auch in geeigneten Präparaten als Einspritzungen (s. S. 319); je früher die Behandlung beginnt, desto aussichtsreicher ist sie. Auch rechtzeitige chirurgische Behandlung, vor Infektion der Lymphdrüsen z. B. Amputation des Fußes, kommt in Frage. Auch mit Röntgenbestrahlung ist Besserung erreicht worden.

Bronchomoniliasis.

CASTELLANI beschrieb bei Fällen, die mit Fieber, Husten, blutigem Auswurf und chronischen Lungenerscheinungen verliefen, als Ursache eine Hefe, die er Monilia tropicalis benannte.

Verbreitung. Es sind Fälle in Asien (Ceylon, Indien), Kleinasien (Palästina), Sudan beschrieben.

Klinik. Die Krankheit verläuft meist unter dem Bilde einer Phthise, bald milder, bald schwerer. Auch pneumonische Erscheinungen treten dabei auf. Der Auswurf ist oft blutig. Viele Fälle verlaufen tödlich.

Im Auswurf findet man statt der erwarteten Tuberkelbacillen Pilze, die sich grampositiv verhalten. Sie gehören zu den Blastomyceten und sind leicht züchtbar auf Sabouraud-Agar. Außer Monilia tropicalis sind noch andere Spezies aufgestellt worden, insbesondere von CASTELLANI. Mikroskopisch findet man in den Kulturen hefeähnliche Zellen mit wenigen, kurzen Mycelfäden.

21*

Therapie. Jodkali in großen Dosen hilft in noch nicht zu sehr vorgeschrittenen Fällen; auch Injektionen geeigneter Jodpräparate.

Gangosa.

Definition. Es handelt sich um eine zu Zerstörungen der Weichteile und teilweise auch der Knorpel und Knochen der Nase und des Gaumens führende Erkrankung.

Obwohl ein großer Teil klinisch hierhergehöriger Formen inzwischen als **tertiäre Frambösie** erkannt ist, ist es noch nicht entschieden, ob die auf bestimmten Südseeinseln gehäuft vorkommende Gangosa nicht doch eine besondere Krankheit darstellt, weshalb sie hier noch besonders besprochen sei.

Verbreitung. Sie ist beobachtet vor allem auf den Karolinen, Mariannen, Fidschi, Philippinen.

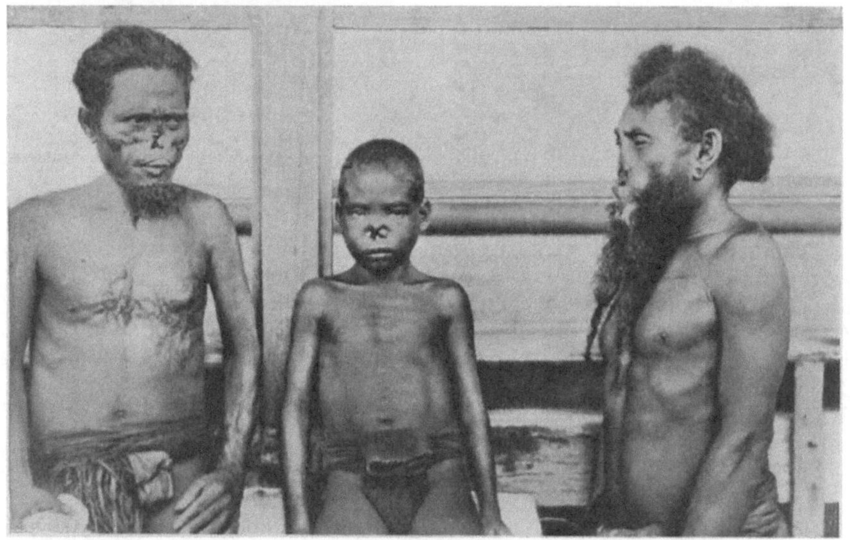

Abb. 221. Drei Fälle von Gangosa aus Jap. (Nach FÜLLEBORN.)

Klinik. Die Krankheit scheint unter den Eingeborenen alle Lebensalter befallen zu können. Sie beginnt mit Halsschmerzen und mit Bildung von Geschwüren auf dem hinteren Gaumenbogen und der Pharynxwand. Die Geschwüre bedecken sich mit Schorfen, später wuchern die Ulcerationen weiter, es kommt zu Zerstörung der Weichteile der Nasenhöhle und des Rachens, dann auch der harten Teile vom Nasenseptum und hartem Gaumen. Auch die Oberlippe kann gespalten werden. Die Geschwüre riechen intensiv.

Die Krankheit schreitet sehr langsam fort, bereitet keine Schmerzen und kann in jedem Stadium zum Stillstand kommen, bzw. ausheilen. Der Kehlkopf und die Zunge bleiben erhalten.

10% der Befallenen geht — wahrscheinlich an Mischinfektion — doch zugrunde.

Vielleicht hängen auch geschwürige Veränderungen an den Beinen, wie sie Fülleborn in der Südsee beobachtet hat, mit der Krankheit zusammen. (Sie sprächen aber auch für tertiäre Framboesie.)

Ätiologie. Man hat Zusammenhang mit Lepra, Tuberkulose und Syphilis angenommen, der sicher nicht besteht. Frambösie ist für echte Gangosa als Ursache noch nicht sicher auszuschließen, kann doch die tertiäre Frambösie die gleichen Zerstörungen machen, zu denen aus Afrika, Java und anderen Gegenden beschriebene Fälle gehören. Es ist daher nicht unwahrscheinlich, daß auch die Südseefälle später als selbständige Krankheit fallen gelassen werden müssen. Auch Schleimhautleishmaniose kann ähnliche Zerstörungen verursachen und kommt vor allem in Mittel- und Südamerika in dieser Form vor.

In Neuguinea hat Breinl 1915 im Sekret der Geschwüre Blastomyceten gefunden, die er für die Erreger hält und Cryptococcus mutilans nannte. Bei dem häufigen Befund von Blastomyceten als Mischinfektion anderer Krankheiten müßten noch weitere Beweise erbracht werden.

Die **Diagnose** gegen die obengenannten Formen ist nicht immer leicht; das Fehlen anderer Symptome, sowie die relative Gutartigkeit des Prozesses spricht stets für Gangosa.

Therapie. In verschiedenen Fällen soll mit Salvarsan und Quecksilber Heilung erzielt worden sein.

E. Dermatitis verrucosa (Chromoblastomykosis).

Definition. Eine chronische parasitäre Hautaffektion, die an den unteren Extremitäten beginnt, sich auf die Haut beschränkt und zu „verrukösen" Efflorescenzen führt.

Verbreitung. Zuerst in Brasilien beobachtet, dann zuerst aus Nordamerika genauer beschrieben, sind außer in Brasilien auch Fälle in Französisch-Guyana und angeblich auch in Rhodesia gesehen worden; Bonne beschrieb einen sicheren Fall aus Niederländisch-Indien.

Klinik. Befallen werden nur barfußlaufende Eingeborene, besonders Feldarbeiter. Die Eintrittspforte ist die äußere Haut und die Erreger scheinen in der Natur saprophytisch zu leben. Die Krankheit beginnt mit kleinen, festen, weißlichen, aus der Hautoberfläche hervorragenden Knötchen, die sich in Gruppen vereinigen und durch Infiltrate unter der Epidermis konfluieren. Die Gruppe wächst dann allmählich, so daß bei weiterer Entwicklung blumenkohlartige Efflorescenzen von verschiedenen Dimensionen entstehen. Diese fühlen sich oberflächlich hart an, doch spürt man durch die sehr feste, verhornte Oberfläche einen weicheren Kern. Befallen werden außer den Beinen auch Arme und Hände.

Ätiologie. Die Erreger gehören zu den Dematiaceen. Man findet im Gewebe runde, lichtbrechende bräunliche Gebilde, die an Blastomyceten erinnern und man hat der Krankheit danach den Namen „Chromoblastomykose" gegeben. In Wirklichkeit sind aber die Parasiten, die

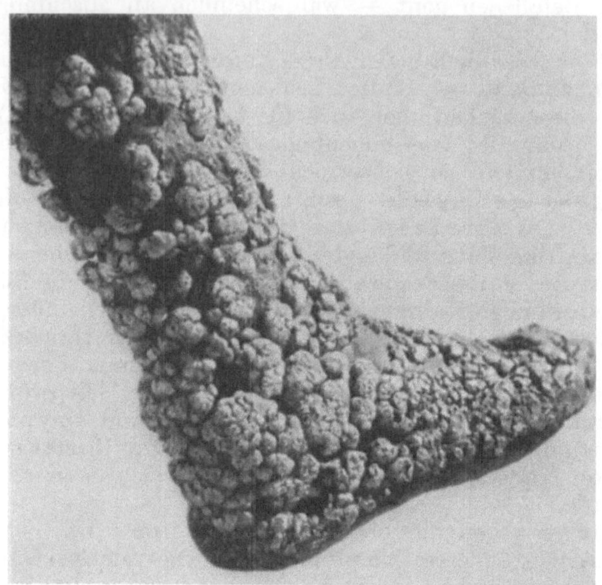

Abb. 222. Dermatitis verrucosa. (Orig. ROCHA LIMA phot.)

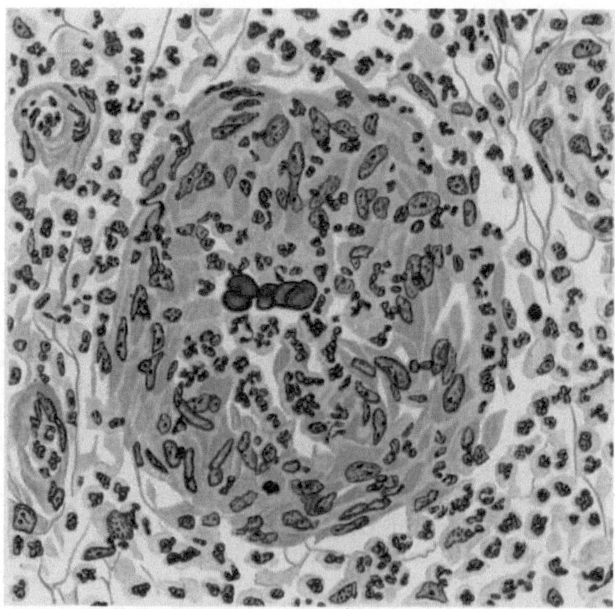

Abb. 223. Dermatitis verrucosa-Erreger im Gewebe. (Orig. nach ROCHA LIMA.)

die Namen Phialophora verrucosa und Acrotheca pedrosiana erhalten haben, keine Sproßpilze.

Pathologische Anatomie. Man findet die Parasiten entweder in Nestern von Epitheloidzellen und Leukocyten (wie in Abb. 223) oder in Riesenzellen dicht unterhalb der Epidermis bei papillomatöser Wucherung der Haut (wie in Abb. 222), bei welcher die stark zellig infiltrierte Cutis zackig wie eine „Gebirgskette" in die Höhe geht.

Prognose. Die Krankheit bleibt auf die Haut lokalisiert und verläuft sehr chronisch, ohne je ganz auszuheilen; den Tod verursacht sie aber nie.

Therapie. Einige Autoren wollen durch Jodbehandlung eine Besserung erzielt haben.

F. Sporotrichosen.

Definition. Durch Pilze verursachte Erkrankungen, die unter Knoten- und Geschwulstbildung in der Haut chronisch verlaufen und in manchen Fällen unter Kachexie tödlich enden. Allgemeinerkrankungen sind selten.

Ätiologie. Die Erreger gehören zur Gattung Sporotrichon, die besonders von DE BEURMANN und GOUGEROT studiert worden ist. Im Gewebe erscheinen sie als länglich ovale, bacillenähnliche Gebilde von $3-5\,\mu$ Länge, die von einem hellen, lichtbrechenden Hof umgeben sind. Sie finden sich darin sehr spärlich und sind daher durch unmittelbare mikroskopische Untersuchung kaum festzustellen.

In Kulturen, besonders auf SABOURAUDs Glucose-Agar, sind sie bei 30—38° leicht züchtbar. Es bilden sich feine Mycelfäden mit ovalen oder rundlichen Sporen, die in großer Zahl, oft in traubiger Anordnung vorhanden sind (Abb. 225). Die verschiedenen Spezies unterscheiden sich durch Anord-

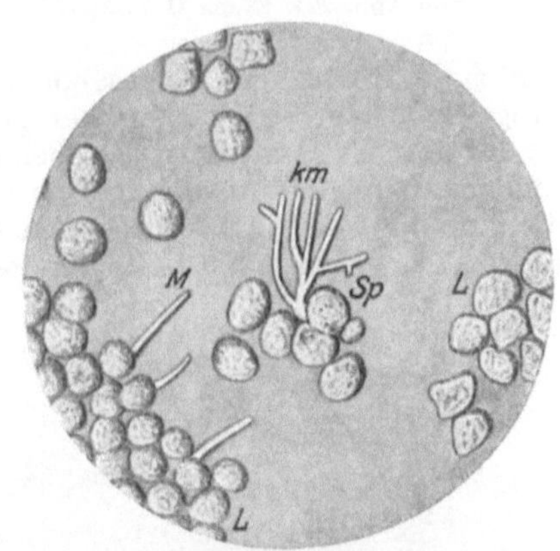

Abb. 224. Bakteriologische Diagnose der Sp. beurmanni am 2. — 3. Tag mit Hilfe der Kultur im trockenen Reagensglase. L Leukocyten, M Mycelfäden, km Kolonie von verzweigten Mycelfäden, Sp beginnende Sporulation. (Nach GOUGEROT.)

nung und Dicke des Mycels, sowie die Art der Sporenbildung. In den Tropen sind besonders gefunden Sporotrichon beurmanni und Sporotrichon asterioides, welch letzteres im Gewebe in Form rundlicher Gebilde mit kurzen radiären Fortsätzen erscheint.

Makroskopisch erkennt man in den Kulturen nach etwa 4—10 Tagen kleine weiße Punkte mit feinen radiären Ausläufern, die allmählich wachsen und auch auf das Glas Ausläufer hervorkriechen lassen und dann leicht als gelbe Pilzkulturen erkennbar sind. Später nehmen sie oft braune bis schwärzliche Farbtöne an.

Die Pilze sind pathogen für verschiedene Nagetiere, insbesondere
Ratten, ferner für Mäuse, junge Meerschweinchen, sowie für Affen und
Katzen. Auch spontane Sporotrichose ist bei Tieren (Ratten, Hunden, Maultieren) beobachtet.

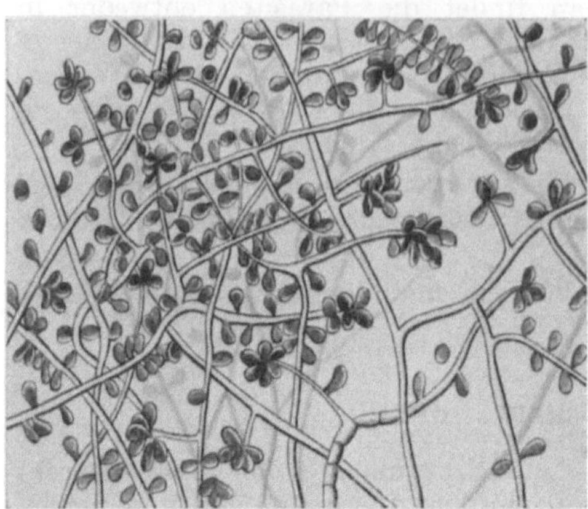

Abb. 225. Vorgerücktes Entwicklungsstadium der Kultur auf der trockenen Wand des Reagensrohres von Abb. 224. (Nach GOUGEROT.)

Die Pilze kommen in der freien Natur zweifellos saprophytisch an Pflanzen und bei Arthropoden vor.

Geographische Verbreitung. Sporotrichosen sind beobachtet in Frankreich und anderen europäischen Ländern; in den Tropen: in Süd- und Mittelamerika, vor allem in Brasilien, Argentinien, Uruguay, Columbien, Ecuador, ferner in Afrika, Ostasien, Arabien. Zweifellos sind sie noch viel weiter verbreitet, nur ist die Diagnose — besonders wegen der Erschwerung von Züchtungsversuchen — nicht immer gestellt worden.

Klinik. Es entstehen — scheinbar nach langer Inkubation — besonders an Armen und Beinen, ferner auf dem Rumpf kleine Knötchen, die ganz langsam und verschieden schnell wachsen und im subcutanen Gewebe als harte, resistente Knoten fühlbar sind. Nach einiger Zeit

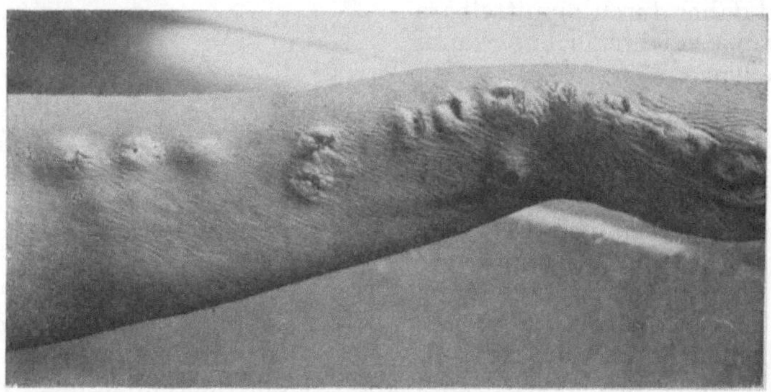

Abb. 226. Sporotrichose. (Orig. nach Photo des Instituto O. CRUZ in Rio de Janeiro.)

findet man Knoten in wechselnder Größe, vom Umfang einer Erbse
bis fast Apfelsinengröße. Ein großer Teil der Tumoren kommt zur
Erweichung, die Haut darüber erscheint infiltriert, gerötet, schließlich
brechen die Knoten auf und es wird eine eitrige, gelbliche, zähe Flüssigkeit entleert. Manchmal schließt sich dann später wieder die Öffnung
und es kommt unter Bildung von Granulationen zur Heilung und

Narbenbildung. Andere ulcerieren weiter und werden zu kraterförmigen Geschwüren. Das Bild kann sehr wechseln. Auch die Lymphdrüsen können befallen werden.

Das Allgemeinbefinden ist in der Regel wenig gestört. Der Verlauf ist äußerst chronisch und zieht sich über Monate bis Jahre hin, bis es schließlich in vielen Fällen zu spontaner Ausheilung kommt. Anämie und Kachexie kommt auch manchmal vor; auch Fieber kann vorhanden sein.

In seltenen Fällen ist Allgemeininfektion beobachtet worden, mit Herden in Muskeln, Gelenken, Knochen, Lungen, Nieren, Schleimhäuten usw. Solche Fälle verlaufen tödlich.

Pathologische Anatomie. Nach DE BEURMANN lassen sich drei Typen der Veränderungen feststellen: 1. Epithelioider Typus mit Anwesenheit von Riesenzellen = tuberkulöser Typus; 2. eine lympho-konnektive Gewebsbildung = syphiloide Reaktion; 3. polymorphonuclearer oder ekthymatiformer Typus.

Differentialdiagnose. Verwechslung mit Tuberkulose, Syphilis, Blastomykose, Leishmaniose ist sehr häufig. Gesichert wird die Diagnose nur durch die sehr einfache Kultur. Hierzu eignet sich auch das Auswachsen des Mycels — ohne Zusatz von Nährsubstraten — aus dem Eiter (Abb. 224 u. 225). Man bringt etwas Eiter in ein steriles Reagensglas und läßt es die Wand herunterlaufen. Nach einigen Tagen wuchern Pilzkulturen von den Rändern auf das Glas und sind bei schwacher Vergrößerung, später auch makroskopisch leicht erkennbar. Zimmertemperatur genügt hierzu.

Therapie. Jodkali in starken Dosen wirkt spezifisch. Auch Jodinjektionen (s. S. 319) kommen in Frage, ebenso lokale Behandlung mit Jodtinktur.

G. Rhinosporidium seeberi s. kinealyi.

In Argentinien wurden von SEEBER und später in Indien von verschiedenen Ärzten in Nasenpolypen merkwürdige Parasiten entdeckt, die früher zu den Haplosporidien gezählt wurden, aber pilzlicher Natur sind.

Die Krankheit ist beobachtet in Britisch-Indien, besonders in Madras und Kalkutta, ferner in Cochin, Ceylon und Philippinen. In Argentinien sind erst neuerdings wieder Fälle beschrieben worden (PARODI). In Europa sah ORLANDI 1926 den ersten Fall.

Außer beim Menschen ist die Erkrankung beim Pferd in Südafrika, Argentinien und Uruguay beobachtet.

Klinik. Gewöhnlich tritt die Erkrankung als Nasenpolyp auf, der vom Septum seinen Ausgang nimmt. Es bilden sich polypöse Tumoren, die auch aus der Nase hervorragen können und erbsengroß oder noch größer werden. Sie neigen zu Blutungen. Auch Erkrankungen des Tränensacks mit Geschwulstbildung an der Conjunctiva sind beobachtet. Ein Granulom an der Conjunctiva bulbi nach Verletzung durch Holzsplitter mit den Erregern sah ORLANDI. Auch in Geschwüren des Penis sind die Parasiten einmal gefunden worden.

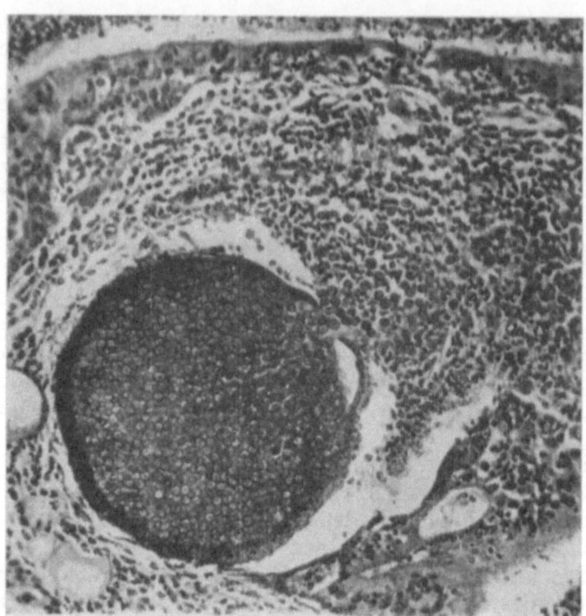

Abb. 227. Rhinosporidium seeberi. Schnittpräparat mit einem reifen 245 μ großen
Sporangium mit zahlreichen reifen Sporen, die auszutreten beginnen. 170 fach.
(Nach ASHWORTH.)

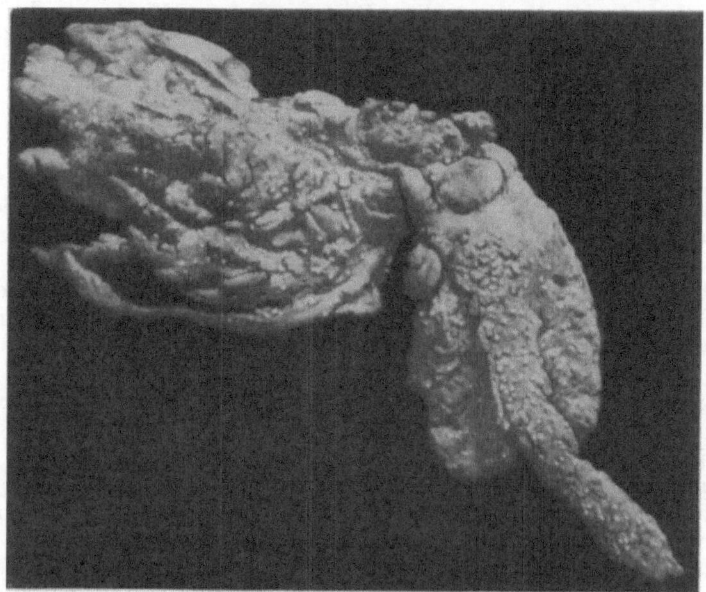

Abb. 228. Rhinosporidium seeberi. Teil einer entfernten papillösen Nasengeschwulst.
Auf der Oberfläche des Polypen sind zahlreiche Sporangien erkennbar. Etwa $2^3/_4$ fach.
(Nach ASHWORTH.)

Der Verlauf ist meist ein chronischer und es kommt schließlich zum Stillstand des Wachstums; Rezidive kommen vor.

Therapie. Sie besteht am besten in chirurgischer Behandlung: Abtragung des Tumors und Verätzung des Grundes. WRIGHT sah bei Tränensack-Rhinosporidiose guten Erfolg einer lokalen Brechweinsteinbehandlung. Er träufelte 3 mal täglich eine 2%ige Lösung auf und sah allmählich Verkleinerung bis zu völligem Verschwinden der Geschwulst nach 3 Monaten.

Ätiologie und Pathologie. Makroskopisch sieht man an den Polypen kleine, runde, weißliche Knötchen hervorragen (s. Abb. 228). Mikroskopisch sieht man im Gewebe zerstreut liegende Cysten. Sie sind rund und haben eine derbe Membran. Im Innern bilden sich große Massen kleiner rundlicher Sporen. Diese gelangen schließlich durch eine präformierte Öffnung in das umgebende Gewebe, wo sie heranwachsen und neue Cysten bilden.

Der Name Rhinosporidium seeberi ist prioritätsberechtigt vor Rh. kinealyi. Die Erreger sind pflanzlicher Herkunft. Es handelt sich nach ASHWORTH um niedere Pilze, Phycomyceten, bei denen er sie vorläufig zu der Unterordnung der Chytridineae einreiht.

Der Infektionsweg ist noch nicht bekannt. CORDERO und VOGELSANG konnten jedoch nachweisen, daß die Sporen durch die Drüsengänge der Nasenschleimhaut entleert werden und nehmen an, daß diese auch die Eintrittspforte beim neuen Wirt darstellen.

IX. Verschiedene tropische Affektionen der Haut und Gewebe.

Klimatische Bubonen; Poradenitis inguinalis subacuta; Lymphogranulomatosis inguinalis.

Definition. Gutartige, chronisch verlaufende Bubonen der Inguinalgegend, in warmen Ländern häufig, die nicht auf äußere Verletzungen usw. zurückzuführen sind.

Verbreitung. In verschiedenen warmen Ländern (Ostasien, Mittel- und Südamerika u. a.), besonders auch bei Schiffsbesatzungen beobachtet, in letzter Zeit aber auch aus Südfrankreich, Spanien, Mittelmeergebiet, im übrigen Europa z. B. England, Deutschland beschrieben; ebenso Küstengebiet Nordamerikas. Sie ist zweifellos in der Zunahme begriffen.

Klinik. Die Krankheit befällt scheinbar nur männliche Individuen im geschlechtsfähigen Alter. Die Leistendrüsen, besonders die obere innere Gruppe, seltener die Schenkeldrüsen schwellen an und werden schließlich zu entzündeten, unverschieblichen, schmerzhaften Drüsenpaketen. Die Spannung kann eine sehr beträchtliche sein und die Bubonen erreichen Gänseeigröße oder mehr. In vielen Fällen tritt nach mehreren Wochen Rückbildung ein, in anderen aber kommt es zu Erweichung und Durchbruch. Es bilden sich dabei nach GÜNTHER herdförmige Einschmelzungen in Form kleiner multipler Abscesse und Nekroseherde, die mit kleinsten Fistelöffnungen siebförmig perforieren. In 77⁰/₀ von Fällen des Hamburger Tropeninstituts sah GÜNTHER eitrige

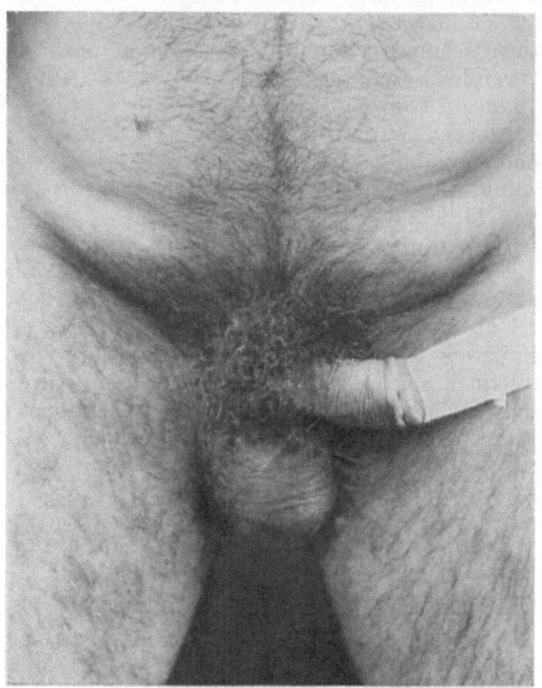

Abb. 229. Lymphogranulomatosis inguinalis. Anfangsstadium nach FISCHL.

Einschmelzung. Der Eiter ist dick, leicht grünlich oder gelblich, klebrig, schleimig und besteht hauptsächlich aus großen Mononucleären. Das Aufbrechen kann dann bald zur Selbstheilung führen oder es wird wochenlang durch Fisteln Sekret entleert.

In den meisten Fällen besteht remittierendes Fieber, das bald nur ganz geringe Fieberzacken macht, bald höher ist. In manchen Fällen wurden auch rheumatische Beschwerden, Erythema nodosum, Gelenkaffektionen (KOPPEL) als Komplikationen beobachtet.

Neuerdings wird die Ansicht vertreten, daß es sich um eine besondere Geschlechtskrankheit handelt. MÜLLER und JUSTI fanden bei drei Fällen ein stecknadelkopfgroßes Geschwür an den Genitalien. DURAND, NICOLAS und FAVRE beschrieben 1913 aus Südfrankreich als venerische subakute Lymphogranulomatose eine mit den klimatischen Bubonen übereinstimmende Erkrankung, ebenfalls mit kleinen Ulcerationen der Genitalien. PHYLAKTOS bestätigte 1922 den Zusammenhang;

nach ihm entsteht nach 10—25 tägiger Inkubation der sog. lymphogranulomatöse Schanker, dem die Bubonen folgen. Auch aus Argentinien ist von Destéfano und Vaccarezza diese Ansicht bestätigt worden, die den Primäraffekt in der Gestalt von kleinen, indolenten Ulcerationen von follikulärem oder herpetiformem Charakter, der oft unbemerkt bleibt, beschrieben. Sie nennen die Krankheit „subakute inguinale Poradenitis". Daß die in Europa beobachteten Formen mit den echten klimatischen Bubonen identisch sind, ist jetzt — auf Grund der spezifischen Cutanreaktion — sicher. Befallen werden in der Regel nur Männer. Hoffmann beobachtete aber Infektion eines Ehepaares.

Die **Prognose** ist bezüglich der Heilung günstig; die Krankheitsdauer kann aber in unbehandelten Fällen mehrere Monate betragen.

Pathologische Anatomie. Typisch für die klimatischen Bubonen ist die fistelartige Einschmelzung des Drüsengewebes, das von kleinen Gängen und nichtkonfluierenden Abscessen durchsetzt wird. Histologisch erscheinen die Stellen als leicht erkennbare Herde mit Eiter und nekrotischem Zelldetritus im Zentrum und einem breiten Kranz von radiären dichtgelagerten Epitheloidzellen.

Ätiologie. Seit Scheube das Krankheitsbild der klimatischen Bubonen aufgestellt hat, ist ihre Ätiologie noch ungeklärt. Nach den oben genannten neueren Beobachtungen ist die Auffassung als Geschlechtskrankheit wohl richtig und es ist fast ebenso sicher, daß die gleichartigen Formen, die in verschiedenen Ländern beobachtet werden, einheitlicher Ätiologie sind. Der Eiter ist jedoch stets steril. Gamna und Soli beschrieben charakteristische Zelleinschlüsse, die auch die genannten französischen Autoren scheinbar schon sahen. Ersterem gelang die Übertragung auf Meerschweinchen.

Therapie. Kühle Umschläge oder Eisblase befördern im Anfangsstadium die Rückbildung. Destéfano und Vaccarezza empfehlen Zerstörung des Genitalschankers mit dem Thermokauter. Sind die Bubonen schon weiter vorgeschritten, so bringt man sie durch heiße Breiumschläge zur Erweichung und behandelt sie dann chirurgisch, indem man sie exzidiert. Hanschell empfahl Reiztherapie vermittels intravenöser Injektionen eines polyvalenten Typhusimpfstoffs; er gab 100 Millionen Keime in 1 Injektion, in seltenen Fällen war nach 3—4 Tagen eine zweite von 150—200 Millionen nötig. Auch Low und Cooke hatte gute Erfolge damit, sie gaben 3 Injektionen von 5—100; 200 und 250 Millionen Keimen mit 6 tägigem Intervall. Diese und andere unspezifische Reiztherapien sind aber oft wirkungslos. Auch Antimonpräparate, insbesondere Stibenyl, sowie Jod innerlich werden empfohlen. De Bellard fand Stibenyl nur im Frühstadium wirksam; Destéfano und Vaccarezza beschreiben bei 85 mit Brechweinstein behandelten Fällen glänzenden Erfolg. Häufig versagen aber alle diese Mittel und es bleibt nur die Totalexcision. Hermans verwendete das Freische Lymphogranulom-Antigen auch therapeutisch. Er injizierte subcutan am Oberarm 0,2 bzw. 0,1 ccm, dann 0,4 und 0,6 ccm mit 4—6 tägigen Zwischenräumen. Es gab eine lokale vorübergehende Schwellung. Bei mehreren Fällen war der therapeutische Erfolg sehr günstig, die Bubonen bildeten sich schnell zurück.

Differentialdiagnose. Die Abgrenzung gegen syphilitische und Ulcus-molle-Bubonen, septische oder Pestbubonen ist nicht immer leicht. Probe-punktion und bakteriologische Untersuchung schließen die beiden letz-teren aus. Die Diagnose wird auch ermöglicht durch eine von FREI angegebene Intracutanreaktion mit durch Wärme sterilisierten, ver-dünnten Eiter; DIND, O. FISCHER, HELLERSTROEM und HERMANS konnten es bestätigen. FREI entnimmt aus einem Erweichungsherd Eiter oder zerreibt das Gewebe exstirpierter Drüsen, verdünnt mit der zehnfachen Menge physiologischer Kochsalzlösung und erhitzt 2 Stunden auf 60°, am nächsten Tag nochmals eine Stunde. Nach Sterilitätsprüfung ist es ver-wendbar und kann in Ampullen, eventuell nach Phenolzusatz, aufbewahrt werden.

Zur Ausführung der Reaktion werden 0,1 ccm intracutan am Ober-arm injiziert, nach 24 Stunden entsteht dort bei positiver Reaktion eine papulöse Entzündung, die nach 48 Stunden am stärksten ist.

Venerisches Granulom.
(Granuloma pudendi.)

Definition. Eine besonders in warmen Ländern stark verbreitete, durch Kontakt übertragene Geschlechtskrankheit, die zu ausgedehnten granulierenden Geschwüren an den Geschlechtsorganen und ihrer Um-gebung führt.

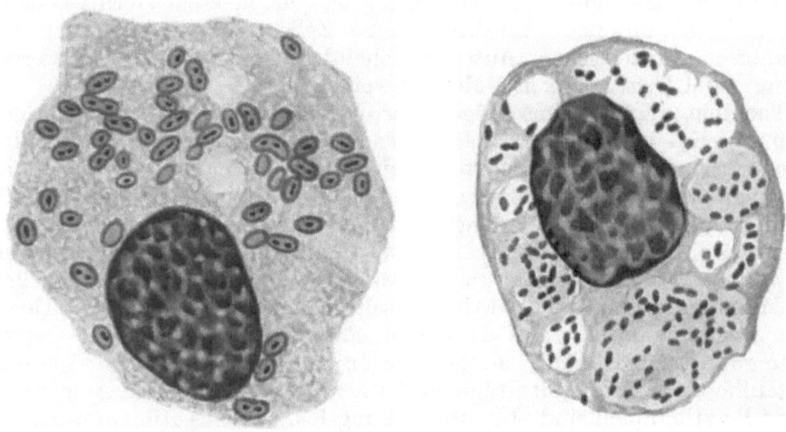

Abb. 230 a und b. Venerisches Granulom. Ausstrichpräparat. a Bakterien mit Kapseln in einer Zelle. b Bakterien ohne Kapsel in Schleimhülle eingeschlossen. Etwa 1000mal vergr. (Orig. nach Präp. aus Madras.)

Verbreitung. Vorderindien, Hinterindien, Südchina, Südseeinseln und Australien, tropisches Westafrika, Tripolis, Westindien, Mittel- und Südamerika, insbesondere Brasilien, Nordamerika, wahrscheinlich noch andere Gebiete.

Ätiologie. Die Erreger sind eigenartige Bakterien, die DONOVAN zuerst beschrieben und SIEBERT als Kapselkokken erkannt hat. Es

sind ziemlich große Kokken, die meist von einer breiten Kapsel umgeben sind; oft ist diese aber nicht färbbar. Die Kokken liegen in großen
Mengen haufenförmig in Zellen. Freie Keime findet man äußerst selten.
Die Bakterienhaufen sind innerhalb der Zellen oft von einer Schleimhülle umgeben, die Kapseln um die einzelnen Bakterien bilden sich
erst später. ARAGÃO und VIANNA, die sie auch in Brasilien fanden,
benannten sie Calymmatobacterium granulomatis. Die Kultur
ist ihnen gleichfalls gelungen, doch glaubte ARAGÃO später, daß es sich
nicht um die richtigen Keime gehandelt hat. MARTINI und FLU erhielten
etwas anders aussehende Kulturen. Neuerdings konnte THIERFELDER,

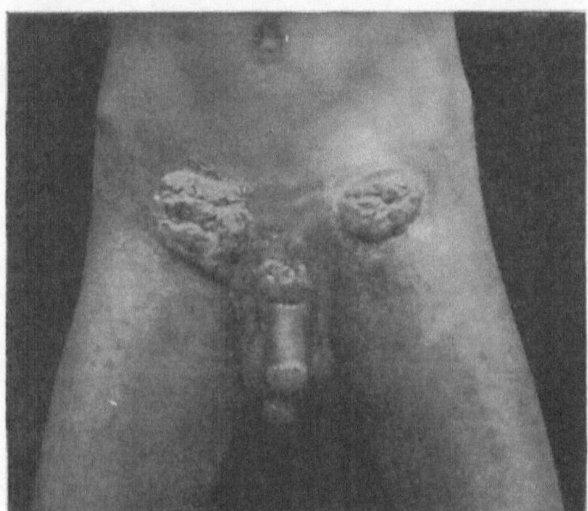

Abb. 231. Venerisches Granulom. (WENDLAND phot.)

der über 5000 Fälle in Neu-Guinea beobachtete, die Erreger einwandfrei
züchten; von GOLDZIEHER und PECK gewonnene Kulturen sind sicher
mit denen THIERFELDERs identisch. Es ist heute kein Zweifel mehr an
der ätiologischen Bedeutung des Calymmatobacteriums granulomatis[1]
berechtigt, das anderen Kapselbakterien (FRIEDLÄNDERs Bacillus, Rhino-
sklerom-Bacillus) vielleicht verwandt ist.

Klinik. Von einer kleinen Wunde an den Geschlechtsorganen ausgehend, entwickelt sich ähnlich wie beim phagedänischen Schanker
zunächst ein kleines Knötchen oder Geschwür mit der Neigung, weiter-
zuwuchern. Es bilden sich allmählich so fortschreitend granulierende
Neubildungen, deren Granulationen nicht nur in der Fläche sich ausdehnen, sondern auch tumorähnlich in die Höhe wuchern, so daß mäßig
gewölbte, leicht blutende, evtl. mit schmierigem Belag bedeckte Granulome sich bilden. Beim Mann sitzen sie oft am Penis oder der Inguinalgegend und wuchern von da weiter, wobei es zu weitgehenden Zerstörungen am Penis und Hodensack kommen kann. Bei Frauen sind
meist die Labien, oft auch die Analfalte der erste Sitz, und es kommt
auch hier bei langsamem Vorwärtskriechen zu weiten Zerstörungen.

---

[1] Alle späteren Namen sind nicht gültig.

In schweren Fällen können die Geschwüre durch die Bauchdecke durchbrechen und Blase und Bauchhöhle erreichen. Im Zentrum heilen
manchmal während des Fortschreitens einzelne Stellen unter starker
Narbenbildung aus.

Auch extragenitale, primäre Lokalisationen sind mehrfach beobachtet, so an Lippen, Fingern, Ohren. Vor allem sahen aber
THIERFELDER und THIERFELDER-THILLOT in Neu-Guinea auch Metastasen, und zwar solche an Leber, Nase, Unterkiefer, Stirn, Ohr,

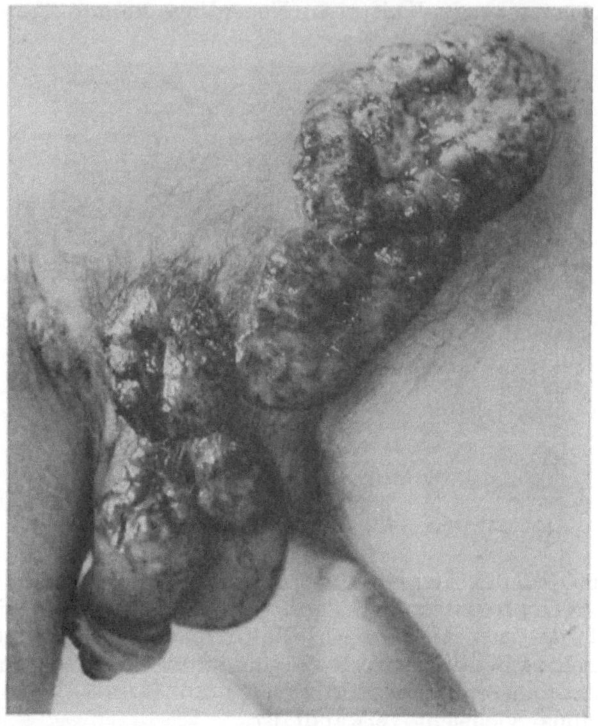

Abb. 232 a. Venerisches Granulom. Vor der Behandlung. (Nach ARAGÃO und VIANNA.)

Rücken, Finger. Ob dreimal beobachtete aufsteigende Lähmungen,
die in wenigen Tagen tödlich verliefen, sicher mit venerischem Granulom
zusammenhingen, konnten sie nicht entscheiden.

Prognose. Die Krankheit verläuft sehr chronisch in vielen Monaten
bis Jahren. Zunächst leidet das Allgemeinbefinden wenig, später werden
die Befallenen anämisch und kachektisch; ein Teil scheint auch durch
Mischinfektion zugrunde zu gehen.

Pathologische Anatomie. Der histologische Bau entspricht dem-
jenigen des typischen Granuloms. Man findet aber zwischen den nach
der Oberfläche laufenden, von einem basalen Plasmom ausgehenden
jungen Gefäßen außer zahlreichen dicht gelagerten Leukocyten, Fibro-
blasten und den die Gefäße begleitenden Plasmazellen große einkernige

Zellen, die teilweise in Vakuolen, zum Teil gleichmäßig im Protoplasma verstreut den Krankheitserreger als schwer färbbare kurze Stäbchen beherbergen.

Therapie. Früher vielfach angewandte lokale Behandlung und innerliche mit Jodkali hatte keine besonderen Ergebnisse. ARAGÃO und VIANNA erzielten glänzende Erfolge mit intravenöser Brechweinstein-Behandlung in 1%iger Lösung. 10—12 Einspritzungen von 0,1 g genügten gewöhnlich, bei fortgeschrittenen Fällen entsprechend mehr. Es kommt

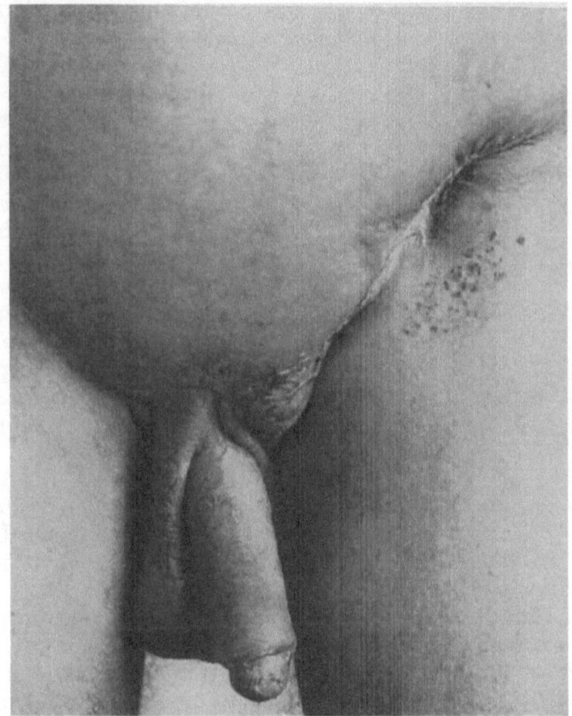

Abb. 232b. Venerisches Granulom. Fall von Abb. 232a nach Behandlung mit Brechweinstein. (Nach ARAGÃO und VIANNA.)

rasch zur Vernarbung und Abheilung. (Näheres über diese Therapie findet sich bei Kala-azar S. 57.) Bei dem Riesenmaterial THIERFELDERs und THIERFELDER-THILLOTs in Neu-Guinea zeigte sich die gleiche glänzende Wirkung. Manche schwere Fälle, besonders auch extragenitale, reagierten allerdings oft langsamer. Sie fanden auch die organischen Antimonpräparate (s. S. 58) besonders wirksam; manchmal erwies sich ein Wechsel dieser als zweckmäßig, solches fand auch GIGLIOLI. Bei völligem Versagen der Therapie liegt sicher ein anderes Leiden vor.

Die Bekämpfung muß da, wo das venerische Granulom sehr verbreitet ist, wie in Neu-Guinea, weitgehende Eingriffe in die Volkssitte und Lebensweise vornehmen. Durch diesbezügliche Gesetze, Aufklärung, Änderung der Wohnverhältnisse war sie dort erfolgreich.

Ulcus tropicum oder tropischer Phagedänismus.

Definition. Ulcus tropicum ist ein meist an den Unterschenkeln sitzendes, putride riechendes Geschwür, das in die Breite und Tiefe wuchert und weitgehende Nekrosen verursacht.

Geographische Verbreitung. In den meisten tropischen Ländern ist es häufig, namentlich da, wo die Eingeborenen barfuß laufen, so im ganzen tropischen und subtropischen Afrika, ferner in Kleinasien, Ostasien, den Sundainseln, Mittelamerika und Südseeinseln. Es ist von großer klinischer Bedeutung in vielen Tropengebieten.

Ätiologie. Während man oberflächlich alle möglichen Mikroben findet, überwiegen in den tieferen Schichten zwei Gruppen, nämlich 1. spindelförmige Bacillen und 2. . Spirochäten. Diese Symbiose, die ja bei der PLAUT-VINCENTschen Angina, dem Hospitalbrand und anderen gangränösen Prozessen vorkommt, ist von zahlreichen Forschern beobachtet.

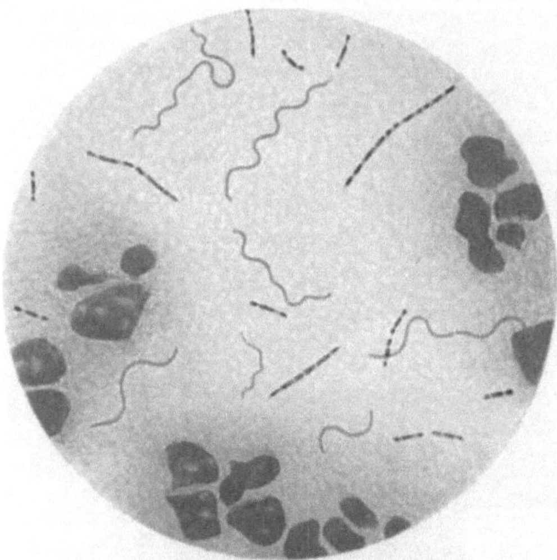

Abb. 233. Ulcus tropicum. Ausstrichpräparat. Giemsafärbung. Etwa 1000fach. Orig.

Unter den fusiformen Bacillen lassen sich Übergänge von ganz kurzen dicken bis zu langen pilzfadenähnlichen feststellen. Sie sind lebhaft beweglich.

Die Spirochäten des Ulcus tropicum hat v. PROWAZEK morphologisch genauer studiert und Spirochaeta schaudinni benannt. Es sind große Spirochäten mit oft mehr als zehn Windungen, die im frischen Präparat meist weit gewunden sind; es kommen aber auch kleinere, enger gewundene Formen vor.

An Levaditi-Schnitten konnten KEYSSELITZ und M. MAYER die ätiologische Bedeutung beider Mikroorganismen dahin aufklären, daß die Spirochäten zunächst allein in die Breite und Tiefe in den erweiterten Saftkanälen des Rete malpighii vordringen, dasselbe anscheinend auflockern und eine oberflächliche Nekrose des von ihnen gleichsam überfluteten bindegewebigen Substrates als erste Phase der Zerstörung bedingen. Die fusiformen Bacillen rücken dann zunächst vereinzelt, dann wie ein Wall geschlossen nach und verursachen die weitere Zerstörung und die Fäulnisvorgänge innerhalb des Gewebes.

Klinik. Die Geschwüre sitzen in der Regel einzeln oder zu mehreren am unteren Drittel des Unterschenkels, mit Vorliebe an der inneren Knöchelgegend; bevorzugt werden ferner Ferse, Fußrücken, Streckseite der Zehen.

Gewöhnlich an Stelle einer größeren oder kleineren Verletzung, Quet-schung, Sandflohwunde usw. entsteht das Geschwür. Man sieht zunächst ein kleines, kreisrundes, etwa erbsengroßes Feld, in dessen Mitte die Epithelschicht fehlt und eine blutig-eitrige Masse hervorquillt. Das Geschwür wächst ganz langsam, bleibt dabei kreisrund und bedeckt sich mit einem zähglasigen, gelblichen, stark stinkenden Schleim, dem zuweilen die Neigung zur Bildung von Pseudomembranen zukommt. Diese lassen sich leicht in größeren Strecken abziehen und darunter liegt eine schmutzig rötliche, nässende, leicht blutende Granulationsfläche. Der Geschwürsrand ist zunächst regelmäßig gewulstet, später erscheint er etwas unterminiert, verschieblich, nekrotisch. Die Umgebung ist mäßig oder stark ödematös.

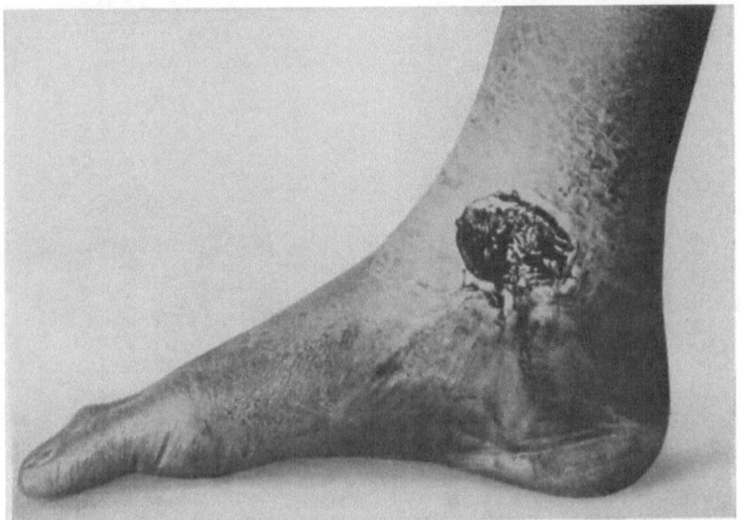

Abb. 234. Ulcus tropicum. Orig. (Photogr. Sammlung des Tropeninstituts.)

Bei zunehmender Vergrößerung, die ziemlich rapide erfolgen kann, behält das Geschwür bis etwa Handtellergröße die regelmäßige runde Gestalt bei, um sich dann unregelmäßiger in die Breite zu erstrecken. Bei fortschreitendem Wachstum greift es dann auch in die Tiefe, dringt zunächst zu den Muskeln und Sehnenscheiden vor und gelangt bis auf die Knochen. Die Sehnenscheiden bleiben dabei meist erhalten. Unter Bildung eitrig stinkender schleimiger Massen werden die befallenen Teile nekrotisch und so können selbst Knochenteile zunächst bloßgelegt und dann abgestoßen werden. Dabei trifft man auch häufig kleinere oder größere stark wuchernde Granulationsherde, die an den betreffenden Stellen der weiteren Zerstörung Einhalt gebieten. Schwere profuse Blutungen sind trotz der Zerstörung zahlreicher Blutgefäße, wohl infolge frühzeitiger Thrombosierung, selten.

So können die Geschwüre ganz erhebliche Ausdehnung erreichen, es fehlen ganze Stücke des Unterschenkels oder die Ferse; andere wieder bleiben bis zu erheblicher Größe auf das subcutane Bindegewebe beschränkt. Ist der Fuß ergriffen, so besteht oft gleichzeitig ein mäßiges Ödem des ganzen Fußes oder Unterschenkels. Besonders bösartige Formen an den Zehen, die die Nägel unterminieren, kommen auch vor (Abb. 235 u. 236).

Die Dauer der Entwicklung bis zu weitgehenden Zerstörungen kann je nach der Bösartigkeit, dem Kräftezustand und äußeren Bedingungen wochen- bis monatelang betragen.

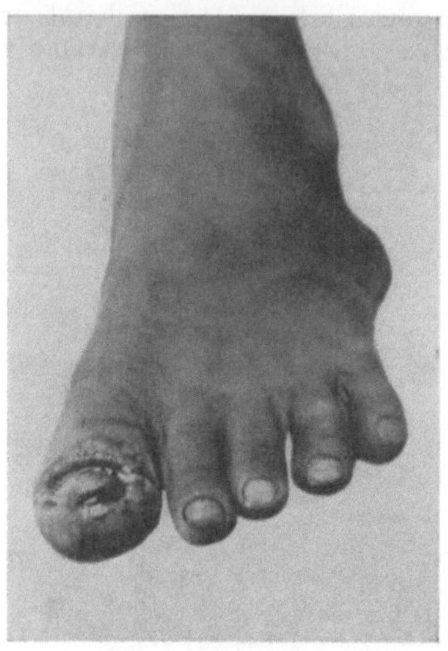

Abb. 235. Ulcus tropicum am Nagelrand. (Nach Kaysser.)

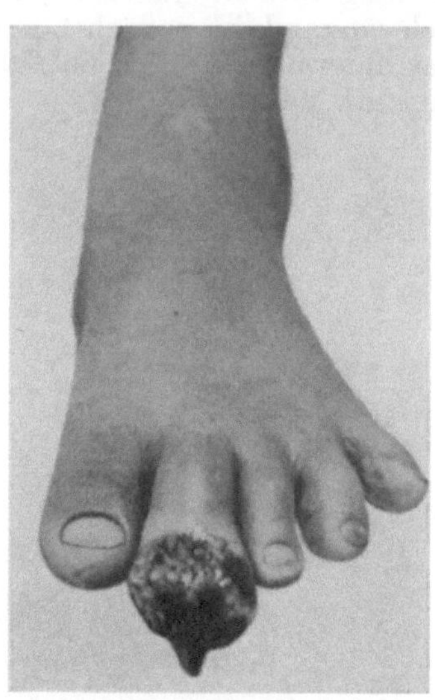

Abb. 236. Ulcus tropicum an einer Zehe. (Nach Kaysser.)

Pathologische Anatomie. Das Charakteristische der Geschwüre ist eine Gewebsproliferation in den fortschreitenden Partien, einhergehend mit zelliger Infiltration, Flüssigkeitsdurchtränkung und Blutgefäßneubildung. Beim Fortschreiten ist die Nekrose der Gewebe das Typische.

Therapie. Je früher das Ulcus tropicum behandelt wird, desto aussichtsreicher ist der Erfolg. Bei fortgeschritteneren Fällen wird zunächst in heißem Seifenbad gründlich gereinigt und aufgeweicht, dies muß evtl. eine geraume Zeit lang jeden Tag vor dem Verbandwechsel wiederholt werden. In der Zwischenzeit wird das Bein hochgelagert. Die unterminierten Ränder werden mit der Schere abgetragen, evtl. die oberflächlichen Schichten mit dem scharfen Löffel ausgekratzt.

Zur medikamentösen Therapie sind eine Fülle der verschiedensten Mittel angegeben worden und jedem wird fast ein Vorzug vor anderen nachgerühmt. In Wirklichkeit helfen alle diese Mittel; es hat sich aber gerade bei diesen chronischen Geschwüren gezeigt, daß oft ein Wechsel der Mittel notwendig ist, und zwar nicht nur etwa ein Wechsel einzelner Salben, sondern die Affektion reagiert bald auf Salben, bald auf

Umschläge, bald auf Trockenbehandlung besser, so daß von dem jeweiligen klinischen Fortschritt die Art der Behandlung abhängig gemacht werden muß. Die Therapie bleibt eine undankbare Aufgabe, wenn sie nicht vom Arzt selbst mit Sorgfalt überwacht wird; dann aber wird er bald die für sein Arbeitsgebiet zweckmäßigste Medikation herausfinden.

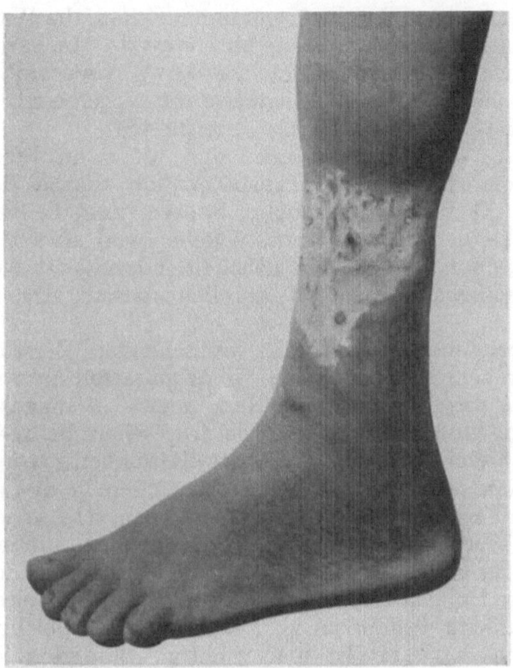

Abb. 237. Vernarbendes bis auf Tibia und Fibula reichendes Ulcus tropicum.
(Orig. KÜLZ phot.)

Bei der Wichtigkeit des Ulcus tropicum für weite Gebiete seien eine Reihe beliebter Behandlungsmethoden und Mittel angeführt, ohne daß alle empfohlenen damit erschöpft sind. Es werden u. a. angewandt Jodoform, Jodtinktur, Sublimat, Perubalsam, Ichthyol, 5% β-Naphtholsalbe, Aufstreuen von Salvarsan. Von Farbstoffverbindungen empfahl als Umschläge PAMPANA Acriflavin 1:1000; SCHWEITZER Methylviolett in dünner Lösung. WEHRLE u. a. empfahlen Desitinsalbe (eine Zink-Lebertransalbe). PETER gibt einen Pyrogallolpuder (Acid. Pyrogallic 10—15—20,0; Zinci oxydati 40,0, Talc. venet. ad 100,0) an. MANGABEIRA-ALBERNAZ verwendete Kalium- bzw. Natrium-Wismuttartrat als Streupuder 1mal täglich etwa 1 g. Auch VINCENTs Puder (1 Teil Natriumhypochlorit auf 9 Teile Borsäure) wird viel benutzt. GUILLON gab 3—4mal Äthylchlorid-Spray mit zweitägigen Pausen und vermutet, daß Kohlensäureschnee gleich wirksam sei. SCHWEITZER rühmt folgende Tropfmethode sehr: 1 g Quecksilberoxycyanur wird in 6 bis

7 Liter Wasser gelöst, davon werden jeden Morgen 5—20 Minuten, je nach der Größe des Geschwürs, Tropfen aus einer Höhe von 50—75 cm auffallen gelassen; an den ersten Tagen aus etwas geringerer Höhe wegen der Schmerzen. Bei großen phagedänischen Geschwüren nimmt er evtl. 1 g auf 2—3 Liter und behandelt 2mal täglich. Bei dieser Methode dringt die Flüssigkeit bis in die Tiefe und zerstört die nekrotischen Beläge. Dazwischen gibt er verschiedene desinfizierende Verbände.

Bei den hartnäckigen Geschwüren an den Zehen, die WEHRLE wiederholt zu Amputationen veranlaßten, unterspritzte MAASS mit 0,2%iger Trypaflavin- oder Argoflavinlösung, die 0,5% Novocain enthielt, und exzidierte in der entstandenen Anästhesie die Nagelmatrix und -wurzel, die sonst die Eiterung monatelang unterhielten.

Zur Anregung der Granulationen sind oft dann Pinselungen mit Argentum nitricum nötig. Zur Transplantation, die bei der THIERSCH-schen Methode oft versagt, empfiehlt SCHWEITZER die DAVISsche Methode, bei der kleine runde Gewebsstückchen von etwa 0,5 cm Durchmesser in Abständen von 0,5 cm nebeneinandergesetzt werden.

Zur Allgemeinbehandlung wird innerlich Jodkali, Arsen, Eisen empfohlen.

In vorgeschrittenen Fällen mit weitgehenden Zerstörungen kann — wenn auch in sehr seltenen Fällen — Amputation notwendig werden; doch ist sie bei sorgfältiger Behandlung meist zu umgehen.

Epidemiologie und Prophylaxe. Die tropischen Beingeschwüre sind in Plantagengebieten oft die wichtigste Krankheit. Die Keime sind offenbar ubiquitär und dringen bei Verletzungen in die Wunde ein.

Es gehört daher zu den wichtigsten Aufgaben, die Ausbreitung zu verhindern. Hierfür haben sich tägliche oder mindestens einmal wöchentliche Untersuchung der Beine aller Plantagenarbeiter durch einen Arzt oder Heilgehilfen sehr bewährt, um schon entstehende Geschwüre zweckmäßig behandeln zu können. Auch Belehrung der Eingeborenen durch den Arzt ist hier wichtig. Besonders bei Kulturen, die leicht zu Verletzungen der Beine führen (Sisal z. B.), ist Vorsicht geboten. Das Tragen von Schuhen und Wickelbinden würde natürlich das beste Vorbeugungsmittel darstellen.

Verschiedene Geschwülste der Füße.

In verschiedenen tropischen Ländern sind geschwulstartige Neubildungen an Füßen beobachtet worden, deren Ätiologie noch unklar ist. In folgendem seien einige dieser Formen kurz beschrieben.

1. Mossy foot (Piemugoso) und Amazonasfuß.

Als Mossy foot beschrieb THOMAS 1910 vom Amazonas eine eigentümliche Affektion, bei der der Fußrücken von einer Tumormasse bedeckt war, die zu dem Vergleich mit einem Moosbelag Anlaß gab (Abb. 238). Er konnte keinerlei spezifische Erreger nachweisen, konnte aber bei einem Kaninchen ähnliche Wucherungen durch Verimpfung auf die Nase erzeugen. STRONG und seine Mitarbeiter fanden in einem ähnlichen Fall in Manaos Spirochäten, die sie auch in Levaditischnitten nachweisen konnten und Spirochaeta noguchii benannten (Abb. 239). DEN HARTOG glaubt, daß diese Spirochäten nicht die Erreger seien, sondern eine Sekundäraffektion darstellen. Mit Dermatitis verrucosa sind die Geschwülste nicht identisch.

Ähnliche Fußgeschwülste mit Wucherungen und Geschwürsbildung sind vielfach in Mittelamerika, aber auch in anderen Ländern beschrieben worden, so von CASTELLANI, MÜHLENS, ROJAS, ROBLÈS u. a. aus Guatemala, Costarica und Salvador. Sie konnten alle keine spezifische Ursache nachweisen und in 2 Fällen von MÜHLENS konnte DELBANCO an Schnittmaterial feststellen, daß es sich um das Endresultat von Lymphstauungen, das sog. generalisierte Ödem handelt.

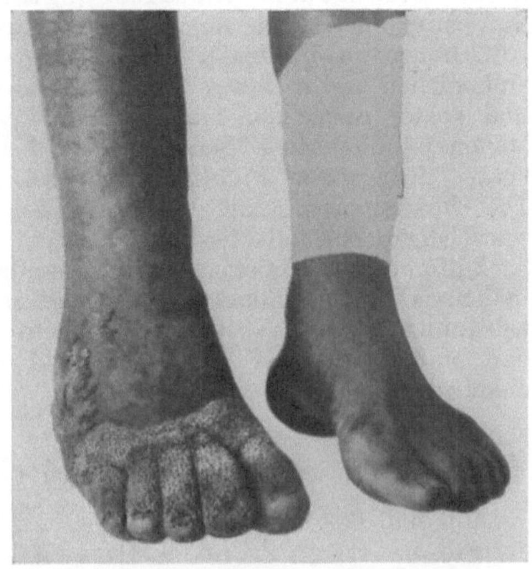

Abb. 238. Mossy foot. (Nach THOMAS.)

Solche elefantiastischen Veränderungen können aus den verschiedensten Ursachen entstehen, worauf auch ROJAS hin weist. Immerhin ist das häufige Vorkommen in Mittelamerika auffällig.

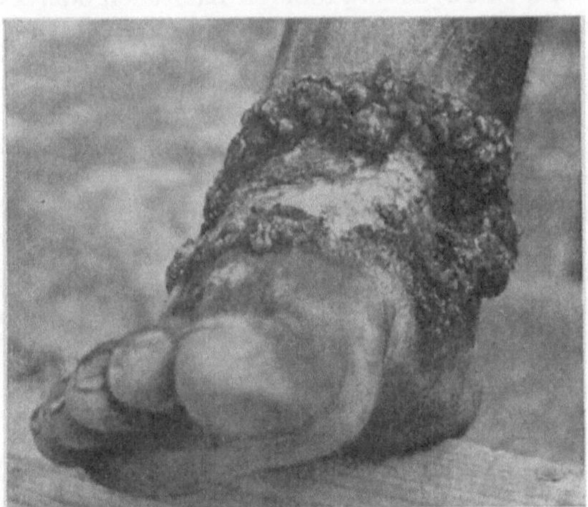

Abb. 239. Fußgeschwulst vom Amazonas mit Spirochätenbefund. (Nach STRONG.)

Auch aus Ägypten, Somaliland und anderen Gegenden sind ähnliche Fälle beschrieben. Bei einem Teil handelt es sich vielleicht um Leishmaniosen, bei denen solche verrukösen Tumoren schon lange bekannt, aber die Parasiten oft sehr spärlich sind (s. S. 62).

2. Pseudolepra oder Punudos.

Als Pseudolepra beschreibt Roblès eine Fußerkrankung in Guatemala, die meist im Kindesalter beginnt und zu einer unheilbaren elefantiastischen Veränderung der Füße führt. Es sollen zuerst erythematöse Affektionen im 6. oder 7. Jahre auftreten, die mit Adenitis und Fieber einhergehen und mehrere Tage bestehen bleiben. Nach einigen Monaten und später noch sehr häufig kommt es zu Rückfällen, und es entstehen papillomatöse Schwellungen der Zehen und des Fußrückens, später des ganzen Fußes, die für das ganze Leben bestehen bleiben. Die Ursache ist unklar. Wahrscheinlich gehört ein Teil der oben beschriebenen Formen hierher.

Differentialdiagnostisch wird gegenüber derartigen Fußerkrankungen manchmal auf Ähnlichkeit mit Madurafuß hingewiesen und die Bezeichnung Pseudomycetoma gebraucht. Dies ist irreführend, da für den Madurafuß ja Fistelbildung und Ausscheidung von Pilzkörnern charakteristisch ist.

Kro-Kro oder Knötchendermatitis.

Mit dem ersteren Namen werden scheinbar in Westafrika die verschiedensten juckenden Hautaffektionen bezeichnet; manche Autoren, darunter F. und A. Plehn, wenden ihn für einen dort häufigen papulo-pustulösen Ausschlag an. Diese Knötchendermatitis bezeichnet A. Plehn als „eine follikuläre chronische Entzündung der Cutis mit massiger fibrinöser Exsudation und Zellanhäufung um die Haarbälge und Schweißdrüsen". Zuerst entstehen kleine stecknadelkopfgroße Papeln, die in einigen Tagen zu größeren Knötchen oder Pusteln werden. Sie jucken ziemlich stark und es kommt durch Kratzen auch zu Mischinfektion mit Eiterkokken.

In der Regel werden nur Eingeborene befallen, von Europäern nur Unreinliche.

Die **Ätiologie** ist unklar, Milben scheinen bei dieser krätzeartigen Krankheit keine Rolle zu spielen.

Die **Therapie** besteht zunächst in Waschungen oder Verbänden mit desinfizierenden Flüssigkeiten, evtl. nach vorheriger Ausflockerung im heißen Seifenbad. Dann werden nach F. Plehn etwa eine Woche lang tägliche Einreibungen mit 3%iger Lysol- oder $1-1\frac{1}{2}\%$iger Kreolinlösung vorgenommen.

Veld oder Natal sore.

Definition und Verbreitung. Zuerst während des Buren-Krieges wurden in Südafrika eigenartige Hautentzündungen beobachtet, die in ähnlicher Art auch aus Australien beschrieben sind und im letzten Krieg unter den englischen Truppen am Sinai und in Palästina häufig waren („Desert" septic und Veld sores).

Klinik. Es handelt sich um Hautentzündungen, die als Papeln beginnen, dann zu flachen Blasen werden, die eine ziemliche Größe annehmen und ein gelbliches, später trübes Sekret enthalten. Nach dem Aufplatzen werden sie zu stark sezernierenden schmutzigen Geschwüren, deren Rand oft noch blasig aussieht. Die Umgebung bildet einen entzündlichen Hof. Die Geschwüre wachsen langsam und heilen erst nach längerer Zeit unter Bildung einer glatten Narbe ab.

Die regionären Drüsen sind oft geschwollen, manchmal besteht Fieber.

Die Geschwüre sind oft multipel, sie sitzen meist an den Extremitäten, besonders an den Streckseiten der Hände und Finger und sind vor allem bei berittenen Truppen, Sportsleuten, Jägern beobachtet.

In Sinai und Palästina kamen dabei auch postdiphtheritische Lähmungen vor.

Ätiologisch hat man verschiedene Bakterien verdächtigt und es scheint sich nach Beobachtungen in Palästina um solche der **Diphtheriegruppe** zu handeln. Es ist aber fraglich, ob die Ätiologie überall die gleiche ist.

Therapie. Während man früher antiseptische Lösungen und Salben anwandte, wurden in Palästina mit **Antidiphtherieserum** rasche und glänzende Heilerfolge erzielt (CRAIG). BROWN konnte es für lange bestehende Veld sores bestätigen.

Nodositas juxta-articularis.

Klinik. Eine in Afrika, Arabien, Niederländisch-Indien und anderen Orten beobachtete Affektion, die sich kennzeichnet durch Schwellungen

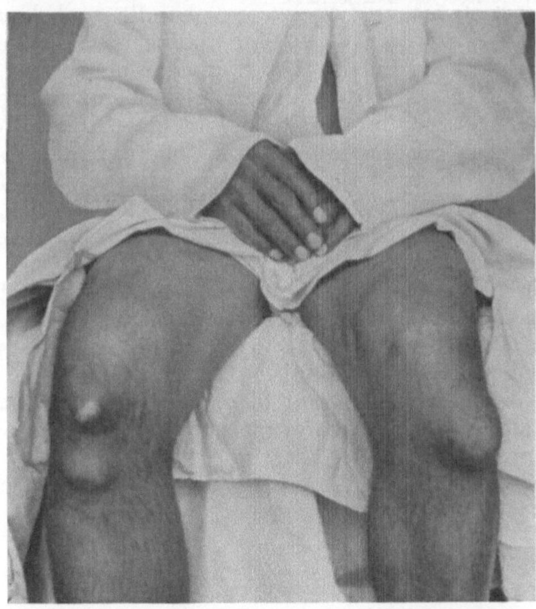

Abb. 240. Nodositas juxta-articularis. Orig. (Eigene Beobachtung.)

unterhalb der Knie- und Ellbogengelenke, die meist symmetrisch sind und in den meisten Fällen sogar gleichzeitig an allen vier Gelenken auftreten. Die Schwellungen stellen teigige Tumoren bis ungefähr Faustgröße dar, die auch doppelt sein können und über denen die Haut, gut erhalten, gespannt ist. Die Knoten wachsen sehr langsam und werden im Laufe der Jahre durch fibröse Umwandlung des Gewebes hart und derb. Sie können sich dann auch langsam zurückbilden.

Manchmal entstehen im Anfang auch kleine Fisteln, die spärlich sezernieren.

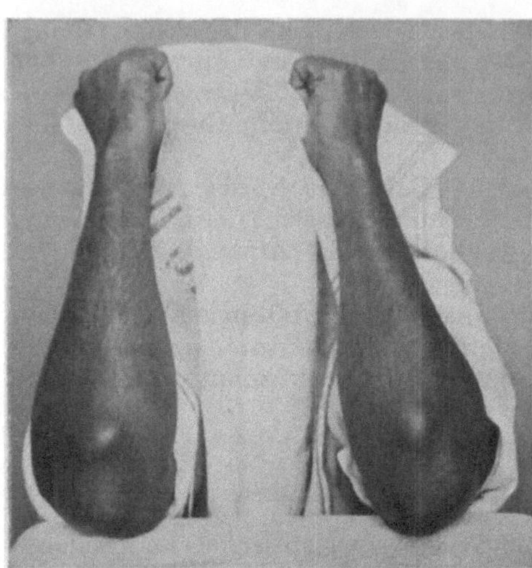
Abb. 241. Nodositas juxta-articularis.
(Gleicher Fall wie Abb. 240.) Orig.

 r **Ätiologie.** Man glaubte vielfach, daß es sich um eine Pilzerkrankung handelt und FONTOYNONT und CAROUGEAU beschrieben einen solchen (Nocardia carougeaui Brumpt). Auch Verfasser sah in einem Falle kurze Pilzfäden in einer Fistel, die sich aber nicht züchten ließen.

Neuerdings fanden verschiedene französische und holländische Autoren, daß es sich um syphilitische oder frambötische Krankheitsprodukte handle und konnten in versilberten Schnittpräparaten auch Spirochäten auffinden. Der Spirochätennachweis ist vor allem VAN DIJKE und OUDENDAL in Java nicht nur einwandfrei in Levaditischnitten, sondern auch im Dunkelfeld in einer Reihe von Fällen gelungen. Sie lassen die Frage, ob Spirochaeta pallida oder pertenuis offen. Auch CLAPIER fand in den Knoten alter Frambötiker in Westafrika Spirochäten (s. auch unter Frambösie, S. 117). GUTIERREZ fand in Manila bei 16 von 20 Fällen einen positiven Wassermann und glaubt auch an tertiäre Frambösie.

Es ist aber nicht ausgeschlossen, daß das Krankheitsbild gar nicht einheitlich ist und in verschiedenen Ländern verschiedene ätiologische Ursachen hat. Sicher ist, daß die Tumoren bei alter Frambösie und Syphilis nicht selten sind.

Therapie. Jodkali wurde empfohlen, neuerdings ist auch antisyphilitische Behandlung mit Salvarsanpräparaten mit glänzendem Erfolg angewandt worden.

Chirurgische Behandlung kommt nur bei sehr großer Ausdehnung in Frage.

Ainhum.

Eine zuerst in Westafrika beobachtete Erkrankung der Zehen, besonders der kleinen, die zu einer Abschnürung derselben führt.

Verbreitung. Außer in Westafrika, wo sie sehr häufig ist, ist die Krankheit auch vor allem in Brasilien, ferner in Ostasien beobachtet, ebenso auch im übrigen Afrika, angeblich auch in Nordamerika und Canada. Befallen werden hauptsächlich Neger, doch sind vereinzelt auch Angehörige anderer farbiger Rassen (Marokkaner, Malayen, Chinesen) damit beobachtet worden. Familiäre Disposition werden mehrfach gesehen.

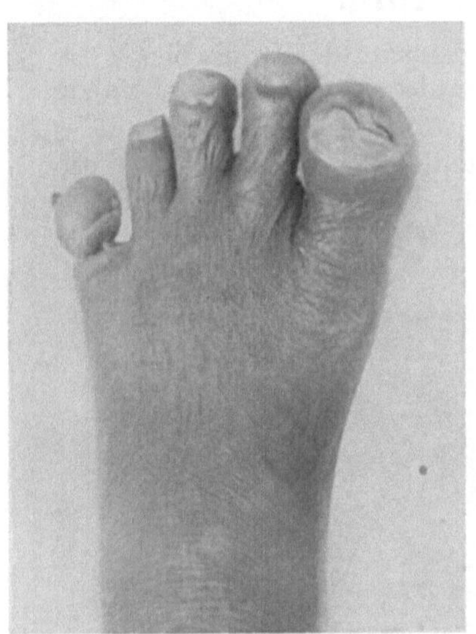

Abb. 242. Ainhum. (Orig. nach Photogr. des Instituto O. Cruz in Rio de Janeiro.)

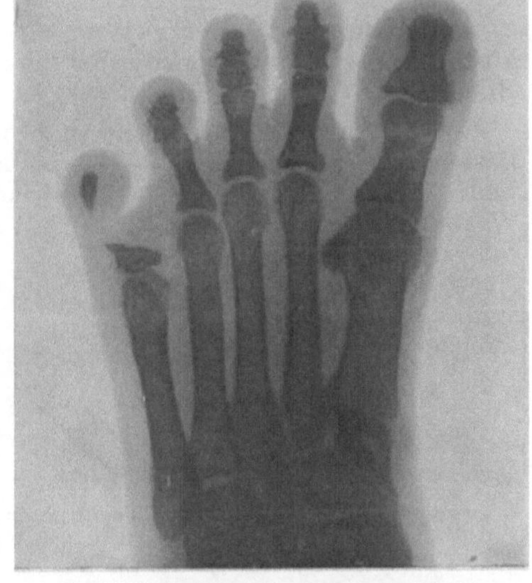

Abb. 243. Ainhum. Röntgenbild des gleichen Falles wie Abb. 242. (Orig. nach Photogr. des Instituto O. Cruz in Rio de Janeiro.)

Klinik. Die Krankheit beginnt als flache schmerzlose Furche an der Unterfläche der ersten Phalanx der kleinen Zehe und breitet sich ringartig und in die Tiefe dringend fort, wobei allmählich die Zehe vollkommen abgeschnürt wird. Der Prozeß schreitet ganz langsam weiter und kann 2—15 Jahre lang dauern.

Während der Einschnürung schwillt die Zehe selbst an. Gewöhnlich schreitet der Prozeß so weit fort, bis der Schnürring immer enger wird und bis auf den Knochen geht, so daß die Zehe als kleine Kugel erscheint, die zunächst noch durch die immer schmäler werdende Verbindungsbrücke mit dem Fuß verbunden bleibt, bis sie schließlich durch Selbstamputation abfällt. Der Stumpf heilt in wenigen Wochen vollkommen.

In seltenen Fällen erkranken auch die Finger.

Pathologisch-anatomisch handelt es sich um eine Entzündung, bei der die Blutzufuhr zur Zehe verhindert wird und die auch den Knochen ergreift, der zur Einschmelzung kommt (siehe das Röntgenbild).

Die **Ätiologie** ist vollkommen unklar; Zusammenhang mit Lepra ist ausgeschlossen, vielleicht spielen auch Pilze eine Rolle. Verschiedentlich wurden auch sklerodermähnliche Hautveränderungen an den Händen gleichzeitig beobachtet.

Therapie. Amputation wird von den Befallenen oft selbst vorgenommen und beschleunigt die Heilung; sie scheint das einzige Mittel zu sein. Maass sah einmal bei einem Fall an der 4. Zehe durch Longitudinalincision guten Erfolg.

Gundu oder Anakhré.

Definition. Es handelt sich um eine zuerst an der tropischen Westküste Afrikas bekannte lokale Erkrankung des Nasenknochens, die zur Bildung von Tumoren führt.

Verbreitung. Die Krankheit ist beobachtet vor allem an der Westküste Afrikas, Elfenbeinküste, Sierra-Leone, Goldküste; ferner: Angola und Süd-Kamerun; dann in Ostafrika, Uganda und Zansibar. Aus Westindien (Jamaika, Antillen, St. Vincent, Honduras), Brasilien, China und Malay-Staaten sind auch ähnliche Erkrankungen beschrieben.

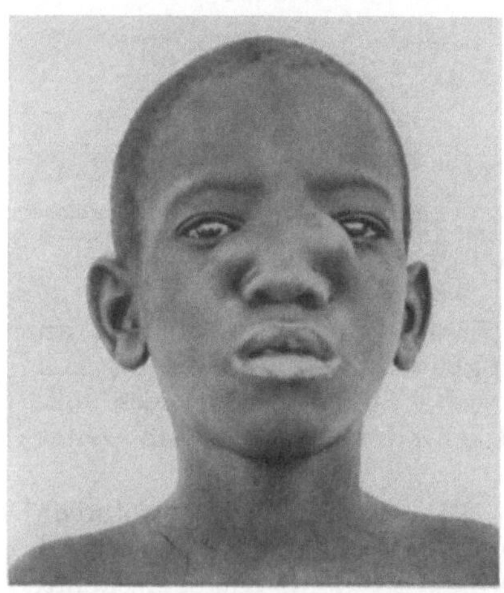

Abb. 244. Gundu. (Nach FRIEDRICHSEN.)

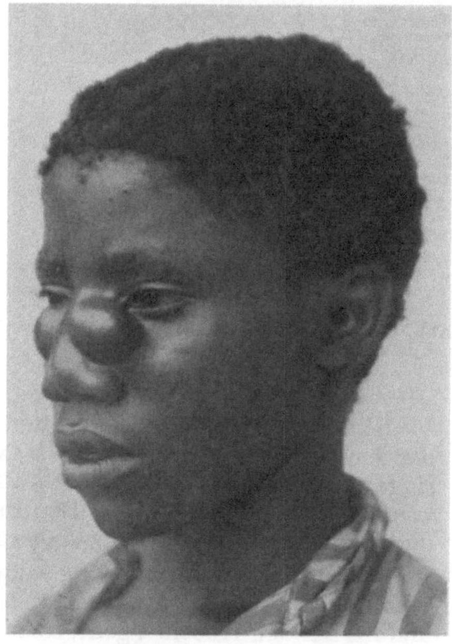

Abb. 245. Gundu. (Nach ECKHARDT.)

Befallen werden fast stets Neger, doch sind Fälle bei Mulatten, Chinesen und Malayen und zweimal bei Europäern beobachtet.

Klinik. Die Krankheit beginnt meist bei älteren Kindern, indem zu beiden Seiten der Nase vom Stirnfortsatz des Oberkieferbeines aus kleine Geschwülste entstehen, die ganz langsam wachsen. Während dieser Zeit besteht heftiger Kopfschmerz, besonders in der Stirn und anfangs auch häufig blutig-eitriger Nasenausfluß. Nach einigen Monaten fallen diese Symptome weg, doch klagen manche Erkrankte über Schmerzen in den Tumoren bei feuchter, andere bei trockener Witterung. Bei weiterem Wachstum dehnen sich die Tumoren nach unten außen hin aus. Sie erreichen nach vielen Jahren Taubeneigröße, in einem Fall wurde sogar Straußeneigröße beobachtet. Die Tumoren sind meist doppelseitig, selten einseitig. In einem Falle von ORPEN befanden sich auf einer Seite zwei Tumoren. Die Geschwülste sind fest mit dem Knochen verbunden, die Haut darüber ist nicht verändert. Nasenbeine und Nasenknorpel bleiben unbeteiligt. Nach Erreichen einer gewissen Größe bleiben die Geschwülste konstant, ja können sich sogar scheinbar etwas zurückbilden.

Eine Schädigung der Augen mit folgender Atrophie des Bulbus ist bei dem oben erwähnten besonders großen Tumor beschrieben worden. Verschluß des Tränennasenganges kommt durch die Tumoren auch häufig vor und verursacht Tränenträufeln. Auch Atembeschwerden durch Verschluß der Nasengänge und näselnde Sprache können auftreten. Krankheitserscheinungen des Gaumens und der Mundhöhle fehlen bei echter Gundu.

Die **Prognose** ist insofern günstig, als das Wachstum sehr langsam ist und außer der lokalen Veränderung gewöhnlich keine Beschwerden bestehen

Pathologische Anatomie. Die Tumoren stellen periostitische Neubildungen, die zu Ossifizierung führen, dar. In Schnitten findet man eine starke Ansammlung von Plasmazellen in den mit Bindegewebe ausgefüllten Markräumen des spongiösen Knochens.

Die **Ätiologie** ist noch nicht aufgeklärt. Lues, Frambösie, Rhinosklerom sind als Ursache verdächtigt worden. Bei Affen, von denen ja manche Arten normalerweise solche Höcker zeigen, soll die Krankheit auch vorkommen (ZIEMANN u. a.).

BOTREAU-ROUSSEL nimmt auf Grund seiner Beobachtungen an der Elfenbeinküste bei 130 Fällen bestimmt Zusammenhang mit Frambösie an. Bei 103 seiner Fälle begann die Erkrankung mit gleichzeitiger Frambösie. Auffällig bleibt aber, warum dann die Krankheit nur in Westafrika so häufig vorkommt; man müßte schon eine Rassendisposition annehmen.

Therapie. Operationen sind verschiedentlich ausgeführt worden und bestehen in der Herausmeißelung der Tumoren, mit der vor allem BOTREAU-ROUSSEL ausgezeichnete Heilerfolge hatte, Rezidive kamen nicht vor. Auf Salvarsan schwanden die Knochenschmerzen.

X. Gifttiere.

Bei „giftigen" Tieren müssen wir zwischen solchen unterscheiden, die aktiv giftig wirken, d. h. die ihre Giftapparate willkürlich benutzen können, um ihren Gegner oder ihr Opfer unschädlich zu machen, und zwischen passiv giftigen, die giftige Stoffwechselprodukte enthalten, sei es in Drüsen, sei es in Organen oder Muskelfleisch, ohne daß sie sich aktiv dieser entledigen können.

Besonders in den warmen Ländern ist das Vorkommen sowohl wie die Möglichkeit von Beziehungen solcher Gifttiere zum Menschen häufiger.

Es finden sich solche in den verschiedensten Tierklassen.

A. Wirbellose Gifttiere.

1. Cölenteraten, Echinodermen und Mollusken.

Als Nesseltiere werden unter ersteren solche aufgefaßt, die besondere Nesselkapseln besitzen, die bei Berührung ein mehr oder weniger starkes Brennen und Rötung bis zu Urticaria mit Fieber und allgemeinem Krankheitsgefühl auslösen können.

Unter diesen Nesseltieren sind die wichtigsten eine Reihe von Quallen und Korallen. Außer Badenden oder Fischern mit bloßen Beinen sind besonders in der Südsee Taucher Verbrennungen und Verletzungen durch diese Tiere ausgesetzt. Die Prognose ist im allgemeinen günstig.

Von den Stachelhäutern (Seewalzen und Seeigel) lösen sich sehr leicht Stacheln los, die bald lange Zeit reizlos im Körper bleiben, bald zu Vereiterung führen.

Unter den Mollusken gibt es giftige Schnecken in der Südsee, schöne, buntgefärbte „Tigerschnecken", die Giftdrüsen besitzen, deren Produkt vermittels einer gezähnten, zungenähnlichen Kalkplatte in Wunden gebracht wird. Diese Schnecken sollen direkt Menschen angreifen und so verletzen.

2. Arthropoden

Außer Bienen, Wespen, giftigen Raupen (Nesselwirkung der Haare) und Käfern gibt es insbesondere unter den Spinnen sowohl in Europa wie in den warmen Ländern eine ganze Reihe giftiger Arten. Sie haben Giftdrüsen[1].

Während viele **Spinnen** nur kleineren Tieren, Vögeln usw. gefährlich sind, in der Regel auch die großen, bedrohlich aussehenden Arten, gibt es eine Gattung, Lathrodectes, von denen in Italien, Südrußland, Nordamerika, Südamerika u. a. O. für den Menschen gefährliche Arten vorkommen. Ihr Biß verursacht heftige Schmerzen, insbesondere Muskelschmerzen, tetanusähnliche, oft nur lokale Muskelkrämpfe, die oft

---

[1] Vielleicht kann man auch die Wirkung von Mücken- und Fliegenstichen, Läuse-, Floh-, Zecken- und Wanzenbissen als Giftwirkung ansehen. Erwähnt sei hier besonders die Wirkung von Phlebotomus-Stichen, (s. S. 182), die DOSTROWSKY für eine in Palästina häufige urtikarielle Hautaffektion (HARARA) verantwortlich macht. (Über Zecken-Paralyse s. S. 301.)

tagelang dauern und manchmal zum Tode führen können. Lokal entsteht Ödem; auch Lymphangitis und Gangrän ist beobachtet.

Unter den Tausendfüßen sind die eigentlichen Tausendfüße, die an jedem Leibesring zwei Beinpaare haben, harmlos, während die **Hundertfüße (Scolopendren)** mit nur einem Beinpaar an jedem Ring, Giftdrüsen an ihren zu Krallen umgewandelten Beinpaaren des zweiten Leibesrings führen (Abb. 248). Während in Südeuropa schon kleine Arten davon vorkommen, gibt es in Afrika, Indien, Indochina und dem tropischen Mittelamerika bis zu 15—20 cm und größer werdende Arten, die schwere Vergiftungen verursachen können. Es kommt an der Bißstelle zu Entzündungen, Quaddelbildung mit heftigen Schmerzen, manchmal auch zu Allgemeinerscheinungen mit Pulsbeschleunigung, Herzarrhythmie und nervöser Unruhe. Angebliche Todesfälle bei Kindern sind ärztlich nie bestätigt.

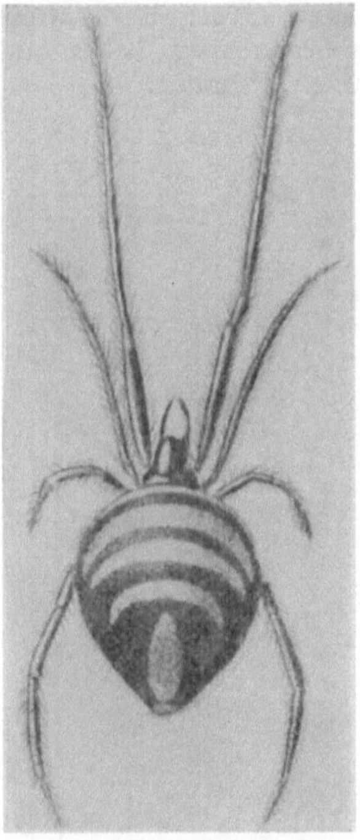

Abb. 246. Latrodectes mactans. Häufig vorkommende Giftspinne in Südamerika. (Nach R. KRAUS: 10 Jahre Südamerika.)

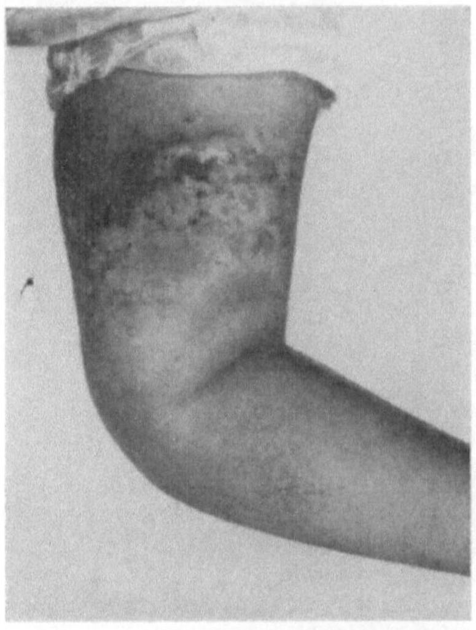

Abb. 247. Spinnenbiß (Sao Paulo). (Nach R. KRAUS: 10 Jahre Südamerika.)

Die **Skorpione** sind gleichfalls als Gifttiere bekannt und gefürchtet. Sie zeigen die hintersten Segmente schwanzartig verjüngt und das letzte zu einem Stachel umgewandelt, in dessen Innern Giftdrüsen liegen. Nach Festhalten der Beute mit den Klammern wird der Stachel über den Körper und Kopf weg nach vorn in diese versenkt (Abb. 249).

Das Gift wirkt ähnlich wie Natterngift. Lokal entsteht Rötung, Entzündung und Schwellung; nach MAYER kann Ähnlichkeit mit Milzbrandkarbunkel bestehen. Die Allgemeinerscheinungen beruhen in Erbrechen, Krämpfen, starker Unruhe, Atemnot, Pulsbeschleunigung, Trockenheit im Schlunde, Kollaps, manchmal auch Fieber. Der Zustand hält oft mehrere Tage an und kann bei Kindern und geschwächten Personen zum Tode führen (Behandlung siehe S. 357).

B. Giftige Wirbeltiere.

1. Giftige Fische.

Unter den Fischen gibt es sowohl aktiv wie passiv giftige. Viele von ihnen sind durch eine besondere Gestalt oder charakteristische Färbung kenntlich, gleichsam als äußeres Abschreckungsmittel ihrer Feinde. Bei den passiv giftigen Fischen sind bestimmte Organe, wie Leber und Geschlechtsorgane, gifthaltig.

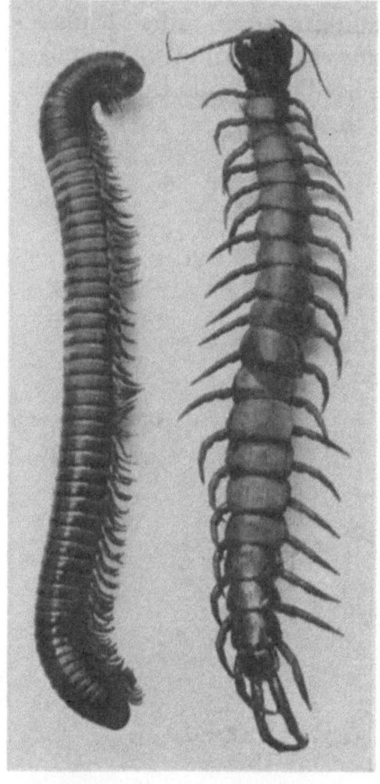

Abb. 248. a Tausendfuß, ungiftig. (Spirostreptus proceus.) Etwa $^1/_{2,5}$ mal. b Hundertfuß, giftig. (Scolopendra giganteum.) Etwa $^1/_{2,5}$ mal. (Orig. nach Präparaten des Tropeninstituts.)

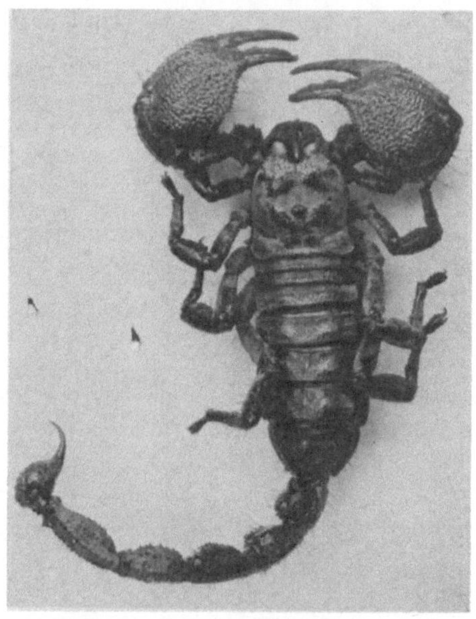

Abb. 249. Skorpion. (Pandinus dictator.) Etwa $^2/_3$ mal. (Orig. nach Präparat des Tropeninstituts.)

Am stärksten wirkt das Gift der Tetrodon-Arten (Meerigel), in den warmen Meeren sehr verbreitet. Es ist ein Nervengift, das außer schnell eintretenden Schmerzen in Speiseröhre und Magendarmkanal, bald zu Schwächezuständen, Atemnot, Cyanose, Herzschwäche und motorischen und sensiblen Störungen des Nervensystems führt, meist mit tödlichem Ausgang. LEBER sah bei einem Fall Blutungen aus dem Magendarmkanal, Albuminurie, Ödem und Blasenbildung der Haut.

Andere weniger stark passiv giftige Fische verursachen nur Brech-durchfall. Erwähnt sei aber auch, daß durch sehr rasche bak-terielle Zersetzung sonst harmloses Fischfleisch schwere Vergif-tungen auslösen kann, die ähnlich wie andere Fleischvergiftungen verlaufen.

Die Therapie bei Fischvergiftungen vom Magendarmkanal aus be-steht in Entleeren desselben durch Brechmittel, Spülungen und Abführ-mittel und in symptomatischer Behandlung der übrigen Erscheinungen.

Die aktiv giftigen Fische besitzen meistens Giftdrüsen in Ver-bindung mit besonderen Flossen oder Stacheln. Solche Fische gibt es in den verschiedensten Breiten[1]. Der Mensch wird gewöhnlich nicht angegriffen, sondern vergiftet sich durch Auftreten auf die Stacheln beim Baden oder beim Anfassen.

Durch den Biß giftig wirken besonders die Muränen, die schlangen-ähnlich im Bau, Giftzähne tragen.

Die Wirkung des meisten Fischgiftes beruht gewöhnlich nur in lokaler Schwellung und Rötung mit heftigen Schmerzen. Seltener kommt es zu Beteiligung des Lymphdrüsenapparates, Geschwüren und Gangrän. Allgemeinerscheinungen sind selten, sie bestehen in Erregungszuständen mit nachfolgendem Kollaps. Todesfälle sind nicht verbürgt.

2. Giftige Lurche und Echsen.

Es gibt eine giftige große Eidechse, Heloderma horridum, die vom Ostabhang der Kordilleren bis zur pazifischen Küste, besonders in Mexiko vorkommt. Sie wird bis 1 m groß. Das Gift verursacht beim Menschen fast nur lokale Erscheinungen.

Auch Salamander und Kröten besitzen Giftdrüsen.

3. Giftschlangen.

Die Giftschlangen stellen die wichtigste Gruppe der Gift-tiere dar, mit denen der Arzt in warmen Ländern am häufig-sten zu tun hat. Da es zur Ergreifung der geeignetsten Vor-beugungs- und Behandlungsmaßnahmen, nämlich der Serum-behandlung, wichtig ist, sich jeweils mit dem wirksamen Präparat zu versehen, sollte es Pflicht jedes Arztes sein, sich rechtzeitig über die giftigen Schlangenarten seines Arbeitsgebietes zu informieren.

Die Giftschlangen werden in zwei Gruppen eingeteilt.

I. Colubridae venenosae (Giftnattern).

Bei ihnen unterscheidet man:

1. **Opisthoglypha**, „verdächtige Schlangen". Sie haben im hinteren Teil des Rachens gefurchte Giftzähne. Für den Menschen ist diese Gruppe ungefährlich.

---

[1] Eine Aufzählung der Gattungen erscheint praktisch hier unwichtig, sie finden sich in Spezialwerken.

2. **Proteroglypha**; Furchenzähner. Sie haben zwei kräftige, vorn im Oberkiefer stehende Giftzähne. Diese haben eine Längsfurche an der Vorderfläche, die als Giftkanal dient. Die Zähne communicieren an ihrer Basis mit den Ausführungsgängen der oft mächtig entwickelten Giftdrüsen.

Sie stellen die sehr giftigen Nattern, von denen wiederum zwei Gruppen unterschieden werden.

a) Die **Hydrophinae** oder **Seeschlangen.** Sie haben einen seitlich mehr oder weniger zusammengedrückten Körper und einen abgeplatteten ruderförmigen Schwanz. Sie leben alle in der Nähe der Meeresküste (mit einer Ausnahme in einem Binnensee der Philippinen), und zwar besonders häufig im indischen und im tropischen Teil des pazifischen Ozeans. Sie sind ausnahmslos giftig und ernähren sich von Fischen und Krustentieren; häufig schwimmen sie in größeren Mengen.

b) **Elapinae, Prunkottern.** Sie haben gegenüber den Meerschlangen eine fast zylindrische Körperform und sind meist sehr schön bunt gezeichnet. Zu ihnen gehören die meisten der gefährlichen Giftschlangen Indiens und Indochinas. In Australien stellen die Elapinae allein die vorkommenden Giftschlangen dar.

Einige der wichtigsten Elapinae sind:

Bungarus fasciatus, die sog. indische Krait, $1-1^1/_2$ m lang werdend. — Die Cobras (Naja), und zwar Naja tripudians (Cobra Capello), die indische Brillenschlange und ihre Verwandten Naja haje Ägyptens und Nordafrikas, bis 2 m lang werdend, und Naja melanoleuca und nigricollis des tropischen Afrikas.

In Südamerika Elaps corallinus, die Korallenschlange, und Elaps fulvius, die Harlekinschlange.

II. Viperidae (Solenoglypha, Röhrenzähner).

Sie tragen in den sehr kleinen Oberkiefern jederseits einen der Länge nach durchbohrten Giftzahn, dahinter stehen kleinere „Reservezähne" als Ersatz bei Verlust des Giftzahnes.

Sie zerfallen ebenfalls in zwei Gruppen:

1. Crotalinae, Grubenottern.

Ihr Kopf ist sehr breit. Auf beiden Seiten des Kopfes befindet sich zwischen Auge und Nasenloch eine tiefe Gruppe, die den Namen der Gruppe erklärt; ihre Funktion ist unbekannt.

Wichtige Gattungen dieser Gruppe sind: Die nur in Amerika heimische Crotalus = Klapperschlange. Die Klapper besteht aus einer Anzahl kegelförmiger, beweglich ineinander greifender Schuppen oder: Hornkegel. Zwei Arten Cr. durissus und Cr. horridus kommen vor, beide werden bis $1^1/_2$ m lang. — Von der Gattung Lachesis, die sich durch dornige Schuppen am Schwanzende auszeichnet, ist L. rhombeata, der „Buschmeister" an der Ostküste Südamerikas heimisch (Abb. 250). Zur Gattung Ancistrodae, mit dreieckigem Kopf und spitzem Schwanz, gehört die Mokassinsschlange Amerikas; auch in Java und Siam kommt eine Art davon vor. Zur Gattung **Bothrops** gehört B. jararaca, die gefährlichste Giftschlange Brasiliens. Eine 5. Gattung, **Trimeresurus**, ist auf japanischen Inseln sehr häufig.

2. Viperinae, Vipern.

Sie haben einen sehr breiten Kopf, aber die Grube der Crotalinae fehlt. Ihr Körper ist gedrungen, ihr Schwanz kurz.

In Australien und Amerika fehlen die Vipern vollkommen. Die Gattung **Cerastis**, Hornviper, ist in Afrika sehr verbreitet. Die Puffotter Afrikas, **Bitis arietans**, gehört

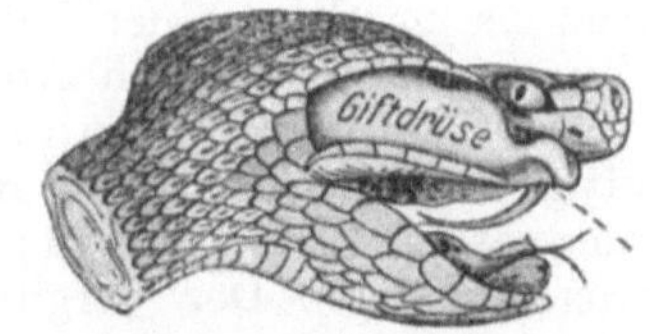

Abb. 250. **Kopf von Lachesis rhombeata mit freigelegter Giftdrüse. (Orig. FÜLLEBORN präp.)**

hierher; ebenso die schön gezeichnete Vipera Russeli Birmas. In Europa ist die Gruppe durch die Kreuzotter, Vipera berus, und ihre Verwandten vertreten.

Wenn auch die Unterscheidung der einzelnen Schlangengruppen und -arten für den Arzt nicht leicht ist, und nach einem Biß die Schlange nicht immer erlegt und bestimmt werden kann, so lassen sich doch aus den ganz charakteristischen Bißmarken, d. h. den Eindrücken der Zähne, häufig Schlüsse auf die Zugehörigkeit schließen.

Die folgenden Bißmarken zeigen die Anordnung. Die Marken der Giftzähne — manchmal begleitet von kleineren der Reservezähne — sind aus dem Schema erkennbar:

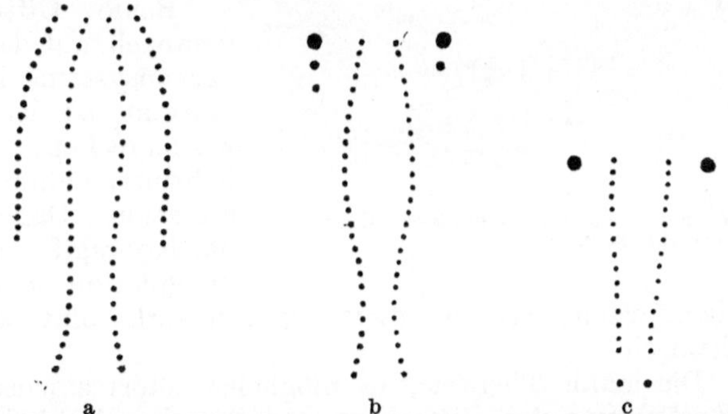

a   b   c

Abb. 251 a—c. Bißnarben verschiedener Schlangenarten. a Nicht giftige Colubriden. b Giftige Colubriden (Proteroglyphen). c Giftige Viperiden (Solenoglyphen). (Die dicken Punkte bei b und c bezeichnen die Narben der Giftzähne und der Reservegiftzähne.) (Nach J. FAYRER.)

Die Wirkung des Schlangengiftes. Sie hängt ab von der Art, ob Viperiden- oder Colubridengift, von der Größe der Schlange und der Menge des eingespritzten Giftes.

Der Biß der Colubriden ist wenig schmerzhaft; es entwickelt sich bald an der Bißstelle Gefühllosigkeit, völlige Anästhesie oder wenigstens Abstumpfung der Sensibilität und Muskelstarre. Diese Wirkung verbreitet sich langsamer oder schneller, je nach der Geschwindigkeit der Resorption und dem Übergang des Giftes in das Blut, auf den

23*

ganzen Körper, worauf allgemeine Erschlaffung und Schlafsucht eintritt. Die Atmung wird erschwert, der Puls ist sehr beschleunigt, dann verlangsamt. Es kommt zu Lähmung der Zunge und Gesichtsmuskulatur bis zu allgemeiner Lähmung. Der Tod tritt nach schwerer Vergiftung im Koma durch Atemlähmung in 2—8 Stunden ein.

Der Biß der Viperiden verursacht — bei den größeren Arten — heftige Schmerzen an der Bißstelle, die sofort stark gerötet wird und sich später violett verfärbt; das ganze umgebende Gewebe wird blutig-serös infiltriert. Der Vergiftete empfindet starken Durst, Trockenheit im Mund und Rachen. Die Schleimhäute werden hyperämisch und entzündet. Innerhalb von 24 Stunden kommt es dabei häufig zu Hämorrhagien in Augen, Magendarmkanal, Harn- und Geschlechtsorganen. Im Zentralnervensystem äußert sich die Giftwirkung durch Delirien, bei letaler Vergiftung später in Stupor, allgemeiner Anästhesie, Somnolenz, Dyspnoe und Respirations-stillstand.

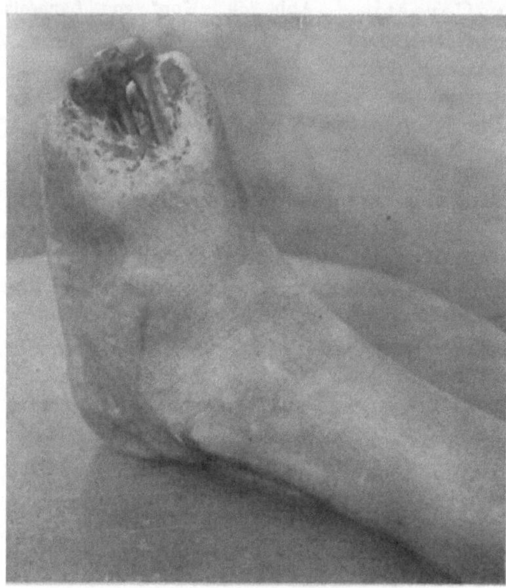

Abb. 252. Folgen eines Schlangenbisses. Orig. (SCHÜFFNER, photogr.)

Beide Gifte wirken demnach auf das Zentralnervensystem und dieser Wirkung ist der Tod wohl zuzusprechen, hauptsächlich durch Lähmung der Respiration. Daneben wirkt das Kobragift auf das Blut koagulationshemmend, es wird flüssig-lackfarben; das Viperngift dagegen wirkt blutkoagulierend und hämorrhagisch.

Therapie. Die lokale Therapie, die möglichst sofort einzusetzen hat, besteht in Entfernung des Giftes aus der Wunde, Verhinderung der Resorption und Vernichtung an Ort und Stelle.

Es empfiehlt sich, möglichst die Bißstelle sofort aus dem umgebenden Gewebe im ganzen herauszuschneiden; ist dies nicht möglich, so macht man seitlich und durch die Wunde selbst tiefe Einschnitte, damit durch die Blutung Gift ausgespült wird. Durch Auspressen, Aussaugen, besser Schröpfen, unterstützt man dies. Ein Abbinden des gebissenen Gliedes für $^1/_2$—1 Stunde hat außerdem möglichst stattzufinden; die Binde muß die Blutzirkulation abschließen. Längeres Liegenlassen der Binde kann zu Gangrän führen.

Eine chemische Zerstörung des Giftes in der Wunde wird vielfach angestrebt. Als geeignete Mittel gelten: Kaliumpermanganat, und zwar in Krystallform, direkt eingerieben oder in 1%iger Lösung in die Wunde und die Umgebung injiziert, ebenso angewandt wird Chlorkalk, frisch bereitet in 2%iger und Goldchlorid in 1%₀₀iger Lösung bzw. in Krystallen eingerieben. Besonders Goldchlorid ist ja wegen seiner Verwendung bei der Photographie auch in den Tropen fast überall vorhanden.

Zur allgemeinen Behandlung wird vor allem starker Alkohol, starker Kaffee und Tee in großer Menge als wirksam angesehen. Daneben sind Herzmittel angezeigt, auch Strychnin. KOBAYASHI wandte bei Vipernbiß 3% Calciumchloridlösung intravenös mit günstigem Erfolge an. Er gab 20 ccm 6—10 Tage lang täglich.

Eine spezifische Behandlung hat aber die besten Erfolge erreicht. Es ist möglich, sowohl gegen Viperiden- wie gegen Colubriden-Gift wirksame Antisera durch Vorbehandlung von Pferden herzustellen.

Am wirksamsten sind die Sera, die mit dem Gift der betreffenden Schlangen gewonnen sind; polyvalente sind etwas schwächer wirksam. Es gibt in den meisten gefährdeten Ländern solche Sera, hergestellt mit dem Gift der Schlangen des Landes.

Je rascher das Serum verabfolgt wird, desto größer der Erfolg. Je nach der eingedrungenen Giftmenge muß die Serummenge auch größer sein. Bei großen Schlangen ist möglichst sofort 100 ccm des wirksamen Antiserums intravenös zu injizieren und die Injektion später noch 1—2mal zu wiederholen[1]. Die Sera bleiben nur wirksam, wenn sie dunkel und kühl aufbewahrt werden.

Die Prophylaxe der Schlangenbisse beruht vor allem im Tragen dicker Lederstiefel und hoher dicker Gamaschen beim Betreten von Steppen und Wald der betreffenden Gebiete.

Bei Fisch-, Spinnen-, Skorpion-, Hundertfuß- usw. -Vergiftungen kann die Lokalbehandlung die gleiche sein. BAERG sah bei Spinnenbiß günstige Einwirkung von lokalen und allgemeinen heißen Bädern, MAYER bei Skorpionbiß solche von Ammoniakumschlägen (1 : 10), TOMB fand gleichfalls bei solchen durch Betupfen mit Ammoniak sofort Aufhören des Schmerzes. MYLREA spritzte in die Umgebung Novocain-Adrenalinlösung. Gegen Spinnenbiß empfahl BOGEN Opiate und Hitze und sah Wirkung von Rekonvaleszentenserum. Antisera gegen diese Gifte werden neuerdings auch hergestellt, so in Ägypten gegen Skorpione.

XI. Hitze- und Sonnenschäden.

Hitze- und Sonnenschäden spielen naturgemäß in den Tropen eine bedeutendere Rolle als in gemäßigten Zonen. Sie sind oft eine Hauptursache für die schlechte Verträglichkeit des „Tropenklimas" durch

---

[1] Man erkundige sich rechtzeitig nach den notwendigen Sera des Landes und der Bezugsquelle. Die Dosierung ist bei diesen stets angegeben.

den einzelnen. Die Empfindlichkeit, besonders gegen die Sonnenstrahlen, ist individuell, sowie auch nach Rassen, recht verschieden.

So spielen diese Schäden auch in der Tropenpathologie eine nicht zu unterschätzende Rolle.

Sonnenbrand, „roter Hund", Sonnenstich und Hitzschlag sind die wichtigsten Formen.

Der Sonnenbrand, der ja bei uns hauptsächlich eine Erscheinung der Hochgebirgssonne ist, bildet sich noch viel leichter in den Tropen bis zu hohen Graden aus.

1. Sonnenbrand.

Der Sonnenbrand entsteht auch hier bei unvorsichtigem Aussetzen entblößter oder ungenügend geschützter Körperstellen gegenüber der intensiv strahlenden Sonne.

Die Erscheinungen sind die gleichen wie in der Heimat. Zunächst Entzündung, dann in stärkeren Graden Ödem, Blasenbildung und Ablösen der Epidermis in großen Fetzen.

Die **Behandlung** besteht auch hier lediglich in Anwendung kühlender Salben.

Die beste **Prophylaxe** ist — genau wie im Hochgebirge — allmähliche, vorsichtige Gewöhnung an die Sonne, natürlich unter Schutz des Kopfes. Dann erreichen es auch viele in den Tropen, sich ungeschädigt mit kurzen Hosen, bloßer Brust und Armen im Freien bewegen zu können und auch in den Tropen durch Bildung des braunen Pigments einen Selbstschutz der Haut gegen den Sonnenbrand zu erlangen.

2. Der rote Hund (Prickly heat).

Der rote Hund ist eine Krankheit, mit der zur heißen Jahreszeit fast jeder Neuankömmling der Tropen — meist schon während der Seereise — Bekanntschaft macht.

Klinik. Es handelt sich um eine durch starkes Schwitzen und dadurch entstehende zu starke Hautfeuchtigkeit verursachte heftige Entzündung.

An denjenigen Körperstellen, an denen die Kleider am dichtesten anliegen und scheuern, also zunächst an der Hüftgegend und den Vorderarmen, später auch an den Schultern und auf Brust, Rücken und Hals bilden sich kleinste, dicht nebeneinander auftretende, leicht über die Haut hervorragende Knötchen. Sie jucken äußerst heftig und beeinträchtigen infolgedessen das Allgemeinbefinden in höchstem Grade. Durch Seewasserbäder werden die Erscheinungen oft erheblich gesteigert. Besonders der nächtliche Juckreiz kann starke Schlaflosigkeit verursachen und so rasch zu nervöser Schwäche führen.

Durch das beständige Kratzen wird meist die Entzündung noch gesteigert, es wird „bis aufs Blut" gekratzt und dadurch entstehen leicht weitere Entzündungen, Infektion mit Eitererregern und Furunkel bis zu Ekzembildung.

Pathologische Anatomie und Ätiologie. Es handelt sich um eine Entzündung der Schweißdrüsen und ihrer Ausführungsgänge. SMITH hält es für eine Dermatitis mykotischen Ursprungs, verursacht durch eine Monilia, während ACTON eine Infektion der Schweißdrüsen mit Staphylokokken annimmt, die von einer vorhandenen Seborrhöe herstammen (daher sei letztere zunächst zu behandeln!).

Behandlung. Schon bei Nachlassen der Hitze und der Luftfeuchtigkeit bildet sich das Leiden zurück. Man erreicht oft schon durch Entfernen bzw. Lockern der beengenden Kleidungsstücke Besserung.

Umschläge mit 1%iger Carbollösung sind bei heftiger Entzündung empfohlen, dann vor allem Einpudern mit desinfizierenden Streupudern (Vasenol, Lenicet, Eston usw.), auch Alkoholumschläge. Starkes Trinken, insbesondere auch reichlicher Alkoholgenuß erhöhen das Leiden, ebenso Seebäder.

Vorbeugend wirkt Einpudern der leicht schwitzenden Stellen (s. auch unter Tinea circinata), häufige Waschungen mit reinem, nicht salzhaltigem Wasser (also nach Seewasserbädern stets mit Süßwasser abspülen!!!), auch leichte Abreibungen mit Spiritus oder Kölnischem Wasser. Oft reizt auch das gewählte Material der Unterkleidung, manchmal auch die beim Waschen schlecht aus dieser entfernte Seife.

3. Sonnenstich.

Sonnenstich nennt man eine Reihe von Krankheitserscheinungen, die durch unmittelbare, starke Bestrahlung des Kopfes oder Nackens ausgelöst werden.

Die Ursache der Erscheinungen beruht auf einer entzündlichen Reizung der Hirnhäute, des Gehirns und des verlängerten Rückenmarks. Die Haut und das Schädeldach lassen eben die schädigenden Strahlen ins Innere gelangen. Es ist noch unentschieden, ob als solche die kurzwelligen, ultravioletten, chemisch aktiven oder die langwelligen Wärmestrahlen in Frage kommen.

Klinik. Die Erscheinungen treten je nach der Intensität oft ganz plötzlich oder erst allmählich mehrere Stunden nach der Sonneneinwirkung auf.

Diese Erscheinungen sind: Rasende Kopfschmerzen, Rötung des Gesichts, Augenschmerzen, Erbrechen, Nackenschmerzen und Nackensteifigkeit. In höheren Graden kommt es zu Bewußtlosigkeit, Krämpfen, Erregungszuständen in Form schwerer Tobsucht und Delirien. Der Tod kann in solchen Fällen sehr rasch eintreten.

Bei günstigem Ausgang bilden sich oft die Erscheinungen nur sehr langsam zurück und Kopfschmerzen und Krämpfe können noch längere Zeit bestehen.

Ein Sonnenstich kann auch einen Malariaanfall auslösen.

Die **Therapie** besteht in kühlen Umschlägen, Aderlässen, Abführmitteln, auch hohen Einläufen und völliger Ruhe in verdunkeltem, kühlem Raum.

Die **Prophylaxe** beruht in Schutz von Kopf und Nacken gegen die Sonnenstrahlen. Ein Tropenhelm mit Nackenschleier ist hierzu am geeignetsten.

Die Sonneneinwirkung ist merkwürdigerweise nicht überall gleich stark. In Afrika und Ostasien ist sorgfältigerer Schutz nötiger als im tropischen Amerika. Es sind vor allem Neuankömmlinge zu warnen, sich auch nur für kurze Zeit ungeschützt den Sonnenstrahlen auszusetzen.

4. Hitzschlag.

Der Hitzschlag ist unabhängig von der Besonnung. Er entsteht, wenn eine Stauung der Eigenwärme des Körpers zustande kommt, so daß die Körpertemperatur sehr stark ansteigt. (KOIZUMI glaubt, daß auch eine Acidosis dabei einträte.) Er wird begünstigt nicht nur durch hohe Lufttemperatur, sondern vor allem durch mangelnden Luftzug und starke Luftfeuchtigkeit. So spielt der Hitzschlag unter dem Heizerpersonal der Seeschiffe eine große Rolle.

Klinik. Die mildeste Form ist „Schlappwerden" mit starkem Schweißausbruch und eintretender Blässe, Ohnmacht und Herzschwäche. In höherem Grade kommt es zu Erbrechen, Krämpfen (Heizerkrämpfen), Bewußtlosigkeit und zum Tode. Auch plötzliche psychische Störungen, unmotivierter Selbstmord (Überbordspringen) können Erscheinungen des Hitzschlags sein.

Die immer vorhandene starke Erhöhung der Körpertemperatur ist oft nur durch rectale Messung feststellbar.

Die **Behandlung** beruht in sofortiger Verbringung aus dem schlecht durchlüfteten Raum ins Freie oder ein gut gelüftetes Zimmer, Entfernen aller Kleider und kühlen Übergießungen des Kopfes und der Brust, oder des ganzen Körpers. Die Herztätigkeit wird durch Schlagen mit feuchten Tüchern angeregt. Zufuhr kühler Getränke oder Eingießungen oder Einläufe helfen ebenfalls. Nach eingetretener Erholung ist mehrtägige Schonung notwendig; dann bleiben meist keine Folgen zurück.

Die **Prophylaxe** beruht in genügender Ventilation der Räume und entsprechender Schonung der Personen bei der Unmöglichkeit geeignete räumliche Maßnahmen zu treffen (häufiger Dienstwechsel bei Heizern, genügende Getränkezufuhr, häufige kühle Waschungen).

Sachverzeichnis.